Hypertension Guidelines and Clinical Trials Appraisal

# 高血压指南与临床试验评价

主 编 刘 靖 胡大一

北京大学医学出版社

GAOXUEYA ZHINAN YU LINCHUANG SHIYAN PINGJIA

图书在版编目（CIP）数据

高血压指南与临床试验评价 / 刘靖，胡大一主编
. —北京：北京大学医学出版社，2020.10
ISBN 978-7-5659-2224-4

Ⅰ．①高…　Ⅱ．①刘…②胡…　Ⅲ．①高血压－诊疗
－指南　Ⅳ．① R544.1-62

中国版本图书馆 CIP 数据核字（2020）第 108058 号

高血压指南与临床试验评价

主　　编：刘　靖　胡大一
出版发行：北京大学医学出版社
地　　址：（100083）北京市海淀区学院路 38 号　北京大学医学部院内
电　　话：发行部 010-82802230；图书邮购 010-82802495
网　　址：http://www.pumpress.com.cn
E-m a i l：booksale@bjmu.edu.cn
印　　刷：中煤（北京）印务有限公司
经　　销：新华书店
责任编辑：高　瑾　责任校对：靳新强　责任印制：李　啸
开　　本：889 mm×1194 mm　1/16　印张：19.75　字数：570 千字
版　　次：2020 年 10 月第 1 版　2020 年 10 月第 1 次印刷
书　　号：ISBN 978-7-5659-2224-4
定　　价：135.00 元

本书由
北京大学医学出版基金
资助出版

# 编者名单

主 编 刘 靖 胡大一

编 委（按姓氏笔画排序）

王 文（中国医学科学院阜外医院，国家心血管病中心）

王增武（中国医学科学院阜外医院，国家心血管病中心）

卢新政（南京医科大学第一附属医院）

刘 靖（北京大学人民医院）

池洪杰（首都医科大学附属北京朝阳医院）

牟建军（西安交通大学第一附属医院）

孙宁玲（北京大学人民医院）

杨 宁（天津泰达国际心血管病医院）

杨 靓（北京大学人民医院）

李 勇（复旦大学华山医院）

李 静（首都医科大学宣武医院）

李 燕（上海交通大学附属瑞金医院，上海市高血压研究所）

李广平（天津医科大学第二医院）

李玉明（天津泰达国际心血管病医院）

张宇清（中国医学科学院阜外医院，国家心血管病中心）

张新军（四川大学华西医院）

陈鲁原（广东省人民医院）

陈源源（北京大学人民医院）

范振兴（首都医科大学宣武医院）

胡大一（北京大学人民医院）

姜一农（大连医科大学附属第一医院）

郭艺芳（河北省人民医院）

隋 辉（中国医学科学院阜外医院，国家心血管病中心）

喜 杨（北京大学人民医院）

彭道泉（中南大学湘雅二医院）

富华颖（天津医科大学第二医院）

蔡 军（中国医学科学院阜外医院，国家心血管病中心）

# 前　言

高血压是临床常见的心血管疾病，同时也是导致其他心脑血管疾病的主要危险因素。随着循证医学的发展，高血压防治理念经历了从重治轻防到防治并举、从强调控制到重视管理的转变。

自20世纪90年代以来，高血压领域开展了大量的大型临床试验，包括不同降压药物的"头对头"（head-to-head）比较，这些临床试验成为制订临床指南最重要的证据来源，对高血压的治疗产生了深远影响。

进入新世纪的二十年间，不同国家和地区的学术组织相继发表、更新了高血压及相关领域的指南，这些指南的推广应用改变了临床实践模式、改善了血压控制并在一定程度上降低了心脑血管疾病发病率与死亡率。

本书对近二十年来高血压及相关领域的国际与中国指南（包括部分共识）进行深入评析，对比不同指南在细部处理的异同，使读者对指南制订的背景、过程、适用的环境与对象有所了解，便于在临床实践中参考；本书还对近期高血压及相关领域的重大临床试验进行介绍，对试验结果及临床意义进行分析与评价，便于临床医生在临床决策及临床科研时借鉴。本书将有助于临床医生了解当今高血压诊疗的新理念，洞悉血压管理的新动向。希望本书能为我国高血压等慢性非传染性疾病防治提供参考，助力"健康中国2030"规划纲要的实施。

本书的完成，得到了众多编委的大力支持。其中既有活跃在学术舞台、对高血压指南及临床试验有深刻理解和独到见解的中青年知名学者，也有高血压、心血管及相关领域的资深专家。与此同时，本书的写作也得到了国际友人的支持与帮助。国际高血压学会（ISH）前任主席、英国帝国理工大学的Neil Poulter教授及其私人助理对英国高血压指南的一些细节问题予以核实并提供了相关材料。在此一并致谢！

遗憾的是，在本书编写过程中，原中国高血压联盟副主席兼秘书长、著名高血压专家王文教授不幸因病去世，在此深表悼念！

需要指出，本书不同章节中对于指南及临床试验的解读与评价，仅代表作者本人的立场与观点。由于作者众多，文风不一，对同一问题的看法难以一致；同时限于水平及时间，篇章内容难免挂一漏万，不当之处敬请读者批评指正。

刘　靖　胡大一

2020年6月18日于北京

# 目 录

## 第一篇 高血压指南解读与评价

## 第二篇　特殊人群高血压指南、共识解读与评价

## 第三篇　与高血压相关的指南、共识解读与评价

# 第四篇 高血压相关大型临床试验解读与评价

**第一篇**

# 高血压指南解读与评价

# 第一章 欧洲高血压指南

## 第一节 欧洲高血压指南介绍

刘 靖（北京大学人民医院）

2003年6月，欧洲高血压学会（ESH）联合欧洲心脏病学会（ESC）推出了首版欧洲高血压管理指南[1]。

在此之前尚未有专门用于欧洲大陆人群的高血压防治指南，欧洲多数国家基本认同并采纳1999年世界卫生组织（WHO）/国际高血压组织（ISH）联合委员会所制订的高血压指南。然而，WHO/ISH指南制订发布时一些血压领域的重要问题尚未有定论，而自1999年以来已积累了大量的临床研究证据，因此需要及时更新、编写新的指南。

WHO/ISH指南供全球高血压管理参考。然而由于地域不同，经济水平、文化差异等客观因素的存在，一部指南显然难以"放之四海而皆准"。因而WHO/ISH指南也明确指出，不同国家、不同地域的专家应据本地区患者的具体情况，提出具体的建议。多年来欧洲始终根据WHO/ISH指南指导高血压治疗。但当时的一个客观现状是，欧洲曾一度成为全球高血压流行最为严重的地区之一，35岁以上人群血压的平均水平达136/83 mmHg，高血压的患病率曾达到44.2%，明显高于北美地区。为了应对欧洲居高不下的高血压患病情况带来的挑战，ESH和ESC决定以临床试验和研究获得的证据为基础联手制订独立的欧洲高血压防治指南，这一行动，符合WHO/ISH指南精神，同时也取得了ISH的支持。

指南联合委员会明确指出制订欧洲高血压指南的目的是收集当前最佳、最全面的信息以客观、公正的方式提供给欧洲大陆治疗高血压患者的各级医务人员参考。委员会也充分了解指南制订可能面临的一些问题，即制订某种医学情况的一般处理指南相对较易，而针对具有各种临床情况的具体患者提出个体化的医学建议和干预则相对较为困难。因而，委员会要求制订的新指南尽量避免过于硬性的规定，避免过度限制对患者的治疗。

欧洲高血压管理指南十分注重教育性，这一原则在后续的几次指南修订过程中得以保留，也成为有别于美国或其他地区专业指南制订的特色之处。指南制订的过程中，所有关键性的建议都是根据当前所能收集到的最佳的论据。掌握的原则是：指南应主要起教育作用，而不仅是一些规定性条文。指南委员会认为，尽管大规模随机对照临床试验（RCT）和荟萃（meta）分析提供了治疗诸多方面的最有力论据，但科学资料有许多不同的来源，需要综合考虑来自临床流行病学以及队列研究等各个方面的证据。指南中相关建议均附有主要参考文献，清楚列出大规模随机对照临床试验、meta分析或大型观察性研究的来源。

在欧洲高血压首部指南制订过程中，委员会认为应避免根据已有证据的强度将指南的建议硬性地分为若干级，而是希望读者自己对这些证据审慎地进行评估与评价，因此首部指南并未采用ESC通行的临床证据分级系统。

此外，开业医生通常希望能有更简明的建议，与指南配套的还有简单的《开业医生建议》。

最后，指南特别指出撰写、制订指南的全部费用由ESH及ESC提供，委员会成员在撰写指南过程中保持客观、中立的学术态度，与制药企业、政府及私立医疗保健机构的利益冲突进行了申明。

2003 年首版欧洲高血压指南得到学术界及临床工作者的认可，自公布以来被广泛引用，也为中国高血压指南（2005）的制订提供了重要的借鉴与参考。截至 2005 年已成为 100 篇引用最多的医学文献之一。然而，随着高血压领域新研究的揭晓，在高血压诊断与治疗方面新证据的不断积累，指南修订被提到议事日程上来。为此，ESH 联合 ESC 成立工作组，着手新版指南的修订工作。工作组对指南修订达成如下共识：①新版指南在首版基础上进行更新，因而原则上与首版指南一致；②最大限度为血压管理从业人员提供基于最佳证据的临床推荐；③同首版指南一样，主要推荐均在黑框中明确标示，并在指南全本发布后推出简明版；④证据主要来自随机对照试验（RCT），但并不限于 RCT，高质量的观察性研究或其他研究只要符合科学标准也予以考虑；⑤尽量避免基于证据水平及强度的刻板的推荐，尤其是用于治疗之外的部分，如诊断与评估等，但仍在正文中对来自 RCT、观察性研究、meta 分析的证据或专家观点进行了阐述，并在参考文献中加以标示。

2007 年 6 月，在意大利米兰召开的第 17 届 ESH 年度会议上 ESH 联合 ESC 推出了第 2 版欧洲高血压管理指南[2]。相较于上一版指南，新指南具有如下亮点：①强调患者获益与血压降低的程度而非选择何种药物关系更密切，多项证据支持降低血压本身对高血压患者具有保护作用；②注重高血压患者的风险评估，并确定依据风险决定治疗策略（方案及强度）；③强调生活方式改变在降压及降低心血管风险方面的作用，这一点对于年轻的高血压患者尤为重要；④特别指出多数高血压患者需进行药物联合降压治疗，尤其是对于 2 级及以上或高危、极高危的高血压患者；⑤遵循证据提出了优化的联合方案。

2009 年 11 月，在 ESH 的官方刊物《高血压杂志》（Journal of Hypertension）上发表了由 ESH 工作组撰写的关于对 2007 版欧洲高血压管理指南的再评价[3]。撰写再评价的原因在于自第二部指南发布以来，高血压领域陆续发表了多项重大研究（包括几项降压的随机对照试验），有些研究对 2007 版指南的推荐提供了进一步的证据支持，而另外的研究结果修正了既往的一些概念，提供了新

的信息，因而 ESH 专门成立工作组，对证据及既往的推荐进行再评价，形成新的推荐，这也被视为未来第三版欧洲高血压管理指南制订准备的关键一步。此外，在该再评价文章最后还提出了当前血压领域亟需解决的一些临床问题，如低危的 1 级高血压患者（包括老年人群）是否需要降压药物治疗？正常高值血压水平的糖尿病患者以及既往发生过脑卒中的患者是否需要启动降压治疗？目标血压是否应当控制在 130/80 mmHg 之下？等等，为未来的高血压研究指出了方向。

2013 年 6 月，在意大利米兰召开的 ESH 年度会议上，正式发布了由 ESH/ESC 推出的第 3 版欧洲高血压管理指南[4]。相较于 2007 年及 2003 年的指南，该版指南首次采纳了 ESC 专业指南普遍采用的证据分级系统；强调心血管整体风险评估；突出动态血压监测及家庭血压监测等"诊室外"血压测量的重要性；基于证据调整了血压目标水平；建议基于"团队模式"（team approach）管理血压。

2016 年 11 月，ESH/ESC 指南联合工作组召开会议启动了第 4 版高血压管理指南的修订工作。2018 年 6 月 9 日在西班牙巴塞罗那召开的 ESH 2018 欧洲高血压及心血管保护会议上发布了指南的概要（核心内容）。2018 年 8 月 25 日在德国慕尼黑召开的 ESC 2018 年度会议上最新版的欧洲高血压管理指南全文正式发布，并同时在线发表在《高血压杂志》（Journal of Hypertension）和《欧洲心脏杂志》（European Heart Journal）上[5]。欧洲新指南并未效仿 2017 年美国心脏协会（AHA）、美国心脏病学会（ACC）等机构联合发布的高血压指南更改高血压定义的做法，而是维持了既往 140/90 mmHg 及以上的高血压标准。降压目标水平，采用了"移动靶标"（a moving target），即首先所有高血压患者应将血压控制在 140/90 mmHg 以下，如能耐受，多数患者再进一步降至 130/80 mmHg 及以下。后一目标尤其适用于合并冠心病、糖尿病、卒中/短暂性脑缺血发作（TIA）后等高危人群及 65 岁以下的非老年高血压患者。但为进一步改善欧洲地区整体血压控制水平，欧洲新指南推荐多数高血压患者采用初始两药联合的降压方案，并优先推荐单片复方制剂（SPC）。这些做法表面上与 2017 年美国指南不同，实际上又有异曲同工之处。由此可

见，欧洲新指南既有自己的坚守，又不乏与时俱进，充分体现了更加积极地管理血压的先进理念。

## 参考文献

[1] ESH/ESC guidelines committee. 2003 ESH/ESC guidelines for the management of arterial hypertension. J Hypertens，2003，21：1011-1053.

[2] Mancia G，De Backer G，Dominiczak A，et al. 2007 ESH/ESC guidelines for the management of arterial hypertension. J Hypertens，2007，25：1105-1187.

[3] Mancia G，Laurent S，Agabiti-Rosei E，et al. Reappraisal of European guidelines on hypertension management：a European Society of Hypertension task force document. J Hypertens，2009，27：2121-2158.

[4] Mancia G，Fagard R，Narkiewicz K，et al. 2013 ESH/ESC guidelines for the management of arterial hypertension. J Hypertens，2013，31：1281-1357.

[5] Williams B，Mancia G，Spiering W，et al. 2018 ESC/ESH guidelines for management of arterial hypertension. Eur Heart J，2018，39（33）：3021-3104.

# 第二节　欧洲高血压学会（ESH）/ 欧洲心脏病学会（ESC）高血压指南（2007）降压治疗策略解读

胡大一（北京大学人民医院）

2007 年 6 月 15 - 19 日在意大利米兰召开的第 17 届欧洲高血压学会（ESH）年度会议上公布了 2007 版 ESH/ESC 高血压管理指南[1]。该指南在 2003 版 ESH/ESC 高血压管理指南[2]基础上进行了更新。新版指南强调：患者获益与血压降低程度密切相关，多项证据支持降低血压对高血压患者具有保护作用。在高血压治疗策略中，新版指南提出如下建议：

## 一、治疗目标

高血压首要治疗目标是最大限度地降低心血管疾病的长期总体危险。这就需要治疗已经升高的血压以及相关可逆危险因素。

对于普通高血压患者，应将血压降至 140/90 mmHg 以下，如果患者能够耐受，还可降至更低。

糖尿病以及高危或极高危患者，及伴有其他相关疾病（卒中、心肌梗死、肾衰竭或蛋白尿）者，目标血压应 < 130/80 mmHg。

即便是采用联合治疗将收缩压降低至 140 mmHg 以下也是困难的，降至 130 mmHg 以下则更加困难，尤其是在老年、糖尿病以及心血管疾病患者中难度更大。

为了更容易地降低血压，应该在出现明显心血管损伤之前就开始降压治疗。

上述高危或极高危患者（表 1-1）包括：①收缩压 ≥ 180 mmHg 或舒张压 ≥ 110 mmHg 者；②收缩压 > 160 mmHg 且舒张压 < 70 mmHg 者；③糖尿病或代谢综合征患者；④存在 3 种或 3 种以上心血管危险因素者；⑤存在 1 个或多个亚临床靶器官损伤者；⑥合并心血管或肾脏疾病者。

表 1-1　患者血压和危险分层

| 其他危险因素，OD 或疾病 | 血压（mmHg） | | | | |
|---|---|---|---|---|---|
| | 正常，SBP 120 ~ 129 或 DBP 80 ~ 84 | 正常 SBP 高值，SBP 130 ~ 139 或 DBP 85 ~ 89 | 1 级 HT，SBP 140 ~ 159 或 DBP 90 ~ 99 | 2 级 HT，SBP 160 ~ 179 或 DBP 100 ~ 109 | 3 级 HT，SBP ≥ 180 或 DBP ≥ 110 |
| 无其他危险因素 | 平均危险 | 平均危险 | 低危 | 中危 | 高危 |
| 1 ~ 2 种危险因素 | 低危 | 低危 | 中危 | 中危 | 极高危 |
| 3 种或以上危险因素、MS、OD 或糖尿病 | 中危 | 高危 | 高危 | 高危 | 极高危 |
| 明确的心血管或肾脏疾病 | 极高危 | 极高危 | 极高危 | 极高危 | 极高危 |

注：SBP，收缩压；DBP，舒张压；HT，高血压；OD，器官损害；MS，代谢综合征

## 二、降压药物选择

降压治疗的益处主要来自降压本身。

大量的证据证明给患者带来保护作用的是血压下降本身，而不是将哪类药物作为起始治疗。只要患者的血压能降至 < 140/90 mmHg，其保护作用就与药物种类无关。另外，大部分患者都需要通过联合治疗方能达到目标血压这一事实，使得哪类药物作为高血压的起始治疗更加变得不再重要。

因此，5 大类主要降压药物——噻嗪类利尿剂、钙通道阻滞剂、ACEI、血管紧张素 Ⅱ 受体拮抗剂和 β 受体阻滞剂——均可作为起始和维持药物进行降压治疗。β 受体阻滞剂与噻嗪类利尿剂联合不适于治疗代谢综合征或具有糖尿病发病危险的患者。

## 三、单药治疗和联合治疗

（1）无论选用哪种药物，单药只能使有限的患者血压达标。

（2）大部分患者需要使用 1 种以上药物以达到目标血压。有许多疗效好而且患者可以很好耐受的联合治疗方法。

（3）起始治疗可使用两种药物小剂量联合治疗，如果需要，可增加药物剂量或加用第 3 种药物。

（4）血压轻度升高且总体心血管危险较低的患者起始治疗可以选用单药。但初始血压为 2 ～ 3 级高血压，以及血压在正常高值但心血管危险高或极高的患者，应该首选两种药物小剂量联合治疗。

（5）固定剂量复方降压制剂可以简化治疗并提高患者依从性。

（6）当两种药物治疗仍不能控制血压时，需要联合应用 3 种或更多种药物。

（7）对于无并发症患者及老年患者，降压治疗应循序渐进。对于高危高血压患者，应尽快使血压达到目标值，这就支持起始治疗采用联合治疗并快速调整剂量。

此外，新版指南指出：对于高危患者，治疗最初 6 个月血压降低程度对预防心血管事件非常重要。联合两种药物起始治疗，可使患者血压尽早达标，并降低心血管事件危险。这一点在高危患者中意义更大。例如在 VALUE 研究中，治疗最初 6 个月，氨氯地平组血压减低程度高于缬沙坦组，由此导致了两组心血管事件发生率的差异——血压较低的氨氯地平组心血管事件发生率更低。

因此，联合治疗应该作为降压治疗首选方法，尤其对于心血管事件危险高的患者，例如血压显著高于高血压阈值（收缩压高出 20 mmHg，舒张压高出 10 mmHg）者，血压升高程度较低但有多种危险因素者，有亚临床器官损伤、糖尿病、肾病或相关心血管疾病者。在上述情况下，单药治疗是很难使血压达标的。

指南对药物联合应用的标准也有详细描述：不同种类抗高血压药物联合应用需符合以下条件：①两种药物作用机制不同或互补；②有证据证实两药联合的疗效优于任一单药；③两种药物的不同作用机制使不良反应最小化，并且患者可以很好耐受。已证实有效且耐受性好的药物组合见图 1-1。

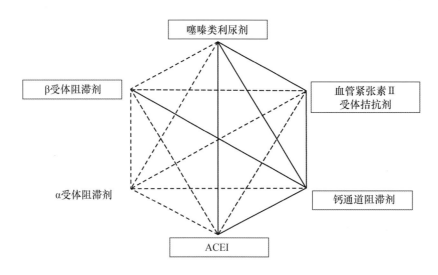

**图 1-1 可能的降压药物组合（实线部分为指南推荐的药物组合）**

## 四、联合治疗、使用固定剂量复方制剂益处多

有确凿证据证实联合治疗是控制血压的重要手段，也是一种可行方法，因为大多数高血压患者需要联合治疗才能将血压控制在目标水平。新版ESH/ESC指南对起始治疗采用两种药物联合治疗的益处做了如下描述：①联合治疗时，两种药物均使用小剂量，避免了应用单药全剂量时出现的不良反应；②对于血压非常高的患者，联合治疗可以避免寻找有效单药治疗过程中的徒劳，或减少器官损伤；③将两种药物制成一个药片，简化了治疗并提高了患者对治疗的依从性；④联合两种药物起始治疗，可使患者血压尽早达标。

目前各类固定剂量复方降压制剂被广泛使用。为了指导我国临床医生合理应用ARB/氢氯噻嗪（HTCZ）固定剂量复方制剂，胡大一和刘力生等教授牵头，组织我国心血管及其相关领域知名专家制订了ARB/HTCZ固定剂量复方制剂临床应用共识。无论ESH/ESC指南还是中国专家共识，对ARB/HTCZ固定剂量复方制剂降压作用的肯定都是有据可循的。

**1. 降压药物联合治疗是提高现阶段血压控制达标率的最重要途径**

联合治疗能通过多途径增强降压效应，减少或抵消不良反应，保护靶器官。INVEST研究表明，联用多种降压药物，能使高血压患者血压控制在130/76 mmHg，使70%的患者血压低于140/90 mmHg。其中，82%的患者需要2种以上药物治疗，51%需要3种以上药物。在UKPDS、ABCD、HOT、MDRD和AASK这5项研究中，为了使合并糖尿病或肾脏损伤的患者血压达标，患者平均使用了3.2种不同种类的降压药物。另外，两种药物联合治疗的降压效应≥两药降压疗效之和，并可通过不同的药理作用相互中和或对抗不良反应，或通过减少剂量避免不良反应。

**2. 与处方药物临时联合相比，固定剂量复方制剂简化了治疗，减少了药物和治疗费用，提高了患者对长期治疗的依从性和持续性**

因为患者对治疗的依从性是影响血压达标的一种因素，因此使用固定剂量复方制剂有利于促进血压达标。

即将出台的中国专家共识还明确指出了ARB/HTCZ固定剂量复方制剂的应用范围——对于无并发症的轻中度（1级和2级）高血压患者，包括老年收缩期高血压、合并糖尿病或代谢综合征（MS）的高血压患者，推荐将ARB/HTCZ固定剂量复方制剂作为初始和维持降压治疗的选择药物。国内已批准上市的ARB/HTCZ固定剂量制剂中，厄贝沙坦150 mg/HTCZ 12.5 mg（安博诺）、氯沙坦50 mg/HTCZ 12.5 mg（海捷亚）和缬沙坦80 mg/HTCZ 12.5 mg（复代文）是常用规格。推荐使用上述制剂1～2片，每日1次。如果治疗8～12周血压仍未控制达标，可联合其他降压药物。

以厄贝沙坦/HTCZ固定剂量复方制剂为基础的两项研究充分显示安博诺初始治疗对重度高血压患者及高血压高危人群均有极佳疗效。RAPiHD研究评估了以安博诺作为重度高血压患者初始治疗的疗效和安全性，结果显示，第5周时安博诺组达到主要终点DBP < 90 mmHg的患者数明显多于单药高剂量治疗组（47.2% vs. 33.2%，$P = 0.0005$）。这种优势在治疗最初1周内即已显现。在各时间点，安博诺组坐位收缩压/舒张压达标（< 140/90 mmHg）的患者比例均显著高于单药治疗组（$P < 0.0001$），在第7周时安博诺组有37.8%的重度高血压患者达到了目标血压< 140/90 mmHg。安博诺组坐位收缩压自基线的下降幅度也均高于单药组（30.8 mmHg vs. 20.1 mmHg，$P < 0.0001$）。但安博诺组总体不良事件发生率低于单药治疗组。INCLUSIVE研究中，单药治疗≥4周收缩压仍未控制（收缩压为140～159 mmHg，2型糖尿病患者收缩压为130～159 mmHg）的高血压患者接受厄贝沙坦300 mg/HTCZ 25 mg联合治疗，亚组分析显示，2型糖尿病患者的终末收缩压为（134.6±14.9）mmHg，56%的2型糖尿病患者收缩压达标，63%舒张压达标，40%收缩压和舒张压均达标。MS患者的终末收缩压为（133.6±14.1）mmHg，73%的MS患者收缩压达标，77%舒张压达标，61%收缩压和舒张压均达标。在同时有MS和2型糖尿病的患者，57%收缩压达标，59%舒张压达标，39%收缩压和舒张压均达标。

2007年ESH/ESC高血压管理指南的出台，为临床将药物联合治疗作为高血压初始治疗提供了重要依据，也推动了固定剂量复方降压制剂的合理使

用，从而造福更多高血压患者。

## 参考文献

［1］Mancia G，De Backer G，Dominiczak A，et al. 2007 ESH/ESC guidelines for the management of arterial hypertension. J Hypertens，2007，25：1105-1187.

［2］ESH/ESC guidelines committee. 2003 ESH/ESC guidelines for the management of arterial hypertension. J Hypertens，2003，21：1011-1053.

# 第三节　ESH/ESC 高血压指南（2013）要点解读

刘　靖（北京大学人民医院）

2013 年 6 月 15 日，第 23 届欧洲高血压学会（ESH）年度会议在意大利米兰召开。在本次会议上，《2013 ESH/ESC 高血压管理指南》（简称 2013 年版指南）正式公布。2013 年版指南对降压目标、降压治疗启动时机、药物联合治疗方案等多项内容进行了修改，对血压测量、心血管整体危险因素评估、药物治疗、特殊人群治疗及肾脏去神经术等进行了详细阐述，并首次在欧洲高血压指南中采用了 ESC 专业指南普遍采用的证据分级系统对相关内容进行了推荐。2013 年版指南由 ESH 及欧洲心脏病学会（ESC）组织数十位专家组成工作组，先后召开了数次会议以最终确定指南的相关内容，内部评审专家及 40 位欧洲评审专家对 2013 年版指南进行了 2 次评审。在 ESH 与 ESC 指南编写工作组联合主席 Giuseppe Mancia 教授和 Robert Fagard 教授的大力协调与全体成员共同努力下，历时 1 年半，指南最终文本同步发表在《欧洲心脏杂志》（European Heart Journal）和《高血压杂志》（Journal of Hypertension）等专业期刊上[1]。

笔者在深入阅读 2013 年版指南原文，并同既往 2007 年、2003 年版指南[2-3]进行比较后，将 2013 年版指南的要点解读如下：

### 1. 强调诊室外（out-of-office）血压测量

诊室血压测量一直是高血压诊断的传统手段，并在临床试验及流行病学研究中被广为采用。但诊室血压测量结果具有一定的机会性，测量间变异较大，且难以反映日内血压变异。而家庭血压监测以及动态血压监测等诊室外血压测量手段在一定程度上克服了诊室血压测量的不足。近年来在临床及研究中广泛开展，并积累了有效性与可行性的证据。动态血压监测的诊断价值近年来得到进一步确认，2011 年英国 NICE/BHS 高血压指南[4]积极将动态血压监测引入高血压的诊断中，要求诊室血压＞ 140/90 mmHg 的患者，都需进行动态血压监测确立高血压的诊断，并且确定了相应的 1 ～ 3 级高血压诊断标准，引发一定争议。在 2013 年初的一次学术会议上，笔者就"欧洲新的高血压指南是否会像英国 NICE 高血压指南一样，将动态血压监测作为高血压诊断的必要手段"这一问题与 ESH 的时任主席、国际动态血压监测的权威——Josep Redon 教授进行了探讨，作为欧洲 2013 年版指南的主要起草人，Redon 教授明确表示，动态血压监测的重要性不言而喻，但作为诊断标准目前的证据尚未显示其可以超越诊室血压，尤其在预后方面，且多数随机对照临床试验（RCT）仍然采用诊室血压进行评价，因而欧洲高血压管理指南不会跟进过分强调动态血压监测的重要性。在最终发布的版本中，我们可以看到 2013 年版指南明确指出：诊室血压依然是高血压筛查、诊断的"金标准"。家庭血压监测及动态血压监测在高血压诊断和治疗评估中具有重要作用。与诊室血压相比，诊室外血压与心脑血管事件的相关性更强，而且诊室外血压提供医疗环境外的血压数据，更能反映患者的真实血压水平。2013 年版指南尤其重视家庭测量血压在高血压诊断与管理中的地位。

### 2. 重视心血管整体危险因素评估

多数高血压患者伴有器官损害、糖尿病及其他心血管危险因素等，未来发生心血管事件风险增加，因此在启动治疗前及随访期间需要对上述危险因素进行综合考虑。建议采用欧洲系统性冠心病风险评估（SCORE）模型对个体心血管死亡风险进行量化评估，以期对其心血管预后有所把握。

### 3. 调整降压目标水平

2007 年版指南推荐中低危患者的血压控制目

标为 140/90 mmHg，高危患者的血压控制目标为 130/80 mmHg。2013 年版指南在重新评价不同人群血压目标的临床证据后，认为当前支持高危人群更低降压目标水平的证据并不充分，因而建议无论低、中、高危，所有患者降压治疗的目标收缩压为 < 140 mmHg，目标舒张压为 < 90 mmHg（糖尿病患者调整到 < 85 mmHg）。

**4. 关注难治性高血压的器械治疗**

2013 年版指南对难治性高血压有创治疗方法如肾动脉去交感神经消融术（RDN）等进行了专门论述。短期临床研究显示，使用颈动脉窦刺激器进行压力反射治疗（BAT）和肾动脉去交感神经消融术（RDN）治疗可以有效降低血压。近年来 RDN 在学术界较为活跃，2013 年版指南对 RDN 的评价是"有前景（promising）"，鉴于这是一项有创的干预方法，因此需审慎、规范地开展，并进行长期的临床随访以了解对心血管预后的影响。

**5. 重视高血压管理**

高血压患者多合并高脂血症、肥胖等多重危险因素，心血管风险聚集，因而 2013 年版指南重视对高血压患者开展系统管理。2013 年版指南建议在高血压管理中引入团队模式，由医师、护士、药师组成治疗小组，必要时纳入心血管、肾病等专科医师，并利用现代通讯手段如电话、网络、远程监测等督导血压测量及药物治疗。通过建立和完善高血压患者的电子健康档案系统管理患者，以进一步减少心血管事件。

总之，2013 年版欧洲高血压管理指南较为客观地评价了近年来高血压领域进行的临床研究证据，对高血压的诊断、评估、治疗及管理给出了较为中肯而可行的建议。深入学习、领悟其精髓，对于我国高血压指南修订及高血压防治意义重大。

## 参考文献

[1] Mancia G，Fagard R，Narkiewicz K，et al. 2013 ESH/ESC guidelines for the management of arterial hypertension. J Hypertens，2013，31：1281-1357.

[2] Mancia G，Laurent S，Agabiti-Rosei E，et al. Reappraisal of European guidelines on hypertension management：a European Society of Hypertension task force document. J Hypertens，2009，27：2121-2158.

[3] Mancia G，De Backer G，Dominiczak A，et al. 2007 ESH/ESC guidelines for the management of arterial hypertension. J Hypertens，2007，25：1105-1187.

[4] National Institute for Health and Clinical Excellence. Hypertension（CG 127）：clinical management of primary hypertension in adults. http：//www.nice.org.uk/guidance/CG 127.

# 第四节　ESH/ESC 高血压指南（2013）评价与思考

刘　靖　胡大一（北京大学人民医院）

《2013 ESH/ESC 高血压管理指南》[1] 自 6 月中旬正式发布以来，已在学术界引发关注。相对于 2007 年版指南[2]，2013 年版指南对涉及高血压诊断与治疗的多项内容进行了修改，包括降压目标、降压治疗启动时机、药物联合治疗方案等，对血压测量、心血管整体危险因素评估、生活方式干预、特殊人群治疗及肾动脉去交感神经消融术等诸多方面进行了详细阐述。

## 一、指南的亮点

2013 年版指南的亮点（highlights）包括如下几个方面：

（1）首次采用了欧洲心脏病学会（ESC）专业指南普遍采用的证据分级系统，即根据推荐的等级分为 Ⅰ、Ⅱ、Ⅲ 类，分别代表强烈推荐、一般推荐及不推荐；根据证据水平分为 A、B、C 三级，分别代表证据来自多项随机对照研究（RCT）或 meta 分析、单个 RCT 及专家共识。

（2）强调对心血管及其他疾病的整体危险因素进行评估。鉴于大多数高血压患者伴有器官损害、糖尿病及其他心血管危险因素，使得未来发生心血管事件风险增加，因此在启动治疗前及随访期间需对上述危险因素综合考虑。建议采用欧洲系统性冠心病风险评估（SCORE）模型对个体心血管死亡风险量化评估。

（3）强调诊室外血压，即家庭血压监测以及动态血压监测的重要性。2013 年版指南明确指出家庭血压监测及动态血压监测在高血压诊断和治疗评估中具有重要作用，尤其重视家庭血压测量在高血压诊断与管理中的作用。与诊室血压相比，诊室外血压与心脑血管事件的相关性更强，而且诊室外血压提供医疗环境外的血压数据，更能反映患者的真实血压水平。

（4）降压靶目标值调整：2013 年版指南推荐所有（非老年）高血压患者，无论低、中、高危，降压治疗的目标收缩压均为 < 140 mmHg。除糖尿病患者目标舒张压值调整到 < 85 mmHg 外，其他患者目标舒张压值均为 < 90 mmHg。这与 2007 年版指南不同，2007 年版指南推荐中低危患者的血压控制目标为 140/90 mmHg，高危患者的血压控制目标为 130/80 mmHg。修改降压目标值的原因在于，目前尚无充足证据支持 2007 年版指南所推荐的上述两种靶目标值。而 80 岁以下老年及 80 岁以上身体健康、意识状态良好的高龄老年高血压患者的目标收缩压调整为 140 ～ 150 mmHg。

（5）特别关注糖尿病、慢性肾脏病、年轻、老年、高龄老年、妊娠女性等特殊人群，并对难治性高血压有创治疗方法如肾去神经治疗（RDN）等进行了专门论述。

（6）重视高血压管理：有别于 2007 年版指南，2013 年版指南修订中特别增加了这部分内容。在欧洲，尽管并非全部，但多数高血压患者的诊疗在初级保健机构如全科或社区医学中心进行。2013 年版指南建议在高血压管理中引入团队模式（team approach），由医师、护士、药师组成治疗小组，必要时纳入不同领域的专科医师如心血管、肾病、内分泌专家以及营养师，并利用现代通讯手段如电话、视频、蓝牙、网络、远程监测等督导血压测量及药物治疗，通过建立和完善高血压患者的电子健康档案系统管理患者，以促进健康、预防事件、提升患者满意度。在血压管理方面，ESH 已认证的 100 多家欧洲优秀高血压中心的管理模式和经验可以提供借鉴。

## 二、降压治疗的新理念与新动向

毫无疑问，降压治疗依然是血压管理的核心。其中的药物治疗是临床医师最为关注的部分，涉及启动药物治疗的时机与策略两个层面。相较于 2007 年版指南，2013 年版指南有一些细节上的变化，体现出降压治疗的新理念与新动向。

**1. 启动降压药物治疗的时机**

2013 年版指南认为，正常高值血压无需治疗。低～中危的 1 级高血压患者、年轻的单纯收缩期高血压患者和老年 1 级高血压患者，降压治疗获益的证据十分有限，甚至缺乏。因而 2013 年版指南不推荐对正常高值血压及年轻的单纯收缩期高血压患者进行药物治疗。这是 2013 年版指南相对"保守"的部分。而 2 ～ 3 级高血压和高危的 1 级高血压患者，降压治疗改善预后的临床证据较为充分，因而，同 2007 年版指南一样，2013 年版指南推荐立即启动药物治疗。

**2. 初始降压药物的选择**

利尿剂、β 受体阻滞剂、钙通道阻滞剂（CCB）、血管紧张素转化酶抑制剂（ACEI）及血管紧张素 II 受体拮抗剂（ARB）是临床常用的五大类降压药物。与同期英国高血压指南（NICE/BHS）[3] 调低 β 受体阻滞剂和利尿剂应用级别的做法不同，2013 年版指南对一线降压药物的选择持较为开放的态度，强调降压药物的获益很大程度上取决于其降压作用，而药物的头对头（head to head）比较试验及 meta 分析并不支持上述五大类降压药物在降压及心血管事件保护方面存在显著差异。因此，2013 年版指南并未就降压药物的选择进行一线、二线、三线等序列性推荐，而是强调个体化治疗，即由医生根据血压水平及亚临床器官损害或临床疾患决定选用哪种药物。

**3. 单药与联合治疗**

2003 年版[4]、2007 年版指南[2] 和 2009 年的再评估版本[5]，是相对保守的指南。上述版本均以单药治疗为起始治疗方案，只有在严重高血压患者中，可以采用低剂量联合用药。目前越来越多的证据显示初始联合治疗可大幅度提高血压控制率、改善依从性，甚至进一步减少事件，因而这种保守策略已发生改变。当前策略是可早期使用联合方案，而且不限于低剂量联合，可以根据具体情况决定是否起始即使用高剂量或者单片复方片剂。2013 年版指南允许更早联合治疗。

2007 年版指南已经明确指出，无论使用何种降压药物，单一用药只在有限的高血压患者中能够有效降低血压，多数患者需两种或以上的药物达到血压控制。因此，问题在于是否应当总是以单药作为初始治疗方法，或在何种情况下考虑以联合用药作为首选的治疗方法。

初始采用单药治疗的明显优势在于单一药物的使用能够明确反映药物的效用以及不良反应。然而其缺点也十分明显，即当单独使用一种药物无效或不是十分有效时，找到更加有效而且耐受的药物来替代当前用药的过程可能会颇费周折，从而令治疗依从性大大下降。而起始采用两药联合治疗的优势在大量的临床研究中得以体现。一项荟萃 40 多项研究的分析表明，联合两类抗高血压药物的降压幅度远超过仅增加单一药物的剂量。在初始血压水平较高的患者中联合治疗更容易达到血压的目标值，并且在多次调整药物的过程中更少打击患者的治疗信心，从而提高治疗依从性。近期研究显示，联合治疗的患者比单药治疗的患者中断服药的概率要低。而联合用药的长期优势在于多种药物的生理和药理协同作用，不仅能够比单药治疗更多降低血压，还可减少药物不良反应，甚至带来更大获益。当然，初始就采用多种药物联合治疗的缺点在于可能其中有某种药物是无效的，难以被及时发现。

2007 年版指南中提出的在高危或血压基础水平明显增高的患者中应早期联合治疗的观点在 2013 年版指南中得到进一步确认。

在初始治疗过程中，无论单一用药还是联合治疗，为达到血压目标值，药物剂量可适当增加。如果两种药物联合达到足剂量仍不能达到血压目标值时，可考虑换成另外两种药物联合治疗或者加用第三种降压药物。但是在难治性高血压的处理中，要根据具体药物反应谨慎增加用药，联合药物中明显无效的或者是效果最小的药物应该被替换掉，而不是仅仅靠逐渐增加药物剂量来控制血压。

**4. 优化的联合治疗方案**

目前，有关联合治疗在降低心血管事件方面的有效性，随机试验仅仅提供了有限的间接证据。在众多的降压随机对照研究中，只有三个研究系统地在至少一个组中采用了两药联合治疗：ADVANCE 试验比较了 ACEI 和利尿剂联合与安慰剂（在持续背景治疗基础上）的效果；FEVER（非洛地平降低事件研究）对比了 CCB 和利尿剂联用与单独使用利尿剂（和安慰剂）的不同；

ACCOMPLISH（收缩期高血压患者联合治疗避免心血管事件）比较了同一种 ACEI 分别与利尿剂和 CCB 联用的效果。在所有其他的临床试验中，各组都是从单一药物治疗开始，随后一些患者加用了其他药物（有时多于一种），如 ALLHAT（抗高血压、降脂治疗预防心肌梗死）研究、ASCOT（益格鲁-斯堪的纳维亚心脏结局试验）研究等。

2013 年版指南制订小组的专家在认真审核了不同药物联合治疗获益的临床证据后，提出了优化的联合方案新的推荐，包含 ACEI ＋ CCB，ACEI ＋ 利尿剂，ARB ＋ CCB，ARB ＋ 利尿剂，CCB ＋ 利尿剂 5 种组合（图 1-2）。除了 ARB 和 CCB 的组合（从未在临床结局研究中系统使用过），其他各种联合治疗方案都至少在一个安慰剂或活性药物对照试验中显示出显著获益。在比较不同组合的试验中，上述优化的联合方案在不同的人群中进行的研究并未发现获益存在显著差异。

唯一一个直接比较两种联合用药方案的临床试验 ACCOMPLISH 发现，尽管两组的血压差异不大，相比 ACEI- 利尿剂联合，ACEI-CCB 联合的心血管事件的发病率和死亡率的联合终点更低。该试验结果仍需在后续研究中进一步确认。在早先的 CCB 与利尿剂单药为基础治疗的临床试验对比中，并没有试验表明 CCB 有明显的优越性。ACCOMPLISH 试验结果一个可能的解释是 RAS 拮抗剂与 CCB 联用能够更加有效地降低中心动脉压，但仍有待进一步研究。

β 受体阻滞剂-利尿剂联合在 LIFE（氯沙坦干预降低高血压终点事件）与 ASCOT 研究中，降低心血管事件的效果不及 ARB- 利尿剂联合及 CCB-ACEI 联合；而其在其他几个临床试验（如 ALLHAT，STOP-H2，NORDIL 等）中与其他用药组合同样有效；在 SHEP、STOP 等三项临床试验中与安慰剂相比更加有效。但是与其他联合治疗方案相比，β 受体阻滞剂-利尿剂联合在易感个体中似乎会引起更多的糖尿病新发病例。因而在 2013 年版指南中该组合被定义有用但受限（如在糖尿病、代谢综合征患者中）的联合方案。

两种 RAS 拮抗剂联用是唯一不被指南推荐的联合方案，众多临床试验支持上述建议。最近在糖尿病患者中进行的 ALTITUDE 试验结果，验证

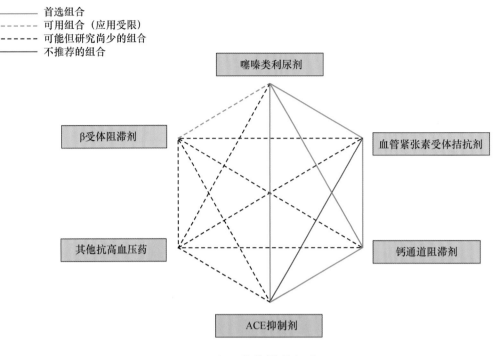

—— 首选组合
----- 可用组合（应用受限）
------ 可能但研究尚少的组合
—— 不推荐的组合

图 1-2　降压药物推荐组合

了在 ONTARGET 试验当中发现的两种 RAS 拮抗剂联用会增加终末期肾病的并发症这一结论。在 ACEI 或 ARB 基础上加用肾素抑制剂 aliskiren，终末期肾病及卒中病例显著增加，这一试验被提前终止。

**5. 固定剂量的单片复方制剂**

2013 年版指南倾向于在联合治疗过程中使用单片复方制剂。单片复方制剂减少了药片的数量，能显著提高患者依从性，有助于更好控制血压，而依从性差在高血压患者中并不鲜见。单片复方制剂中两种药物不同剂量组合多样化成品的出现，在一定程度上克服了临床选择灵活性差的缺陷。三种药物固定剂量复方制剂（通常情况下是由一种 RAS 拮抗剂、一种 CCB 和一种利尿剂组成），甚至包含调脂药物他汀及抗血小板药物阿司匹林的 Polypill 的有效性在临床研究中得到了验证，从而大大简化了高血压及相关疾病的治疗。

总之，2013 年版指南就治疗策略而言，可以概括为"谨慎而不乏进取"。而对于联合治疗，倾向于早期、优化和简化。

## 参考文献

［1］Mancia G，Fagard R，Narkiewicz K，et al. 2013 ESH/ESC guidelines for the management of arterial hypertension. J Hypertens，2013，31：1281-1357.

［2］Mancia G，De Backer G，Dominiczak A，et al. 2007 ESH/ESC guidelines for the management of arterial hypertension. J Hypertens，2007，25：1105-1187.

［3］National Institute for health and Clinical Excellence. Hypertension（CG 127）：clinical management of primary hypertension in adults. http：//www.nice.org.uk/guidance/CG 127.

［4］ESH/ESC guidelines committee. 2003 ESH/ESC guidelines for the management of arterial hypertension. J Hypertens，2003，21：1011-1053.

［5］Mancia G，Laurent S，Agabiti-Rosei E，et al. Reappraisal of European guidelines on hypertension management：a European Society of Hypertension Task Force document. J Hypertens，2009，27：2121-2158.

# 第五节　ESH/ESC 高血压指南（2018）评价与思考

刘　靖（北京大学人民医院）

2018 年 6 月在 28 届欧洲高血压与心血管保护会议上，欧洲高血压学会（ESH）联手欧洲心脏病学会（ESC）发布了新版欧洲高血压管理指南的概要（核心内容），指南全文最终在 8 月 25 日 ESC 会议上正式发布。并同步在线发表在 ESH 官方期刊《高血压杂志》（*Journal of Hypertension*）及 ESC 官方期刊《欧洲心脏杂志》（*European Heart Journal*）上[1]。新版指南有关降压策略、目标水平等核心内容的变化引发了广泛的关注。

欧洲新指南并未效仿 2017 年美国心脏协会（AHA）、美国心脏病学会（ACC）等机构联合发布的高血压指南更改高血压定义的做法，而是维持了既往 140/90 mmHg 及以上的高血压标准。降压目标水平，采用了"移动靶标"（a moving target），即首先所有高血压患者应将血压控制在 140/90 mmHg 以下，如能耐受，多数患者再进一步降至 130/80 mmHg 及以下。后一目标尤其适用于合并冠心病、糖尿病、卒中 / 短暂性脑缺血发作（TIA）后等高危人群及 65 岁以下的非老年高血压患者。这一点上又与 2017 年美国指南有异曲同工之处。由此可见，欧洲新指南既有自己的坚守，又不乏与时俱进。

概括欧洲新指南要点如下：

（1）高血压诊断标准（定义）未变；

（2）诊室外血压测量更受推崇；

（3）新增判定预后的危险因子，危险分层更加细化；

（4）降压治疗策略制订应基于心血管风险及血压水平；

（5）目标血压采用"移动靶标"且设定下限；

（6）高危人群血压控制更严格；

（7）初始联合治疗获得推荐；

（8）单片复方制剂受到青睐；

（9）降压以外风险管理——他汀类药物获推崇，阿司匹林地位下降。

纵览新指南，最大的亮点应当属于药物治疗的策略与流程的变化。新指南强调多数高血压患者应采用初始两药联合的治疗策略。流程上则采用了类似早先英国国家临床优化研究所（NICE）/ 英国高血压学会（BHS）指南的做法并结合新近临床试验证据加以优化和简化。尽管血管紧张素转化酶抑制剂或血管紧张素 II 受体拮抗剂（简称 A）、β 受体阻滞剂（简称 B）、钙通道阻滞剂（简称 C）及利尿剂（简称 D）均可作为降压一线选择，但新指南建议多数患者应采用 A + C/D 的联合方案作为初始治疗，如血压仍未控制则采用 A + C + D。对于顽固性高血压患者，加用低剂量螺内酯，如不耐受可加用其他利尿剂（如阿米洛利），或高剂量其他利尿剂或袢利尿剂，或加用 β 受体阻滞剂或 α 受体阻滞剂。

长期以来，在全球众多国家和地区，包括欧洲，高血压的治疗率及治疗患者的控制率远远低于预期。而近期美国、加拿大的高血压控制率已经达到 50% ～ 70%，局部区域甚至更高[2]。如美国凯撒整合保健、退伍军人管理系统等高血压控制率甚至接近 80%，其中的重要举措就是大面积推广联合治疗，包括单片复方制剂（single pill combination，SPC）[3]。近期我国高血压的临床流行病学调查显示，成人高血压患者多达 2.4 亿，知晓率为 46.9%，治疗率为 40.7%，控制率为 15.3%，尽管较 2004 年发布的数据"三率"均有提升，但仍有超过 80% 的高血压患者血压未得到有效管理[4]。

应对心脑血管疾病等慢性非传染性疾病的挑战，实现"健康 2030"的重大战略目标，需要从心脑血管疾病的"上游"，即危险因素阶段积极进行管理。高血压作为最常见的心血管危险因素，是遏制心血管疾病高发的切入点。

毫无疑问，最大程度改善血压控制依然是进一步降低心血管疾病发生率和死亡率的重要举措。然而长久以来，临床医生习惯于初始采用单一降压药物治疗，随后进行换药或增加剂量，血压仍未控制才采用联合治疗。上述新近发表的中国高血压调查显示，我国高血压患者近 70% 接受单药治疗，联用 2 种及以上降压药物的患者不足三分之一。本次会议上一项来自意大利伦巴第地区超过 10 万例高血压患者的队列研究显示，大多数（60% ～ 70%）初始单药治疗的高血压患者在随后的 3 年里都未能转换为联合治疗[5]。早先的一项研究同样显示，初始采用单药降压治疗的患者从单药过渡到联合治疗的周期长达 13 个月以上。这些来自"真实世界"的研究显示，临床医生往往满足于初始的治疗选择，从初始单药治疗过渡到联合治疗的时间过久，导致从降压治疗到血压控制的过程拖延，即存在所谓的"治疗惰性"。治疗惰性不但影响了血压的及时控制，还令患者长期暴露在心血管事件的高风险中。而初始采用联合治疗相比单药治疗，可以极大程度改善血压控制，提高治疗依从性，甚至还有利于心血管事件的预防。

初始联合治疗应当成为改善血压控制的重要策略，而 SPC 的应用可以使治疗大大简化、显著提高治疗依从性并进一步改善血压控制。美国的一项高血压患者的大型数据库分析显示，相对于初始单药降压治疗，初始联合治疗 1 年后血压控制率提升 34%，而初始采用 SPC 血压控制率提升 53%。美国凯撒整合保健系统 2001—2009 年在北加利福尼亚管理的高血压患者从近 35 万人增长到超过 65 万人，但血压控制率却从 44% 提升至 80% 以上，成功的经验之一就是大力推广 SPC 的应用。笔者早先曾经指出，为提高治疗依从性，提升血压控制水平，应当推广 SPC，开发包括不同药物优化组合的 SPC 供临床选择[3]。新版欧洲指南关于治疗策略的重大变化支持这一观点。

当然，指南只是指导、指引，在临床实践中，千万不能"教条主义"，不问青红皂白，不分具体情况，千篇一律、千人一方，滥用、乱用联合治疗甚至 SPC。对于虚弱的老年高血压患者或轻度（如收缩压 150 mmHg 以下）、低危高血压患者，就未必适宜应用初始联合方案，包括 SPC。针对"真实世界"的高血压患者，我们依然需要结合最佳证据、专家经验及患者可负担、可耐受等情况，制订个体化的治疗方案。

## 参考文献

[1] Williams B，Mancia G，Spiering W，et al. 2018 ESC/ESH guidelines for management of arterial hypertension. Eur Heart J，2018，39（33）：3021-3104.

[2] 刘靖.借鉴加拿大成功经验，提高我国高血压"三率"，将"可防可治"落在实处.中国医学论坛报，2011 年 6 月 1 日刊.

[3] 刘靖. 2013《美国心脏协会 / 美国心脏病学会 / 美国疾病控制与预防中心高血压控制有效路径的科学建议》解读与启示.中华高血压杂志，2013，21（12）：1101-1104.

[4] Wang Z，Chen Z，Zhang L，et al. Status of hypertension in China：results from the China hypertension survey，2012-2015. Circulation，2018，137（22）：2344-2356.

[5] Rea F，Corrao G，Merlino L，et al. Initial antihypertensive treatment strategies and therapeutic inertia：evidence from a large population-based cohort. J Hypertens，2018，36（suppl 1）：e238.

# 第二章  美国高血压指南

## 第一节  美国高血压指南的历史沿革与标准及策略变化

刘 靖（北京大学人民医院）

在 20 世纪最初 40 年，高血压一直被视为心脏功能良好的表现。甚至在"心脏病学之父"Paul Dudley White 的经典著作《心脏病学》中，也认为高血压是无需治疗的一种疾病。这种观念被主流医学界广泛认可，甚至美国总统的保健医生也不例外，因而在罗斯福二次竞选总统时血压高达 200/100 mmHg 仍宣称总统先生"健康状况良好"。1945 年 4 月罗斯福总统因严重的高血压导致的脑出血辞世。总统离世引发了医学界对于高血压危害的极大关注。1948 年，在国会的支持下美国国立卫生研究院（NIH）在马萨诸塞州波士顿近郊的 Framingham（弗明翰）小镇启动了著名的"弗明翰心脏研究"，从此开启了探寻高血压及其他心血管危险因素与心血管疾病关系的旅程。20 世纪 60 年代初发表的研究结果首次揭示高血压是冠心病的重要危险因素。在 20 世纪 60 年代中后期相继开展的一系列降压药物（利尿剂）与安慰剂的随机对照临床试验（RCT）表明，降低血压可以显著减少心脑血管事件。随后相继开发出 β 受体阻滞剂、钙通道阻滞剂、血管紧张素转化酶抑制剂及血管紧张素受体拮抗剂等降压药物，并在 RCT 中进行了降压及心血管保护效应的验证。基于 RCT 的证据，降压药物得以在临床高血压的治疗中发挥重要作用。

1972 年 NIH 启动了国家高血压教育计划（NHBPEP），旨在通过对专业人员、患者及公众的教育项目减少高血压相关的致死与致残事件。在此基础上成立了"高血压诊断、评估与治疗联合委员会"（JNC），意在普通人群中识别高血压患者，判定有可能受益于高血压治疗者，并提供适宜的

降压方案。1977 年在《美国医学会杂志》（*JAMA*）发表了名为"高血压诊断、评估与治疗联合委员会报告"，即美国第一部高血压指南，被视为美国高血压指南 JNC 系列的开始，同时也是世界范围内的第一部高血压指南[1]。随后每 3 ～ 5 年更新一次，直至 2003 年发布 JNC 7 指南[2-7]。2008 年，NIH 下辖的国立心、肺和血液研究所（NHLBI）启动了 JNC 8 指南的制订工作，并按照惯例任命了 JNC 8 指南委员会。该版指南遵循严格的证据评价，工作量巨大，且在一些关键问题上专家组成员观点分歧巨大，因而推进缓慢。2013 年 6 月 NHLBI 突然宣布不再主持 JNC 8 指南，而交由美国心脏病学会（ACC）、美国心脏协会（AHA）等专业社团完成指南制订工作。但 JNC 8 委员会成员选择继续完成前序工作，并于 2013 年 12 月在 *JAMA* 上发布了"JNC 8 指南"[8]。但该指南并非 NILBI 官方授权，为便于区别，因而下文中统称为"JNC 8 报告"。2017 年 11 月，由 ACC、AHA 联合其他 9 个专业团体制订的新版美国成人高血压防治指南发布[9]。该指南虽不再以"JNC"冠名，但由于获得了 NHLBI 的授权与认可，这部指南仍被视为 JNC 7 指南之后美国国家高血压指南的延续。

## 一、高血压定义及分级标准的变迁

### 1. JNC 1 指南（1977 年）

1977 年发表在 *JAMA* 上的 JNC 1 指南，将 ≥ 160/95 mmHg 视为血压升高，舒张压被视为诊断与评估高血压的主要依据。指南委员会认为"降低收缩压的获益不确定"，因而收缩压并未作为诊

断与评估高血压的主要指标。在当时人们普遍接受的两个理念是：血压随年龄而增长；舒张压比收缩压更重要。此外，在 JNC 1 指南中尽管根据舒张压的程度对治疗给予了相应建议，但并未对高血压进行明确的分级。

**2. JNC 2 指南（1980 年）**

时隔 3 年后，《内科学档案》(*Archive of Internal Medicine*) 发布了美国第二部高血压指南，即 JNC 2。在这部指南中，认为舒张压更重要的观念未变，但诊断标准前移，即将舒张压≥ 90 mmHg 作为高血压诊断标准。尽管承认血压与心血管风险呈连续相关，但指南仍基于舒张压首次对高血压进行了分级（表 2-1）：舒张压 90 ～ 104 mmHg 为轻度高血压，105 ～ 114 mmHg 为中度高血压，≥ 115 mmHg 为重度高血压。

**3. JNC 3 指南（1984 年）**

JNC 2 指南发布 4 年之后，在 *Archive of Internal Medicine* 发布了 JNC 3 指南。该指南继续沿用 JNC 2 指南中关于轻、中、重度高血压的定义，同时提出了正常血压为舒张压＜ 85 mmHg，舒张压 85 ～ 89 mmHg 为正常高值，并提出单纯收缩期高血压及临界单纯收缩期高血压的概念及标准（表 2-2）。

**4. JNC 4 指南（1988 年）**

JNC 4 指南同 JNC 3 指南一样，仍发表在 *Archive of Internal Medicine* 上。这部指南关于高血压的诊断与分级方法同 JNC 3 指南（表 2-2）。

**5. JNC 5 指南（1993 年）**

继续选择在 *Archive of Internal Medicine* 上发布的 JNC 5 指南开始逐渐重视收缩压的临床意义，将收缩压与舒张压同时作为高血压诊断与分级的依据。提出正常血压为＜ 130/85 mmHg，130 ～ 139/85 ～ 89 mmHg 为正常高值，≥ 140/90 mmHg 为高血压。高血压采用了新的分级方案，即根据

血压水平分为 4 级，即轻、中、重、极重度（表 2-3）。

**6. JNC 6 指南（1997 年）**

JNC 6 指南依旧选择在 *Archive of Internal Medicine* 上发表。与 JNC 5 指南相比，本版指南高血压的诊断标准仍为≥ 140/90 mmHg。高血压被分类为 3 级（即轻、中、重度 3 级）。新增理想血压（＜ 120/80 mmHg），正常血压仍为＜ 130/85 mmHg，130 ～ 139/85 ～ 89 mmHg 为正常高值（表 2-4）。

**7. JNC 7 指南（2003 年）**

同 JNC 1 指南一样，JNC 7 指南重新选择在 *JAMA* 上发表。与 JNC 6 指南相比，JNC 7 指南中高血压诊断标准仍为≥ 140/90 mmHg，但在高血压的分级方面进行了改动。最为显著的改变是废弃"正常高值"（high normal）的说法，转而提出了"高血压前期"（prehypertension）的概念，即收缩压介于 120 ～ 139 mmHg 或舒张压介于 80 ～ 89 mmHg 的状态。

该概念一提出也引来一些专业人士的质疑。主要是担心这一新的分类会给一般人群带来不安，因为并非所有属于这一新分类的个体日后都有发生高血压或心血管疾病事件的危险，而治疗重点只应放在最终发生危险的那部分人上。JNC 7 委员会则认为"高血压前期"比"正常高值"血压更具有行动取向，部分是根据被调查的医师们的意见，他们提到患者对"糖尿病前期"或"癌前期"这些名称会有所反应，但往往忽略"正常高值"这一名词。

表 2-1　JNC 2 指南高血压分级

| 分级 | 舒张压（mmHg） |
| --- | --- |
| 1 级（轻度） | 90 ～ 104 |
| 2 级（中度） | 105 ～ 114 |
| 3 级（重度） | ≥ 115 |

表 2-2　JNC 3 指南高血压诊断与分级方法

| 分级 | BP 范围（mmHg） |
| --- | --- |
| **舒张压** | |
| 正常 BP | ＜ 85 |
| 正常高值 BP | 85 ～ 89 |
| 轻度高血压 | 90 ～ 104 |
| 中度高血压 | 105 ～ 114 |
| 重度高血压 | ≥ 115 |
| **收缩压，当舒张压＜ 90 mmHg 时** | |
| 正常 BP | ＜ 140 |
| 临界单纯收缩期高血压 | 140 ～ 159 |
| 单纯收缩期高血压 | ≥ 160 |

表 2-3　JNC 5 指南高血压诊断与分级方法

| 分级 | 收缩压（mmHg） | 舒张压（mmHg） |
| --- | --- | --- |
| 正常 | ＜ 130 | ＜ 85 |
| 正常高值 | 130 ～ 139 | 86 ～ 89 |
| 高血压 | | |
| 1 级（轻度） | 140 ～ 159 | 90 ～ 99 |
| 2 级（中度） | 160 ～ 179 | 100 ～ 109 |
| 3 级（重度） | 180 ～ 209 | 110 ～ 119 |
| 4 级（极重度） | ≥ 210 | ≥ 120 |

表 2-4　JNC 6 指南高血压诊断与分级方法

| 分级 | 收缩压（mmHg） | | 舒张压（mmHg） |
| --- | --- | --- | --- |
| 理想血压 | ＜ 120 | 和 | ＜ 80 |
| 正常血压 | ＜ 130 | 和 | ＜ 85 |
| 正常高值 | 130 ～ 139 | 或 | 80 ～ 89 |
| 高血压 | | | |
| 1 级 | 140 ～ 159 | 或 | 90 ～ 99 |
| 2 级 | 160 ～ 179 | 或 | 100 ～ 109 |
| 3 级 | ≥ 180 | 或 | ≥ 110 |

另外的担忧则是这一新概念潜在的社会经济影响，因为以前被认为血压正常的人现在会被贴上"高血压前期"的标签。JNC 7 指南委员会回应曾考虑过这个问题，并与保险业和为雇员投保的公司负责人讨论过，相关人员认为采用"高血压前期"这一名称并不会影响投保问题。

这一概念的提出，积极的一面在于收缩压处于 120 ～ 139 mmHg 或舒张压处于 80 ～ 89 mmHg 的个体，既往通常认为自己是健康的，而现在他们属于"高血压前期"，因而可能采取更为健康的生活方式，从而有助于降低高血压终身风险。JNC 7 指南并不建议"高血压前期"人群采用药物干预，而建议采取健康的生活方式。JNC 7 指南也并未提出"高血压前期"人群的血压目标水平。

与早先的指南（包括 JNC 6 指南）相比，JNC 7 还简化了高血压分级方法，将高血压患者分为 1 级与 2 级高血压，即血压≥ 140/90 mmHg 为高血压 1 级，血压≥ 160/100 mmHg 为高血压 2 级（表 2-5）。

**8. JNC 8 报告（2014 年）**

尽管最终未成为官方授权的美国国家高血压指南，JNC 8 报告仍如同 JNC 7 指南一样在 *JAMA* 上发表。该杂志还罕见地配发了包括主编在内的三篇社论，表达了对 JNC 8 报告的赞许与支持。在 JNC 8 报告中，未对高血压的定义及分级标准进行阐述，实际上继续沿用了 JNC 7 指南关于高血压的定义及分类、分级标准。

**9. ACC/AHA 新指南（2017 年）**

2017 年 ACC/AHA 指南同时发表在《美国心脏病

表 2-5　JNC 7 指南高血压诊断与分级方法

| 分级 | 收缩压（mmHg） | | 舒张压（mmHg） |
| --- | --- | --- | --- |
| 正常血压 | ＜ 120 | 和 | ＜ 80 |
| 高血压前期 | 120 ～ 139 | 或 | 80 ～ 89 |
| 1 级高血压 | 140 ～ 159 | 或 | 90 ～ 99 |
| 2 级高血压 | ≥ 160 | 或 | ≥ 100 |

学会杂志》(*JACC*)与《高血压》(*HYPERTENSION*)杂志上。该指南重新定义了高血压的诊断与分级标准,在世界范围内引发广泛争议。在该指南中,收缩压 < 120 mmHg 且舒张压 < 80 mmHg 定义为正常血压;收缩压 120 ~ 129 mmHg 且舒张压 < 80 mmHg 定义为"血压升高"(elevated blood pressure);收缩压 ≥ 130 mmHg 或舒张压 ≥ 80 mmHg 被定义为高血压。据估算,按照这一高血压新标准(定义),相比 JNC 7 指南高血压标准,美国将新增 3000 万高血压患者,由此带来的社会、经济负担引发人们的担忧。如同 JNC 7 指南一样,高血压采用 2 级分级法,即 1 级为收缩压 130 ~ 139 mmHg 或舒张压 80 ~ 89 mmHg,2 级为收缩压 ≥ 140 mmHg 或舒张压 ≥ 90 mmHg)(见表 2-6)。

回顾近 40 年来美国高血压指南有关高血压的定义与分级方案可以看出,自 JNC 2 指南至 JNC 7 指南,高血压的诊断标准经历了两次重大调整,即从最初的 160/95 mmHg,下调至 140/90 mmHg,2017 年新指南又将高血压诊断标准进一步下调至 130/80 mmHg。而高血压分级则经历多次修改,当前的 2 级分类法主要目的是简化诊疗。

## 二、风险评估及危险分层的变化

(1)JNC 1 指南就已经提出在诊断高血压时应评估家族史(心血管疾病、肾脏病、糖尿病)、吸烟和饮酒情况、盐摄入量、慢性病史,以及血压知晓情况、正在使用降压药物的疗效及其他药物使用情况。

(2)JNC 2 指南和 JNC 3 指南也对以上危险因素非常关注,同时加大了对血脂水平、合并症以及靶器官损害的关注,但此时尚未涉及心血管风险评估的内容。

(3)JNC 4 指南强调对高血压进行相关评估,及早明确是原发性或继发性、是否累及靶器官、是否有除高血压以外的其他心血管危险因素等问题,对危险因素进行干预,并提出一级预防及危险因素的干预、随访计划。

(4)JNC 5 指南对于高血压患者的评估,除血压本身外,特别强调伴发的心血管危险因素及靶器官损害的评估。指南认为这三者是决定心血管绝对风险的重要因素,也是决定治疗强度——血压下降水平的重要依据。但该指南并未提供明确的心血管危险分层。

(5)JNC 6 指南最重要的特点是强调总体心血管风险,以血压水平和危险因素、合并的靶器官损害、糖尿病及心血管疾病为分层指标,将正常高值及高血压患者分为 A、B、C 三个危险组,相当于低、中、高危,分别代表无危险因素、无靶器官损害、无糖尿病及其他伴发的临床心血管疾病;有 1 个及以上危险因素但无靶器官损害、糖尿病或其他伴发的临床心血管疾病;有糖尿病和(或)靶器官损害及其他临床情况,无论是否伴有其他危险因素。这一危险分层是决定治疗方案的重要参考。JNC 6 的总体心血管危险分层理念对后续许多指南的制订产生了深远影响。包括 1999 年国际高血压学会 / 世界卫生组织高血压指南、1999—2010 年中国高血压防治指南、2003—2013 年欧洲高血压指南。在 JNC 7 发布前,国际主要指南的基本理念达到空前一致[10]。

(6)JNC 7 指南虽然重视心血管风险,但并未继续推行 JNC 6 指南基于总体心血管风险的治疗决策,更强调血压本身对于心血管事件的影响,包括高血压前期概念的提出也深受这一理念的影响。指南指出,50 岁以上成人,收缩压(水平升高)是比舒张压更为重要的心血管危险因素;血压从 115/75 mmHg 起,每增加 20/10 mmHg,心血管风险增加 1 倍;55 岁血压正常者未来发生高血压的风险为 90%。心血管风险评估及危险分层尽管

表 2-6　ACC/AHA 新指南高血压诊断与分级方法

| 分级 | SBP | | DBP |
|---|---|---|---|
| 正常血压 | < 120 mmHg | 和 | < 80 mmHg |
| 血压升高 | 120 ~ 129 mmHg | 和 | < 80 mmHg |
| 高血压 | | | |
| 　1 级 | 130 ~ 139 mmHg | 或 | 80 ~ 89 mmHg |
| 　2 级 | ≥ 140 mmHg | 或 | ≥ 90 mmHg |

重要但操作复杂、费时、费力，临床实践中往往难以推行。JNC 7 指南简化高血压患者评估的做法受到临床医生的欢迎，但也招来高血压专业人员的质疑。

（7）JNC 8 报告则进一步延续了 JNC 7 指南"简洁"的风格，单纯基于血压启动治疗，甚至对心血管风险评估与危险分层的问题只字未提。与几乎同期但略早发布的美国肥胖、血脂等相关指南强调降低系统心血管风险不同，JNC 8 报告仅涉及高血压本身，与 NHLBI 最初协调 JNC 8、血脂及肥胖指南修订的初衷背离，因而也难免引发专业人员的质疑。

（8）2017 ACC/AHA 高血压指南再次回归心血管风险评估，甚至以此作为启动降压及设定降压目标水平的重要依据。在风险评估中，推荐采用早先由 ACC/AHA 主导开发的汇总队列方程（pooled cohort equation）来评估 10 年动脉硬化性心血管疾病（ASCVD）风险，以 10 年 ASCVD 风险达到或超过 10% 为高危人群，不足 10% 为中、低危人群进行分界，分别制订不同的降压干预策略。

## 三、干预时机的变化

（1）JNC 1 指南建议当舒张压达到或超过 120 mmHg 时应当立即就医；舒张压为 105 ～ 119 mmHg 的患者应予以药物治疗；舒张压为 90 ～ 104 mmHg 的患者若存在多种其他心血管危险因素也应考虑个体化给予相应的药物治疗。该指南强调"降低收缩压的获益不确定"。该指南还对于高血压的访视流程给出了建议，即当血压达到或超过 160/95 mmHg 时应在 1 个月内进一步确认；对于 50 岁以下血压介于 140/90 ～ 160/95 mmHg 时应当每 2 ～ 3 个月检查一次；而 50 岁以上血压介于上述范围时，则建议每 6 ～ 9 个月检查一次。

（2）JNC 2 指南建议舒张压≥ 105 mmHg 或舒张压在 90 ～ 104 mmHg 但伴有靶器官损害或心血管风险增加者应给予药物治疗。

（3）JNC 3 指南建议舒张压介于 90 ～ 94 mmHg 且心血管风险处于低危水平的患者，先行非药物的生活方式干预；舒张压超过 94 mmHg 的个体建议启动药物阶梯治疗方案，即起始采用利尿剂或 β 受体阻滞剂治疗；经生活方式干预舒张压仍在 90 ～ 94 mmHg 或舒张压不高的单纯收缩期高血压患者（收缩压超过 160 mmHg）给予个体化的药物治疗。

（4）JNC 4 指南同样推荐经非药物治疗舒张压仍在 90 ～ 94 mmHg 者可以采用灵活的药物治疗。药物治疗推荐用于合并靶器官损害、心血管危险因素者。

（5）JNC 5 指南则提出，对经 3 ～ 6 个月生活方式调整后收缩压在 140 ～ 149 mmHg、舒张压 90 ～ 94 mmHg 且合并靶器官损害、心血管危险因素者，推荐进行药物干预。血压在上述水平，但无靶器官损害及心血管危险因素者，可在生活方式干预的基础上，灵活采用适当的药物治疗。

（6）JNC 6 指南推荐对于血压处于正常高值、心血管危险分层处于低、中危的人群进行生活方式的干预；合并心力衰竭、肾功能不全及糖尿病的心血管高危人群，则直接启动降压药物治疗。高血压患者根据危险分层，低危患者经最多 12 个月生活方式的干预血压仍超过 140/90 mmHg 时开始启动药物治疗，如血压在 2、3 级（160/100 mmHg 及以上）直接启动药物治疗；中危患者经最多 6 个月生活方式干预血压仍超过 140/90 mmHg 时开始启动药物治疗，如血压在 2、3 级（160/100 mmHg 及以上）直接启动药物治疗；高危患者血压超过 140/90 mmHg 直接启动药物治疗。

（7）JNC 7 指南同样推荐在生活方式干预的基础上，普通患者血压如仍超过 140/90 mmHg 时开始药物治疗，糖尿病和肾脏病患者血压如超过 130/80 mmHg 时启动药物治疗。指南对起始治疗血压水平的推荐仍遵循严格的标准。

（8）JNC 8 报告对于何时启动降压药物治疗进行了详细的证据评价，这也是 JNC 8 报告所涉及的三个核心问题（降压何时启动？目标水平如何？降压策略如何？）之一。报告认为，60 岁及以上的一般人群，收缩压≥ 150 mmHg 或舒张压≥ 90 mmHg 时应启动药物治疗；60 岁以下的一般人群，收缩压≥ 140 mmHg、舒张压≥ 90 mmHg 时启动药物治疗。18 岁及以上的糖尿病、慢性肾脏病患者，收缩压≥ 140 mmHg 或舒张压≥ 90 mmHg 时启动药物治疗。

（9）2017 ACC/AHA 高血压指南则基于心血管风险启动降压治疗。指南建议既往有心血管疾病或 10 年 ASCVD 风险达到或超过 10% 的个体，血压达到或超过 130/80 mmHg 时即可启动降压治疗；既往无心血管疾病、10 年 ASCVD 风险在 10% 以下时，可以在血压达到或超过 140/90 mmHg 时再启动降压药物治疗。

## 四、降压目标水平的变迁

（1）JNC 1 指南对降压治疗的目标水平并没有明确推荐，但指出舒张压降至 90 mmHg 能达到最好降压疗效；对收缩压目标水平也未详细描述，只是作为衡量高血压的一个危险因素。JNC 1 指南引用的唯一研究就是以舒张压作为治疗靶标的。

（2）JNC 2 指南明确提出了降压治疗的目标，即舒张压 < 90 mmHg，但也提到在中、重度高血压患者中可选择更局限的目标，如 90 ～ 100 mmHg。JNC 2 指南还提到了特殊人群，如老年、既往有脑血管疾病、冠心病、肾功能不全人群和青少年单纯收缩期高血压，但由于缺少临床试验证据，在这些人群中并无明确目标值推荐。由于当时收缩压相关研究正在进行，JNC 2 指南仍未将其作为诊断的主要依据及治疗目标。

（3）JNC 3 指南延续 JNC 2 指南的血压目标水平，即舒张压 < 90 mmHg。JNC 3 指南推广应用之后，随着证据的积累，人们对于收缩压的关注在逐步增加。

（4）JNC 4 指南中降压目标首次包括了收缩压，主张将血压降至 140/90 mmHg 以下。

（5）JNC 5 指南中降压目标同 JNC 4 指南，即 < 140/90 mmHg。指南更进一步提出，如能耐受可将血压降至 130/85 mmHg，但需关注心血管功能的变化，尤其是老年人。舒张压低于 85 mmHg 的获益仍无证据，这是首次提到强化降压理念。

（6）JNC 6 指南强调降压治疗目的是减少并发症发生和死亡。降压目标为 < 140/90 mmHg，如可耐受可以更低，同时控制其他可改变的危险因素。指南同时指出，更低的血压目标水平可以进一步减少卒中、改善肾功能并预防心功能不全的发生。JNC 6 指南强调老年患者阶段血压控制目标为 160/100 mmHg 以下，但最终控制目标与年轻患者相同，同时指出这个较低的控制目标临床证据并不充分。JNC 6 指南对心血管高危者设定了更严格的降压目标，即 < 130/85 mmHg，高危人群包括肾脏病和糖尿病患者，肾脏病患者如合并大量蛋白尿应将血压降至 125/75 mmHg 以下。

（7）JNC 7 指南将一般人群和高危患者的治疗目标分别定为 < 140/90 mmHg 和 < 130/80 mmHg（这也是当时美国糖尿病学会推荐的血压控制目标）。虽然后者证据很少，但其强调较低的血压控制目标利于减少糖尿病肾病发展至终末期肾病。

（8）JNC 8 报告在严格评价证据后，将普通高血压、糖尿病、慢性肾脏病患者的目标水平统一调整为 < 140/90 mmHg；60 岁以上老年人目标水平上调为 < 150/90 mmHg。对于老年患者的这一推荐争议较大，即便是在委员会内部，意见也并不一致。该报告还特别指出，如按既往 JNC 7 指南要求经药物治疗 SBP < 140 mmHg 且患者耐受情况良好时，无需调整当前的降压药物。

（9）2017 版 ACC/AHA 高血压指南在整合包括 SPRINT 等临床试验的证据及专家意见后，对于降压目标水平做了较大改动，即将普通人群、高危人群的血压目标水平统一下调为 < 130/80 mmHg。其中发生过心肌梗死、脑卒中等心血管疾病或 10 年 ASCVD 风险 ≥ 10% 的患者为 I 类推荐，B 级证据；未发生心血管疾病或 10 年 ASCVD 风险 < 10% 的患者为 II 类推荐，B 级证据。

## 五、药物降压策略的变化

（1）JNC 1 指南推荐降压药物治疗采用阶梯方案（stepped-care approach），即初始采用利尿剂，后续可根据需要联合其他降压药物。

（2）JNC 2 指南仍然推行阶梯方案，但强调在每一步，药物剂量应当逐步滴定，直至血压达到满意控制、出现难以耐受的不良反应或已经达到最大剂量。

（3）JNC 3 指南推荐舒张压在 90 ～ 94 mmHg、心血管风险处于低危水平的个体先采用非药物治疗，血压未控制再启动药物治疗；如舒张压 ≥ 95 mmHg，推荐初始采用利尿剂或 β 受体阻滞剂的阶梯治疗方案。

（4）JNC 4 指南仍延续既往的降压阶梯方案原则，但初始的药物选择不再局限于利尿剂及 β 受体阻滞剂，钙通道阻滞剂（CCB）及 ACEI 也纳入其中。该指南强调基于患者的临床表现、合并症及伴发的危险因素选择初始治疗药物。在这部指南中还提出了不同作用机制降压药物"小剂量"联合治疗的理念，通过这一策略的实施达到降压疗效最大化、不良反应最小化的目的。这部指南治疗策略的改变体现出降压治疗的目的不仅仅是降低血压本身，而应重视靶器官保护。

（5）JNC 5 指南继续采用阶梯治疗的原则，但在策略上有所改变。初始治疗时仍建议在生活方式干预的基础上先采用利尿剂及 β 受体阻滞剂。指南指出上述两类药物有降低心血管疾病发病率及死亡率的证据，而其他类型的降压药物则未被验证或未能显示降低心血管事件发生率。另外指南建议在单药治疗失败时可以采取增加剂量、换药或联合等策略。

（6）JNC 6 指南更强调绝对风险及获益，并推荐进行危险分层作为治疗策略的依据。指南推荐无合并症的患者在生活方式干预的基础上初始采用利尿剂及 β 受体阻滞剂，但提出了在特定临床情况下如糖尿病、心力衰竭或收缩功能障碍、心肌梗死及肾功能不全时使用不同药物的"强适应证"。此外，指南还推荐每日一次给药、降压疗效持续 24 h 的长效降压药物的应用，同时强调其有助于改善依从性、减少晨起血压急剧升高带来的心血管风险，甚至有可能节约费用。

（7）JNC 7 指南并未延续 JNC 6 指南基于总体心血管风险进行治疗决策的思路，认为其缺乏临床试验证据。经生活方式干预后建议多数患者应采用噻嗪类利尿剂作为初始治疗，除非有其他强适应证。该指南还倡导积极的联合治疗策略，因为多数患者需要两种或更多的降压药物才能实现血压达标。同时推荐当血压超过目标水平 20/10 mmHg 时即启动两药联合治疗。

（8）JNC 8 报告同样采用了简化降压治疗策略的做法，即单纯基于血压水平决定降压治疗。但在药物治疗策略上，在评价证据后，废弃了初始采用利尿剂降压的方案，而是"百花齐放"，即包括噻嗪类利尿剂、钙通道阻滞剂、血管紧张素转化酶抑制剂及血管紧张素 II 受体拮抗剂均可作为初始治疗的选择，唯独将 β 受体阻滞剂从一线药物剔除出局。对于联合治疗，并未限定在 2 级高血压或超过目标水平 20/10 mmHg 的患者。此外在认真评价证据后，认为"起始单药，随后加量，再联合"与"起始单药，随后联合，再加量"以及"起始联合"三种降压策略在改善患者预后方面并无显著差别。

（9）2017 ACC/AHA 高血压新指南的降压策略回归了 JNC 6 指南基于心血管风险进行治疗决策的思路。原因在于：自 JNC 7 指南发布以来，单纯基于血压水平的降压策略尽管显著地改善了血压控制率（由近 35% 提高到 50% 左右），但存在的问题是多数轻度、低危的患者接受了药物治疗而获益甚微，而老年、高危人群则因治疗不足而未能将降压获益最大化。在 JNC 8 报告发布之后这一问题尤为突出。而晚近随着 SPRINT（收缩期血压干预试验）等大样本临床试验的揭晓，基于心血管风险降压治疗获益的证据在不断积累。新指南建议既往发生过冠心病等心血管疾病的患者以及 10 年 ASCVD 风险达到或超过 10% 的个体，如血压达到或超过 130/80 mmHg 即启动降压药物治疗；而未发生心血管疾病、10 年 ASCVD 风险不足 10% 的高血压患者，血压达到或超过 140/90 mmHg 时启动降压药物治疗。同 JNC 8 报告一样，初始治疗的药物包括噻嗪类利尿剂、钙通道阻滞剂、血管紧张素转化酶抑制剂及血管紧张素 II 受体拮抗剂，β 受体阻滞剂不作为一线降压药物。同时指南建议 1 级高血压患者初始可以采用单药治疗，随后剂量滴定，必要时再联合其他降压药物；2 级高血压以及血压超过目标水平 20/10 mmHg 的患者初始可以采用两种一线降压药物自由联合或固定剂量复方制剂。指南特别指出降压治疗的阶梯方案，即单药起始、加量、联合的策略始于 JNC 1，且在临床应用多年，尤其适用于老年人及其他存在低血压风险或药物不良反应的患者。既往完成的多数临床试验中，也多采用这一策略。但这一策略未基于血压控制及预防心血管终点事件与其他降压策略进行过正规的比较。

## 参考文献

［1］ Joint National Committee on Detection, Evaluation, and Treatment of High Blood Pressure. Report of the Joint National Committee on Detection, Evaluation, and Treatment of High Blood Pressure: a cooperative study. JAMA, 1977, 237: 255-261.

［2］ Joint National Committee on Detection, Evaluation, and Treatment of High Blood Pressure. The 1980 report of the Joint National Committee on Detection, Evaluation, and Treatment of High Blood Pressure. Arch Intern Med, 1980, 140: 1280-1285.

［3］ Joint National Committee on Detection, Evaluation, and Treatment of High Blood Pressure. The 1984 report of the Joint National Committee on Detection, Evaluation, and Treatment of High Blood Pressure. Arch Intern Med，1984，144：1045-1057.

［4］Joint National Committee on Detection，Evaluation，and Treatment of High Blood Pressure. The 1988 report of the Joint National Committee on Detection，Evaluation，and Treatment of High Blood Pressure. Arch Intern Med，1988，148：1023-1038.

［5］Joint National Committee on Detection，Evaluation，and Treatment of High Blood Pressure. The fifth report of the Joint National Committee on Detection，Evaluation，and Treatment of High Blood Pressure（JNC V）. Arch Intern Med，1993，153：154-183.

［6］Joint National Committee on Detection，Evaluation，and Treatment of High Blood Pressure. The sixth report of the Joint National Committee on Detection，Evaluation，and Treatment of High Blood Pressure. Arch Intern Med，1997，157：2413-2446.

［7］Joint National Committee on Detection，Evaluation，and Treatment of High Blood Pressure. The seventh report of the Joint National Committee on Detection，Evaluation，and Treatment of High Blood Pressure. JAMA，2003，289：2560-2572.

［8］James PA，Oparil S，Carter BL，et al. 2014 evidence-based guideline for the management of high blood pressure in adults：report from the panel members appointed to the Eighth Joint National Committee（JNC 8）. JAMA，2014，311：507-520.

［9］Whelton P，Carey R，Arnow W，et al. 2017 ACC/AHA/AAPA/ABC/ACPM/AGS/APhA/ASH/ASPC/NMA/PCNA Guideline for the Prevention，Detection，Evaluation，and Management of High Blood Pressure in Adults. Hypertension，2018，71（6）：1269-1324.

［10］刘靖 . 高血压治疗：基于血压水平，还是基于风险？中华高血压杂志，2017，25（2）：108-110.

# 第二节　美国心脏病学会（ACC）/ 美国心脏协会（AHA）/ 美国疾病控制与预防中心（CDC）高血压控制有效路径的科学建议（2013）解读与评价

刘　靖（北京大学人民医院）

2013 年 11 月 15 日，美国心脏协会（AHA）、美国心脏病学会（ACC）及美国疾病控制与预防中心（CDC）联合发布了《高血压控制有效路径的科学建议》（以下简称"科学建议"），全文在线同步发表在《美国心脏病学会杂志》（JACC）及《高血压》（HYPERTENSION）杂志上[1]。

此前 AHA、ACC 联合美国国家心、肺和血液研究所（NHLBI）及其他专业学会已共同发布了四份心血管相关疾病的指南，包括心血管风险评估、生活方式干预减少心血管风险、降低胆固醇减少动脉硬化心血管风险及肥胖管理指南，但令人期待已久的由联合委员会制订的第 8 版成人血压管理指南（JNC 8）一再延后，并未一同发布，以至于被谑称为"JNC-wait"和"JNC-late"。

## 一、制订科学建议的背景与目的

美国 1/3 的成人罹患高血压，未控制人群达 3600 万。其中 40% 不知晓自己有高血压，1600 万服用药物的患者血压未达标。同时有数据表明，在未控制的高血压人群中近 2/3 患者曾经在过去 1 年中有 2 次以上的就诊，仍处在血压未达标甚至是心脑血管事件的风险之下，医疗保健人员高血压诊疗意识不足和手段相对匮乏是主要原因。因而有必要开发优化、简化的高血压治疗临床路径以促进人群血压控制水平进一步提升，从而实现到 2017 年预防心肌梗死、脑卒中百万次发作以及 2020 年心、脑血管疾病死亡率下降 20% 的战略目标。

AHA、ACC 两大学术团体联合美国政府机构 CDC 制订公告，在一定层面上体现了对高血压控制的战略意义、紧迫性及可实施性的高度重视。该科学建议并非 JNC 8，因而内容并未涵盖高血压诊断、评估、治疗、随访等血压管理的全部内容。公告明确指出，为预防心脏疾病和卒中，需注重公众血压知晓、治疗和控制率的提高及其他心血管健康因素的改善。公告的发布是为了补充和支持临床指南，为临床医师和卫生系统提供改善高血压治疗和控制的手段。科学建议以现行的 JNC 7 指南[2]为基础，结合当前血压领域的最新临床证据及美国高血压的流行现状和国情，提出了优化、简化、规范化的血压管理流程。现将其中的要点解读如下，并结合同年公布的 2013 年版《欧洲高血压管理指南》[3] 进行分析，以期对未来中国高血压管理策略的制订提供参考。

## 二、科学建议的要点

（1）高血压受众广泛：美国现有近 7800 万成人罹患高血压。高血压是心血管疾病如冠心病、脑卒中的可控危险因素。

（2）高质量的血压管理涵盖多个层面：需要患者、家庭、医疗保健提供者及社区共同参与；还需要提高患者及医护人员对高血压的知晓率，让患者接受适当的生活方式干预、及时就诊、接受循证治疗、具备较高的药物依从性以及充分的随访。

（3）制订出以循证为基础的优化管理流程，使患者接受标准化的治疗，是在公众层面提高国家血压防控水平的决定性因素。

（4）开发、推广、实施有效的高血压治疗流程是控制高血压的系统途径，有助于临床决策，提供有效的治疗策略并有助于多团队协作。

（5）个体血压目标值的确定主要基于科学证据、临床医师的判断以及患者的耐受性。多数患者血压目标值应 < 140/90 mmHg，但非裔美国人、合并左心室肥厚、收缩或舒张功能不全、糖尿病及慢性肾脏病等患者可能适合更低的靶目标。

（6）所有的高血压患者均应启动生活方式调整，在存在靶器官损害及临床疾病患者中尤其重要。

（7）鼓励患者在整个治疗期自我监测血压。监测的数据有助于医师进行临床判断，进一步达到并维持血压控制。

（8）指南旨在促进系统管理血压，但仍应基于患者个体特征、意愿及其他因素如经济状况、药物负担、既往的不良反应等制订个体化的治疗方案。多数患者应当采用噻嗪类利尿剂作为一线治疗药物。

（9）对于高血压合并特定临床疾病的患者，一线降压药物推荐如下：

1）冠心病 / 心肌梗死后：β 受体阻滞剂，血管紧张素转化酶抑制剂（ACEI）。

2）收缩性心力衰竭：ACEI 或血管紧张素受体拮抗剂（ARB），β 受体阻滞剂，醛固酮受体拮抗剂，噻嗪类利尿剂。

3）舒张性心力衰竭：ACEI 或 ARB，β 受体阻滞剂，噻嗪类利尿剂。

4）糖尿病：ACEI 或 ARB，噻嗪类利尿剂，β 受体阻滞剂，钙通道阻滞剂（CCB）。

5）肾脏病：ACEI 或 ARB。

6）卒中或短暂性脑缺血发作（TIA）：噻嗪类利尿剂，ACEI。

（10）为预防心脏疾病和卒中，需注重公众血压知晓、治疗和控制率的提高及其他心血管健康因素的改善。

## 三、高血压治疗的优化、简化、标准化流程

科学建议以 JNC 7 指南为基础，建议在生活方式调整的基础上，对于 1 级（轻度，> 140/90 mmHg）高血压患者考虑采用噻嗪类利尿剂为初始治疗药物，数月后血压未控制则正式启动利尿剂或 ACEI、ARB、CCB 等单药治疗、调整剂量或联合治疗。如同 2011 年英国高血压指南，β 受体阻滞剂未获得一线推荐。对于 2 级（中重度，> 160/100 mmHg）高血压患者推荐初始采用噻嗪类利尿剂联合 ACEI/ARB 或联合 CCB，或者考虑 ACEI 与 CCB 联合。数周后血压仍未控制，则调整药物剂量或联用其他药物。如果仍未达标，则应评估患者的依从性，了解家庭监测血压水平，或者考虑是否为继发性高血压；如果仍然未能达标，需要考虑咨询高血压专家。

类似于英国 NICE 高血压指南，科学建议以证据为基础，提出了优化、简化、标准化的血压管理路径（图 2-1）。但科学建议也同时强调，流程的制订遵循可行且可更新的原则，兼顾诊断、监测和治疗成本，应当较容易地与医疗保健系统整合。重要的是治疗流程不应与医师的最佳临床判断相冲突，因而与个体化治疗决策并不相悖。

## 四、科学建议重申噻嗪类利尿剂及 ACEI 在高血压治疗中的基石地位

### 1. 噻嗪类利尿剂在高血压治疗中的一线地位再次得到认可

科学建议明确指出无论是单药治疗还是联合治疗，多数患者均应以噻嗪类利尿剂作为起始。利

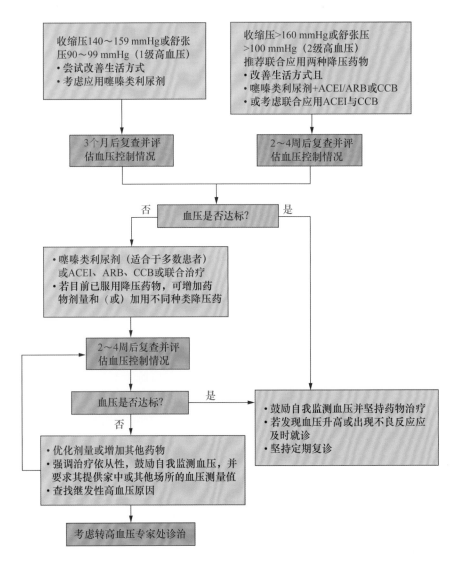

图 2-1　优化、简化、标准化的血压管理路径

尿剂用于高血压治疗的临床试验证据充分。自 20 世纪 60 年代起，在退伍军人管理局协作系列研究（VACS）以及医学研究委员会（MRC）降压治疗试验中，氢氯噻嗪显著降低血压并降低卒中等主要心血管事件发生率。"老年收缩期血压项目"（SHEP）显示，同安慰剂比较，氯噻酮可使脑卒中、心力衰竭和心肌梗死显著减少。对受试者延长随访 10 年发现，原先安慰剂治疗组患者尽管后来加用了有效的降压治疗，而纳入到氯噻酮治疗组患者的死亡或非致死性心血管事件发生率仍显著低于对照组，其中合并糖尿病患者的获益更大。而"降压降脂治疗预防心肌梗死试验"（ALLHAT），在 3 万多例高危高血压患者中，比较了使用 CCB（氨氯地平）、ACEI（赖诺普利）、α 受体阻滞剂（多

沙唑嗪）及利尿剂（氯噻酮）降低主要心血管事件（致死性冠心病及非致死性心肌梗死）及次要心血管事件中的作用。氯噻酮在降压及降低主要心血管终点事件、肾脏事件方面与 CCB、ACEI 同样有效，在预防心力衰竭方面优于其他 3 种药物，在预防脑卒中及次要心血管事件方面优于 ACEI 及 α 受体阻滞剂。ALLHAT 研究的结果直接奠定了 JNC 7 指南中噻嗪类利尿剂作为一线降压药物的地位。基于众多大型临床研究的获益证据，在近期欧洲、中国高血压防治指南中，噻嗪类利尿剂也得到一致推荐可作为起始及联合治疗的药物选择。

**2. ACEI 是科学建议中除利尿剂外得到更多推荐使用的药物**

尤其是在伴有冠心病心肌梗死、心力衰竭

（收缩性或舒张性）、糖尿病、慢性肾脏病及脑卒中与 TIA 等特殊临床情况下优先使用 ACEI。ACEI 在上述高危人群中应用获益的证据同样充分。心脏结局预防评估研究（HOPE）是奠定 ACEI 在冠心病人群中二级预防作用的里程碑式研究，9541 名既往发生过心肌梗死、心绞痛或行血管重建以及外周动脉疾病、卒中或糖尿病伴危险因素的患者随机接受雷米普利 10 mg/d 或安慰剂治疗，平均随访 4 年。雷米普利组心肌梗死、卒中及心血管死亡联合终点较安慰剂组相对风险下降 22%，上述单个血管事件发生率也显著降低。"培哚普利降低稳定性冠心病患者心脏事件的欧洲试验"（EUROPA）是继 HOPE 研究之后的另外一项重大研究，12 218 例无心力衰竭的稳定性冠心病患者随机接受培哚普利 8 mg/d 或安慰剂治疗，平均随访 4.2 年。与安慰剂组相比，培哚普利组主要终点相对危险显著降低 20%。既往行血管成形术的患者接受培哚普利治疗后主要终点的相对危险仍显著降低 17.3%，心肌梗死危险显著降低 23%。培哚普利的疗效不受患者性别、年龄、糖尿病、高血压和既往心肌梗死病史以及是否使用调脂药物的影响。培哚普利预防脑卒中再发研究（PROGRESS）评估了有卒中病史的患者使用培哚普利后卒中的再发危险。结果显示，与安慰剂组相比，培哚普利组再发卒中相对危险显著降低 28%，其中出血性卒中危险降低 50%，缺血性卒中危险降低 24%，主要心血管事件危险降低 26%。ACEI 在高危人群中获益明确而充分，因而得到 JNC 7、欧洲及中国高血压指南的一致推荐。

### 3. 噻嗪类利尿剂与 ACEI 联合在不同人群中获益证据充分

PROGRESS 发现，ACEI（培哚普利）联合噻嗪类利尿剂（吲达帕胺）可使脑卒中再发风险降低 43%。高龄老年高血压试验（HYVET）证实，与安慰剂组相比，80 岁以上相对健康的高龄老年高血压患者接受吲达帕胺必要时联用培多普利治疗，可使各种致死性、非致死性心血管事件发生率及死亡率均显著降低。组间血钾、血糖、血肌酐及血尿酸水平未见显著性差异。强化降压和强化降糖治疗预防糖尿病血管事件（ADVANCE）研究显示，以培哚普利联合吲达帕胺的单片复方制剂为基础的强化血压控制方案，可使 2 型糖尿病患者心血管死亡

风险减少 18%，肾病并发症风险减少 21%。

### 4. 噻嗪类利尿剂与 CCB 联合有助于预防卒中

非洛地平降低事件（FEVER）研究显示，在氢氯噻嗪基础上加用 CCB（非洛地平）与氢氯噻嗪加安慰剂相比，显著减少中国高血压患者致死及非致死性脑卒中达 27%，其他心血管事件发生率也有明显下降。缬沙坦长期抗高血压治疗评估（VALUE）研究也证实氢氯噻嗪联合氨氯地平治疗的有效性。

### 5. ACEI 与 CCB 联合在近期临床研究中显示出优势

益格鲁-斯堪的纳维亚心脏终点试验降压分支研究（ASCOT-BPLA）显示，氨氯地平 / 培哚普利联用降低心血管事件风险优于阿替洛尔 / 苄氟噻嗪，其中致死及非致死性卒中发生率降低 23%，心血管死亡率降低 24%，总死亡率减少 11%，新发糖尿病概率下降 30%。收缩期高血压患者联合治疗避免心血管事件（ACCOMPLISH）研究发现，氨氯地平 / 贝那普利减少心血管发病率和死亡率优于氢氯噻嗪 / 贝那普利，相对风险下降 20%。

上述联合方案得到科学建议的认可，推荐用于 2 级高血压患者的初始治疗或 1 级高血压患者在单药治疗不能有效控制血压时使用。在新近公布的 2013 年版欧洲高血压管理指南中，上述联合方案也被认定为证据充分的优化联合方案获得推荐。

## 五、生活方式管理的降压效应不容忽视

通过生活方式改变，如限盐、锻炼、减重等降低血压（表 2-7），其幅度不亚于降压药物单药治疗。科学建议沿用了 JNC 7 指南及其他指南中关于生活方式改变的建议，对于轻度（1 级）高血压的患者甚至优先于药物治疗。

## 六、科学建议对中国高血压管理的启示

目前美国成人高血压的控制率已达 50% 以上，处于全球高水平之列（仅次于加拿大，近 70%），但 AHA/ACC/CDC 仍不遗余力，试图通过制订路径、简化流程使之进一步提高（80% 或更高）。科

表 2-7　科学建议对于中国高血压管理的启示

| 改变 | 建议 | 收缩压降幅 |
|---|---|---|
| 减轻体重 | 保持正常体重（BMI 18.5～24.9 kg/m²） | 5～20 mmHg/10 kg |
| 采用 DASH* 饮食计划 | 多摄入水果、蔬菜以及减少饱和脂肪和总脂肪的低脂奶产品 | 8～14 mmHg |
| 限制钠摄入 | a. 钠消耗不超过 2400 mg/d | 2～8 mmHg |
|  | b. 进一步减少钠摄入量至 1500 mg/d 是可取的，有助于更大幅度降低血压 |  |
|  | c. 钠摄入减少至少 1000 mg/d 也可降低血压，即使没有达到每日的目标钠摄入量 |  |
| 体力活动 | 参加规律的有氧运动如快步走（每周多数天中至少每天 30 min） | 4～9 mmHg |
| 限制每日酒精摄入量 | 多数男性，每日饮酒不超过 2 杯份（相当于 24 盎司啤酒，10 盎司葡萄酒，3 盎司 80 酒精纯度威士忌），女性和低体重者每日饮酒不超过 1 次 | 2～4 mmHg |

*DASH，终止高血压膳食疗法。1 盎司约等于 30 g（约 30 ml 水）。BMI：体重指数

学建议对于未来美国高血压控制率提升的价值有待在临床实践中检验。任何一部指南或建议都难以避免瑕疵与争议，比如 2013 年版欧洲高血压管理指南推荐的优化联合方案中 ARB＋CCB 赫然在列，但众所周知该联合方案恰恰缺乏大型临床试验验证，证据远不及 ACEI＋CCB、ACEI＋噻嗪类利尿剂以及 ARB＋噻嗪类利尿剂充分。而科学建议同英国 NICE 高血压指南[4]一样，在初始药物选择甚至联合治疗中将 β 受体阻滞剂弃而远之的做法仍会引发争议，需辩证看待。

但个人以为，科学建议对于中国高血压管理仍具有启示意义，故提出如下建议供决策参考：

（1）目前中国高血压发病率不断增长，控制水平仍然低下，借鉴美国、英国专业机构的做法，制订适合中国国情、证据充分、便捷操作的高血压管理流程提高群体水平血压控制率迫在眉睫。

（2）质优、价廉的药物及联合方案现实可行：我国为高盐饮食国家，老年高血压患者众多，卒中为高血压主要并发症，医疗资源、经济水平地区差异大，这些因素提示在我国高血压药物选择中噻嗪类利尿剂不可或缺。但现实的情况是利尿剂使用比例不足，远低于其他降压药物，而成本较高的降压药物如 ARB 在城市甚至一些发达地区的基层使用增长迅猛。因而需政策引导，加大利尿剂、ACEI 及廉价长效 CCB 的应用，让更多的高血压患者能够接受并负担得起长期的抗高血压治疗。

（3）推广开发单片复方制剂（SPC）的应用：美国凯撒整合保健系统（Kaiser Permanente）2001—2009 年在北加利福尼亚州管理的高血压患者从近 35 万增长到超过 65 万人，而血压控制率却从 44%

提升至 80% 以上，成功的经验之一就是大力推广 SPC（主要是 ACEI＋利尿剂的 SPC）的应用[5]。采用优化联合方案的 SPC，如 ACEI＋利尿剂、ARB＋利尿剂、利尿剂＋CCB、ACEI＋CCB 有助于提高治疗依从性、提升血压的控制水平。

（4）加强公众教育，大力推广健康的生活方式：利用报纸、电视、网络、手机信息平台宣传，倡导健康的生活方式；在社区、工作场所、公共场合推行健康、安全的锻炼方法；借鉴 AHA、ACC 的做法，开发适合公众浏览、学习的门户网站，加强健康教育以提升公众保健意识和保健水平。

（5）鼓励家庭血压监测：通过家庭监测督导治疗、反馈血压控制情况，掌握血压自我管理的科学方法。

（6）建立高血压患者的电子登记系统：从社区开始建立可整合的高血压患者的电子档案及追踪系统，并与医疗保险甚至政府疾病监控系统相嵌合，以督导血压监测，及时反馈并调整降压方案。

## 参考文献

[1] Go A，Bauman M，Coleman King S，et al. An effective approach to high blood pressure control：a science advisory from the American Heart Association, the American College of Cardiology, and the Centers for Disease Control and Prevention. Hypertension，2014，63（4）：878-885.

[2] Chobanian A，Bakris G，Black H，et al. The Seventh Report of the Joint National Committee on Prevention, Detection, Evaluation, and Treatment of High Blood Pressure：the JNC 7 Report. JAMA，2003，289：2560-2572.

[3] Mancia G，Fagard R，Narkiewicz K，et al. 2013 ESH/ESC guidelines for the management of arterial hypertension：

the Task Force for the Management of Arterial Hypertension of the European Society of Hypertension（ESH）and of the European Society of Cardiology（ESC）. Eur Heart J，2013，34：2159-2219.

［4］Krause T，Lovibond K，Caufield M，et al. Management

of hypertension：summary of NICE guidance. BMJ，2011，343：d4891.

［5］Jaffe M，Lee G，Young J，et al. Improved blood pressure control associated with a large-scale hypertension program. JAMA，2013，310：699-705.

# 第三节　美国高血压学会（ASH）/ 国际高血压学会（ISH）社区高血压管理临床实践指南解读与评价

刘　靖（北京大学人民医院）

2013 年 12 月 17 日，美国高血压学会（American Society of Hypertension，ASH）和国际高血压学会（International Society of Hypertension，ISH）共同发布了《社区高血压管理临床实践指南》。这是 ASH 发布的第一部指南。主要面向社区高血压管理，旨在为社区环境下的初级保健医生提供详细的指导。指南包含高血压的流行病学、定义、分类、病因、评估、诊断、治疗目标、药物治疗及降压药物评价等 15 个方面的内容。指南全文内容相继发表在《临床高血压杂志》（*Journal of Clinical Hypertension*）及《高血压杂志》（*Journal of Hypertension*）上[1-2]。

## 一、高血压的定义

多数主要指南建议年龄≥ 18 岁的成年人高血压诊断标准为：收缩压≥ 140 mmHg 和（或）舒张压≥ 90 mmHg。对多数患者而言，收缩压更为重要，且是高血压诊断的基础。

而≥ 80 岁的老年人现在被认为收缩压在 150 mmHg 以下是可以接受的水平。这些定义都是基于主要的临床试验结果，血压在该水平患者能够获益。尽管血压在 115/75 mmHg 是理想的，但并没有相应的获益证据。

对于 18 ～ 55 岁的中青年，并无充足的临床证据显示将高血压定义为 140/90 mmHg 以下的水平，如 130/80 mmHg 能够获益；此外是否应该比老年人更积极的治疗同样缺乏足够的信息。因此，指南倾向于对于 80 岁以内的所有成年人使用相同的诊断标准及治疗目标，但医务人员可以根据情况进行灵活调整，在耐受良好的前提下，年轻人可以考虑采用更低的血压目标。

最近一些指南建议对于糖尿病或慢性肾脏病患者目标值为 130/80 mmHg，但是这一目标的临床获益尚未确立，所以应将血压降至＜ 140/90 mmHg。

## 二、高血压的分级

高血压前期：收缩压 120 ～ 139 mmHg，或舒张压 80 ～ 89 mmHg（此阶段无需接受降压药物，但应该鼓励改变生活方式，延缓进展为高血压）。

高血压 1 级：收缩压 140 ～ 159 mmHg，或舒张压 90 ～ 99 mmHg。

高血压 2 级：收缩压≥ 160 mmHg，或舒张压≥ 100 mmHg。

## 三、血压的测量

血压测量可使用传统的水银柱式血压计或电子血压计，如果条件允许后者为首选。初次评估应该测量双侧血压，如果测量结果不同，应采用较高值。应于排空膀胱后测量血压。

患者在第一次血压测量后的 1 ～ 4 周后再次测量，两次均高于诊断标准方可做出诊断。如果患者血压很高，如收缩压≥ 180 mmHg，或者不便于第二次随访，可以立即启动降压治疗。

## 四、治疗目标

高血压的治疗通常是终身的，需告知患者未经咨询医生而自行停药或停止改善生活方式可能会带来危险。除处理血压之外，还需对其他确定的心血管危险因素，如血脂异常、糖耐量受损或糖尿病、肥胖和吸烟等进行综合管理。

目标水平：多数成人，包括慢性肾脏病和糖尿病患者血压应控制在 140/90 mmHg 以下。但应注意的是，既往完成的降压改善心血管和肾脏终点事件的试验多数纳入的是 55 ～ 80 岁的中老年患者。针对 80 岁及以上的老年人群，近年来有限的试验证据显示血压＜ 150 mmHg 对心血管疾病和卒中有更好的保护作用，因此推荐该组人群目标值为＜ 150/90 mmHg。而 50 岁以下患者降压临床试验相对较少，该年龄段舒张压可能更重要，所以优先考虑舒张压目标水平＜ 90 mmHg；此外，更低的目标水平如＜ 130/80 mmHg 也可以考虑。

## 五、药物治疗（图 2-2）

### 1. 启动治疗的时机

高血压 1 级的患者在生活方式改变后血压仍不达标应启动药物治疗。高血压 2 级的患者在确立诊断后应立即开始药物治疗，通常需要两药联合。1 级高血压患者，如医生认为有必要实现快速控制血压亦可以视情况在诊断后立即给予降压治疗；若存在其他心血管危险因素也应该尽早开始药物治疗。

### 2. 药物选择

需考虑患者年龄、民族 / 种族和其他临床特征等因素，以及伴发的其他疾病（如糖尿病、高血压等）和怀孕等情况。大多数患者需要一种以上的降压药物来控制血压。通常在初始治疗 2 ～ 3 周后根据血压及其他临床情况调整药物剂量或加用新的药物。初始剂量通常应为药物最大剂量的一半及以上，数周后血压未达标，可以酌情倍增剂量。如果未经治疗的高血压患者血压大于目标值 20/10 mmHg，可以立即启动两种药物联合治疗。

多数患者需使用 1 ～ 3 种降压药物，在 6 ～ 8 周内使得血压达标。

推荐使用长效药物，短效药物需要多次使用并增加血压波动；而长效药物使治疗简化。同样推荐单片固定剂量复方制剂，有助于进一步简化治疗。

关于服药时间，每日一次的药物可在任何时间服用，但通常在早上或睡前服。如果需服多种药物可于早晚分开服用。

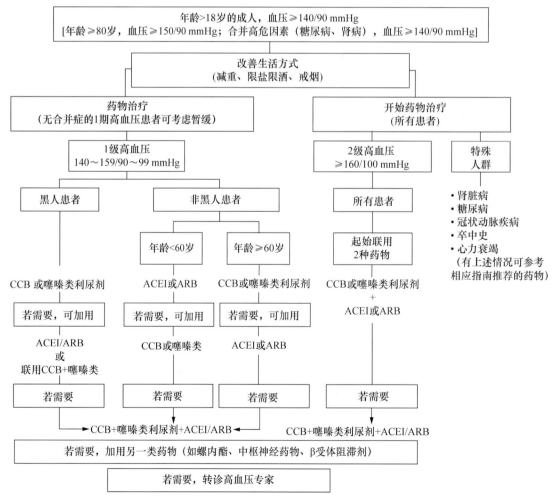

图 2-2　ASH/ISH 社区高血压管理实践指南高血压管理流程

关于药物的选择，除需考虑患者血压水平、伴发临床情况等因素外，还受到药物的可及性及治疗花费等因素影响。

## 六、降压药物分类概述

### 1. 血管紧张素转化酶抑制剂（ACEI）

ACEI 通过阻断肾素-血管紧张素系统（RAS）中的关键酶——血管紧张素转化酶，阻止了血管紧张素 Ⅰ 向血管紧张素 Ⅱ 转化，同时减少缓激肽降解而发挥降压作用。ACEI 通常耐受性良好，主要副作用是咳嗽，在女性以及亚洲或非洲裔患者中更常见。血管源性水肿并不常见，但却是潜在的严重并发症，可以严重影响患者气道功能，该并发症在黑人患者更为常见。

ACEI 应用初期可使血肌酐水平增加约 30%，通常是由于 ACEI 降低肾小球囊内压从而使得肾小球滤过率下降。当 ACEI 类药物与利尿剂联用时，血压下降更多，血肌酐水平升高可能会更显著。此时可能需要调整一种或两种降压药物的剂量，但是这种改变是可逆的。如果肌酐水平大幅升高，可能是因为使用非甾体抗炎药所致，也可能提示肾动脉狭窄。

ACEI 的副作用并非呈剂量依赖性，小剂量 ACEI 产生的副作用往往和大剂量相差不多。因此，临床上可以接受这种药物的起始剂量为中等甚至高剂量。但是，当患者同时有高钾血症时，不推荐使用较高剂量。

ACEI 优先用于合并心力衰竭、心肌梗死后、左心室收缩功能障碍、糖尿病及非糖尿病性慢性肾脏病（CKD）的高血压患者。

通常 ACEI 作为单一用药治疗时，在白人患者中的效果优于黑人患者，这可能是由于黑人患者中 RAS 通常不够活跃所致。但是当 ACEI 与钙通道阻滞剂（CCB）或利尿药联合使用时，不同种族之间的效果相差不大。

对于正在服用利尿剂或低盐饮食或脱水（如高温作业或腹泻）的患者，开始使用 ACEI 类药物可能存在风险。因此，对于正在服用利尿剂的患者，应该在开始 ACEI 治疗时停用一剂（即一次）利尿剂以免出现血压骤然下降。

妊娠期妇女禁用 ACEI，尤其是在妊娠中、晚期时，因为此类药物会影响胚胎的正常发育。

### 2. 血管紧张素 Ⅱ 受体拮抗剂（ARB）

ARB 和 ACEI 作用机制一致，抑制 RAS。ARB 类药物通过阻止血管紧张素 Ⅱ 作用于 AT1 受体，从而发挥降压作用。

ARB 耐受性较好。此类药物很少引发咳嗽，引起血管神经性水肿罕见。ARB 的作用和获益与 ACEI 类似。如果在临床上可及且患者可以负担得起这类药物，ARB 通常被优先考虑。和 ACEI 类药物相似，ARB 类药物也可导致血肌酐水平升高；但是一般情况下只是功能性改变，是可逆的。

ARB 没有剂量依赖性的副作用，因此初始治疗应用此类药物时，一般采用中等甚至最大推荐剂量。

ARB 在心血管与肾脏功能方面的效应与 ACEI 类似。

ARB 在白种人和亚洲人中的疗效优于黑人患者，但是当 ARB 类药物与 CCB 或利尿剂联用时，不同种族人群中的治疗效果相同。这一点与 ACEI 类药物一致。

ARB 不宜与 ACEI 联用。尽管这两类药物都对患有肾脏病的患者有益，但是当两者联用时，会对肾产生有害作用。

正在服用利尿剂的患者若需联用 ARB，可以在最初联用 ARB 时停用一剂利尿剂以避免血压骤降。

同 ACEI 一样，妊娠期间禁用 ARB，尤其是在妊娠中、晚期时，以免影响胚胎的正常发育。

### 3. 噻嗪类利尿剂

该类药物的主要作用是增加肾钠离子排泄，并且具有一定的血管舒张作用。

该类药物中氯噻酮、吲达帕胺和氢氯噻嗪的临床获益（减少脑卒中及主要心血管事件）已被证实，其中前两种药物的证据级别最强。

氯噻酮与氢氯噻嗪相比，在相同剂量下其降压效果更强、作用更持久。

该类药物主要的副作用多为代谢性，包括低钾血症、血糖升高及高尿酸血症。这些副作用随着使用剂量减少（比如 12.5 mg 或者 25 mg 的氢氯噻嗪/氯噻酮）或与 ACEI 或 ARB 联用时将有所下降。此外，与保钾利尿剂合用也可预防低钾血症。

尽管利尿剂与钙通道阻滞剂联用时降压效果较好，但是当利尿剂与 ACEI 或 ARB 联用时降压效果更佳。

利尿剂联合 β 受体阻滞剂也是有效的联合方案，但是由于这两种药物均可升高血糖水平，因此应慎用于糖代谢紊乱或有糖尿病风险的患者。

#### 4. 钙通道阻滞剂（CCB）

CCB 阻断动脉平滑肌细胞钙离子 L 通道，减少钙离子向细胞内流从而降低血压。CCB 分为以下两种：①二氢吡啶类，如氨氯地平和硝苯地平，通过直接扩张血管降低血压；②非二氢吡啶类药物，如地尔硫䓬和维拉帕米，不仅可以舒张血管，还可减慢心率、降低心肌收缩力。二氢吡啶类常用，在高血压的临床试验中这些药物显示可降低心血管事件和脑卒中风险。

CCB 的主要副作用是外周性水肿，大剂量时更加显著，当联用 ACEI 或 ARB 时水肿往往会有所减轻。

不推荐非二氢吡啶类 CCB 用于心力衰竭患者。

非二氢吡啶类 CCB 如维拉帕米和地尔硫䓬可减慢心率，可以用于心率较快的患者；以及用于一些不能耐受 β 受体阻滞剂的心房颤动患者以控制心率。非二氢吡啶类 CCB 也可降低蛋白尿。

CCB 降低血压效果较强，尤其是与 ACEI 或 ARB 联用时降压效果更好。这类药物在不同种族人群中降压效果相似。

二氢吡啶类药物可与 β 受体阻滞剂安全联用，但是不推荐非二氢吡啶类 CCB 与 β 受体阻滞剂联用。

#### 5. β 受体阻滞剂

β 受体阻滞剂可降低心排血量，同时也可减少肾分泌肾素。

β 受体阻滞剂可用于有心肌梗死和心力衰竭病史的患者，以及心绞痛患者。β 受体阻滞剂在黑人群体中的临床效果没有其他种族中的临床效果好。β 受体阻滞剂在预防高血压患者卒中和心血管事件风险上劣于其他几种降压药物；但是对于有心肌梗死以及心力衰竭病史的患者应当优先使用。

β 受体阻滞剂的主要副作用包括性功能减退、疲倦、运动耐量下降等。许多 β 受体阻滞剂对糖代谢过程会有不良影响，因此不推荐用于有糖尿病风险的高血压患者，这一点在与利尿剂联用时更应注意。这类药物也可能与一些易感患者中的心脏传导阻滞有关。

拉贝洛尔是兼有 α 和 β 受体阻滞作用的降压药，静脉制剂可用于高血压急症，口服制剂可用于孕期或哺乳期妇女的高血压治疗。

#### 6. α 受体阻滞剂

α 受体阻滞剂可阻断动脉 α 肾上腺素受体，从而产生血管舒张作用。该类药物缺乏降压疗效及心血管预后作用的充足证据，因而很少作为降压治疗的初始药物。但是当 α 受体阻滞剂与利尿剂、β 受体阻滞剂、ACEI 等降压药联用时，可用于治疗难治性高血压。

α 受体阻滞剂与利尿剂联用，由于 α 受体阻滞剂对于血糖、血脂水平有益，可以部分中和利尿剂的糖脂代谢不良反应。

α 受体阻滞剂可用于治疗良性前列腺肥大，因此对于同时患有前列腺肥大的老年高血压患者，可选用此类药物。

#### 7. 作用于中枢的药物

该类药物通常通过抑制来自中枢神经系统的交感传出神经而起作用，常见的有可乐定与 α-甲基多巴，在绝大多数高血压患者中该类药物均有良好的降压效果。主要副作用为困倦和口干，近年来在高血压人群中应用减少。可乐定控释贴片与口服可乐定相比，副作用更少，但价格比口服制剂更贵。α-甲基多巴还被用于治疗妊娠期高血压。

#### 8. 直接血管扩张剂

该类药物包括肼屈嗪和米诺地尔，常可导致液体潴留和心动过速。当与利尿剂、β 受体阻滞剂或者交感神经阻滞类药物联用时，血管扩张剂降压效果最佳。因此，通常作为四线药物，或在其他药物基础上加用。

既往该类药物中的肼屈嗪应用较为广泛。肼屈嗪应用中常见的问题是液体潴留和心动过速，还可抑制头发生长。对于一些难治性高血压，可以使用米诺地尔。临床上通常使用利尿剂呋塞米以减轻该类药物导致的液体潴留。

#### 9. 盐皮质激素受体拮抗剂

该类药物中最常用的是螺内酯（安体舒通）。安体舒通最早用于治疗高醛固酮血症，目前已经成为心力衰竭治疗的标准用药，也可用于难治性高血压的治疗。

主要副作用为男乳女性化和性功能障碍。当安体舒通的使用剂量较小（小于 25 mg/d）时，副作用会减小。此外，使用该类药物时还需注意高钾血症，当肾功能减退的患者联合使用安体舒通与 ACEI 或 ARB 时，高钾血症更易出现。

当患者 eGFR < 50 ml/（kg·min）时，应谨慎使用这类药物。当盐皮质激素受体阻滞剂与 ACEI 或 ARB 联用时，在开始使用的第 1 个月必须监测血钾水平，并且此后要规律监测血钾（每 3 ~ 6 个月一次）。

依普利酮作为一种新型的盐皮质激素受体拮抗剂，男乳女性化发生率低，药物耐受性较好。

该类药物与 ACEI 或 ARB、CCB 及利尿剂三种药物联用时，可用于治疗难治性高血压。

## 七、难治性高血压的治疗

对于大多数患者，2 ~ 3 种药物联合使用可以将血压控制在 140/90 mmHg 以下。最常使用的药物组合是 ACEI + CCB 或利尿剂、ARB + CCB 或利尿剂以及 ACEI 或 ARB + CCB + 利尿剂，上述药物组合可以有效控制 80% 患者的血压水平。

诊断难治性高血压时应注意通过家庭血压监测进行确认，如果可以获得动态血压监测则更佳。

如果三药联用时仍不能控制血压，加用盐皮质激素拮抗剂（如安体舒通）、β 受体阻滞剂、交感神经阻滞剂、α 受体阻滞剂或直接血管扩张剂通常有效。如果以上药物治疗仍然不能控制血压，医生应注意评价患者的依从性，核查患者是否正在服用干扰高血压治疗的其他药物，例如非甾体抗炎药、感冒药及一些抗抑郁药。同时，应该注意患者饮食，比如高盐饮食。

## 八、特殊人种（黑人）的高血压问题

ASH/ISH 专门对黑人（非裔美国人）高血压问题展开论述。指南特别强调：相对于白人，黑人高血压发病早，程度重；多数为盐敏感性，多合并肥胖，尤其见于女性；更易发生卒中及肾损害；对 CCB、利尿剂等降压药物反应较好，对 ACEI、ARB 及 β 受体阻滞剂反应差，但联合治疗有助于解决这一问题。上述特殊问题的考虑主要基于遗传学、特殊人种对降压药物的反应性及降压获益证据，体现了循证的原则。

## 九、继发性高血压

当上述治疗措施无效或效果不佳时，需考虑有无继发性高血压的可能。

此前控制良好的高血压患者如果血压骤升骤降，或者出现高血压急症，也应考虑是否存在继发性高血压。

### 1. 慢性肾病

这类继发性高血压通常可以通过辅助检查（如血肌酐水平）进行明确。

### 2. 醛固酮增多症

这种情况通常伴有血钾降低，尿钾排出增多。但血钾正常尚不能排除此病，需进一步结合肾上腺影像学及肾素、血管紧张素、醛固酮水平进一步确定。

### 3. 睡眠呼吸暂停

并非所有的睡眠呼吸暂停患者均有高血压，但是两者之间存在显著相关性。如果患者有夜间打鼾、睡眠呼吸暂停及白天疲乏困倦的病史，可以做出初步诊断，确诊需行多导睡眠呼吸监测。

### 4. 其他继发性高血压的常见病因

包括肾动脉硬化、主动脉缩窄等。

高血压是社区初级保健医生和其他卫生工作者最常见的慢性非传染性疾病。无论是发达国家还是发展中国家，在社区居民中大约有 1/3 的成年人患有高血压。大多数高血压患者合并其他危险因素，如吸烟、肥胖、脂代谢异常、糖耐量受损或糖尿病、早发心血管疾病家族史等。尽管有行之有效的诊断和治疗方法，但总体上高血压的控制率非常有限，在社区中血压得到控制的患者不足 50%。ASH 联手 ISH 制订指南，体现了高血压领域两个重要学会的责任感和使命感。一方面 ISH 肯定 ASH 核心专家在高血压诊治动向把握及指南制订中的学术领导力与影响力，另一方面，ASH 也希望借用 ISH 的平台进一步扩大国际影响。制订并推广指南旨在促进包括美国在内的各国高血压防治工作，提高社区初级保健医生处理高血压的临床技能，提升社区血压管理水平。指南对主要临床问题提出了明确建议，但考虑到国家、地域之间经济和社会发展水平的差异，建议更注重对临床问题的学术指导，并特别指出专业人员应结合具体的临床情况、资源及个人的经验对指南加以灵活应用。

ASH/ISH 社区高血压指南文字简练平实，内容通俗易懂，多处采用流程图、表格等形式，令人一目了然，是一部实用的指导基层医师实践的指南。但 ASH/ISH 指南多数推荐基于专家观点，缺乏系统评价，这是其薄弱之处。

## 参考文献

[ 1 ] Weber M，Schiffrin E，White W，et al. Clinical Practice Guidelines for the Management of Hypertension in the Community：A Statement by the American Society of Hypertension and the International Society of Hypertension. J Clin Hypertens，2014，16：14-26.

[ 2 ] Weber M，Schiffrin E，White W，et al. Clinical Practice Guidelines for the Management of Hypertension in the Community：A Statement by the American Society of Hypertension and the International Society of Hypertension. J Hypertens，2014，32：3-15.

# 第四节　美国成人高血压管理循证指南（JNC 8）解读与评价

刘　靖（北京大学人民医院）

2013 年 12 月 18 日，《美国医学会杂志》（JAMA）在线发表了由美国第 8 届联合专家委员会（JNC 8）专家组成员报告的《2014 成人高血压管理循证指南》[1]（以下简称"JNC 8"指南），随即引发了学术界和媒体的热议，现对其进行解析，以期深入了解该指南并对未来血压管理及高血压防治工作有所帮助。

## 一、"JNC 8"指南的背景

JNC 是由美国国立卫生研究院（NIH）下辖的国立心、肺和血液研究所（NHLBI）针对高血压防治成立的联合专家委员会的简称。自 1976 年成立以来，已经发布了 7 部指南[2]。JNC 8 自 2008 年由 NHLBI 任命成立，纳入高血压、初级保健、心脏病、护理、药理、流行病学及指南开发系统等专家，旨在对 2003 年发布的 JNC 7 进行修订，形成新指南。同时 NHLBI 还启动了血脂 ATP Ⅳ 及肥胖指南的修订工作，三部指南相互协调而又各自独立，计划于日后同期发布，共同组成心血管疾病预防的架构。自此，专家组成员对近 30 年来高血压领域的随机对照临床试验（RCT）进行了系统评价，对证据进行了近乎"苛刻"的审核，纳入的研究要求是高血压患者为主的 RCT，样本量在 100 例以下、随访时间不足 1 年的被排除在外。而 2009 年之后公布的 RCT，由于整体事件率低，样本量要求在 2000 例以上，汇总分析（Meta

analysis）则被排除在外。经过分工协作及多轮讨论，于 2013 年初形成了草案，并提交 NHLBI 外部评审。然而，在 2013 年 6 月 NHLBI 突然宣布不再主持包括 JNC 8 及 ATP Ⅳ 等指南，而交由美国心脏病学会（ACC）、美国心脏协会（AHA）等专业社团完成指南制订或修订工作。实际上宣告了 JNC 8 的解散并间接传递了 NHLBI 对 JNC 8 报告的态度。因而，本次在 JAMA 上发布的"JNC 8"指南，实际上是"前"JNC 8 成员的工作报告。正如指南中所表述，该指南并未获得 NHLBI 及其他专业社团的授权或认可，发布指南也并非旨在寻求权威机构授权，而是欢迎阅读、消化并得到进一步评价。鉴于 JNC 8"成员"在高血压领域的影响力以及前期完成的临床试验评价的科学价值，如同 JNC 7 一样，JAMA 依然给予"JNC 8"指南全文发表。

显而易见的是，"JNC 8"指南与传统的 JNC 系列指南既有渊源，又大不相同。对其"身份"、形式、内容等争议不可难免。

## 二、"JNC 8"指南的主要内容

JNC 8 在成立之初，就确定围绕以下三个问题进行证据评价：①在成人高血压患者中，在特定的血压界值启动抗高血压药物治疗能否改善健康结局？②在成人高血压患者中，使用抗高血压药物治疗达到特定的血压目标值是否能够改善健康结局？

③在成人高血压患者中，各种降压药物或药物分类对特定健康结局的获益和风险是否有所不同？

针对上述 3 个问题，专家组成员在对证据进行系统评价后形成如下 9 项推荐：

**1. 推荐意见 1**

在 ≥ 60 岁的一般人群中，在收缩压（SBP）≥ 150 mmHg 或舒张压（DBP）≥ 90 mmHg 时起始药物治疗，将血压降至 SBP ＜ 150 mmHg 和 DBP ＜ 90 mmHg 的目标值（强烈推荐——A 级）。需注意的是，一方面专家委员会建议在老年高血压患者中避免为追求过低血压目标值而过度医疗（因获益不明确），另一方面，对于既往接受药物治疗血压控制在 140 mmHg 以下，且未对健康及生活质量产生不良反应者，则无需对该治疗进行调整（专家意见——E 级）。

**2. 推荐意见 2**

在 ＜ 60 岁的一般人群中，在 DBP ≥ 90 mmHg 时起始药物治疗，将血压降至 DBP ＜ 90 mmHg 的目标值（30 ～ 59 岁，强烈推荐——A 级；18 ～ 29 岁，专家意见——E 级）。

**3. 推荐意见 3**

在 ＜ 60 岁的一般人群中，在 SBP ≥ 140 mmHg 时起始药物治疗，将血压降至 SBP ＜ 140 mmHg 的目标值（专家意见——E 级）。

**4. 推荐意见 4**

在 ≥ 18 岁的慢性肾脏病（CKD）患者中，在 SBP ≥ 140 mmHg 或 DBP ≥ 90 mmHg 时起始药物治疗，将血压降至 SBP ＜ 140 mmHg 和 DBP ＜ 90 mmHg 的目标值（专家意见——E 级）。

**5. 推荐意见 5**

在 ≥ 18 岁糖尿病患者中，在 SBP ≥ 140 mmHg 或 DBP ≥ 90 mmHg 时起始药物治疗，将血压降至 SBP ＜ 140 mmHg 和 DBP ＜ 90 mmHg 的目标值（专家意见——E 级）。

**6. 推荐意见 6**

对除黑人外的一般人群（包括糖尿病患者），初始降压治疗应包括噻嗪类利尿剂、钙通道阻滞剂（CCB）、血管紧张素转化酶抑制剂（ACEI）或血管紧张素受体拮抗剂（ARB）（中等推荐——B 级）。

**7. 推荐意见 7**

对一般黑人（包括糖尿病患者），初始降压治疗包括噻嗪类利尿剂或 CCB（一般黑人：中等推荐——B 级；黑人糖尿病患者：轻度推荐——C 级）。

**8. 推荐意见 8**

在 ≥ 18 岁的 CKD 患者中，初始（或增加）降压治疗应包括 ACEI 或 ARB，以改善肾脏预后。该推荐适用于所有伴高血压的 CKD 患者，无论其人种以及是否伴糖尿病（中等推荐——B 级）。

**9. 推荐意见 9**

降压治疗主要目标是达到并维持目标血压。如治疗 1 个月仍未达目标血压，应增大初始药物剂量，或加用**推荐意见 6** 中另一种药物。医生应继续评估血压并调整治疗策略，直至血压达标。如应用 2 种药物血压仍未达标，自推荐药物列表中选择加用第 3 种药物并调整剂量。患者不能同时应用 ACEI 和 ARB。如患者由于有禁忌证仅用**推荐意见 6** 中的药物不能使血压达标，或者须应用超过 3 种药物使血压达标，可选择其他类降压药。对经上述策略治疗血压仍不能达标的患者，或者是需要临床会诊的病情复杂者，可转诊至高血压专科医生处（专家意见——E 级）。

# 三、"JNC 8" 指南的亮点

**1. 严格的证据评价**

JNC 8 成立之初，就将"循证"作为指南制订的核心，这也是有别于 JNC 7 指南制订模式的最大不同。JNC 8 根据美国医学研究所（IOM）的指南质量标准，及 NHLBI 循证方法学领导小组制订的证据质量及建议强度分级系统，围绕前述 3 个问题对随机临床试验证据进行了系统回顾和评价，在此基础上提出建议，并对支持各项建议的证据进行了分级，同时报告了相关利益冲突。对于专家小组中的利益相关人员，在投票时要求予以回避。由于有了这些变化，相对于 JNC 7 指南，新版指南更接近 IOM 标准。

如前所述，仅多中心、大样本 RCT 纳入评价过程。最终纳入系统评价的 RCT 近 30 项。对证据的推荐通常要超过 2/3 以上专家一致同意，如果是 E 级专家意见则需 3/4 以上的专家同意。

## 2. 血压目标调整

指南推荐 60 岁以上高血压患者,在 SBP > 150 mmHg 时启动药物治疗,目标 SBP < 150 mmHg。该项推荐为"JNC 8"9 项推荐中仅有的 2 项 A 级推荐之一。来自老年人群的高血压试验,如 SHEP、Syst-EURO、Syst-CHINA、EWPHE 等及纳入高龄老年高血压患者的 HYVET 一致地显示应用药物将 SBP 降低至 < 150 mmHg 可以显著减少心力衰竭、脑卒中、冠心病等血管事件,甚至全因死亡。上述推荐与 2013 年版欧洲高血压管理指南关于老年高血压患者的血压目标接近,但在细节上仍有不同。欧洲指南建议老年人 SBP > 160 mmHg 时启动药物治疗,而美国指南则为 SBP > 150 mmHg。关于血压的目标值,欧洲指南建议 SBP 控制在 140 ~ 150 mmHg,而美国指南则未设定下限。同时在解释该目标值时,该指南认为患者如按既往 JNC 7 指南要求经药物治疗 SBP < 140 mmHg 且患者耐受情况良好时,无需调整当前的降压药物。

对于 60 岁以下的高血压患者,合并糖尿病、慢性肾脏病的高血压患者无论其年龄(18 岁以上),血压目标均统一调整为 < 140/90 mmHg。上述推荐的证据级别较低,为 E 级,即专家意见。

## 3. 药物治疗"百花齐放"

"JNC 8"指南最大的亮点在于摒弃了 JNC 7 指南推荐以噻嗪类利尿剂作为高血压初始治疗的做法,建议 CCB、ACEI、ARB 和噻嗪类利尿剂一样均可作为高血压单药及联合治疗的选择。降压治疗由利尿剂"一枝独秀",到多种药物"百花齐放"。看似简单的推荐,实际上背后经历了艰难的博弈与抉择,涉及保健系统、药物治疗成本的改变、企业利益等。但可以看到的是,"JNC 8"终于迈出了"艰难的"一步。自此,包括欧洲、中国在内,多种药物作为基础抗高血压药物选择的做法趋同。对于黑人高血压患者,依据证据仍首推利尿剂及 CCB。

# 四、"JNC 8"指南的不足

## 1. 仅纳入 RCT

"JNC 8"指南未纳入观察性研究、系统综述或汇总分析,专家组也未基于纳入标准进行自己的汇总分析,丢失了诸多关键信息。因而其"循证"存疑。此外,尽管 RCT 的科学性不容置疑,但由于其严格的筛选标准及随访流程,使得入选患者、治疗强度与临床实践差距大,代表性差。

## 2. 内容未涵盖高血压管理的诸多方面

虽名为"高血压管理指南",但"JNC 8"指南并未涉及高血压诊断、评估、随访等内容,对治疗的建议也仅限于药物获益的证据评价,未涉及依从性、费用等问题。此外,对新的治疗手段如肾交感神经消融术(RDN)等未进行系统评价,对生活方式干预这一改善血压的有效手段涉及不多,也未探讨"高血压前期"等问题。

## 3. 未涉及心血管风险系统管理

同近期发布的美国血脂指南强调降低系统心血管风险不同,"JNC 8"指南仅涉及高血压本身,与 NHLBI 最初协调 JNC 8、ATP Ⅳ 及肥胖指南修订的初衷背离。近期 AHA 年度会议上发布的 NHLBI 主导,ACC、AHA 等学术团体制订的肥胖、血脂指南特别强调降低心血管风险,血脂指南摒弃 LDL-C 水平,而以降低心血管风险为首要目的的做法引发争议。但在"JNC 8"指南中对心血管风险涉及不多。另外,对于高血压合并冠心病、卒中、心力衰竭等临床情况时降压获益的证据未进行评价,使得该指南的临床适用性大打折扣。相比之下,同期发布的美国高血压学会(ASH)/国际高血压学会(ISH)社区高血压管理临床实践指南,对上述问题进行了专门阐述,因而更具参考价值及可操作性。

## 4. 尽管进行了系统评价,高级别推荐较少

关于药物治疗的推荐中,作为证据质量最强、级别最高的推荐(A 级,强烈推荐)仅涉及 2 项,其余均为 E ~ C 级。其中 E 级推荐多达 6 项,因而主要体现了专家的意见或共识。

## 5. 缺乏权威机构、专业社团的授权与认可,执行力有限

尽管 JNC 8 成员的专业影响力为大家认可,在 *JAMA* 发表的指南学术价值毋庸置疑,但由于前述的原因,"JNC 8"指南承认"与既往的 JNC 系列报告大相径庭""未经 NHLBI 批准也不代表 NHLBI 的观点"。指南制订的最终目的是指导临床

实践，但如同指南文本中所表述的"无意获得专业社区的授权、许可""仅供阅读、消化及评价"，缺乏执行力使得指南的价值存疑。未来"JNC 8"指南的作用仍有待临床实践的检验。

**6. 将 β 受体阻滞剂降级**

与 JNC 7 初始建议采用利尿剂不同，"JNC 8"推荐利尿剂、CCB、ACEI 及 ARB 均可作为初始药物的选择，唯独不见 β 受体阻滞剂。做出上述推荐的理由主要来自 LIFE 试验（氯沙坦干预降低高血压患者终点事件研究）。该研究纳入近万名 55～80 岁高血压伴左心室肥厚（依据心电图诊断）的患者，随机给予氯沙坦或阿替洛尔治疗并随访 5 年，结果发现 β 受体阻滞剂阿替洛尔组复合终点（包括心血管疾病死亡、心肌梗死、卒中）发生率高于氯沙坦组。该研究显示，β 受体阻滞剂增加心血管复合终点事件主要为脑卒中。"JNC 8"指南承认，除 LIFE 之外的 β 受体阻滞剂与其他 4 类降压药的对比研究显示，β 受体阻滞剂与 4 类推荐药物获益相差不大，或证据尚不足以证明 β 受体阻滞剂的作用弱于其他降压药物。经 4 类降压药治疗后血压未达标者，可以加用其他降压药包括 β 受体阻滞剂。"JNC 8"指南最终采取了与英国 NICE 高血压指南相似的做法，在高血压初始药物选择时不推荐使用 β 受体阻滞剂。这一点仍值得商榷。

## 五、"JNC 8"指南引发的争议

实际上，自"JNC 8"指南在 *JAMA* 公布以来，针对其内容的评价"褒贬不一"。作为指南发表的载体，*JAMA* 同期刊发了包括主编在内的三篇社论，给予"JNC 8"指南积极、正面的评价。而反对、质疑声也不绝于耳，知名学者 Cundiff 就从方法学的角度提出质疑与批评，呼吁要求 *JAMA* 撤回"JNC 8"指南，因为"多项建议缺乏证据，而且可能会从医学上和经济上给患者带来伤害"。甚至 JNC 8 的部分成员在指南发布之后又在《内科学年鉴》（*Annals of Internal Medicine*）上发表评论，对指南的有关内容提出保留意见，再次将"JNC 8"指南推到了风口浪尖。争议的核心在于对老年高血压的降压目标值（＜150 mmHg）不能形成一致意见，尽管所有的成员都认可支持**推荐**

意见 **1** 的证据很强。一些成员建议沿用 JNC 7 标准（＜140 mmHg），认为上调目标值（＜150 mmHg）在非裔美国人、心血管疾病患者及伴有多重危险因素的高危人群中证据不充分。而 AHA、ACC 及 ASH 等 NHLBI 官方授权的未来美国高血压指南的主要"操刀者"，也纷纷在媒体发表针对"JNC 8"指南的评价与评论。AHA 推算，在未来 10 年里如果遵循"JNC 8"指南进行药物治疗和门诊随访，相关费用将达 5000 亿美元之巨。AHA 候任主席，哈佛大学的 Antman 教授表示，调高血压目标值有可能使更多的患者血压得不到有效控制，从而使得过去数十年来通过严格血压控制取得的心脑血管事件下降向着相反的方向发展，这一点在老年患者中尤其值得担忧。另外，RCT 尽管可以回答"某种治疗药物或策略是否有效（即优于安慰剂或活性药物）？"的问题，但随访时间远远短于高血压的实际进程，且入选患者经过严格筛选，与"真实世界"的患者相去甚远。上述"JNC 8"指南在方法学及内容方面的不足或缺憾，只能等待未来的高血压指南来改进或弥补，在那时，AHA 明确表示将联合 ACC、ASH 推出美国高血压新指南，并将时间表定在 2014 年末或 2015 年初。

## 六、"JNC 8"指南的启示

2013 年可谓高血压的"指南年"。6 月 15 日，欧洲高血压学会联合欧洲心脏病学会制订的《欧洲动脉高血压管理指南》公布[3]。11 月 15 日，ACC、AHA 及疾病控制与预防中心（CDC）联合推出了《高血压控制有效路径的科学建议》[4]。在"JNC 8"于 *JAMA* 在线公布的前一天，即 12 月 17 日，《临床高血压杂志》（*Journal of Clinical Hypertension*）在线发表了 ASH/ISH 的《社区高血压管理临床实践指南》[5]。临近年末，上述 3 部指南及建议相继发布，内容各不相同，一时间令人眼花缭乱、应接不暇。不仅引发了全球热议，在美国国内也同样引起了广泛争议，一些临床医生也在媒体上表示指南"含混不清"，对指南"无所适从"。

尽管存在问题，毋庸置疑的是"JNC 8"指南仍具有重要的科学价值。其孕育的过程虽然艰难，但其采用的严格、科学的方法仍值得未来制订高血压指南时借鉴。当然了解、学习国际指南的目的是

"取长补短""为我所用"。未来我们仍需结合国人的数据与证据以及国情，因地制宜切实做好我国高血压防治工作。

## 参考文献

[1] James P，Oparil S，Carter B，et al. 2014 evidence-based guideline for the management of high blood pressure in adults：report from the panel members appointed to the Eighth Joint National Committee（JNC 8）. JAMA，2014，311：507-520.

[2] Chobanian A，Bakris G，Black H，et al. The Seventh Report of the Joint National Committee on Prevention，Detection，Evaluation，and Treatment of High Blood Pressure：the JNC 7 Report. JAMA，2003，289：2560-2572.

[3] Mancia G，Fagard R，Narkiewicz K，et al. 2013 ESH/ESC guidelines for the management of arterial hypertension：the Task Force for the management of arterial hypertension of the European Society of Hypertension（ESH）and of the European Society of Cardiology（ESC）. J Hypertens，2013，31：1281-1357.

[4] Go A，Bauman M，Coleman King S，et al. An effective approach to high blood pressure control：a science advisory from the American Heart Association，the American College of Cardiology，and the Centers for Disease Control and Prevention. Hypertension，2014，63（4）：878-885.

[5] Weber M，Schiffrin E，White W，et al. Clinical Practice Guidelines for the Management of Hypertension in the Community：A Statement by the American Society of Hypertension and the International Society of Hypertension. J Clin Hypertens，2014，16：14-26.

# 第五节 ACC/AHA 等学术机构成人高血压预防、检测、评估和管理指南（2017）解读与评价

刘 靖（北京大学人民医院）

2017 年 11 月 13 日（当地时间）在美国加州安纳海姆的美国心脏协会（AHA）年度会议现场，由 AHA 及美国心脏病学会（ACC）等多个学术机构制订的《2017 ACC/AHA/AAPA/ABC/ACPM/AGS/APhA/ASH/ASPC/NMA/PCNA 成人高血压预防、检测、评估和管理指南》正式发布。AHA 及 ACC 官方网站，以及两个学会的官方期刊《高血压》（Hypertension）[1]、《美国心脏病学会杂志》（JACC）同期公布了指南全文、执行摘要和系统回顾三个文件。这是自 2013 年 AHA、ACC 等机构获得国家授权后联合其他 9 个相关学会共同发布的首个高血压管理指南。从美国国家高血压指南（JNC 系列：1～7）的历史渊源来看，这部指南被视为 2003 JNC 7 指南之后时隔 14 年之久的国家高血压指南的延续（JNC 8 不被视为美国国家高血压指南，详见前文）。与 JNC 7 指南相比，新指南在如下几个方面有较大变化，包括：重新定义高血压及其分类；调整降压治疗的策略：需结合心血管风险和血压水平；下调启动降压治疗的血压阈值及目标值等，体现了对高血压及心血管风险更为积极的管理态度。

## 一、高血压的定义与分类

新指南在高血压诊断标准方面有重大改动，将高血压定义为 ≥ 130/80 mmHg，取代了之前 140/90 mmHg 的高血压标准；此外，鉴于既往提出的高血压前期（pre-hypertension，120～139/80～89 mmHg）这一概念可能带来的大众层面的恐慌，新指南删除了高血压前期分类。

根据诊室血压分类如下：

正常血压（normal）：收缩压 < 120 mmHg，且舒张压 < 80 mmHg

血压升高（elevated）：收缩压 120～129 mmHg，且舒张压 < 80 mmHg

高血压 1 级（stage 1）：收缩压 130～139 mmHg，或舒张压 80～89 mmHg

高血压 2 级（stage 2）：收缩压 ≥ 140 mmHg，或舒张压 ≥ 90 mmHg

新指南关于重新定义高血压标准的做法引发了不小的争议。毫无疑问，诊断界值下移会显著增加高血压的患病人数。据估算，按此新标准，美国新增高血压患者近 3000 万，高血压现患人数将超过 1 亿人。由此带来的医疗、保险、社会负

担增加等问题不容小视。另外，专业人员质疑下调诊断标准的科学性，认为其依据不足的观点并不鲜见。

## 二、血压测量及相关问题

准确的血压测量是评估血压水平，诊断高血压及判定降压药物疗效的重要手段。新指南强调血压准确测量的重要性，特别指出：

- 为诊断与治疗高血压，推荐应用正确的方法准确测量并记录血压（Ⅰ类推荐，C级证据）。

诊室血压测量相对容易，但错误的测量颇为普遍，会导致对个体血压真实水平的错误估计。为此，新指南专门列出了正确测量血压的关键步骤，简单概括为"6个正确"，即正确的（患者）准备、正确的技术、正确的测量、正确的记录、正确的计算及正确的告知（患者）。此外，传统基于听诊的水银柱式血压计诊室血压测量存在随机性和偏差，而示波（震荡）法电子血压计自动测量有助于克服白大衣现象，提高测量的准确度。新指南还指出，由于汞污染的问题，当前普遍采用的诊室水银柱血压计听诊测量的方法将让位于示波法血压测量。但特别强调需要应用经校验的测量设备及测量方案。鉴于当前许多新的示波血压计可以自动反复充放气，因而患者可以在无医务人员（在场）干扰的情况下自行测量血压，即所谓的"自动诊室血压测量"（automated office blood pressure measurement，AOBP）。尽管现有的血压相关风险的信息及降压药物临床试验主要基于"传统的"诊室血压测量，但目前有越来越多的证据支持使用AOBP。

而"诊室外血压测量"，包括动态血压监测（ABPM）及家庭血压监测（HBPM），在新指南中也有较高级别的推荐：

- 诊室外血压测量推荐用于确定高血压的诊断以及滴定降压药物，并用于远程医疗咨询或临床干预（Ⅰ类推荐，A级证据）。

一个值得关注的问题是，和传统的诊室血压测量相比，诊室外血压测量预测心血管事件的价值如何？新指南引用了美国预防服务工作组（U.S. Preventive Services Task Force）进行的一项系统综述报告的结果，与诊室血压测量相比，ABPM能够更好地预测长期的CVD结局；少量未经确认的证据表明，HBPM也可以作为类似的预测结局的手段。新指南还指出：尽管ABPM是公认的临床上最好的血压测量方法，但在临床实践中HBPM常常是更为实用的方法。新指南建议在早上服药前和晚餐前应至少测量2次血压，间隔1 min，取平均数。如果更换降压药物，应在换药2周后获取1周的血压值，由医生评估。

新指南还给出了不同的血压测量方法对应的血压（值）水平（表2-8）。

但诊室和诊室外血压测量及不同诊室外测量手段即ABPM与HBPM测定的血压值之间，还缺乏一个精准的对应关系，上述数值仅为临床提供一个参照。与诊室血压140/90 mmHg对应的HBPM 135/85 mmHg及ABPM白天135/85 mmHg、夜间120/70 mmHg、全天130/80 mmHg的证据主要来自欧洲、澳大利亚及亚洲人群的研究，涉及美国人群的研究相对较少。此外，指南还提到，早先的荟萃分析显示ABPM的白天收缩压升高可以独立于诊室血压预测心血管疾病及死亡，但后来纳入更多研究、更大样本量的荟萃分析显示夜间血压对于冠心病及卒中的预测价值高于白天血压及诊室血压。

诊室外血压测量在判定白大衣高血压、隐蔽性高血压方面有重要价值。

**白大衣高血压**：白大衣高血压患病率平均约为13%，在某些高血压人群中可高达35%。临床研究发现，白大衣高血压人群的心血管及全因死亡仅有小幅度或轻微增加。ABPM及HBPM对心血

表 2-8 不同血压测量方法对应的血压值（mmHg）

| 诊室血压 | HBPM | ABPM 白天 | ABPM 夜间 | ABPM 24 h |
| --- | --- | --- | --- | --- |
| 120/80 | 120/80 | 120/80 | 100/65 | 115/75 |
| 130/80 | 130/80 | 130/80 | 110/65 | 125/75 |
| 140/90 | 135/85 | 135/85 | 120/70 | 130/80 |
| 160/100 | 145/90 | 145/90 | 140/85 | 145/90 |

管事件的预测价值高于诊室血压，但 ABPM 更优。HBPM 与 ABPM 诊断白大衣高血压的重叠率为 60% ～ 70%。由 ABPM 或 HBPM 检测发现的白大衣高血压，每年有 1% ～ 5% 转变为持续性高血压。新指南建议：

- 对于未经治疗的成人，收缩压 130 ～ 160 mmHg，或舒张压 80 ～ 100 mmHg，在诊断高血压之前通过日间 ABPM 或 HBPM 进行白大衣高血压的筛查是合理的（Ⅱa 类推荐，B 级证据）。
- 对于成年白大衣高血压患者，定期行 ABPM 或 HBPM 以便识别出进展为高血压的患者是合理的（Ⅱa 类推荐，C 级证据）。
- 对于已经接受治疗的高血压患者，如诊室血压未达标，HBPM 的血压值有助于识别白大衣效应，而经 ABPM 的确认可能是有用的（Ⅱa 类推荐，C 级证据）。
- 对于服用多药治疗的成人高血压患者，诊室收缩压超过目标值 10 mmHg 以上时，HBPM 或 ABPM 筛查白大衣效应可能是合理的（Ⅱb 类推荐，C 级证据）。

**隐蔽性高血压：** 在人群调查中隐蔽性高血压的患病率为 10% ～ 26%（平均 13%），在就诊的正常血压人群中约为 14% ～ 30%。与白大衣高血压不同，隐蔽性高血压心血管风险增加。隐蔽性高血压患者心血管及全因死亡风险约为正常血压者两倍，与持续性高血压患者接近。因而对于诊室血压控制的患者，经 ABPM 或 HBPM 确认是非常合理的措施。新指南建议：

- 对于未经治疗的成人，诊室收缩压在 120 ～ 129 mmHg 或舒张压在 75 ～ 79 mmHg 时，用 HBPM 或 ABPM 筛查隐蔽性高血压是合理的（Ⅱa 类推荐，B 级证据）。
- 对于经治疗诊室血压已达标但存在靶器官损害或总体心血管风险增加的患者，应用 HBPM 筛查隐蔽性未控制的高血压是合理的（Ⅱb 类推荐，C 级证据）。
- 对于经治疗但 HBPM 血压值升高提示存在隐蔽性未控制的高血压时，在启动强化降压治疗前采用 ABPM 进一步确诊是合理的（Ⅱb 类推荐，C 级证据）。

## 三、启动降压药物治疗的时机与策略

既往 JNC 7 指南，乃至 JNC 8 报告中关于降压药物治疗的策略，主要基于血压水平。轻度高血压即可启动药物治疗、甚至联合治疗。不可否认，这一做法简单、有效。美国在过去 10 余年间，血压控制率由 30% 左右上升到 50% 以上，主要心血管事件发生率亦有所下降。然而，存在的问题是众多轻度、低危、年轻的高血压患者接受了高血压治疗，尤其是药物治疗；而高危高血压患者血压未得到严格控制。由此消耗了大量社会资源而收效甚微。此外，随着近期国际多数国家和地区、不同专业学会的指南纷纷上调老年人群、糖尿病及慢性肾脏病患者血压目标水平，专业人员担心更多的高危高血压患者会放松乃至放弃高血压药物治疗，近年来取得的心血管事件降低的成效会被削弱、丧失。近期一系列针对高血压临床试验的荟萃分析一致地显示，基线心血管风险处于不同水平的高血压患者，接受降压治疗后心血管相对风险下降的幅度接近，但绝对风险下降的幅度不同。高危患者绝对风险下降更多，更显著，即获益更大、需治疗人数（NNT）更少。在此类人群中开展积极血压管理，费用 / 效益（费效比）更高。而 SPRINT 更是为高危高血压患者积极管理血压提供了重要证据。基于上述证据，2017 年 2 月，即在美国高血压新版指南发布前的 9 个月，笔者曾在《中华高血压杂志》发表名为"高血压治疗：基于血压水平，还是心血管风险？"的述评文章，阐明"未来高血压的治疗策略应当综合考虑血压水平和心血管风险"的观点[2]。3 个月之后（2017 年 5 月），*JACC* 在线发表了美国新指南主席 Whelton 等人撰写的"结合血压与心血管风险决定高血压药物治疗"的述评文章[3]，与这一观点不谋而合。在新指南发布之前的一些重大场合，如 2017 年 9 月上海召开的中国高血压联盟年度大会及 2017 年 10 月在北京召开的长城心脏病学会议上，笔者曾预测 Whelton 等人发表的文章可被视为美国新版指南关于治疗策略的风向标。在最终发布的指南文本中，我们的确看到美国新指南重新确立了基于心血管风险制订高血压治疗策略的总体思路。

指南建议：

- 已发生心血管疾病的患者或 10 年动脉粥样硬化

性心血管疾病（ASCVD）风险 ≥ 10% 的患者，平均血压 ≥ 130/80 mmHg 时启动降压药物治疗（Ⅰ类推荐，A级证据）。

- 无心血管疾病且10年ASCVD风险 < 10% 的患者，平均血压 ≥ 140/90 mmHg 时启动药物治疗（Ⅰ类推荐，C级证据）。

如前所述，新指南下调高血压诊断标准的做法引发了人们关于高血压治疗成本和社会负担激增的担忧。但实际上，美国新指南起草过程中，曾进行过系统测算，按照新标准及新的基于心血管风险的治疗策略，尽管高血压人数增加了3000万，患病率增加近14%，但多数新增患者为血压介于130～140 mmHg的低危人群，尤其是年轻人。对于这部分人群，指南建议主要进行生活方式干预，需要药物治疗的人群只增加了不到2个百分点。相对于积极干预带来的心血管事件的预防效益，治疗成本的增加并不显著。在指南发表的同期，《循环》（Circulation）杂志发表了指南

委员会成员 Muntner 等的文章，对此进行了专门论述。

## 四、血压控制目标值

新指南基于心血管风险管理的思路与证据，建议：

- 确诊心血管疾病（包括心肌梗死和卒中）或10年动脉粥样硬化性心血管疾病风险 ≥ 10% 的患者，血压控制目标为 < 130/80 mmHg（Ⅰ类推荐，B级证据）。
- 无心血管疾病或10年动脉粥样硬化性心血管疾病风险 < 10% 者，将血压控制在 < 130/80 mmHg 是合理的（Ⅱ类推荐，B级证据）。

## 五、降压药物的选择与达标的策略

- 高血压初始治疗可选择一线降压药物如噻嗪类利尿剂、CCB、ACEI或ARB（β受体阻滞剂

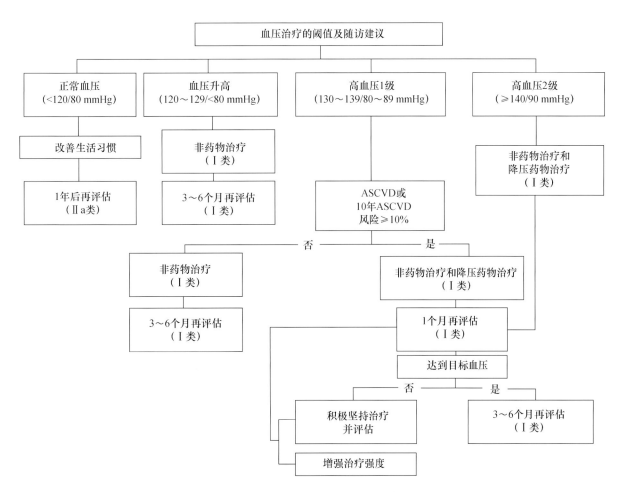

图 2-3 血压控制目标值和治疗随访推荐

不作为一线降压药物，除非有强适应证）（Ⅰ类推荐，A级证据）。

- 1级高血压可首选1种一线药物治疗并逐渐调整剂量，如仍未达标，可联合第二种降压药物（Ⅱa类推荐，C级证据）。
- 2级高血压以及血压超过目标值20/10 mmHg者，初始治疗首选2种一线药物（自由联合或固定剂量复方制剂）（Ⅰ类推荐，C级证据）。

指南特别指出在降压达标过程中，上述初始采用单药治疗，血压未达标则滴定剂量，如仍未达标再进行两种降压药物联合治疗的策略（即早先提到的降压"阶梯治疗方案"）已在临床应用多年，也被多数降压临床试验所采用。这一方案对于老年及其他存在低血压风险或药物不良反应的患者尤为适用。但指南也承认，就血压控制及预防心血管终点事件而言，这一策略未与其他降压策略进行过正式的比较。

# 六、特殊人群的血压控制目标和药物选择

## 1. 黑人

- 无心力衰竭及CKD的黑人高血压患者，无论有无糖尿病，初始治疗应选择噻嗪类利尿剂或CCB（Ⅰ类推荐，B级证据）。
- 黑人高血压患者通常需要使用两种或以上的降压药物来控制血压（Ⅰ类推荐，C级证据）。

## 2. 妊娠期女性

- 妊娠或计划妊娠的女性高血压患者，降压药物在此期间应当转换为甲基多巴、硝苯地平或拉贝洛尔（Ⅰ类推荐，C级证据）。
- 妊娠期女性高血压患者不宜使用ACEI、ARB或直接肾素抑制剂（Ⅲ类推荐，C级证据）。

## 3. 老年人

- 年龄≥65岁、一般健康状况良好的患者，收缩压控制目标为＜130 mmHg（Ⅰ类推荐，A级证据）。
- 若患者合并存在多种疾病且预期寿命有限，可根据临床判定、患者意愿等共同决定降压治疗的强度和药物选择（Ⅱa类推荐，C级证据）。

# 七、伴存的其他临床情况

## 1. 稳定性冠心病

- 血压控制目标为＜130/80 mmHg（Ⅰ类推荐，B级证据）。
- 对于稳定性冠心病，应根据强适应证选择一线降压药物，必要时联合其他药物控制血压。比如基于指南，陈旧型心肌梗死和稳定型心绞痛患者首选β受体阻滞剂、ACEI或ARB，必要时联合二氢吡啶类CCB、噻嗪类利尿剂和（或）醛固酮受体拮抗剂来控制血压（Ⅰ类推荐，B级证据）。
- 对于稳定型心绞痛、血压未控制者，推荐在β受体阻滞剂基础上联用二氢吡啶类CCB（Ⅰ类推荐，B级证据）。
- 如果患者发生过心肌梗死或急性冠脉综合征，β受体阻滞剂推荐使用3年以上（Ⅱa类推荐，B级证据）。
- 对于发生心肌梗死超过3年仍有心绞痛者，可以选择β受体阻滞剂和（或）二氢吡啶类CCB控制血压（Ⅱb类推荐，C级证据）。

对于β受体阻滞剂，指南推荐使用的药物包括卡维地洛、美托洛尔（酒石酸盐或琥珀酸盐）、纳多洛尔、比索洛尔、普萘洛尔和替莫洛尔。指南特别指出，尽量避免使用有内在拟交感活性（ISA）的药物，另外阿替洛尔由于减少心血管事件不及安慰剂，不宜使用。

## 2. 心力衰竭

- 心力衰竭风险增高的患者，血压控制目标为＜130/80 mmHg（Ⅰ类推荐，B级证据）。
- 射血分数减低的心力衰竭患者目标值也为＜130/80 mmHg（Ⅰ类推荐，C级证据）。
- 射血分数减低的心力衰竭患者不推荐使用非二氢吡啶类CCB（Ⅲ类推荐，B级证据）。
- 射血分数保留的心力衰竭患者，如有容量负荷过重的症状，应当使用利尿剂控制高血压（Ⅰ类推荐，C级证据）。
- 射血分数保留的心力衰竭患者，血压在管理容量过负荷后仍持续增高者应用ACEI、ARB或β受体阻滞剂，并将收缩压控制在＜130 mmHg（Ⅰ类推荐，C级证据）。

### 3. 慢性肾脏病（CKD）

- 血压目标值＜130/80 mmHg（Ⅰ类推荐，B级证据）。
- CKD 3期或以上，或虽在1、2期但尿白蛋白≥300 mg/d或晨尿白蛋白/肌酐≥300 mg/g，应当选择ACEI延缓CKD进展（Ⅱa类推荐，B级证据）。
- CKD 3期或以下，或虽在1、2期但尿白蛋白≥300 mg/d或晨尿白蛋白/肌酐≥300 mg/g，当不能耐受ACEI时，可以用ARB替代（Ⅱb类推荐，C级证据）。

　　此外，指南还建议接受肾移植的患者也应将血压控制在130/80 mmHg以下。移植后在估算肾小球滤过率（eGFR）改善、肾脏存活的基础上，可以应用CCB控制血压。

### 4. 脑血管疾病

　　有卒中和脑血管疾病的患者情况比较复杂，因卒中的类型、卒中的程度和治疗目标不同，在临床上目前尚无针对不同情况的理想降压药物。

- 急性颅内出血当收缩压大于220 mmHg时应当使用静脉降压药物并严密监测血压（Ⅱa类推荐，C级证据）。
- 急性颅内出血收缩压介于150～220 mmHg，在出血6 h内将收缩压降至140 mmHg以下对于减少致死和致残事件无益，甚至可能有害（Ⅲ类推荐，A级证据）。
- 急性缺血性卒中适宜组织型纤溶酶原激活剂（tPA）溶栓者，应在溶栓启动前缓慢将血压控制在185/110 mmHg之内（Ⅰ类推荐，B级证据）。
- 急性缺血性卒中经tPA溶栓者，最初24 h血压应维持在180/105 mmHg以下（Ⅰ类推荐，B级证据）。
- 急性缺血性卒中血压在220/120 mmHg及以上，若未行tPA溶栓或血管腔内治疗且没有其他需要紧急降压的情况（合并主动脉夹层等），在最初48～72 h内降压的获益并不明确。在卒中发生的24 h内血压降低15%是合理的（Ⅱb类推荐，C级证据）。
- 急性缺血性卒中血压在220/120 mmHg以下，若未行tPA溶栓或血管腔内治疗且没有其他需要紧急降压的情况（合并主动脉夹层等），在最初48～72 h内降压对于预防死亡及功能障碍无效（Ⅲ类推荐，A级证据）。
- 急性缺血性卒中住院期间神经系统稳定者，若血压在140/90 mmHg以上且没有禁忌证，启动降压治疗安全且可能有助于改善长期血压控制（Ⅱa类推荐，B级证据）。
- 既往接受降压药物治疗的高血压患者若发生卒中或短暂性脑缺血发作（TIA），在发病数天后可以考虑启动降压治疗以减少卒中复发及其他血管事件（Ⅰ类推荐，A级证据）。
- 既往未接受降压药物治疗的高血压患者若发生卒中或TIA，在发病数天后可以考虑启动降压治疗以减少卒中复发及其他血管事件（Ⅰ类推荐，B级证据）。
- 既往未接受降压药物治疗的高血压患者若发生卒中或TIA且血压在140/90 mmHg以下，启动降压治疗的获益不明确（Ⅱb类推荐，C级证据）。
- 卒中或TIA后，使用噻嗪类利尿剂＋ACEI或ARB，或采用噻嗪类利尿剂＋ACEI的联合治疗是有益的（Ⅰ类推荐，A级证据）。
- 卒中或TIA后，考虑将血压逐渐控制在130/80 mmHg以下是可行的（Ⅱb类推荐，B级证据）。
- 对于腔隙性卒中的患者，可以考虑将收缩压控制在130 mmHg以下（Ⅱb类推荐，B级证据）。

　　概括来说，既往降压治疗的高血压患者在卒中发作最初几天（72 h）后，若血压在140/90 mmHg及以上，可以开始使用降压药物作为卒中或TIA的二级预防措施来预防复发。使用ACEI或ARB联合噻嗪类利尿剂是有用的。如果血压在140/90 mmHg及以上，且以前未使用过降压药物的患者，也应该在卒中事件发作后的几天内开始使用降压药物。药物的选择应该在评估合并症后再考虑选择。卒中、TIA或腔隙性卒中的患者，控制血压在＜130/80 mmHg是合理的。但如果既往未经治疗的高血压且发生卒中或TIA患者，当前血压在140/90 mmHg以下进一步降低血压能否获益尚无证据。

### 5. 糖尿病

- 血压目标值为＜130/80 mmHg（Ⅰ类推荐，B级证据）。
- 利尿剂、ACEI、ARB及CCB均可作为一线降压药物（Ⅰ类推荐，A级证据）。

- 合并白蛋白尿者可以选择 ACEI 或 ARB（Ⅱ b 类推荐，B级证据）。

### 6. 心房颤动

- ARB 降压治疗有助于预防心房颤动复发（Ⅱ a 类推荐，B级证据）。

### 7. 瓣膜疾病

- 对于无症状的主动脉瓣狭窄，仍需降压治疗，但应从小剂量开始，根据需要逐步滴定（Ⅰ类推荐，B级证据）。
- 对于慢性主动脉瓣关闭不全患者，应采用不减慢心率的药物来降低收缩压（避免使用 β 受体阻滞剂）（Ⅱ a 类推荐，C级证据）。

### 8. 主动脉疾病

- 合并胸主动脉疾病时，优先采用 β 受体阻滞剂降压治疗（Ⅰ类推荐，C级证据）。

### 9. 围术期高血压治疗

- 高血压患者拟行外科大手术，如长期服用 β 受体阻滞剂，则应继续应用（Ⅰ类推荐，B级证据）。
- 高血压患者拟行择期外科大手术，在术前一直服用降压药物是合理的（Ⅱ a 类推荐，C级证据）。
- 高血压患者拟行外科大手术，可以考虑围术期暂停 ACEI 或 ARB（Ⅱ b 类推荐，B级证据）。
- 高血压患者拟行择期外科大手术，血压 ≥ 180/110 mmHg，应考虑推迟手术（Ⅱ b 类推荐，C级证据）。
- 高血压患者拟行外科手术，术前突然停用 β 受体阻滞剂及可乐定有潜在风险（Ⅲ类推荐，B级证据）。
- 既往未服用 β 受体阻滞剂的患者，手术当天不应启动 β 受体阻滞剂（Ⅲ类推荐，B级证据）。
- 术中出现的高血压应当使用静脉降压药物，直至患者能够恢复口服降压药物治疗（Ⅰ类推荐，C级证据）。

## 八、高血压急症与次急症

新指南关于高血压急症（hypertensive emergencies）的定义为"血压重度升高（≥ 180/120 mmHg）并伴有新的靶器官损害或原有靶器官损害的恶化"。高血压急症如果未予以处理，1 年死亡率高达

79%，平均中位数生存期为 10.4 个月。对于多数患者而言，血压升高的速度可能比血压升高的幅度（水平）更为重要。相对于血压正常者，高血压患者往往能耐受较高的血压水平。高血压急症患者需紧急降压（但未必需要降至正常水平）以预防或限制进一步的靶器官损害。

新指南对高血压危象和急症处理的推荐：

- 对于高血压急症的成年患者，建议收入重症监护治疗病房（ICU）进行连续的血压监测和靶器官损害的检测，并给予适当的静脉药物处理（Ⅰ类推荐，B级证据）。
- 高血压急症时的降压速度和幅度，新指南推荐对于有强适应证的成人（即主动脉夹层、重度先兆子痫或子痫，或嗜铬细胞瘤危象），应在最初 1 h 将收缩压降至 140 mmHg 以下，主动脉夹层则降至 120 mmHg 以下（Ⅰ类推荐，C级证据）；对于没有强适应证的成年人，在最初 1 h 内的收缩压降低不宜超过 25%；如果稳定，在接下来的 2 ～ 6 h 内可降至 160/100 mmHg；然后在随后的 24 ～ 48 h 内小心地将血压降至正常水平（Ⅰ类推荐，C级证据）。

高血压次急症（hypertensive urgencies）则是指血压重度升高但情况相对稳定，并不伴有靶器官急性或即将发生的损伤或功能障碍。这些患者并非高血压急症，通常无需急诊或住院紧急降压治疗。常见的原因包括不适当中断降压药物、治疗依从性欠佳及焦虑等，应重新制订降压方案或强化抗高血压药物的治疗以及治疗焦虑状态。

关于高血压急症的药物选择，新指南指出没有 RCT 证据表明降压药物可以减少高血压急症患者的发病率或死亡率。然而，从临床经验来看，在此情况下，降压治疗很可能带来整体获益。也没有高质量的 RCT 证据来告知临床医生，哪一类一线降压药物在高血压急症的治疗中所提供的益处远大于弊端。在这方面证据缺乏的原因在于试验的规模不大、缺乏长期随访以及终点事件报告。然而，有两项试验表明，尼卡地平在实现短期血压目标控制方面可能比拉贝洛尔更好。有几类抗高血压药可用于治疗高血压急症。高血压急症时组织灌注自动调节紊乱，因此，持续注入短效的可滴定的抗高血压药物，有助于防止靶器官的进一步损害。抗高血压

药物的选择应基于药物的药理学、导致患者高血压的病理生理因素、靶器官损害的进展程度、预期血压下降的速度以及患者并存的疾病。治疗的目标是通过对问题的快速识别尽量安全有效地减少靶器官损伤并尽早启动适当的抗高血压治疗。

上述推荐多为专家意见。在高质量 RCT 证据缺乏的情况下，专家的意见有助于指导临床决策。由于高血压急症疾病谱众多、病因各异、病情复杂、对治疗的反应不一，因而需要参考专家建议个体化处理。需掌握的基本原则是适度。在降压过程中，需积极监测，了解重要脏器如心、脑、肾、眼等灌注与功能改变。过度降低血压可能导致上述器官供血不足，应该予以避免。

# 九、难治性高血压（resistant hypertension）

应用 3 种作用机制互补的降压药（其中一种为利尿剂）治疗后血压仍不能达标，或者需要≥ 4 种降压药物治疗方能使血压达标，即可诊断为难治性高血压。

既往基于 < 140/90 mmHg 的血压控制目标，美国成人高血压患者中难治性高血压约占 13%，按照新指南所推荐的 < 130/80 mmHg 的血压控制目标，预估诊断为难治性高血压的患者人数约增加 4%。导致顽固性高血压的危险因素包括高龄、肥胖、慢性肾脏病与糖尿病等。与血压较易控制的患者相比，难治性高血压患者发生心肌梗死、卒中、终末期肾脏病与死亡的风险增高 2 ~ 6 倍。因此，改善难治性高血压患者的血压控制，将有助于减少甚至避免心血管事件的发生。

既往在临床实践、甚至在众多指南文本中常将难治性高血压和顽固性高血压（refractory hypertension）混为一谈。在 2015 年的美国高血压学会（ASH）会议的专题报告中，美国学者 Egan 特别指出难治性高血压的患者通过改善治疗方案多数是可治的，其中只有约 10% 的患者血压仍不能达标，即应称为真正难治性高血压或顽固性高血压。这些患者的基线血压水平更高，心率更快。虽然醛固酮受体拮抗剂如螺内酯对多数难治性高血压患者有效，但顽固性高血压患者对其反应更差。这一方面提示这组人群并非是原发性醛固酮增多症

的潜在人群，另一方面提示其交感兴奋性明显增高，应该是 β 受体阻滞剂及肾去交感神经消融术（RDN）治疗的潜在目标人群。对于这类患者的治疗，应特别判断是否真正服用了足够数量以及足够剂量的降压药物。新指南重新明确了顽固性高血压的定义，即经过至少 5 种不同类型的降压药，其中包括 1 种长效噻嗪类利尿剂（如氯噻酮）以及 1 种盐皮质激素受体拮抗剂（如螺内酯）充分治疗后血压仍不能得到有效控制。实际上，只要治疗方案合理且排除了继发性高血压，真正的难治性高血压并非常见。然而，难治性高血压患者伴发左心室肥厚、心力衰竭及卒中等风险显著增加，因此仍应努力寻找血压难以控制的原因，如治疗依从性不佳、药物剂量不足、配伍不合理等。

新指南强调联合应用作用机制不同且互补的降压药物是改善血压控制的关键措施。新指南特别指出，由长效钙通道阻滞剂（CCB）、肾素血管紧张素系统抑制剂（RASi）与氯噻酮所组成的三药联合方案适合于多数高血压患者。多项研究表明，在上述三药联合方案治疗基础上加用螺内酯可产生良好的降压效果。有关难治性高血压最佳药物治疗的随机对照试验 PATHWAY-2 发现，对于 CCB、RASi 与利尿剂联合治疗后血压控制不佳的患者，加用螺内酯的降压效果明显优于 α 受体阻滞剂或 β 受体阻滞剂。因此对于需要第四线药物治疗的患者应该首先选择螺内酯。另有临床研究显示，在常规治疗基础上加用肼屈嗪或米诺地尔也具有良好的降压效果，因此也可作为难治性高血压患者的备选方案。此外，对于难治性高血压患者，可以结合 24 h 血压监测结果调整给药时间，如对于夜间血压升高的非勺型或反勺型高血压，可以考虑夜间或睡前给药。这些策略通常需在有经验的高血压专家指导下进行。

对于难治性高血压的器械治疗，新指南指出阻断交感神经活性的治疗，如颈动脉压力反射刺激（BAT）及 RDN 等，尽管有些研究进行了探索，但并无充足的证据支持其用于难治性高血压的治疗。尤其是在 SYMPLICITY HTN 3 中 RDN 降低血压的效应并未超越安慰剂（假手术治疗）；而在 PRAGUE 15 中，RDN 的作用不如加用螺内酯。因此美国新指南并不建议应用器械治疗难治性高血压。

## 十、随访

1 级高血压且动脉粥样硬化性心血管疾病低危的患者，可以非药物治疗 3～6 个月后重新测量血压。如果 1 级高血压但动脉粥样硬化性心血管疾病高危的患者（10 年动脉粥样硬化心血管疾病风险 ≥ 10%）应该在非药物治疗的同时使用降压药物，并且 1 个月后重新测量血压。2 级高血压由初级医疗服务中心在最初诊断的 1 个月内重新评估，而且应该在非药物治疗同时使用 2 种不同种类的降压药物，并于 1 个月后重新测量血压。收缩压超过 ≥ 160 mmHg 或舒张压 ≥ 100 mmHg 的重度高血压患者，及时全面评估并严密监测血压的情况下先调整降压药物，必要时增加剂量。

概括来说，美国新指南提出了高血压的新定义、新目标、新理念和新策略。这些更新对于未来美国乃至全世界的血压管理将会产生深远影响。有关高血压标准及治疗策略的改变所带来的医学问题、社会问题仍有待于在临床实践的"真实世界"中进一步检验。鉴于高血压的流行病学特征、控制现状及社会经济状况在中美之间存在的差异，当前我国高血压新指南不会盲目跟进美国指南，但美国指南带来的血压管理新思路与新理念仍具有一定的借鉴意义。比如对于普通人群的早期管理、高危人群的强化管理等做法仍值得我们学习、消化和吸收。

## 参考文献

［1］Whelton P，Carey R，Arnow W，et al. 2017 ACC/AHA/AAPA/ABC/ACPM/AGS/APhA/ASH/ASPC/NMA/PCNA Guideline for the Prevention，Detection，Evaluation，and Management of High Blood Pressure in Adults. Hypertension，2018，71（6）：1269-1324.

［2］刘靖. 高血压治疗：基于血压水平，还是基于风险？中华高血压杂志，2017，25（2）：108-110.

［3］Muntner P，Whelton P. Using predicted cardiovascular disease risk in conjunction with blood pressure level to guide antihypertensive medication therapy. JACC，2017，69（19）：2446-2456.

# 第三章 英国高血压指南

## 第一节 英国高血压指南介绍

刘　靖（北京大学人民医院）

英国高血压指南制订的历史，可以追溯至 20 世纪 90 年代前后。

1989 年 3 月《英国医学杂志》（*British Medical Journal*，*BMJ*）刊出了 Swales 等代表英国高血压学会（British Hypertension Society，BHS）工作组有关"轻度高血压（mild hypertension）治疗"的首次报告[1]，这也是 BHS 推出的第一个"共识"性质的文件，尽管并非指南，但仍基于临床试验与研究的证据给出了有关轻度高血压的治疗建议，一定程度上具有类似指南的指导意义，在 BHS 历史上被称为"BHS Ⅰ"。在该报告中，工作组建议治疗应限定于根据（当前）血压水平、长期重复测量的血压水平、年龄、性别及其他心血管危险因素（如吸烟、高胆固醇血症、糖尿病、心血管疾病家族史、左心室肥厚等靶器官损害）这 5 项标准来确定心血管疾病高危人群。具体说来，80 岁以下的轻度高血压患者，如果舒张压达到或超过 100 mmHg 持续 3、4 个月应当予以药物治疗；如果舒张压介于 95 ~ 99 mmHg，通常无需治疗但应 3 ~ 6 个月随访 1 次；而对于舒张压低于 95 mmHg 的患者建议每年测量 1 次血压。该报告并不局限于高血压本身的治疗，还建议所有的患者应当戒烟并控制酒精摄入，实际上涉及了高血压的管理问题。此外，还特别谈到了收缩压的重要性，但强调当时的证据并不充分，难以给出确切的建议。在治疗中推荐利尿剂及 β 受体阻滞剂作为一线治疗选择，当存在禁忌证或无效时才选择其他降压药物。上述建议同 1986 年在《高血压杂志》（*Journal of Hypertension*）上发表的世界卫生组织（WHO）/ 国际高血压学会

（ISH）轻度高血压治疗指南总体上一致，尽管两部指南系各自独立制订的。

其后于 1993 年 4 月，同样在 *BMJ* 上刊出了由 Sever 等主持的 BHS 工作组第二次报告[2]，这次报告的题目是"原发性高血压的管理指南"，按照惯例被称为"BHS Ⅱ"。工作组结合既往发表的美国、WHO/ISH 指南及 BHS Ⅰ 存在的分歧以及涉及老年高血压降压治疗试验及药物降压减少冠心病事件的临床证据做出了新的推荐。报告涉及血压测量、高血压的药物与非药物干预、药物干预的血压阈值及目标水平、药物剂量调整与联合治疗、高血压患者的其他检查、高血压专科或专家处就诊与随访等特殊问题，此外还涉及老年高血压及收缩期高血压、动态血压监测以及药物减量或停药等问题。BHS Ⅱ 应当被视为 BHS 真正意义上的第一部系统的高血压指南，但依照惯例仍被称为"第二部"指南。该指南在药物治疗部分借鉴美国及 WHO/ISH 高血压指南的做法，引入了钙通道阻滞剂（CCB）、血管紧张素转化酶抑制剂（ACEI）及 $\alpha_1$ 受体阻滞剂。但仍强调 BHS Ⅰ 提出的利尿剂及 β 受体阻滞剂作为一线治疗选择（新型降压药物仅在上述两类药物禁忌、无效或难以耐受时才考虑应用）的原则仍然适用，但对于无利尿剂或 β 受体阻滞剂禁忌证时应用新型降压药物作为一线治疗的问题仍存在分歧。主要的原因在于新型降压药物改善终点事件的证据尚不充分。该指南推荐药物治疗应当从最低推荐剂量起始。如初始药物无效但患者能够耐受，则考虑增加剂量；如果是轻度高血压初始药物无效也可考虑换用其他降压药物；如初始

选择的药物部分有效，则建议联合应用另外一种作用机制的降压药物。联合治疗应遵循如下三原则：降压作用机制互补，不良反应相互抵消，小剂量联合避免单一药物剂量过大的不良反应。基于上述原则，指南列举了符合逻辑的联合方案如利尿剂＋β受体阻滞剂、ACEI＋利尿剂、ACEI＋CCB、CCB＋β受体阻滞剂，$α_1$受体阻滞剂＋β受体阻滞剂等。关于减药、停药的问题，指南指出，对于已经达标的患者（尤其是轻度高血压患者）若无靶器官损害的证据，可以在严密监测下减少药物剂量，某些病例甚至可以停药。此时，应强调非药物治疗的重要性；并且随后的长期监测也非常重要。

1999年9月在《人类高血压杂志》（Journal of Human Hypertension）上，由Williams等主持的BHS工作组第三次报告（BHS Ⅲ）即1999年版英国高血压指南全文发表，同时在 BMJ 上发表了指南概要[3-4]。更新指南的原因在于包括"高血压最佳治疗"（HOT）试验，"英国前瞻性糖尿病研究"（UKPDS）等一系列临床试验揭晓，带来了关于最佳目标水平、糖尿病、老年单纯收缩期高血压治疗、非药物干预措施预防及治疗高血压以及阿司匹林、他汀类药物在高血压人群中应用获益的最新证据，而同期的流行病学调查显示英国高血压的知晓率、治疗率及控制率仍然低下。1999年版英国高血压指南提出基于"首诊血压水平"的治疗方案，即若血压＞200/110 mmHg，处在恶性期或高血压急症，首诊时就应即刻开始治疗；若血压＞200/110 mmHg，但无上述情况则应经1～2周确认后启动药物治疗；血压≥160/100 mmHg者，若有心血管并发症、靶器官损害或糖尿病，也要在经过3～4周诊断证实后开始治疗；若就诊时上述血压高度已持续4～12周，应即刻开始治疗；首诊血压虽然仅为140～159/90～99 mmHg，若有靶器官损害、心血管并发症、糖尿病和多项心血管危险因素者，也应当考虑启动治疗。关于治疗目标，尽管HOT试验显示血压139/83 mmHg心血管获益最佳，低于该值并未见到明显的风险。但由于该试验统计学把握度不足，因而指南委员会专家认为血压控制在150/90 mmHg以下并无不利证据。而针对高血压合并糖尿病人群的一项意向处理（intent to treat，ITT）分析显示舒张压低于80 mmHg比低

于90 mmHg获益更大，因而提出降压治疗的最佳目标水平在糖尿病患者应＜140/80 mmHg，非糖尿病患者应＜140/85 mmHg。对应的常规目标水平分别为＜140/85 mmHg、＜150/90 mmHg。在药物治疗中，给出了包括血管紧张素Ⅱ受体拮抗剂（ARB）在内的六大类降压药物的强适应证及禁忌证（基于强的随机对照试验证据）以及可能（一般）适应证及禁忌证。同时指出，若无适应证或禁忌证时，价格低廉、证据充分的小剂量噻嗪类利尿剂应当优先推荐。该版指南的一个重大改变在于强调高血压作为心血管疾病的危险因素并非孤立存在。即高血压患者通常合并糖/脂代谢紊乱、中心性肥胖、高尿酸血症等（即存在代谢综合征），单纯治疗高血压将令患者依然暴露在心血管疾病如冠心病、卒中的高风险中，因而在指南中给出了阿司匹林及他汀类药物在高危高血压患者中应用的推荐。其中阿司匹林75 mg被推荐用于50岁及以上血压得到控制（＜150/90 mmHg）的合并靶器官损害、糖尿病或10年冠心病风险15%及以上的高血压患者，用于一级预防。这一原则被后续众多指南及共识采纳。他汀类药物则被推荐用于70岁以内、血胆固醇在5.0 mmol/L及以上且10年冠心病风险30%及以上的高血压患者的一级预防，或75岁以内、血胆固醇在5.0 mmol/L及以上且发生过心血管疾病（如心绞痛、心肌梗死）的高血压患者的二级预防。在风险评估中，指南采用了一个由英国预防心血管疾病多学会联合会（Joint British Societies for the prevention of cardiovascular disease，JBS）建立、能更加精确检测患者的危险评分系统，由英国记录的流行病学资料改编而来，可在BHS网站上检索到相关链接。尽管降压减少卒中证据明确，但基于习惯和便利的考虑，仍沿用10年冠心病风险评估模型，指导降压及阿司匹林和他汀类药物的应用。但指南也指出可以通过冠心病风险，换算包括卒中在内的10年心血管疾病风险。换算的比例为3：4。举例说10年冠心病风险为15%，则对应心血管疾病风险为20%。

2004年4月，Journal of Human Hypertension 上发布了由Williams等主持的BHS工作组第4次报告（BHS Ⅳ）[5]，即2004年版英国高血压指南。该指南的背景在于尽管2003年美国发布了

JNC 7 指南、欧洲心脏病学会（ESC）和欧洲高血压学会（ESH）联合推出了首部欧洲高血压管理指南，但英国人认为其自有与欧洲不同的特殊性。所谓特殊主要基于如下事实：英国 35～64 岁人群的高血压患病率高达 42%，然而以血压＜140/90 mmHg 为标准，其控制率相对低下，仅为 10% 左右。因而有必要参考欧洲指南与美国的 JNC 7 指南，并结合英国高血压流行的实际情况和存在的问题再制订一个简单明了的指南来指导临床实践。尽管高血压防治建议的大多数要点相似，但在某些方面也应有所不同。当需要致力于解决高血压诊断不足和治疗不足问题时，选择少量以证据为基础的关键举措，简化流程使得诊断与治疗方法更加简明扼要十分必要。这样的处理有两个好处，其一是尽量延续过去英国医师熟悉的高血压诊疗建议，其二是能为英国国民医疗服务体系（NHS）所采纳。制订指南的重点是为了更好的治疗，期望达到"保证患者应用降压药，使血压控制到理想水平"。2004 年版英国高血压指南的诊断标准基本与 2003 年版欧洲高血压管理指南相同，但将单纯收缩期高血压分为两级（SBP 1 级 140～159 mmHg，2 级 ≥160 mmHg）。英国指南坚决主张对大多数患者至少应采用两种高血压药物。一项被称为"AB/CD"的简单治疗法则被引入指南，并且强调对大多数患者需用两种或三种药物。指南特别指出，抑制肾素-血管紧张素系统的药物，如 ACEI 或 ARB（A）或 β 受体阻滞剂（B）在逻辑上应当与 CCB（C）或利尿剂（D）联合使用。尽管在提出该项治疗策略时尚待随机对照试验证实，但它阐明了药物间的药理学协同作用。英国指南推荐的 AB/CD 法则，较欧洲指南更为规范，后者在 2003 年版指南发布时仍将 α 受体阻滞剂作为一线药物并提供了更多可能的药物组合。2004 年版英国高血压指南的一个重要变化是采用 10 年心血管疾病（包括冠心病及脑卒中等）风险代替既往强调的 10 年冠心病风险，原因在于不断积累的证据显示对高血压患者而言卒中的预防和冠心病预防一样重要。对心血管疾病高风险患者，"血压越低越好"尤为正确。心血管疾病高危的高血压患者包括糖尿病、高血压并发心血管疾病、靶器官损害或 10 年心/脑血管疾病风险为 20%（相当于 10 年冠心病风险 15%）或更高的

个体。英国指南像欧洲指南一样，较美国指南在更大程度上提供了简单方法。理论上，在此高危人群中，减少心、脑血管疾病的收益最大。但该组人群也正是高血压控制率最低的人群之一。2004 年版英国高血压指南进一步强化总体心血管疾病风险的理念，强调高血压患者的治疗不应仅仅局限于血压本身，而应当同时评估伴发的其他心血管风险，并多因素干预以降低整体心血管疾病风险。2004 年版英国高血压指南的优势在于清楚阐述了初级保健医师的主要目标以及达到这些目标的手段。结合药物治疗的 AB/CD 法则使得治疗变得较为简化。同时指南中列入几个框图对一些关键问题给予直接解答，例如关于抗高血压药物治疗的靶目标，或主要几种抗高血压药物，让人一目了然。

2004 年 8 月，英国临床优化研究所（National Institute of Clinical Excellence，NICE）也制订了一部高血压临床指南（NICE 2004）[6]。该指南借鉴了美国 2003 年版高血压指南（JNC 7）的做法，主张将噻嗪类利尿剂作为高血压的一线用药。需要二线（联合）用药且患者新发糖尿病危险较小时则可加用 β 受体阻滞剂。糖尿病高危人群则加用 ACEI 或 ARB。如果仍需进一步治疗，则再加用钙通道阻滞剂或其他降压药物。NICE 指南公布之后，曾招来高血压专业人士的批评，比如指南建议噻嗪类利尿剂作为一线降压药物，忽视了其疗效及获益在不同年龄、种族及血压类型的患者中的差异，再如指南指出二氢吡啶类钙通道阻滞剂禁用于合并心力衰竭的高血压患者似乎有失公允，另外还建议血压经药物治疗后控制的患者改用生活方式调整来维持血压又令人质疑其有效性。两部指南在细节上的差异使得临床医生无所适从，给高血压管理带来了混乱。实际上，两部指南定位有所不同。2004 年版 NICE 高血压指南主要面向初级保健医生，以简便及节约成本为要务。如果合并冠心病、糖尿病等其他临床情况时，还需参考相关专业指南。而 BHS Ⅳ 指南则面向高血压专业医生，强调专业水准的高血压管理。随着一系列的抗高血压药物随机对照临床研究的揭晓，基于整合证据、消除分歧、搁置争议、避免混乱的考虑，NICE 与 BHS 联手联合推进了高血压指南的修订工作的时机逐渐成熟。

时隔 2 年之后，2006 年 6 月，BHS 联合 NICE

推出了更新版的英国高血压指南（BHS/NICE 2006《成人高血压管理指南》）[7]。该版指南的最大变化是将 β 受体阻滞剂从一线降压药物中淘汰出局，甚至也不作为二线或三线的选择。这一做法在全球范围内引发热议。因而 BHS Ⅳ 中采纳的"AB/CD"法则，实际上变成了"A/CD"，即 55 岁以下的高血压患者初始治疗首选 ACEI，不能耐受 ACEI 时用 ARB 替代，55 岁及以上的高血压患者、任何年龄的黑人患者初始治疗首选 CCB 或噻嗪类利尿剂治疗。而需要联合治疗时建议 A＋C 或 A＋D，需要三药联合时推荐 A＋C＋D。β 受体阻滞剂仅作为四线选择。但对于年轻的高血压患者，尤其是 ACEI 及 ARB 不能耐受或禁忌时、可能妊娠的妇女以及有交感驱动增加证据时，β 受体阻滞剂可以考虑使用。如果初始治疗已采用 β 受体阻滞剂且血压控制良好则无需换药；当已使用 β 受体阻滞剂且需联用第 2 种降压药物时，则尽量避免与噻嗪类利尿剂联用，以减少发生糖尿病的风险。上述推荐的主要原因在于荟萃分析显示以阿替洛尔为代表的 β 受体阻滞剂减少心血管事件（尤其是卒中）不及其他类型的降压药物，此外在"盎格鲁斯堪的纳维亚心脏结局试验（ASCOT）"中，心血管获益 B＋D 组合方案不及 A＋C 方案。与此同时，该指南特别提出"以患者为中心的治疗"（patient-centred care）理念。即治疗决策应充分考虑患者的个体需求及意愿，通过良好沟通使得患者对其治疗决策充分了解。

2011 年 8 月，BHS/NICE 联手更新了高血压指南（BHS/NICE 2011）[8]。该版指南最大的亮点在于建议所有诊室血压在 140/90 mmHg 以上疑似诊断为高血压的患者都必须进行动态血压监测（ABPM）予以确诊。除诊室血压在 180/110 mmHg 以上的高血压患者可以直接启动治疗外，其余应等待 ABPM 的结果再启动降压药物治疗。BHS/NICE 2011 还对 ABPM 时高血压的分级给出了建议，即白天清醒状态的血压在 135/85 mmHg 时，为 1 级高血压；在 150/95 mmHg 以上时，为 2 级高血压。ABPM 可以了解血压的变化趋势，包括昼夜血压节律及特殊时段的血压异常，如晨起血压高峰及夜间非勺型高血压等。此外，ABPM 结合诊室血

压还有助于识别未治疗患者的"白大衣现象"与经治患者的"白大衣高血压"，诊断"隐蔽性高血压"，判定降压疗效等。BHS/NICE 2011 的另一个重要变化是进一步简化了初治患者的降压药物选择流程，将 BHS/NICE 2006 的"A/CD"法则简化为"A/C"法则，即 55 岁以下的白人高血压患者首选 ACEI 或 ARB；而 55 岁以上白人或任何年龄的黑人高血压患者首选 CCB。如果单药治疗不能达标（140/90 mmHg 以下），则 ACEI 与 CCB 联用（A＋C）。如 A＋C 治疗仍不能达标，则加上噻嗪类利尿剂（A＋C＋D）。如 A＋C＋D 仍不能将血压控制到目标水平，则可酌情增加噻嗪类利尿剂的剂量、加用醛固酮受体拮抗剂，或加用 α 或 β 受体阻滞剂，必要时寻求高血压专科医生的帮助。

目前，新版 BHS/NICE 高血压指南正在更新中，计划于 2019 年下半年发布。

## 参考文献

[1] Swales J，Ramsay L，Coope J，et al. Treating mild hypertension. Br Med J，1989，298：694-698.

[2] Sever P，Beevers G，Bulpitt C，et al. Management guidelines in essential hypertension：report of the second working party of the British Hypertension Society. Br Med J，1993，306：983-987.

[3] Ramsay L，Williams B，Johnston D，et al. Guidelines for management of Hypertension：report of the third working party of the British Hypertension Society. J Human Hypertens，1999，13：569-592.

[4] Ramsay L，Williams B，Johnston D，et al. British Hypertension Society guidelines for hypertension management 1999：summary. Br Med J，1999，319：630-635.

[5] Williams B，Poulter N，Brown M，et al. Guidelines for management of hypertension：report of the fourth working party of the British Hypertension Society，2004-BHS Ⅳ. J Human Hypertens，2004，18：135-185.

[6] National Institute of Clinical Excellence Clinical Guideline 18. Management of hypertension in adults in primary care. 2004. www.nice.org.uk/CG018.

[7] National Institute for Health and Clinical Excellence. Management of hypertension in adults in primary care（clinical guideline 34.）2006. www.nice.org.uk/CG034.

[8] National Institute for Health and Clinical Excellence. Management of hypertension in adults in primary care.（clinical guideline 127.）2011. www.nice.org.uk/CG127.

# 第二节 英国临床优化研究所（NICE）/英国高血压学会（BHS）高血压指南（2006）解读与评价

刘 靖（北京大学人民医院）

2006年6月28日，英国临床优化研究所（NICE）、英国国家慢性病协作中心以及英国高血压学会（BHS）联合发布了新的《成人高血压管理指南》[1]。

## 一、指南的主要建议

（1）55岁及以上的高血压患者、任何年龄的黑人（指非洲和加勒比海黑人后裔）患者初始治疗首选钙通道阻滞剂（CCB）或噻嗪类利尿剂治疗。

（2）55岁以下的高血压患者初始治疗首选血管紧张素转化酶抑制剂（ACEI），不能耐受ACEI时选用血管紧张素Ⅱ受体拮抗剂（ARB）。

（3）如果初始治疗是CCB或噻嗪类利尿剂，需要联用第2种降压药物，则应加用ACEI（不能耐受ACEI时选用ARB）；如果初始治疗是ACEI（或ARB），需要联用第2种降压药物，则应加用CCB或噻嗪类利尿剂。

（4）如果需要三药联合，应该是ACEI（不能耐受ACEI时选用ARB）加用CCB及噻嗪类利尿剂。

（5）如果三种药物已足量使用而血压仍未控制，应考虑加用第4种降压药物和（或）寻求专家建议。

（6）如果需要第4种降压药物，应考虑如下建议之一：加大噻嗪类利尿剂剂量，或加用另一种利尿剂（建议严密监测），或β受体阻滞剂或选择性α受体阻滞剂。

（7）如果四种药物足量使用血压仍未控制，应尽快寻求专家建议。

（8）β受体阻滞剂不再作为高血压初始治疗的首选药物，但在年轻的高血压患者，尤其是ACEI及ARB不能耐受或禁忌时，或有可能妊娠的妇女以及有交感驱动增加证据时可以考虑使用。在上述情况下，如果初始治疗使用β受体阻滞剂且需联用第2种降压药物，则应加用CCB而非噻嗪类利尿剂，以减少发生糖尿病的风险。

（9）对于已采用β受体阻滞剂而血压仍未获得控制（大于140/90 mmHg）的患者，应当按照治疗法则重新制订方案。

（10）对于方案中已采用β受体阻滞剂且血压得到良好控制（140/90 mmHg或更低）的患者，应建议在长期随访的前提下长期维持这种治疗方案。对于这些患者，并无绝对需要采用其他药物来替代β受体阻滞剂。

（11）β受体阻滞剂撤药时，应逐步递减药物剂量。对于有β受体阻滞剂明确应用指征的患者，例如有症状的心绞痛或心肌梗死，则不应停用β受体阻滞剂。

## 二、指南制订的背景

NICE作为英国的官方机构，其制订的临床指南证据分级系统极具国际影响。欧美许多国家医疗指南都引入了NICE分级。早在2004年，NICE制订了高血压治疗建议[2]。该建议借鉴了美国JNC 7，主张将噻嗪类利尿剂作为高血压的一线用药。需要二线（联合）用药且患者新发糖尿病危险小时，加用β受体阻滞剂。如果属于糖尿病高危人群则加用ACEI或ARB。如果仍需进一步治疗，则再加用CCB。在此基础上，血压仍未控制，则加用其他药物或寻求专家帮助。

而同年公布的BHS Ⅳ《高血压管理指南》[3]，则提出了高血压治疗的AB/CD法则，即根据年龄分层，55岁以下或非黑人首选ACEI或ARB（A）或β受体阻滞剂（B）；而55岁及以上或黑人则首选CCB（C）或噻嗪类利尿剂（D）。需要两药联用时，采用A或B加C或D。需要三药联合时，采用A或B加C加D。

总体而言，NICE的指南和BHS的指南对于简化高血压的治疗，便捷临床实践操作都做出了积极的贡献，在世界范围内产生了较大影响，对于制订或修订高血压指南具有借鉴意义。

然而，两部指南在细节上的不一致，给英国

高血压的临床实践带来了不小的混乱。为此英国国内展开了广泛的争论。实际上，NICE 指南主要面向初级保健医生，类似于我国的社区医疗，因而以简便为首要考虑，同时兼顾了经济投入成本。如果合并冠心病、糖尿病等其他临床情况时，还应参考 NICE 的相应指南。而 BHS 指南则强调专业水准的治疗，与 NICE 有重叠，但在具体的靶目标等方面又与之不同，比如合并糖尿病时应将血压降到 130/80 mmHg 以下。

2004 年以后，随着时间的推进，陆续有一系列的抗高血压药物随机对照临床研究结束，其中如 VALUE、ASCOT-BPLA 等试验结果的公布在心血管领域产生了巨大的影响，尤其是 ASCOT-BPLA 试验结果。在这种背景下，基于整合证据、消除分歧的考虑，NICE 和 BHS 联手推进了高血压指南的修订工作。

## 三、对该指南的评价

英国 2006 年版《成人高血压管理指南》公布之后，在全球范围内又一次引发关注。素以保守著称的英国人，这一次却走在了前列。尤其是将 β 受体阻滞剂从一线降压药物中淘汰出局这一大胆举措，的确引发了不小的"地震"。心血管界对此褒贬不一。

BHS 前主席、ASCOT-BPLA 试验的主要研究者、英国伦敦帝国学院的 Poulter 教授在评论中认为："NICE 对于近期数项临床试验（尤其是 ASCOT）的结果反应迅速，的确令人振奋。通过整合其中的关键信息修订指南，NICE 确保临床医师能够拥有最新、简捷而且合乎逻辑的指南来进行临床决策"。

英国著名的高血压专家 Williams 教授称，β 受体阻滞剂的降级是一个"大胆"而"正确"的决定。

在美国，该指南也不乏众多的支持者。著名的高血压专家 Kaplan 教授认为，新的荟萃分析与一年前发表在 Lancet 上瑞典的 Lindholm 的汇总分析结果一致，β 受体阻滞剂在减少卒中方面不如其他降压药物，在同等降压的情况下，β 受体阻滞剂组卒中发生率却增加 16% 以上。β 受体阻滞剂在心肌梗死二级预防方面有效，但在一级预防方面不比其他药物更好。另外，β 受体阻滞剂还存在减少高血压患者运动耐量、增加代谢不良反应如降低高密度脂蛋白胆固醇及胰岛素敏感性等问题。

他认为，类似的推荐也应当写入美国的指南，至少在一线用药时不推荐 β 受体阻滞剂，甚至在两药联合时也不用。

Messerli 教授则认为，β 受体阻滞剂尤其是阿替洛尔在高血压患者中既未减少心肌梗死也未减少卒中，而美国每年仍有 4400 万张阿替洛尔的处方，位居处方药的第 4 位。数百万的美国人因此而投入费用、忍受不良反应却所获无几。他主张美国的指南应当跟进英国指南进行修订。

Cushman 教授也同意不将 β 受体阻滞剂作为一线降压药物。但他强调，β 受体阻滞剂仍适用于大多数具有明显的冠状动脉疾病或收缩期心力衰竭的患者。

当然，其中也不乏反对者，耶鲁大学的 Moser 教授则从几个方面进行了反驳：首先，荟萃分析主要纳入了老年高血压患者，而这部分人群显然更适用 CCB 或利尿剂；其次，临床试验中阿替洛尔剂量并不充分，每日 2 次才能有效阻断 β 受体。β 受体阻滞剂仍应作为年轻的高血压患者，尤其合并心动过速或冠心病患者的一线用药。同时具有 α 受体阻滞作用的药物在老年人和黑人中也有效；再次，药物经济学分析中将新发糖尿病与已经罹患糖尿病等同，二者治疗成本显然有差别。此外，他还担心将 β 受体阻滞剂从一线降压药物中淘汰出局，在临床操作中容易矫枉过正，对于有强适应证的患者如合并冠心病时，医师往往也会不恰当地放弃 β 受体阻滞剂的应用。

关于 β 受体阻滞剂在高血压治疗中的地位，笔者认为，首先应该明确一个很重要的前提，β 受体阻滞剂不再作为高血压一线或首选用药，适用于无合并症的高血压。对于合并诸如冠心病等疾病时仍为使用 β 受体阻滞剂的强适应证。在冠心病心肌梗死二级预防中，β 受体阻滞剂的地位毋庸置疑，但其在冠心病一级预防方面证据不足。在具体的临床实践中，已经使用 β 受体阻滞剂而且血压控制良好者无须换药；在已经使用而且需要联合用药时，注意避免与利尿剂联用，以减少代谢方面的不良影响。另外，β 受体阻滞剂撤药应逐步进行，避免出现"反跳"现象而恶化血压、心率的控制。笔者非常赞同 Williams 教授的观点，这类药物仍应应用于其他需要 β 受体阻滞的情况（比如高交感张力等）、因各种原因不能耐受其他降压药物的患者，以及作为难治性高血压治疗的一部分。这一点非常重要，因为采用 β 受体阻滞剂降低血压与不做任何治疗相比，还可以有效降低心血管事件的危险。

争论仍将继续，正确与否有待进一步的临床试验和临床实践的检验。然而，纵观 NICE/BHS 高血压指南（2006），仍有许多方面值得借鉴。特别是我国未来心血管疾病防控重心由以医院为中心向以社区为基础的慢病管理模式转变的过程中，全科医师、社区医生的作用将越来越重要，亟需像 NICE/BHS 高血压指南（2006）这样简单而便于操作的流程来指导社区医学的临床实践，以利于提高我国高血压的整体防控水平。

## 参考文献

［1］National Institute for Health and Clinical Excellence. Hypertension：management of hypertension in adults in primary care.（clinical guideline 34.）2006. www.nice.org.uk/CG034.

［2］National Institute of Clinical Excellence Clinical Guideline 18. Management of hypertension in adults in primary care. 2004. www.nice.org.uk/CG018.

［3］Williams B，Poulter N，Brown M，et al. Guidelines for management of hypertension：report of the fourth working party of the British Hypertension Society，2004-BHS Ⅳ. J Human Hypertens，2004，18：135-185.

# 第三节　NICE/BHS 高血压指南（2011）解读与评价

刘　靖（北京大学人民医院）

2011 年 8 月 24 日，英国国家健康与临床优化研究所（NICE）联合英国高血压学会（BHS）发布了新版《成人高血压管理指南》（以下简称"新指南"）[1]。自 2006 年版指南公布以来，新的临床随机试验证据不断积累，与此同时，药品价格方面也发生了一些的变化，因而使得部分药物成为当前兼具成本效益的选择。新指南从高血压的诊断、监测和治疗等多个层面提出了新的推荐意见。

## 一、新指南的要点

### 1. 高血压的诊断

新指南建议初诊的患者如果诊室血压 ≥ 140/90 mmHg，则应采用动态血压监测（ABPM）来确立高血压的诊断。这是新指南最大的亮点之一。既往高血压指南均以诊室血压（OBP）测量作为高血压诊断的"金标准"，采用 ABPM 确诊高血压尚属首次。指南建议 ABPM 需要标准化，白天清醒时段（8:00～22:00）每小时至少测量 2 次，在该时段需要至少 14 个测量数据取其均值来诊断高血压。指南还对 ABPM 时高血压的分级给出了建议，即白天清醒状态的血压在 135/85 mmHg 时，为 1 级高血压；在 150/95 mmHg 以上时，为 2 级高血压。家庭血压监测（HBPM）也可用来确立高血压诊断，但更要求 HBPM 标准化，如患者在坐位时接受测量，每次测得 2 个数据，且 2 次间隔超过 1 min；每日测量血压 2 次，最好为早晚各 1 次；至少连续监测 4 天，最好连续监测 7 天。最后去除第一天的测得值，将其余测得数据的平均数用于确诊高血压诊断。

### 2. 高血压及心血管风险评估

新指南建议年龄 < 40 岁且没有靶器官损害、心血管疾病、肾脏病或糖尿病证据的 1 级高血压患者，应考虑对高血压的继发原因进行专科评估，并进一步详细评估潜在的靶器官损害。并指出在这类患者中，10 年风险评估可能会低估心血管事件的终身风险。

### 3. 高血压药物治疗的时机

对于年龄 ≤ 80 岁且出现了靶器官损害、已知患有心血管疾病、肾脏病、糖尿病或 10 年心血管疾病风险 ≥ 20% 的 1 级高血压患者，应该予以抗高血压药物治疗。对于任何年龄段的 2 级高血压患者，都应予以抗高血压治疗。

### 4. 高血压的药物治疗的策略

新指南修改了有关高血压用药的推荐意见，建议年龄 ≥ 55 岁的患者优先考虑钙通道阻滞剂（CCB），如果患者不能耐受或不适合使用 CCB，则考虑使用噻嗪类利尿剂。对于非裔患者，无论年龄多大，目前 CCB 都是推荐的一线治疗药物。在各种噻嗪类利尿剂中，新指南特别指出，在开始治疗时氯噻酮和吲达帕胺优于苄氟噻嗪或氢氯噻嗪，不过如果后者有效且耐受良好，也可继续使用。对于年龄＜55岁的非非洲裔高血压患者，血管紧张素转化酶抑制剂（ACEI）仍是 NICE 推荐的一线治疗药物，如果患者存在 ACEI 的禁忌证，则可选用价格相对便宜的血管紧张素Ⅱ受体拮抗剂（ARB）。新指南指出，鉴于定价变化以及近期一些仿制药的问世，部分 ARB 与 ACEI 之间的价格差异已经可以忽略不计。β 受体阻滞剂不作为普通高血压患者的一线用药，但其适用于年轻的高血压患者，尤其是不能耐受 ACEI 或 ARB、妊娠或计划妊娠的女性及有明确高交感驱动证据的高血压患者。新指南还给出了高血压药物治疗的流程图，即第一步选择 ACEI 或 CCB；第二步两药联合治疗，推荐 ACEI/ARB ＋ CCB/ 利尿剂（在此步骤指南特别指出，如果是黑人、非洲或加勒比后裔则优先推荐 ARB ＋ CCB；如果初始已经采用 β 受体阻滞剂治疗，联合时优选 CCB 而不是噻嗪类利尿剂以避免新发糖尿病的风险增加；ACEI 不宜与 ARB 联用）；第三步三药联合，推荐 ACEI/ARB ＋ CCB ＋利尿剂；如果已经采用最佳或最大耐受剂量的上述三药联合，血压仍未控制，则应考虑为难治性高血压，此时应当进入第四步，可考虑联合小剂量螺内酯（25 mg），但应注意血钾应小于 4.5 mmol/L 并监测肾功能，如血钾大于 4.5 mmol/L 则采用大剂量噻嗪类利尿剂，但需要在 1 个月内监测钠钾离子及肾功能变化，如果大剂量利尿剂不耐受或无效，则应考虑 α 或 β 受体阻滞剂等药物，如果采用上述药物最大耐受剂量血压仍未控制则需寻求高血压专家的帮助。

### 5. 患者教育与支持

对患者用药及药物潜在不良反应进行指导，为患者提供适当的机会和场合（如患者教育）分享相关观点及信息。根据需要，适当采取增加患者依从性的措施，如通过建议患者记录服药情况督导用药。此外还列出了经 BHS 标准认证的血压监测设备名单供患者家庭自测时选择。

## 二、对新指南的解读与评价

### 1. 强调以患者为中心的治疗（person-centred care）

任何诊疗决策都应当对患者的需求及意愿充分加以考虑。高血压患者（包括无行为能力的患者的家属）拥有参与其诊疗决策的权利，患者家属及其保健人员也应当参与并支持诊疗策略的制订。这一点在指南中得以强调，体现出对于患者知情、参与决策的重视与认可，以及对于患者诊疗意愿的尊重。患者在就诊过程中的角色转换，改变了既往诊疗活动中医患双方信息不对称、关系不对等的状况，这一变化在一定程度上也是对于患者人文关怀的体现。

### 2. ABPM 的地位提升

一直以来，OBP 都是诊断高血压的金标准，也是既往绝大多数降压临床试验所采用的标准血压测量手段。但新版 NICE/BHS 指南委员会在充分复习相关文献（包括卫生经济学研究）后，高度认可 ABPM 在高血压诊断中的价值，尽管成本较高，但同时具有较高的成本效益比，符合卫生经济学要求，因而推荐 OBP 升高的患者通过 ABPM 确定高血压。相对于 OBP 测量，ABPM 可以避免"白大衣高血压"或由于患者在某临床情况下血压暂时升高而导致的误诊，可以监测接受治疗患者的血压变化，动态评价药物治疗效果等，优势显著。BHS 估计当前在英国大约有 1/4 的接受高血压管理的患者存在错误的诊断（误诊）；与此同时有大约 570 万英国人患有高血压未被诊断出来（漏诊）。但 ABPM 的成本远高于 OBP 测量。在成本分析中 NICE 承认 ABPM 每年将花费英国国家卫生服务体系（NHS）约 510 万英镑（4643 万人民币）的经费，但由于避免了误诊和不必要的药物治疗，5 年之内节约的费用超过 1000 万英镑（9104 万人民币）。《柳叶刀》（Lancet）于同日刊发了 NICE 指南编写小组关于 ABPM 的成本分析结果，分析显示对于所有年龄段的男性或女性，ABPM 都是最具成本效益比的高血压确诊手段。分析还显示对于年龄≥50 岁的男性或女性，应用 ABPM 可以延长质量调整寿命年（QALY）。因而 NICE/BHS 做出上述推荐可谓既在"意料之外"又在"情理之中"。

### 3. HBPM 可以作为 ABPM 的替代

尽管准确性不及 ABPM，HBPM 可以作为不能耐受 ABPM 的患者高血压的诊断手段。但强调测量的标准化。即首次诊断高血压时，HBPM 需连续测量 4～7 天，每日至少早晚各测量 1 次，每次测量 2 遍，弃掉头一天测量的数据，其余数据取平均值来判定有无高血压。指南认同 HBPM 的便捷性及可及性，但强调只有采用标准的方法才能获取准确的数据。这一点十分重要，也值得借鉴。

### 4. 高血压患者启动治疗既要依据血压水平，还要参考心血管风险程度

指南建议任何年龄的 2 级高血压或 1 级高血压伴有靶器官损害、合并心血管疾病、慢性肾脏病、糖尿病或 10 年心血管疾病风险达到或超过 20% 者立即启动药物治疗。另外特别指出 40 岁以下 1 级高血压患者如无明确的上述临床情况（如靶器官损害及其他）时须寻求高血压专科医生的帮助除外继发性高血压并仔细评估有无潜在的靶器官损害。原因在于这些患者采用 10 年心血管疾病风险评估模型会显著低估其终身风险。可见英国新指南特别关注高血压患者的心血管疾病风险管理问题，包括高危及潜在的高危人群，这是降低高血压及相关心血管疾病负担的正确举措。

### 5. 高血压药物治疗进一步简化

ACEI/ARB 及 CCB/ 利尿剂成为基础治疗用药：

新指南仍采用早先 BHS Ⅳ 指南[2]的做法，但在治疗策略中采用了简化、改良的"AB/CD 法则"，即以 55 岁年龄为界，初始分别采用 ACEI（A）或 CCB（C）治疗，不能耐受时分别采用 ARB 或噻嗪类利尿剂（D）代替。联合治疗则为 A ＋ C/D，如血压仍未能达标则采用 A ＋ C ＋ D，必要时联合螺内酯、α 或 β 受体阻滞剂等药物。

### 6. 老年高血压患者治疗较为积极

NICE 称，"在考虑了相关合并症的前提下"，现建议 80 岁以上的患者接受与 55～80 岁患者相同的抗高血压药物治疗。这一推荐意见是基于一项大规模随机对照试验的证据，该试验表明这个年龄段患者的高血压治疗可以显著降低因卒中和心血管事件死亡的风险，还可以降低心力衰竭的发病风险[3]。

## 参考文献

[1] National Institute for Health and Clinical Excellence. Management of hypertension in adults in primary care. ( clinical guideline 127. ) 2011. www.nice.org.uk/CG127.

[2] Williams B，Poulter N，Brown M，et al. Guidelines for management of hypertension：report of the fourth working party of the British Hypertension Society，2004-BHS Ⅳ . J Human Hypertens，2004，18：135-185.

[3] Beckett N，Peters R，Fletcher A，et al. Treatment of hypertension in patients 80 years of age or older. N Engl J Med，2008，358：1887-1898.

# 第四章 加拿大高血压指南

## 第一节 加拿大高血压教育计划（CHEP）指南介绍

刘　靖（北京大学人民医院）

高血压是心血管疾病、慢性肾脏病及死亡的主要危险因素，影响近 1/4 的加拿大成人。

"加拿大高血压教育计划"（Canadian Hypertension Education Program，CHEP）是由加拿大高血压学会制订的国家高血压防治项目，自 20 世纪 90 年代（1999 年）CHEP 启动以来，加拿大高血压控制率逐年上升。2011 年《加拿大医学会杂志》（CMAJ）发表的数据显示，1992—2009 年这 17 年间加拿大高血压患者血压控制率从 13.2% 大幅提高至 64.6%。这一结果公布之后，引发业界高度关注。就连美国第 7 版高血压防治指南（JNC 7）主要制订者、波士顿大学的乔巴尼扬（Chobanian）教授都不得不承认，在相对较短的时间内有效控制高血压方面，加拿大可谓功绩卓著。

CHEP 高血压指南每年更新一次，因而得以把最新临床研究成果及时引入指南，结合国情与专家的智慧加以推荐，推荐的级别根据证据（质量）强度分为 A、B、C、D 四级（见表 4-1，后同），

使得 CHEP 高血压指南成为循证医学（evidence-based medicine，EBM）与转化医学（translational medicine）应用的典范[1-5]。CHEP 高血压指南更新工作自每年春季（近年来通常是 4 月份）开始启动，工作组对血压管理的不同版块进行证据评价，涵盖血压测量、肾性及肾血管性高血压、伴发疾病药物治疗等。如果相关证据有变化，则进一步提交到中央委员会（*Central Review Committee*）进行证据评价。最终在由近 60 名家庭医生、内科医师、药师、心脏病学专家、肾脏病学专家、内分泌专家及神经病学专家和护士组成的推荐工作组（*Recommendation Task Force*）共识会议上对每一处变更进行讨论、辩论，通常超过 70% 以上成员赞同的推荐才能通过并形成草案。到秋季时初稿出炉，接受各界建议与意见，到次年 1、2 月定稿出版。随后学会和政府下大力气启动宣传工作，同时推出针对医务人员的专业网络和针对公众的大众传媒进行传播。前者主要介绍指南更新要点并

表 4-1 CHEP 高血压指南的推荐级别

| 推荐级别 | 证据强度 | 内容 |
| --- | --- | --- |
| A 级 | 最强 | 证据来源于具有良好的内部确认有效性及统计学精度的随机临床试验（RCT）或多项 RCT 的系统综述，这些研究结果可以用于临床特征类似、临床结局相关的患者 |
| B 级 | 一般 | 证据来自于统计学精度一般的 RCT、系统综述或 RCTs 的预设亚组分析，或由于人群不同或报告了经确认的中间 / 替代终点而非重要临床结局而对研究结果进行了外推 |
| C 级 | 较低 | 证据基于内部确认有效性及统计学精度水平较低的、或未经确认有效性的替代终点，及来自非随机化的观察性研究 |
| D 级 | 较弱 | 推荐纯粹基于专家的观点 |

提供学术幻灯供下载学习、推广；后者除专门的公共网站外，还利用报纸、电台、App 甚至公交车广告进行宣传。加拿大高血压控制取得如此骄人战绩，CHEP 可谓功不可没，并得到世界范围内的广泛赞誉。

笔者早先曾参加在加拿大温哥华举办的国际高血压学会（ISH）双年会议，在会议展台上有加拿大高血压学会 CHEP 宣传材料专门发放点，就连免费获取的腰围尺、简易计步器上都印有加拿大公共卫生部门的网络地址，公众随时可登录网站了解慢性疾病（如高血压、糖尿病等）及传染病的信息与知识。从上述细节不难看出，加拿大政府、学会为提高公众对于高血压知晓率所付出的努力。这一点也值得我们的政府部门及指南制订者深思。

在 CHEP 高血压指南指导下，临床医生对于高血压治疗更加规范，也更加积极。加拿大高血压控制率的显著提升，在很大程度上得益于积极的药物治疗。该国近 80% 的高血压患者接受了降压治疗，这一比例甚至超越了同期（包括美国在内）其他发达国家，令人惊叹。伴随 CHEP 高血压指南的更新，加拿大降压药物的处方量逐年递增。而美国在 ALLHAT（抗高血压和降脂治疗预防心脏病发作）研究及 JNC 7 指南公布后，降压药物（包括利尿剂在内）的处方比例也有所提升，但增幅远不及加拿大。

加拿大高血压患者的治疗率在 2009 年较 1992 年翻了一倍之多，在这一惊人的数字背后，分析其中的一个重要原因是人群对高血压的知晓率大幅提高。数据显示，知晓自身患有高血压而未进行治疗的比例在 1992 年超过 20%，而 2009 年时下降至不足 5%。可见，"知情"是接受治疗的前提。另外，在加拿大高血压控制率提高的背后，还有一个重要信息，即 1992—2009 年间，尽管高血压的患病率有轻微上升，从 19.7% 增至 21.6%，但接受降压治疗的高血压患者及非高血压成年人的收缩压水平均显著下降，其中高血压患者的收缩压由平均 145 mmHg 降至 128 mmHg，非高血压人群的收缩压由 117 mmHg 降至 113 mmHg，体现了居民心血管健康状况有所改善。

CHEP 高血压指南简明扼要，及时吸纳最新临床试验证据，做到了与时俱进。另外，利用指南发布的契机，及时更新、宣传高血压防治的先进理念、多途径教育公众提高对于高血压的认知水平使得指南不再是高血压专业人员的"圣经"，同时也成为公众了解高血压的"红宝书"。我们应当积极借鉴加拿大在控制高血压方面的成功经验，努力提高我国高血压"三率"水平，助力大众心血管健康水平的提升。

## 参考文献

[1] Dasgupta K，Quinn R，Zarnke K，et al. The 2014 Canadian Hypertension Education Program recommendations for blood pressure measurement，diagnosis，assessment of risk，prevention，and treatment of hypertension. Can J Cardiol，2014，30（5）：485-501.

[2] Daskalopoulou S，Rabi D，Zarnke K，et al. The 2015 Canadian Hypertension Education Program recommendations for blood pressure measurement，diagnosis，assessment of risk，prevention，and treatment of hypertension. Can J Cardiol，2015，31（5）：549-568.

[3] Leung A，Nerenberg K，Daskalopoulou S，et al. Hypertension Canada's 2016 CHEP guidelines for blood pressure measurement，diagnosis，assessment of risk，prevention and treatment of hypertension. Can J Cardiol，2016，32（5）：589-597.

[4] Leung A，Daskalopoulous S，Dasgupta K，et al. Hypertension Canada. Hypertension Canada's 2017 Guidelines for Diagnosis，Risk Assessment，Prevention，and Treatment of Hypertension in Adults. Can J Cardiol，2017，33（5）：557-576.

[5] Nerenberg K，Zarnke K，Leung A，et al. Hypertension Canada. Hypertension Canada's 2018 Guidelines for Diagnosis，Risk Assessment，Prevention，and Treatment of Hypertension in Adults and Children. Can J Cardiol，2018，34（5）：506-525.

# 第二节 CHEP 高血压指南（2014）解读与评价

刘 靖（北京大学人民医院）

加拿大高血压教育计划（CHEP）是加拿大高血压学会制订的国际高血压防治项目。CHEP 被称为最可靠的循证慢性疾病管理来源，CHEP 高血压指南每年更新一次，经过充分验证的证据审查过程和在加拿大各地的有效传播使得加拿大在血压控制方面领先全球。"2014 CHEP 高血压患者血压测量、诊断、风险评估、预防与治疗建议"（简称 CHEP 2014 指南）于 2014 年 5 月如期发布，在 2013 年版的基础上对原有的 3 条建议进行了修改，并新增了 2 条建议[1-2]。

修改的建议为：①钠摄入量阈值从每天 ≤ 1500 mg（3.75 g 盐）提高到约等于 2000 mg（5 g 盐）；②对于无糖尿病或靶器官损害的高龄老年人（年龄 ≥ 80 岁），启动药物治疗的血压阈值改为 ≥ 160 mmHg（这一人群血压目标值仍为 < 150 mmHg）；③接受低剂量阿司匹林治疗进行一级预防的目标人群，由所有血压得到控制的高血压患者局限为 ≥ 50 岁的相应人群。

新增的建议是：①对于冠心病患者，如果舒张压 ≤ 60 mmHg，在收缩压治疗达标的过程中需谨慎，因为有可能会加重心肌缺血；②新诊断的高血压患者的诊断流程中加入糖化血红蛋白检测。

概括说来，CHEP 2014 指南有如下 4 条关键信息值得关注：

（1）强调血压测量与监测：建议所有成年人都应当利用适当的临床就诊机会进行血压评估。超过 1/5 的加拿大人患有高血压，患高血压的终身风险约为 90%。所有成年人都需要对他们一生的血压进行持续评估。高血压患者应接受家庭血压监测的教育，并鼓励定期监测血压水平。家庭血压监测是自我监测和自我管理的重要工具。家庭血压监测可用于准确识别正常血压、白大衣高血压和真正高血压的个体。家庭血压监测也有助于提高自我管理技能和提高依从性。

（2）重视心血管风险评估：正常高值血压的人需要每年重新评估，因为他们两年内罹患高血压的风险是 40%。最佳血压管理需要评估总体心血管风险。超过 90% 的加拿大高血压患者有额外的心血管危险因素，包括不健康的饮食、高钠饮食、吸烟、不活动、腹型肥胖、血脂及血糖代谢异常。在高血压患者中，识别并成功管理这些危险因素可以减少 60% 以上的心血管事件。心血管风险评估应使用类似"血管年龄"的类比与患者进行沟通。

（3）降压达标个体化：大多数患者（包括慢性肾脏病患者）的目标血压应低于 140/90 mmHg。糖尿病患者的血压目标低于 130/80 mmHg。高龄老年人（年龄大于 80 岁）的收缩压目标是 150 mmHg。对于虚弱的老年患者和低舒张压的冠心病患者应当谨慎（生活方式的改变可有效预防、治疗高血压并降低心血管风险）。血压和其他心血管危险因素可以通过以下方法得到改善：遵循健康的饮食、经常进行体育活动、减少饮酒、减少饮食钠摄入、避免烟草暴露和压力负荷的管理等。简单、个体化、专业化医疗保健干预增加了生活方式改变的可能性。大多数高血压患者需要改变生活方式和药物治疗来达到推荐的血压目标。利尿剂通常是治疗高血压所需的基础药物。许多糖尿病患者需要三种或三种以上的抗高血压药物，包括利尿剂来达到血压目标。此外，还需要定期随访和滴定治疗来维持已经获得的血压目标。

（4）关注依从性评估与改善：不能坚持健康的生活方式和持续的药物治疗是血压控制不佳的重要原因。应在每次就诊时评估患者对生活方式改变和药物治疗的依从性，改善依从性的干预措施应成为临床常规的一部分。

CHEP 2014 指南的上述变化与关键信息涵盖从高血压诊断、评估、治疗及管理全程，推荐基于最新、最佳临床证据，充分体现了 CHEP 高血压指南的循证、与时俱进原则。

## 参考文献

［1］Dasgupta K，Quinn R，Zarnke K，et al. The 2014 Canadian Hypertension Education Program recommendations for blood pressure measurement，diagnosis，assessment of risk，prevention，and treatment of hypertension. Can J Cardiol，2014，30（5）：485-501.

［2］Hackam D，Quinn R，Ravani P，et al. The 2013 Canadian Hypertension Education Program recommendations for blood pressure measurement，diagnosis，assessment of risk，prevention，and treatment of hypertension. Can J Cardiol，2013，29（5）：528-542.

# 第三节　CHEP 高血压指南（2015）解读与评价

刘　靖（北京大学人民医院）

2015 年 5 月，加拿大高血压教育计划（CHEP）如期发布"2015 CHEP 高血压患者血压测量、诊断、风险评估、预防与治疗建议"（简称"CHEP 2015 指南"）[1]。指南委员会在 MEDLINE 中检索了自 2014 年 8 月前 1 年的最新文献，方法学专家对相关文献进行系统评价。涉及药物干预部分，优先考虑以心血管发病率和死亡率及全因死亡为主要结局的随机对照试验及系统综述。对于非药物的行为干预部分，以血压下降为主要考量。对于慢性肾脏病患者，以进行性肾损害作为临床相关主要终点。所有推荐按证据强度分级，新增的建议及对既往建议的修改在 2014 年 10 月召开的共识会议上充分讨论，并经 CHEP 推荐工作组的 70 位成员投票决定，超过 70% 的工作组成员通过的决议形成指南最终文稿。

CHEP 2015 指南对 2014 年版指南[2]的 2 条建议进行了修改并且新增了 4 项建议。

修改的建议包括：①肾动脉狭窄应进行医学处理；②肾动脉狭窄且高血压不能控制或出现并发症的患者，可以考虑肾动脉血管成形术和支架置入术。

新增的建议包括关于高血压诊断及戒烟的建议：①在准确的诊室血压测量方面，建议使用经过验证的（示波法）电子血压计测量上臂血压，准确度优于听诊法；②如果第一次就诊测得的平均血压升高但低于 180/110 mmHg，在第二次就诊之前应该进行动态血压监测（优先考虑）或家庭血压监测以排除白大衣高血压，不推荐对白大衣高血压进行药物治疗；③烟草使用情况应及时更新，并提供戒烟建议；④应向所有吸烟者提供戒烟建议并联合药物进行治疗。

此外，CHEP 2015 指南还提出了标准化的动态血压监测流程并对自动诊室血压测量进行了更新。对血压的准确测量和高血压诊断标准也提出了相关建议（见图 4-1）。

CHEP 2015 指南的主要内容如下：

（1）所有成人应利用所有适宜的临床就诊机会测量、评估血压。诊室血压测量电子（示波法）优于手动测量。超过 1/5 的加拿大成人患高血压，患高血压的终身风险约为 90%，因而所有成人需要持续评估血压。鼓励高血压患者了解并进行家庭血压监测。正常高值血压个体 2 年内罹患高血压的风险高达 40%，因而需要每年评估血压。

（2）推荐诊室外血压测量（包括 24 h 动态血压监测或家庭血压监测）用于疑诊高血压的个体确立高血压诊断。优先推荐应用 24 h 动态血压监测。家庭血压监测除了和动态血压监测一样可以识别白大衣高血压及隐蔽性高血压外，还是实现患者自测、管理和改善治疗依从性的重要手段。

（3）推荐对高血压患者进行总体心血管风险评估。多种工具用以评估心血管风险并指导药物治疗。但鉴于尚缺乏精确的源自加拿大人数据的风险评估工具，指南建议采用改良的"系统脑血管与冠状动脉风险评估"（SCORE-CANADA）工具，并使用相对风险而非绝对风险指导治疗决策。同 2014 年版指南一样，CHEP 2015 年版指南推荐心血管风险评估时应用"心血管年龄""血管年龄""心脏年龄"等概念（便于理解）与患者进行有效沟通。

（4）关于血压目标水平，同 2014 年版指南一样，CHEP 2015 年版指南推荐多数高血压患者的目标血压应为 < 140/90 mmHg；80 岁及以上高龄老年患者目标收缩压为 < 150 mmHg。虚弱的老年人、合并冠心病以及舒张压较低者（< 60 mmHg）降压需谨慎。

（5）关于降压药物，CHEP 2015 年版指南推荐无并发症的单纯高血压患者初始采用利尿剂等传

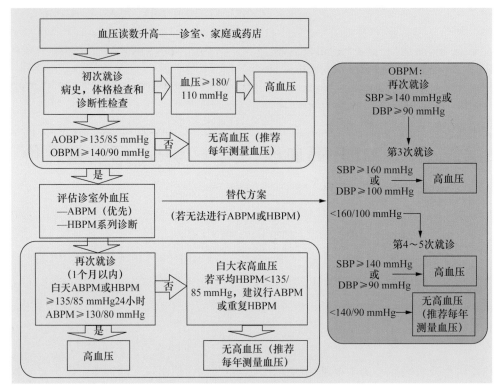

图 4-1　CHEP 2015 高血压指南建议

统的五大类降压药物单药治疗，其中 β 受体阻滞剂用于 60 岁以下的中青年高血压患者。α 受体阻滞剂不再作为无并发症的高血压患者的一线药物；β 受体阻滞剂不再用于 60 岁及以上的老年高血压患者；血管紧张素转化酶抑制剂（ACEI）不推荐用于黑人高血压患者。但强调当有强适应证或联合治疗时上述药物仍可使用。2 级及以上高血压患者可以采用初始联合治疗策略，但在老年、虚弱患者初始联合需谨慎。

（6）特殊临床情况的药物治疗。基于临床试验证据，CHEP 2015 年版指南对普通高血压、单纯舒张期高血压、单纯收缩期高血压及合并糖尿病、冠心病、脑血管病、慢性肾脏病等临床情况时的降压治疗给出了相关推荐。

（7）降压以外的整体心血管保护治疗措施，包括在合并 3 个以上危险因素或合并确诊的心血管疾病的高血压患者中启动他汀类药物治疗，50 岁及以上高血压患者血压控制后应用小剂量阿司匹林，以及评估烟草使用情况及提供戒烟指导与治疗等。

（8）重视指南的实施与效果评估。由专门的指南推广小组负责指南宣教活动，形式包括组织论坛交流、为初级保健医生及患者定向发放材料、网站宣传及免费幻灯片下载等。此外还应对上述活动及时反馈。会定期进行专门调查或利用监测数据评估指南实施带来的实际效果。

CHEP 2015 年版指南特别强调，指南仅供临床医生决策时参考，但不能取代合理的临床决策。在具体问题的处理时还需考虑患者的意愿。CHEP 2015 年版指南声明推荐单纯基于最佳临床证据，并未考虑经济因素。此外在讨论证据时可能会提及某种降压药物，但所有的药物治疗的推荐应被视为"类效应"，除非有特殊说明。

CHEP 2015 年版指南以其制订流程公开透明、方法学科学规范、内容简明扼要，堪称循证指南的典范。

## 参考文献

[1] Daskalopoulou S，Rabi D，Zarnke K，et al. The 2015 Canadian Hypertension Education Program recommendations for blood pressure measurement, diagnosis, assessment of risk, prevention, and treatment of hypertension. Can J Cardiol，2015，31（5）：549-568.

[2] Dasgupta K，Quinn R，Zarnke K，et al. The 2014 Canadian Hypertension Education Program recommendations for blood pressure measurement, diagnosis, assessment of risk, prevention, and treatment of hypertension. Can J Cardiol，2014，30（5）：485-501.

# 第四节 CHEP 高血压指南（2016）介绍

王增武 董 莹 亢玉婷（国家心血管病中心，中国医学科学院阜外医院）

加拿大高血压教育计划（Canadian Hypertension Education Program，CHEP）专家委员会如期发布了 2016 年版高血压指南，该指南整体上仍分为 2 个版块，即诊断与评估，预防和治疗。加拿大人群的血压控制率已由 1992 年的 13.2% 逐步提高至 2007 年的 64.6%，2012—2013 年控制率已达 68.1%，远高于全球血压控制率（32.5%）[1-2]。如此骄人的成绩与每年基于最新文献及时制订新的建议，以指导高血压诊断、评估、预防和治疗不无关系。

2016 年版 CHEP 高血压指南新增了 4 条建议，修改了 2 条原有的建议。其余基本与上一版高血压指南相似[3-4]。

新增加的建议为：

（1）高血压诊断和评估：①自动化诊室血压测量（*automated office blood pressure*，AOBP）是无需医护人员参与的全自动血压测量设备，现被推荐为诊室血压测量的首选方法。②在由原发性醛固酮增多症所致的继发性高血压患者中，如需进行肾上腺切除手术，建议用肾上腺静脉血进行评估，以了解病变是否为单侧。

（2）高血压预防和治疗：①建议非高钾血症高危人群增加膳食钾以有效降低血压。②对于高危患者，强化血压降至收缩压≤ 120 mmHg 被认为可以降低心血管事件发生风险。

修改的建议为：

①血脂检测（包括总胆固醇、低密度脂蛋白、高密度脂蛋白、非高密度脂蛋白胆固醇和甘油三酯）仍为高血压患者的常规检测项目，并且空腹和非空腹采集均可以接受。②伴稳定型心绞痛的高血压患者（无心力衰竭、心肌梗死或冠状动脉旁路移植术史），β 受体阻滞剂或钙通道阻滞剂（CCB）均可作为初始治疗的选择。

## 一、2016 年版 CHEP 高血压指南诊断和评估建议

**1. 准确测量血压建议**

（1）要求在每次随访中均应由受过专业培训的卫生保健人员对成年患者进行准确的血压测量，以评价心血管疾病发生风险及调整治疗方法（D 级）。

（2）推荐采用标准化的检测技术和经验证的检测仪器进行血压测量（非 AOBP、AOBP、家庭血压监测和动态血压监测）（D 级）。使用经验证的电子（示波法）血压计测量上臂血压，准确度优于听诊法（C 级）[除非明确要求，否则诊室血压测量均指电子（示波法）血压测量方法]。

下述 4 种方法均可对血压进行评估：①非 AOBP：收缩压≥ 140 mmHg 或舒张压≥ 90 mmHg 时，可诊断为高血压；收缩压为 130 ～ 139 mmHg 和（或）舒张压为 85 ～ 89 mmHg，可诊断为血压正常高值（C 级）。② AOBP：AOBP 应为诊室血压测量的首选方法（新建议）。平均收缩压≥ 135 mmHg 或舒张压≥ 85 mmHg，即可诊断为高血压（D 级）。③动态血压监测：在清醒状态下平均收缩压≥ 135 mmHg 或舒张压≥ 85 mmHg，或 24 h 平均收缩压≥ 130 mmHg 或舒张压≥ 80 mmHg，可诊断为高血压（C 级）。④家庭血压监测：平均收缩压≥ 135 mmHg 或舒张压≥ 85 mmHg，可诊断为高血压（C 级）。如果诊室测量血压偏高，但家庭监测平均血压＜ 135/85 mmHg，建议在家重复监测证实平均血压＜ 135/85 mmHg，或采用动态血压监测证实 24 h 平均血压＜ 130/80 mmHg 和清醒平均血压＜ 135/85 mmHg，可诊断为白大衣高血压（D 级）。

在既往建议的基础上，优先考虑使用经验证的电子（示波法）血压计测量上臂血压，新建议支持 AOBP 作为首选诊室血压测量方法。AOBP 是在没有医护人员的参与下，患者在安静的空间或私人

区域内独自休息，再以全自动电子设备测量血压，以排除电子血压计读数过程中谈话的可能性，减少"白大衣效应"，促进每例临床就诊患者进行多次血压测量（自动血压计计算其平均值）。AOBP 测得的血压最接近清醒状态下的动态血压值。多次就诊患者的 AOBP 结果也很稳定；此外，不同地点血压测量值变化也不大。在病房、候诊室、医生检查室，动态血压监测结果较相近。同样，AOBP 无论在药房还是诊室，测量的结果均具有可比性。

AOBP 不仅可以提供稳定可靠的血压值，还可以预测末端器官损害情况（如颈动脉内膜-中层肥厚、左心室肥厚指数、微量白蛋白尿）。新近研究表明改进的 AOBP 可以预测心血管事件的发生风险。

**2. 高血压诊断标准和随访建议**

有高血压急症或次急症表现的患者应确立高血压诊断，并立即治疗（D 级）。对于其他患者，则至少根据本次访视中的 2 次血压值进行判断。2016 年版 CHEP 高血压指南非常重视 AOBP，并强调指出，若采用传统诊室血压测量，应舍去第 1 次读数，将后面的读数取均值作为最终的血压结果；而如果使用 AOBP，仪器上显示的读数即为最终血压结果。

如果第 1 次访视测得的血压水平为正常高值，则建议每年访视 1 次（C 级）。

如果第 1 次访视中，传统诊室血压测量结果或 AOBP 结果为高血压，应了解患者病史和体格检查情况。如果有临床提示，应在随后的 2 次随访中检测靶器官损害和相关的心血管危险因素。评估可诱发或加重高血压的外源性因素，并尽可能去除。应于 1 个月内进行第 2 次访视（D 级）。

如果在第 1 次访视中，传统诊室血压测量或 AOBP 得到平均收缩压 ≥ 180 mmHg 和（或）舒张压 ≥ 110 mmHg，可直接诊断为高血压（D 级）。

如果第 1 次访视中，传统诊室血压测量得到平均收缩压为 140 ～ 179 mmHg 和（或）舒张压为 90 ～ 109 mmHg 或 AOBP 测得平均收缩压为 135 ～ 179 mmHg 和（或）舒张压为 85 ～ 109 mmHg，则第 2 次随访前需进行诊室外的血压测量（C 级）。①动态血压监测是一种推荐的诊室外的血压测量方法（D 级）。②如果因为患者个人喜好或不能耐受

或没有设备不能进行动态血压监测，家庭血压监测也是一种推荐的方法（D 级）。③如果诊室外测得的血压平均值并未升高，可以诊断为白大衣高血压，无需进行药物治疗（C 级）。

如果第 1 次访视中，尽管推荐但并未进行诊室外血压测量，则满足以下任意一项即可通过一系列的诊室血压测量结果诊断为高血压，具体要求如下：①在第 2 次访视中，诊室血压测量的平均收缩压 ≥ 140 mmHg 和（或）舒张压 ≥ 90 mmHg，伴大血管靶器官损害、糖尿病或慢性肾脏病［估算肾小球滤过率（eGFR）< 60 ml/（min·1.73 m²）］（D 级）；②在第 3 次访视中，诊室血压测量的平均收缩压 ≥ 160 mmHg 或舒张压 ≥ 100 mmHg；③在第 5 次访视中，诊室血压测量的平均收缩压 ≥ 140 mmHg 或舒张压 ≥ 90 mmHg。

有临床和（或）实验室征象者，应进一步排查继发性高血压的可能（D 级）。

如果患者在最后一次诊断性访视中未确诊为高血压，也无明确证据指出大血管靶器官损害，应每年进行 1 次血压评估（D 级）。

高血压患者应积极调整其健康行为，每 3 ～ 6 个月访视 1 次。对于血压更高的患者每 1 个月或每 2 个月访视 1 次（D 级）。接受高血压治疗的患者应根据血压水平每 1 个月或每 2 个月访视 1 次，直至连续 2 次访视的血压水平低于目标水平（D 级）。对于有症状、重度高血压、不耐受抗高血压药物或伴靶器官损害者，应缩短访视间隔（D 级）。当达到目标血压时，每 3 ～ 6 个月随访 1 次（D 级）。

**3. 高血压患者的总体心血管风险评估**

整体心血管风险评估：多因素风险模型可以更准确地预测每例患者总体心血管风险（A 级）和更有效地指导药物降压治疗（D 级）。由于加拿大缺少这方面数据证明风险预测的准确性，故避免使用绝对风险指导治疗方案（C 级）。

告知患者自己的总体心血管风险有利于提高危险因素干预的效果（B 级）。也可考虑使用类比的方法，如"心血管年龄""血管年龄"或"心脏年龄"来告知患者所处的风险状态（B 级）。

**4. 高血压患者常规和可选的实验室检测项目**

常规实验室检测适合于所有高血压患者：①尿

液（D 级）。②血生化（钾、钠、肌酐）（D 级）。③空腹血糖和（或）糖化血红蛋白（D 级）。④血清总胆固醇、高密度脂蛋白胆固醇、低密度脂蛋白胆固醇、非高密度脂蛋白胆固醇、甘油三酯（D 级）。新修改的建议支持空腹和非空腹检测。⑤标准 12 导联心电图（C 级）。

评估糖尿病患者的尿蛋白排泄率（D 级）。所有接受治疗的高血压患者均应根据目前加拿大糖尿病协会的指导方案检测新发糖尿病（B 级）。

在高血压管理维持阶段，电解质、肌酐、空腹血脂等均应按照一定的频率进行重复检测，以反映临床情况（D 级）。

**5. 肾血管性高血压评估**

2016 年版 CHEP 高血压指南建议如下述临床线索≥2 个，提示肾血管性高血压，应进行调查（D 级）：①突然发作或恶化的高血压，年龄＞55 岁或＜30 岁。②腹部出现杂音。③使用抗高血压药物≥3 种。④使用血管紧张素转化酶抑制剂（ACEI）或血管紧张素受体拮抗剂（ARB）导致血肌酐水平升高≥30%。⑤其他动脉粥样硬化性血管疾病，尤其是对于吸烟或血脂异常患者。⑥与高血压激增相关的复发性肺水肿。

卡托普利增强放射性同位素肾扫描、超声、磁共振血管造影术和计算机断层扫描血管造影（对于肾功能正常者）（B 级）有助于筛选肾血管疾病。对于慢性肾脏病 [eGFR＜60 ml/（min·1.73 m$^2$）] 患者，不建议使用卡托普利增强放射性同位素肾扫描（D 级）。

**6. 内分泌性高血压**

（1）醛固酮增多症的诊断和筛查：①醛固酮增多症的筛查应考虑下述患者（D 级）：高血压患者伴自发性低血钾（K$^+$＜3.5 mmol/L）；高血压患者有明显的利尿引起的低血钾（K$^+$＜3.0 mmol/L）；使用治疗药物≥3 种的难治性高血压患者；高血压患者伴肾上腺腺瘤。②醛固酮增多症的筛查应包括评估血浆醛固酮、血浆肾素活性或血浆肾素水平。③疑似醛固酮增多症患者，使用至少 1 个试验测试不正常的自发性醛固酮分泌过多，以便诊断原发性醛固酮增多症。一旦诊断，应定位异常位置。④新增的建议表示，原发性醛固酮增多症患者、确诊的肾脏肿瘤有手术适应证者，建议采集肾上腺静脉血

评估哪侧呈醛固酮高分泌状态。肾血管血样应由专科医院采集（C 级）。

（2）嗜铬细胞瘤和副神经节瘤的诊断和筛查：①如果强烈怀疑为嗜铬细胞瘤或副神经节瘤的患者应转诊至高血压专科医院，特别是生化检测为阳性者（D 级）。②以下患者应考虑筛查嗜铬细胞瘤或副神经节瘤（D 级）：对阵发性、无法解释的、不稳定和（或）严重的持续性高血压患者（血压≥180/110 mmHg）常规降压治疗效果差；高血压患者且有多种提示儿茶酚胺过量的症状（如头痛、心悸、出汗、无端惊恐、面色苍白）；高血压因使用 β 受体阻滞剂、单胺氧化酶抑制剂，或排尿、腹压改变、手术、麻醉引起；偶然发现肾上腺肿瘤，或高血压伴多发性内分泌肿瘤、多发性神经纤维瘤或小脑脊髓血管瘤症；患者生化筛查的结果为阳性，嗜铬细胞瘤或副神经节瘤定位方法应包括磁共振成像（优先）、计算机断层扫描（如磁共振成像不可用）以及 $^{131}$I 核素扫描（C 级）。

**7. 家庭血压监测**

家庭血压监测可用于诊断高血压（C 级）。高血压患者应定期使用家庭血压监测，尤其是下述患者：糖尿病（D 级）；慢性肾脏病（C 级）；依从性不佳（D 级）；白大衣效应（C 级）；诊室血压正常，而在家不正常（隐蔽性高血压）（C 级）。

对于家庭血压监测提示白大衣高血压，通过治疗前的动态血压监测和重复的家庭血压监测来确定。

应告知患者购买或使用仅适合家庭血压监测的仪器设备（符合英国高血压协会最新要求或经国际协议验证的自动血压测量装置）。应鼓励患者使用具有数据记录功能或数据传输功能的仪器，以增加家庭血压监测报告的可行性（D 级）。

家庭血压监测收缩压≥135 mmHg 或舒张压≥85 mmHg 应考虑为血压升高，与全因死亡的风险增加有关（C 级）。医护人员应对在家测量血压的患者进行适当培训，如有可能，进行重复培训。确保患者血压测量读数的正确性并且对相应的结果给出充足的解释（D 级）。

为了评估白大衣高血压或持续性高血压，需记录早晚 2 次测量的结果，共 7 天，且第 1 天的家

庭血压值应不予考虑（D级）。

### 8. 动态血压监测

（1）动态血压监测可用来诊断高血压（C级）。接受治疗的患者如果诊室血压可疑升高同时有如下情况时，应当进行动态血压监测：①尽管接受了适当的长期降压治疗，但血压水平仍未达标（C级）；②提示低血压症状（C级）；③诊室血压测量值呈波动性（D级）。

（2）上臂动态血压监测应选用已被独立验证的测量设备（D级）。

（3）当患者24 h动态监测的平均收缩压≥130 mmHg和（或）舒张压≥80 mmHg，或清醒时平均收缩压≥135 mmHg和（或）舒张压≥85 mmHg，应考虑调整治疗方案（D级）。

（4）依据动态血压监测决定开始或停止药物治疗时，应重视夜间血压的显著变化。因夜间血压降低＜10%可增加心血管事件的发生风险（C级）。

### 9. 超声心动图的作用

（1）不推荐所有的高血压患者常规进行超声心动图评价（D级）。

（2）为了帮助确定未来心血管事件的发生风险，对特定病例，超声心动图有利于评价左心室肥大（C级）。

（3）对疑有左心室功能障碍或冠心病的患者，超声心动图可用于评价左心室质量、左心室收缩和舒张功能（D级）。

（4）高血压和心力衰竭患者可以使用超声心动图或核素显像客观评价左心室射血分数（D级）。

## 二、2016年版CHEP高血压指南对预防和治疗的建议

### 1. 健康行为管理

（1）体育锻炼：①非高血压或高血压1级患者，使用阻力或重量训练（如自由举重、固定举重或握力练习）不会对血压产生不利影响（D级）；②非高血压者（为了减少成为高血压的可能性）或高血压患者（为了降低血压），除日常生活活动外，建议进行每周4～7天累计30～60 min的中等强度运动（如步行、慢跑、骑车、游泳）（D级）；高强度的运动并非更有效（D级）。

（2）减重：①测量所有成年人的身高、体重和腰围，并计算体重指数（BMI）（D级）；②保持健康的体重（BMI为18.5～24.9 kg/m$^2$，男性腰围＜102 cm，女性腰围＜88 cm）被推荐用于非高血压的个人预防（C级）和高血压患者降低血压（B级）的策略；所有超重的高血压患者均应建议其减肥（B级）；③减重应采取科学方法，包括饮食教育、增加体力活动和行为干预（B级）。

（3）饮酒：为了降低血压水平，健康成年人应限制每天饮酒≤2个标准份，每周男性饮酒量不超过14个标准份，女性不超过9个标准份（B级）（注：1标准份为13.6 g或17.2 ml乙醇，相当于5%酒精度的啤酒355 ml，12%酒精度的红酒148 ml，或40%酒精度的烈酒44 ml）。

（4）饮食建议：高血压患者和有发展为高血压风险的非高血压者建议食用水果、蔬菜、低脂奶制品、可溶性食用纤维、全谷物、植物来源的蛋白质以减少饱和脂肪和胆固醇摄入（B级）。

（5）钠盐摄入量：为了降低血压，建议钠盐的摄入量减少至2000 mg/d（5 g盐或87 mmol钠）（A级）。

（6）钙和镁的摄入量：不推荐补充钙、镁用于预防或治疗高血压（B级）。

（7）钾的摄入量：对于不具有高血钾危险因素的患者，增加饮食中的钾摄入量有助于降低血压（A级）（新的建议）。

（8）压力管理：有压力的高血压患者可能会出现血压升高，因此压力管理应被视为一种干预方法（D级）。当有减压方式可以使用时，个人有意识的行为干预可能对降压更有效（B级）。

### 2. 无强适应证的成年高血压患者药物治疗的适应证

（1）无大血管靶器官损害或其他心血管疾病危险因素时，平均舒张压≥100 mmHg或平均收缩压≥160 mmHg，可行降压药物治疗（A级）。

（2）如果平均舒张压≥90 mmHg且有大血管靶器官损害或其他独立的心血管危险因素，强烈建议降压药物治疗（A级）。

（3）如果平均收缩压≥140 mmHg且有大血管靶器官损害，强烈推荐降压药物治疗（C级为140～160 mmHg；A级＞160 mmHg）。

（4）符合上述（1）～（3）适应证的所有患者均应考虑药物治疗，无需考虑年龄（B级）。但对于体质虚弱的老年患者，即使符合上述（1）～（3）的条件，用药时仍需谨慎。

（5）对于无糖尿病或靶器官损害的老年患者（年龄≥80岁），收缩压≥160 mmHg可作为开始药物治疗的标志（C级）。

**3. 无强适应证的成年高血压患者的药物选择**

（1）收缩期和（或）舒张期高血压的治疗：①初始治疗应单独使用噻嗪型/噻嗪样利尿剂（A级）、β受体阻滞剂（年龄＜60岁的患者，B级）、ACEI（非黑人患者，B级）、长效CCB（B级）、ARB（B级）；如果出现不良反应，可选用本组的另一种药物代替。低钾血症患者避免使用噻嗪型/噻嗪样利尿剂单一治疗（C级）。②如已使用一种药物的标准剂量，但血压仍未达标，可以考虑加用其他药物（B级）。加用的药物应从一线药物中选取。可用的选择包括噻嗪型/噻嗪样利尿剂或CCB联合ACEI、ARB或β受体阻滞剂（B级：噻嗪型/噻嗪样利尿剂联合二氢吡啶类CCB；C级：二氢吡啶类CCB联合ACEI；D级：其他联合）。非二氢吡啶类CCB和β受体阻滞剂联合需谨慎（D级）。不推荐ACEI和ARB联用（A级）。③如果收缩压高于目标血压20 mmHg或舒张压高于目标血压10 mmHg，起始治疗可以选择2种一线药物的联合（C级）。对于联合治疗易导致明显血压下降，或不耐受（如老年人）的患者，需谨慎。④若2种或多种一线药物联合治疗，血压仍未控制，或发生不良反应，可加用其他降压药物（D级）。⑤寻找治疗效果差的原因（D级）。⑥α受体阻滞剂不推荐作为无并发症高血压患者的一线用药（A级）；β受体阻滞剂不推荐作为年龄≥60岁无并发症患者的一线用药（A级）；ACEI不推荐作为无并发症的黑人高血压患者的一线用药（A级）。然而，这些药物可用于特殊适应证或联合用药。

（2）单纯收缩期高血压患者的建议：①初始治疗应单用噻嗪型/噻嗪样利尿剂（A级）、长效二氢吡啶类CCB（A级）、ARB（B级）；如出现不良反应，可选用本组的其他药物替代。低钾血症患者应避免单独使用噻嗪型/噻嗪样利尿剂治疗（C级）。②如已使用一种药物的标准剂量，但血

压仍未达标，可以考虑加用其他药物（B级）。加用的药物应从一线药物中选取（D级）。③若2种或多种一线药物联合治疗，血压仍无法控制，或出现不良反应，可添加或选用其他类别的药物代替（如α受体阻滞剂、ACEI、中枢性降压药或非二氢吡啶类CCB）（D级）。④寻找治疗效果差的原因（D级）。⑤α受体阻滞剂不推荐作为无并发症的单纯收缩期高血压患者的一线用药（A级）；β受体阻滞剂不推荐作为年龄≥60岁单纯收缩期高血压患者的一线用药（A级）。然而，这些药物可用于特殊适应证或联合用药。

**4. 无强适应证的成年高血压患者的血管保护治疗**

（1）高血压患者有3个或更多心血管危险因素（A级，患者年龄＞40岁）或已有动脉粥样硬化性疾病（A级，不分年龄），推荐使用他汀类药物治疗。

（2）对于年龄≥50岁的高血压患者，可考虑低剂量水杨酸治疗（B级）。血压未控制者需谨慎（C级）。

（3）需要定期了解所有患者的烟草使用量，医护人员应建议患者戒烟（C级）。

（4）建议联合药物疗法（如伐尼克兰、丁氨苯丙酮、尼古丁替代疗法），并且为每一位吸烟者制订一个戒烟目标（C级）。

（5）对于年龄≥50岁且收缩压≥130 mmHg的高危患者可以考虑强化降压治疗，将降压目标设定为收缩压≤120 mmHg（应用自动化血压计在诊室进行测量）（B级）（新的建议）。

**5. 无强适应证的成年高血压患者的治疗目标**

（1）收缩压＜140 mmHg（C级），舒张压＜90 mmHg（A级）。

（2）对于年龄≥80岁的老年患者，目标收缩压＜150 mmHg（C级）。

**6. 合并缺血性心脏病的高血压患者的治疗**

（1）合并冠心病的高血压患者治疗建议：①ACEI或ARB类降压药物是大多数合并冠心病的高血压患者的推荐药物（A级）。②对于有冠心病但不合并收缩性心力衰竭的高血压患者，不推荐ACEI和ARB联用（B级）。③对于高危患者，当

需要联合用药时，应个体化选择降压药物。在特定的高血压患者中，ACEI 和二氢吡啶类 CCB 的联用优于 ACEI 和噻嗪类利尿剂的联用（A 级）。④对于伴稳定型心绞痛但既往并无心力衰竭、心肌梗死或冠状动脉旁路移植手术史患者，β 受体阻滞剂或 CCB 可以作为首选治疗药物（B 级）（修正意见）。⑤不推荐使用短效硝苯地平（D 级）。⑥将确诊有冠心病的患者收缩压降至目标水平时（尤其是单纯收缩期高血压患者），舒张压 ≤ 60 mmHg 者应谨慎，因为此时心肌缺血会加重（D 级）。

（2）近期发生过心肌梗死的高血压患者的治疗：①初始治疗药物应包括 β 受体阻滞剂和 ACEI（A 级）。②如患者不能耐受 ACEI，可以使用 ARB（A 级，左心室收缩功能不全患者）。③当 β 受体阻滞剂有禁忌证或无效时，CCB 也可用于心肌梗死后患者。但当患者有心力衰竭且存在肺淤血的检查或放射线证据时，不应使用非二氢吡啶类 CCB（D 级）。

### 7. 合并心力衰竭的高血压患者的治疗

（1）对于收缩功能不全患者（射血分数 < 40%），推荐 ACEI（A 级）和 β 受体阻滞剂（A 级）作为初始降压药物。对于最近因心血管疾病住院、急性心肌梗死、B 型钠尿肽或 N 末端脑钠肽激素原水平升高、纽约心脏病协会心功能 Ⅱ~Ⅳ 级患者，可加用醛固酮受体拮抗剂（盐皮质激素受体拮抗剂）（A 级）。当醛固酮受体拮抗剂与 ACEI 或 ARB 联用时，应检测血钾水平。如需要，可加用其他利尿剂（使用噻嗪型/噻嗪样利尿剂控制血压为 B 级，使用祥利尿剂控制血容量为 D 级）。除考虑控制血压外，除非出现不良反应，否则应将 ACEI 或 ARB 的剂量滴定至临床试验证明有效的剂量（B 级）。

（2）如果患者对 ACEI 不耐受，建议使用 ARB（A 级）。

（3）如果患者对 ACEI 和 ARB 禁忌或不耐受，建议联合使用肼屈嗪和硝酸异山梨酯（B 级）。

（4）对于血压未得到控制的高血压患者，可在 ACEI 或其他降压药物中加用 ARB（A 级）。由于可能会出现低血压、高血钾和肾功能恶化等潜在不良反应，所以 ACEI 与 ARB 联用时应密切监测上述指标（C 级）。加用的药物可能包括二氢吡啶类 CCB（C 级）。

### 8. 合并脑卒中的高血压患者的治疗

（1）急性脑卒中的血压管理（发病开始的 72 h）：①对于不适合溶栓治疗的缺血性脑卒中患者，在确诊为急性缺血性脑卒中或短暂性脑缺血发作时，不应频繁地进行高血压治疗（D 级）。对于极端的血压升高（如收缩压 > 220 mmHg 或舒张压 > 120 mmHg），在降压治疗开始的 24 h 内，血压降低幅度约为 15%（D 级），最多不能超过 25%，随后逐渐减少（D 级）。避免过度降压，因为这可能会加重现有的缺血状况或导致缺血发生，尤其是已确诊为颅内动脉闭塞、颅外颈动脉或椎动脉闭塞的患者（D 级）。选择的药物和给药途径应当可避免血压急剧下降（D 级）。②对于适合溶栓治疗的缺血性脑卒中患者，如果其血压很高（ > 185/110 mmHg），则在接受溶栓治疗的同时还应进行降压治疗，以降低二次颅内出血的发生风险（B 级）。

（2）急性脑卒中发生后的血压管理：①在脑卒中急性期或短暂性脑缺血发作后，应强烈考虑开始降压治疗（A 级）。②在脑卒中急性期过后，推荐将血压降至目标值 < 140/90 mmHg（C 级）。③推荐 ACEI 和噻嗪型/噻嗪样利尿剂联用（B 级）。④对于脑卒中患者，不推荐 ACEI 和 ARB 联用（B 级）。

### 9. 合并左心室肥大的高血压患者的治疗

（1）合并左心室肥大的高血压患者应进行降压治疗，以减少后续心血管事件的发生（C 级）。

（2）初始降压治疗的选择可能会受左心室肥大的影响（D 级）。初始治疗可使用的药物包括 ACEI、ARB、长效 CCB 或噻嗪型/噻嗪样利尿剂。不应使用直接扩血管药物，如肼屈嗪或米诺地尔。

### 10. 合并非糖尿病肾病的高血压患者的治疗

（1）合并非糖尿病肾病的高血压患者的目标血压为 140/90 mmHg（B 级）。

（2）伴尿蛋白（尿蛋白 > 500 mg/24 h，或蛋白肌酐比值 > 30 mg/mmol）肾病的高血压患者，初始治疗使用 ACEI；如对 ACEI 不耐受，则使用 ARB（B 级）。

（3）噻嗪类利尿剂建议作为一种附加的降压治疗药物（D 级）。对于肾容量负荷过重患者，推荐使用祥利尿剂（D 级）。

（4）在多数情况下，为达到目标血压需进行联合治疗（D 级）。

（5）不推荐 ACEI 和 ARB 联用治疗不伴蛋白尿的肾病高血压患者（B 级）。

### 11. 合并肾血管性疾病的高血压患者的治疗

（1）由于肾血管形成和支架术与单独的有效药物治疗相比不具优势，因此由高血压导致的肾动脉狭窄首选药物治疗（B 级）。

（2）肾血管成形术和支架术适合于动脉粥样硬化导致血流动力学改变的严重肾血管狭窄，伴使用最大耐受剂量也未能控制的高血压，肾功能逐步衰退和急性肺水肿患者（D 级）。

### 12. 合并糖尿病的高血压患者的治疗

（1）合并糖尿病的高血压患者的降压目标为收缩压＜ 130 mmHg（C 级）和舒张压＜ 80 mmHg（A 级）。如果收缩压高出目标血压 20 mmHg 或舒张压高出目标血压 10 mmHg，首次治疗可以考虑 2 种一线药物联用（B 级）。然而，对于血压大幅度下降或不耐受者应给予关注（如老年患者和有自主神经病变者）。

（2）对于合并心血管疾病、肾病（包括微量白蛋白尿），或有除糖尿病和高血压外可增加心血管疾病风险的危险因素者，首次治疗推荐 ACEI 或 ARB（A 级）。

（3）上述推荐未包含的高血压合并糖尿病患者，推荐药物包括（按英文字母表顺序）：ACEI（A 级）、ARB（B 级）、二氢吡啶类 CCB（A 级）和噻嗪型 / 噻嗪样利尿剂（A 级）。

（4）如果通过标准剂量的单药治疗未能达到目标血压，应使用其他抗高血压药物。ACEI 联合二氢吡啶类 CCB 优于联合噻嗪型 / 噻嗪样利尿剂（A 级）。

### 13. 患者依从性策略

可通过多管齐下的方式提高患者的健康行为和药物治疗的依从性。

2016 年版 CHEP 高血压指南是基于大量系统综述，并在既往指南的基础上提出了以下新的建议。如在诊断和评估方面，将全自动血压测量作为诊室血压测量的首选方法；在检测血脂指标时不再强调空腹采血。在预防和治疗方面，对于不具有高血钾危险因素的患者，增加食物中钾的摄入有助于降低血压；而且，结合 SPRINT 研究的相关结论，推荐将收缩压≤ 120 mmHg 作为部分高危患者的降压目标；伴稳定型心绞痛的高血压患者（无心力衰竭、心肌梗死或冠状动脉旁路移植手术史者），β受体阻滞剂或 CCB 均可作为初始治疗选择。

近年来，高血压的诊断和治疗取得了长足进展，我国也制订了高血压防治指南。由于种族、经济、医疗水平等各方面的差异，虽然我们不能将 2016 年版 CHEP 高血压指南中的内容完全应用到中国人群中，但其对新证据、新方法的及时采用和慎重推荐亦有借鉴意义。我们应结合我国的实际情况，稳步推动高血压防治工作的开展。

## 参考文献

［1］McAlister F，Wilkins K，Joffres M，et al. Changes in the rates of awareness，treatment and control of hypertension in Canada over the past two decades. CMAJ,2011,183（9）: 1007-1013.

［2］Padwal R，Bienek A，McAlister F，et al. Epidemiology of Hypertension in Canada：An Update. Can J Cardiol，2016，32（5）：687-694.

［3］Leung A，Nerenberg K，Daskalopoulou S，et al. Hypertension Canada's 2016 CHEP guidelines for blood pressure measurement，diagnosis，assessment of risk，prevention and treatment of hypertension. Can J Cardiol，2016，32（5）：589-597.

［4］Daskalopoulou S，Rabi D，Zarnke K，et al. The 2015 Canadian Hypertension Education Program recommendations for blood pressure measurement，diagnosis，assessment of risk，prevention，and treatment of hypertension. Can J Cardiol，2015，31（5）：549-568.

# 第五节　CHEP 高血压指南（2016）解读与评价

刘　靖（北京大学人民医院）

2016 年 5 月，加拿大高血压教育计划（Canadian Hypertension Education Program，CHEP）更新了血压测量、高血压诊断与风险评估、预防与治疗指南（以下简称：2016 年版 CHEP 高血压指南）[1-2]。2016 年版 CHEP 高血压指南更新要点如下：

（1）诊室血压测量中优选自动化诊室血压测量（automated office blood pressure，AOBP）。

（2）血脂检测不再强调空腹采血，非空腹也可接受。

（3）原发性醛固酮增多症的患者拟行外科手术前推荐进行肾上腺静脉采血以确定是否存在醛固酮单侧（左、右侧）优势分泌。

（4）高危患者（包括年龄 ≥ 75 岁的高龄患者）应考虑将收缩压降至 ≤ 120 mmHg。

（5）鼓励增加钾摄入以降低血压。

（6）伴稳定型心绞痛的高血压患者，可以考虑将 β 受体阻滞剂或钙通道阻滞剂作为初始治疗的选择。

## 一、血压测量

AOBP 在 2016 年版 CHEP 高血压指南中获得推荐作为诊室血压测量的首选方法。自动示波式电子血压计可以设定每隔几分钟测量一次血压并提供相应均值，这一方法在多伦多 Myers 博士的众多研究中被采用[3-4]。在相关研究中 AOBP 比传统的诊室血压测量提供更为精确的血压读数，有助于部分消除"白大衣效应"（white coat effect），与动态血压测量（automated blood pressure measurement，ABPM）相关性较好，近期也有一些研究显示 AOBP 的预后价值。在近期的大样本临床试验如"收缩期血压干预试验"（Systolic PRessure INtervention Trial，SPRINT）中血压的测量（入组及随访）即采用 AOBP[5]。临床开业者购置这一设备需要花费 750 ～ 1000 加元，另外还需要独立房间或半私密的候诊区以便 AOBP 的实施。但需要强调的是，AOBP 仍属于诊室血压测量的范畴，因而不能代替"诊室外"血压测量，如 ABPM 及家庭血压监测（home blood pressure monitoring，HBPM）。ABPM 或 HBPM 用以在 AOBP 或传统诊室血压测量的基础上确立高血压的诊断。此外也有一些报道显示 AOBP 可能增加"隐蔽性高血压"（masked hypertension）的发生机会，进而使得（诊室）高血压控制率虚高。

## 二、高血压的诊断

2016 年版 CHEP 高血压指南沿用诊室血压 ≥ 140/90 mmHg 作为高血压的诊断切点，高血压分级同前无改变。130 ～ 139/85 ～ 89 mmHg 为正常高值。诊室血压测量首选 AOBP，血压 ≥ 135/85 mmHg 即为血压升高，需进一步经 ABPM 或 HBPM 来确立诊断。唯一例外的是重度血压升高，即初诊时无论采用传统诊室血压测量还是 AOBP，≥ 180/110 mmHg 可直接诊断高血压。ABPM 白天血压均值 ≥ 135/85 mmHg 或 24 h 血压均值 ≥ 130/80 mmHg，或 HBPM（白天）血压均值 ≥ 135/85 mmHg 可诊断为高血压。

## 三、高血压患者的辅助检查

确立高血压诊断后，2016 年版 CHEP 高血压指南推荐的常规检测项目包括：血液生化（钠、钾、肌酐），空腹血糖或糖化血红蛋白（HbA1c），空腹血脂、尿液分析及 12 导联心电图。相对于上一版指南的一个突出变化是可以测定非空腹状态的血脂谱，除非患者已知有高甘油三酯血症。因为既往研究显示非空腹与空腹血脂谱具有一致性，尤其是高密度脂蛋白胆固醇及总胆固醇。更重要的是，也有些研究显示非空腹血脂谱与预后相关。而且非空腹检测大大减少了患者就诊的负担（减少等候时间）并显著改善了检测的依从性。此外，这一做法也与加拿大心血管学会的其他指南的推荐相一致。

## 四、几种继发性高血压的筛查

1.若患者具备以下≥ 2 项因素时，需考虑肾血管性高血压：

（1）年龄＞ 55 岁或＜ 30 岁的患者，突发高血压或高血压恶化。

（2）腹部血管杂音。

（3）应用≥ 3 种药物仍不能控制血压。

（4）应用血管紧张素转化酶抑制剂（ACEI）或血管紧张素 II 受体拮抗剂（ARB）治疗后血肌酐升高≥ 30%。

（5）伴其他动脉粥样硬化性血管疾病或危险因素，尤其是吸烟或血脂异常。

（6）血压骤升导致反复发作的肺水肿。

2.下列高血压患者需要筛查原发性醛固酮增多症：

（1）伴发无法解释的自发性低钾血症（＜ 3.5 mmol/L）或利尿剂诱发的显著低血钾（＜ 3.0 mmol/L）。

（2）应用≥ 3 种药物仍不能控制血压。

（3）伴有偶然发现的肾上腺瘤。

值得注意的是，原发性醛固酮增多症患者有肾上腺瘤拟行外科手术者，2016 年版 CHEP 高血压指南推荐进行肾上腺静脉取血评估有无单侧醛固酮高分泌。这里面有一个重要前提就是具备肾上腺外科手术条件（如团队、经验等）同时患者有意愿接受手术治疗，才开展双侧肾上腺静脉取血。在此前提下，如果发现单侧肾上腺醛固酮高分泌，则采取手术治疗有望显著降低血压甚至根治高血压；如果双侧醛固酮高分泌，则选择醛固酮受体拮抗剂如螺内酯等药物治疗。如果手术条件不具备或患者不接受手术治疗，则不建议进行肾上腺静脉取血。因为在此情形下，无论肾上腺醛固酮高分泌是单侧或双侧，唯一的选择是醛固酮受体拮抗剂。

另外，肾上腺静脉取血是一项高度技术依赖的操作，既往一项德国关于原发性醛固酮增多症患者的注册研究显示，双侧肾上腺静脉成功置管取血的比例仅为 30% 左右，而其他有经验的中心报道成功率可达 90% 以上。因而 2016 年版 CHEP 高血压指南推荐肾上腺静脉取血需由有经验的团队实施。

3.下列高血压患者需要筛查嗜铬细胞瘤或副神经节瘤：

（1）阵发性、无法解释的、不稳定和（或）严重的持续性高血压患者（血压≥ 180/110 mmHg）常规降压治疗效果不佳；患者生化筛查的结果为阳性。

（2）伴有多种提示儿茶酚胺过量的症状，如头痛、心悸、大汗、惊恐发作、面色苍白。

（3）由 β 受体阻滞剂、单胺氧化酶抑制剂、排尿、腹压改变、手术或麻醉诱发的高血压。

（4）伴有偶然发现的肾上腺瘤。

（5）伴有嗜铬细胞瘤的易患因素或遗传倾向，如多发性内分泌肿瘤、多发性神经纤维瘤或脑、视网膜血管瘤（von Hippel-Lindau disease）。

（6）患者生化筛查的结果为阳性，则应进一步行嗜铬细胞瘤或副神经节瘤定位，方法应包括磁共振成像（优先推荐）、计算机断层扫描（如磁共振成像不可用）及 I$^{131}$ 间碘卞胍（MIBG）显像。

上述几种继发性高血压的筛查简明扼要，从常见的症状、体征和临床特征入手，不泛化筛查，避免资源浪费。尤其是关于原发性醛固酮增多症肾上腺置管取血的推荐非常细致、实用，可谓有的放矢，精准出击。值得我们在临床实践中借鉴与参考。

## 五、降压药物治疗启动的时机与降压目标

无大血管靶器官损害或其他心血管危险因素的高血压患者，血压≥ 160/100 mmHg 时应启动降压药物治疗；伴有大血管靶器官损害或其他独立的心血管危险因素患者，血压≥ 140/90 mmHg 时即应启动药物治疗；无糖尿病或靶器官损害的高龄（≥ 80 岁）患者，启动药物治疗的收缩压界值为≥ 160 mmHg。

关于降压目标，2016 年版 CHEP 高血压指南推荐普通高血压患者＜ 140/90 mmHg；糖尿病患者＜ 130/80 mmHg；非糖尿病肾脏病的高血压患者＜ 140/90 mmHg；脑卒中急性期过后＜ 140/90 mmHg；80 岁以上老年高血压患者收缩压＜ 150 mmHg。2016 年版 CHEP 指南推荐年龄≥ 50 岁且收缩压≥ 130 mmHg 高危（包括 75 岁及以上的老年）患者，应考虑予以强化降压治疗，收缩压目标值为≤ 120 mmHg（应用全自动血压计在诊室测量）。高危患者包括：存在临床型或亚临

床型心血管疾病、慢性肾脏病［eGFR 20 ～ 59 ml/（min·1.73 m²）］、弗莱明翰评分 10 年心血管病风险＞ 15%、年龄≥ 75 岁，具有以上一项及以上条件且同意接受强化降压治疗者。2016 年版 CHEP 高血压指南做出上述推荐的证据主要来自 SPRINT，该研究显示具备上述临床特征的高危高血压患者通过强化降压带来包括全因死亡在内的复合终点事件的显著下降。同时 2016 年版 CHEP 高血压指南也引证了几乎与 SPRINT 同一时间在《柳叶刀》（The Lancet）发表的 meta 分析的结果支持上述推荐。笔者早在 2015 年 12 月的《中华高血压杂志》上曾基于 SPRINT 及《柳叶刀》发表的 meta 分析的证据与结果，发表题为"血压管理，向更低的目标水平迈进"的述评文章，预测未来血压管理的策略与方向，与 2016 年版 CHEP 高血压指南的推荐不谋而合。

## 六、非药物治疗策略

在降压治疗方面，新指南继续强调健康行为管理（增加体力运动、减重、限酒、减少钠盐摄入、合理饮食）的重要性，并首次建议对不伴高血钾危险因素的患者增加饮食钾盐摄入以降低血压。这一推荐主要基于世界卫生组织进行的一项系统综述报告增加膳食中钾的摄入具有显著的降压作用并对预防卒中有利。研究显示补钾的降压效应与膳食钠摄入负荷相关，即钠（盐）摄入越多，补钾的降压效应越强。尽管研究并未看到膳食补钾与单纯的补钾药物在降压效应方面的差别，但鉴于膳食所具有的营养益处，2016 年版 CHEP 高血压指南仍推荐通过富含钾离子的膳食（如新鲜水果、蔬菜及豆类）补钾。临床医生应当注意的是，ACEI、ARB 广泛用于高血压治疗以及某些特定人群（如慢性肾脏病、老年人及服用螺内酯的患者）时容易发生高钾血症。实际上在加拿大及美国的高血压相关指南中推荐的 DASH 饮食，大约能提供 4.7 g 钾。

另外，2016 年版 CHEP 高血压指南还关注心理因素对血压的影响。推荐采用适当的放松技术手段为基础的压力管理作为干预高血压的手段。

## 七、降压药物的选择

（1）单纯舒张期高血压及收缩期／舒张期高血压的患者，初始单药治疗可选用噻嗪类利尿剂、β 受体阻滞剂（年龄＜ 60 岁）、ACEI（非黑人）、长效 CCB 或 ARB。如果一种药物不能耐受，可以选择其他类型的降压药物。常规剂量单药治疗后血压不能达标者，应联合应用降压药物，推荐的联合用药组合包括噻嗪类利尿剂或长效 CCB 联合 ACEI、ARB 或 β 受体阻滞剂。慎用 β 受体阻滞剂联合非二氢吡啶类 CCB，不建议联合应用 ACEI 与 ARB。若患者血压超过目标值 20/10 mmHg 时，可直接启动联合治疗。两种药物不能满意控制血压者需加用第三种药物。不推荐 α 受体阻滞剂作为一线降压药物，不推荐 β 受体阻滞剂作为无合并症的≥ 60 岁患者的一线降压药物。

（2）对于单纯收缩期高血压患者，起始单药治疗首选噻嗪类利尿剂、长效 CCB 或 ARB。常规剂量单药治疗不能达标者需联合其他一线药物；两种一线药物联合治疗仍不能达标或不能耐受者，可加用其他药物（如 α 受体阻滞剂、ACEI、中枢降压药或非二氢吡啶类 CCB）。α 受体阻滞剂不作为无合并症的单纯收缩期高血压患者的一线用药，β 受体阻滞剂不作为≥ 60 岁的单纯收缩期高血压患者的一线用药。

（3）对于伴稳定型心绞痛（既往无心力衰竭、心肌梗死及冠状动脉旁路移植术）的高血压患者，2016 年版 CHEP 指南推荐可以考虑初始选择 β 受体阻滞剂或钙通道阻滞剂。鉴于包括"国际维拉帕米群多普利研究"（International Verapamil-Trandolapril Study，INVEST）、"斯德哥尔摩心绞痛研究"（Angina Pectoris Study in Stockholm，APSIS）及"缺血总负荷欧洲试验"（Total Ischemic Burden European Trial，TIBET）等冠心病心绞痛临床试验一致显示，β 受体阻滞剂与钙通道阻滞剂预防或减少主要不良心血管事件（major adverse cardiovascular events，MACE）的作用无显著差别。指南委员会认真复习上述试验证据后做出了上述推荐。这一新增的推荐也与加拿大心血管学会的相关推荐一致。

（4）对于合并收缩性心力衰竭的患者，2016 年版 CHEP 高血压指南推荐初始治疗应包括 ACEI 与 β 受体阻滞剂；不耐受 ACEI 者用 ARB 替代；另外，基于 CHARM 试验的证据推荐血压不能控制者可谨慎应用 ACEI 联合 ARB，但需要密切监测低血压、高血钾或肾功能恶化等潜在不良反应。

此外，2016年版CHEP高血压指南继续强调对高血压患者进行多种危险因素综合干预。高血压伴有3种及以上其他心血管危险因素者需接受他汀类药物治疗；血压得到控制的≥50岁的高血压患者应考虑予以小剂量阿司匹林治疗。

总体上，2016年版CHEP高血压指南继续秉承循证医学（evidence-based medicine，EBM）的基本原则，将最佳临床证据、专家经验与患者的意愿及可及的资源相结合，推荐有理、有据、有节，内容简明扼要、简洁实用。其制订的流程、方法及部分内容值得我们借鉴、参考。

## 参考文献

[1] Leung A，Nerenberg K，Daskalopoulou S，et al. Hypertension Canada's 2016 CHEP guidelines for blood pressure measurement，diagnosis，assessment of risk，prevention and treatment of hypertension. Can J Cardiol，2016，32（5）：589-597.
[2] Daskalopoulou S，Rabi M，Zarnke B，et al. The 2015 Canadian Hypertension Education Program recommendations for blood pressure measurement，diagnosis，assessment of risk，prevention，and treatment of hypertension. Can J Cardiol，2015，31（5）：549-568.
[3] Myers G，Godwin M，Dawes M，et al. Conventional versus automated measurement of blood pressure in primary care patients with systolic hypertension：a randomised parallel design controlled trial. BMJ，2011，342：d286.
[4] Myers G. A proposed algorithm for diagnosing hypertension using automated office blood pressure measurement. J Hypertens，2010，28（4）：703-708.
[5] 刘靖. 血压管理：向更低目标水平迈进! ——来自收缩压干预试验的启示. 中华高血压杂志,2015,23（12）：1125-1126.

# 第六节　CHEP高血压指南（2017）介绍

喜　杨　孙宁玲（北京大学人民医院）

自1999年以来，加拿大高血压教育计划（Canadian Hypertension Education Program，CHEP）专家委员会每年制订以证据为基础的高血压诊断、评估、预防和治疗指南。

2017年版CHEP高血压指南[1]新增了10条建议，修订了3条既往建议，去除了5条既往建议。不再将年龄和衰弱状态作为启动降压治疗的依据。已发生大血管靶器官损害或合并存在独立心血管危险因素的患者，平均收缩压≥140 mmHg时均应考虑启动降压治疗。对于舒张压升高的患者（合并或不合并收缩压升高），单片复方制剂（single-pill combination，SPC）目前可作为一种起始治疗的选择。血管紧张素转化酶抑制剂（angiotensin-converting enzyme inhibitors，ACEI）或血管紧张素受体拮抗剂（angiotensin receptor blocker，ARB）与钙通道阻滞剂（calcium channel blockers，CCB）或利尿剂所组成的联合治疗方案应作为首选。如利尿剂被用于单药治疗，则首选长效制剂。对于确诊为缺血性心脏病的患者，特别是在合并左心室肥厚的情况下，应避免将舒张压降至≤60 mmHg。出血性脑卒中发病后的第一个4 h内，不建议将收缩压降至<140 mmHg。此外，2017年版CHEP高血压指南还对纤维肌性发育不良（fibromuscular dysplasia，FMD）所致的肾血管性高血压提出了筛查、初诊、评估和治疗的建议（证据强度分级，从A至D，含义见前文）。

## 一、高血压的诊断和评估

### 1. 正确测量血压

（1）成年患者的每次随访均应由受过专业培训的医护人员进行准确的血压测量，以评价心血管疾病发生风险及评估降压治疗效果（D级）。

（2）推荐采用标准化的检测技术和经过验证的血压测量设备［自动化诊室血压（automated office blood pressure，AOBP）测量、非AOBP测量、家庭血压监测及动态血压监测］（D级）。使用经验证的电子（示波法）上臂血压计测量血压，准确度优于听诊法（C级）。

（3）下述4种方法可用于评估血压：① AOBP：AOBP应为诊室血压测量的首选方法。平均收缩压≥135 mmHg或平均舒张压≥85 mmHg提示血压升高（D级）。②非AOBP：平均收缩压≥140 mmHg

或平均舒张压≥90 mmHg 时提示血压升高；收缩压为130～139 mmHg 和（或）舒张压为85～89 mmHg，提示正常高值血压（C级）。③动态血压监测：清醒状态下平均收缩压≥135 mmHg 或舒张压≥85 mmHg，24 h 平均收缩压≥130 mmHg 或舒张压≥80 mmHg，可诊断为高血压（C级）。④家庭血压监测：平均收缩压≥135 mmHg 或舒张压≥85 mmHg，可诊断为高血压（C级）。如果诊室血压测量结果升高，而家庭监测平均血压＜135/85 mmHg，建议重复进行家庭血压监测以证实平均血压＜135/85 mmHg，或进行 24 h 动态血压监测以证实 24 h 平均血压＜130/80 mmHg 和清醒状态下平均血压＜135/85 mmHg，此时可诊断为白大衣高血压（D级）。

**2. 高血压诊断标准和随访建议**

（1）首诊时有高血压急症或亚急症表现的患者应诊断为高血压，并需要立即治疗（D级）。对于其他患者，则至少采集同次就诊中 2 次以上血压值进行判断。若采用 AOBP 测量，可直接显示血压结果；若采用非 AOBP 测量，则应舍去第 1 次读数，将后面的读数取均值作为最终血压结果。

（2）如果第 1 次访视测得的诊室血压为正常高值，则建议每年随访（C级）。

（3）如果第 1 次访视的 AOBP 或非 AOBP 测量结果升高，应询问患者病史并进行体格检查；如果有临床提示，应在随后的 2 次随访中进行诊断性检查以寻找有无靶器官损害和相关的心血管危险因素。评估可诱发或加重高血压的外源性因素，并尽可能去除。1 个月内应计划进行第 2 次访视（D级）。

（4）如果第 1 次访视的 AOBP 或非 AOBP 测量的平均收缩压≥180 mmHg 和（或）舒张压≥110 mmHg，则诊断为高血压（D级）。

（5）如果第 1 次访视的 AOBP 测量的平均收缩压为 135～179 mmHg 和（或）舒张压为 85～109 mmHg，或非 AOBP 测量的平均收缩压为 140～179 mmHg 和（或）舒张压为 90～109 mmHg，则第 2 次访视前需进行诊室外血压测量（C级）：①动态血压监测是一种推荐的诊室外血压测量方法（D级）；②如因患者不能耐受等个人原因或不易操作不能进行动态血压监测，也可将家庭血压监测作为推荐方法（D级）；③如果诊室外血压均值未

升高，则应诊断为白大衣高血压，不应启动药物治疗（C级）。

（6）如果第 1 次访视后，尽管推荐但患者并未进行诊室外血压测量，则可通过进行连续诊室血压测量的访视，并满足以下任意一项即可诊断为高血压：①在第 2 次访视中，合并大血管靶器官损害、糖尿病或慢性肾脏病［eGFR＜60 ml/（min·1.73 m²）］患者的非 AOBP 测量的平均收缩压≥140 mmHg 和（或）舒张压≥90 mmHg（D级）；②在第 3 次访视中，非 AOBP 测量的平均收缩压≥160 mmHg 或舒张压≥100 mmHg；③在第 4 次或第 5 次访视中，非 AOBP 测量的平均收缩压≥140 mmHg 或舒张压≥90 mmHg。

（7）对于具有提示继发性高血压的临床和（或）实验室征象的患者，应启动有关继发性高血压的检测（D级）。

（8）如果患者在最后一次诊断性访视中未诊断为高血压，也不具有大血管靶器官损害的证据，则应每年进行血压评估（D级）。

（9）对于积极调整健康行为的高血压患者，应每 3～6 个月随访 1 次。对于血压较高的患者，需进行较短时间间隔（每 1～2 个月）的随访（D级）。

（10）接受降压药物治疗的患者应根据血压水平每 1 个月或每 2 个月就诊 1 次，直至连续 2 次访视的血压水平均低于目标水平（D级）。对于有症状、重度高血压、不耐受降压药物或合并靶器官损害者，需缩短访视间隔（D级）。当达到目标血压时，患者应每隔 3～6 个月就诊 1 次（D级）。

**3. 家庭血压监测**

（1）家庭血压监测可用于诊断高血压（C级）。

（2）高血压患者应考虑定期进行家庭血压监测，尤其是合并下述疾病或情况的患者：糖尿病（D级）；慢性肾脏病（C级）；依从性可能欠佳（D级）；白大衣效应（C级）；诊室血压正常，而家庭监测血压升高（隐蔽性高血压）（C级）。

（3）当家庭血压监测提示白大衣高血压时，应通过重复的家庭血压监测或治疗前的动态血压监测进一步确定（D级）。

（4）应建议患者购买或使用仅适合家庭血压监测的仪器设备（符合医疗器械协会的标准、英国

高血压协会最新要求或经国际协议验证的自动血压测量设备）。应鼓励患者使用具有数据记录功能或数据传输功能的仪器，以增加家庭血压监测报告的可靠性（D 级）。

（5）家庭血压监测的收缩压 ≥ 135 mmHg 或舒张压 ≥ 85 mmHg，应考虑为血压升高，并与全因死亡风险的增加相关（C 级）。

（6）医护人员应确保对在家测量血压的患者进行足够的培训，必要时进行重复培训。患者应能准确测量血压，并对解读其血压记录提供充足的信息（D 级）。

（7）家庭血压监测用于评估白大衣高血压或持续性高血压时，需连续 7 天进行早晚血压的重复测量。第 1 天家庭血压值应不予考虑（D 级）。

### 4. 动态血压监测

（1）动态血压监测可用于诊断高血压（C 级）。已接受治疗的患者出现下述情况，怀疑存在诊室诱发的血压升高时，应考虑进行动态血压监测：①尽管接受了适当的长期降压治疗，但血压仍未达标（C 级）；②提示低血压的症状（C 级）；③有血压波动的诊室血压记录（D 级）。

（2）必须使用已被独立验证的上臂动态血压监测设备（D 级）。

（3）患者 24 h 动态血压监测的平均收缩压 ≥ 130 mmHg 和（或）舒张压 ≥ 80 mmHg，或清醒时平均收缩压 ≥ 135 mmHg 和（或）舒张压 ≥ 85 mmHg，应考虑调整治疗方案（D 级）。

（4）应根据动态血压监测结果并考虑夜间血压的变化程度，决定处方或停止药物治疗。因夜间血压下降 < 10% 与增加的心血管事件风险相关（C 级）。

### 5. 高血压患者常规和可选的实验室检测项目

（1）所有高血压患者均应进行常规实验室检测，包括：尿常规（D 级）；血生化（钾、钠、肌酐）（D 级）；空腹血糖和（或）糖化血红蛋白（D 级）；血清总胆固醇、低密度脂蛋白胆固醇、高密度脂蛋白胆固醇、非高密度脂蛋白胆固醇、甘油三酯（D 级）；空腹或非空腹均可检测血脂（C 级）；标准 12 导联心电图（C 级）。

（2）评估糖尿病患者的尿蛋白排泄率（D 级）。

（3）根据最新的加拿大糖尿病指南，对于所有接受治疗的高血压患者均应进行新发糖尿病的监

测（B 级）。

（4）在高血压管理期间，电解质、肌酐、空腹血脂等均应定期重复检测，以反映临床情况（D 级）。

### 6. 高血压患者的总体心血管风险评估

（1）应评估总体心血管风险。多因素风险评估模型可用于更准确地预测个体的总体心血管风险（A 级）和更有效地进行降压治疗（D 级）。由于加拿大缺乏证明风险评估准确性的数据，因此避免将风险的绝对值用于指导治疗方案的选择（C 级）。

（2）可考虑将总体心血管风险告知患者，以提高患者改变危险因素的有效性（B 级）。也可考虑使用描述相对风险的类似词语，如"心血管年龄""血管年龄"或"心脏年龄"，告知患者所处的风险状态（B 级）。

### 7. 肾血管性高血压的评估

尽管缺乏高质量的证据，加拿大高血压指南委员会（Hypertension Canada Guidelines Committee, HCGC）仍认为提出关于肾动脉 FMD 诊断的建议是非常重要的。FMD 影响 4% 以上的成人，是一种以节段性、中小动脉的非动脉粥样硬化性狭窄为特征的特发性疾病，通常影响肾血流量。该病的男、女比例为 1∶9，且更多影响年轻女性。据估计，50% 以上的 FMD 患者有肾动脉狭窄，1/3 FMD 患者合并头颈部病变，少数患者其他部位受累。最常表现为高血压，通常需要多种药物治疗，也常出现头痛、耳鸣、头晕、颈痛及颈部 / 腹部杂音。血管造影是 FMD 诊断的"金标准"。无创的影像学检查包括卡托普利肾脏扫描、彩色多普勒超声、计算机断层扫描血管造影、磁共振血管造影。根据专家共识中的意见，建议将计算机断层扫描血管造影或磁共振血管造影作为最初的诊断方法。

（1）具有 ≥ 2 个下述临床线索的患者，提示肾血管性高血压，应进一步检测（D 级）：①突然发作或恶化的高血压，年龄 > 55 岁或 < 30 岁；②腹部出现杂音；③使用 ≥ 3 种降压药物，高血压仍难以控制；④血肌酐水平升高 ≥ 30% 与 ACEI 或 ARB 的使用相关；⑤其他动脉粥样硬化性血管疾病，尤其是吸烟或血脂异常患者；⑥与血压激增相关的复发性肺水肿。

（2）有条件者，推荐进行下述检查，有助于

常规筛查肾血管疾病：卡托普利增强放射性同位素肾扫描、超声、磁共振血管造影及计算机断层扫描血管造影（对于肾功能正常者）（B级）。卡托普利增强放射性同位素肾扫描不推荐用于慢性肾脏病患者［eGFR < 60 ml/（min · 1.73 m²）］（D级）。

（3）具有至少1条下述临床线索的高血压患者应进行FMD相关肾动脉狭窄的检测（D级，新建议）：①年龄<30岁，尤其是非肥胖女性；②使用≥3种降压药物，高血压仍难以控制；③相差显著的（>1.5 cm）、不能解释的不对称的肾脏大小；④不伴有明显动脉粥样硬化病变的腹部杂音；⑤存在其他血管区域的FMD；⑥FMD阳性家族史。

（4）在已确诊肾动脉FMD的患者中（D级，新建议），推荐进行头颈病变和颅内动脉瘤的相关筛查；在其他血管床分布区域出现相关症状，建议对其他血管床进行FMD的相关筛查。

（5）推荐磁共振血管造影和计算机断层扫描血管造影用于肾动脉FMD的筛查（均具有相似的敏感性和特异性）（D级，新建议）。

### 8. 内分泌性高血压的评估

（1）醛固酮增多症的筛查和诊断

- 下述高血压患者应考虑进行醛固酮增多症的筛查（D级）：①不能解释的自发性低钾血症（K⁺< 3.5 mmol/L）或利尿剂所致的显著的低钾血症（K⁺< 3.0 mmol/L）；②使用≥3种降压药物，高血压仍难以控制；③偶发肾上腺腺瘤。
- 醛固酮增多症的筛查应包括评估血浆醛固酮、血浆肾素活性或血浆肾素水平。
- 疑似醛固酮增多症患者，通过至少1种检测方法确定异常的自发性醛固酮分泌过多，以便诊断原发性醛固酮增多症。一旦诊断成立，应进行定位诊断。
- 有手术适应证、明确的肾上腺肿物的原发性醛固酮增多症患者，建议采集肾上腺静脉血以评估醛固酮分泌过多有无优势分泌。肾上腺静脉采血应在专科由经验丰富的工作团队完成操作（C级）。

（2）嗜铬细胞瘤和副神经节瘤的筛查和诊断

- 如果高度怀疑为嗜铬细胞瘤或副神经节瘤，患者应转诊至高血压专科中心，特别是生化筛查结果为阳性者（D级）。
- 下述患者应考虑筛查嗜铬细胞瘤或副神经节瘤（D级）：①阵发性、无法解释的、不稳定和（或）严重的持续性高血压（血压≥ 180/110 mmHg），对常规降压治疗效果差的患者；②具有提示儿茶酚胺过量的多种症状（如头痛、心悸、出汗、无端惊恐、面色苍白）的高血压患者；③由β受体阻滞剂、单胺氧化酶抑制剂、排尿、腹压改变、手术或麻醉引起的高血压；④偶然发现肾上腺肿瘤的患者；⑤具有遗传易感性的患者（如多发性内分泌腺瘤病2A或2B、多发性神经纤维瘤或小脑脊髓血管瘤症）；⑥对于生化筛查结果为阳性的患者，嗜铬细胞瘤或副神经节瘤的定位应采用磁共振成像（优先）、计算机断层扫描（如磁共振成像不可用）和（或）131I-间碘苄胍显像（C级）。

### 9. 超声心动图的作用

（1）不推荐所有的高血压患者常规进行超声心动图评价（D级）。

（2）超声心动图对特定病例的左心室肥厚进行评估，有助于确定其未来心血管事件的发生风险（C级）。

（3）对疑有左心室功能不全或冠心病的高血压患者，建议通过超声心动图评价左心室质量、左心室收缩和舒张功能（D级）。

（4）有心力衰竭证据的高血压患者应通过超声心动图或核素显像客观评价左心室射血分数（D级）。

## 二、高血压的预防和治疗

### （一）健康行为管理

（1）体育锻炼：非高血压人群（为了降低发生高血压的可能性）或高血压患者（为了降低血压），除日常生活的活动外，建议进行每周4～7天累计30～60 min的中等强度运动（如步行、慢跑、骑车或游泳）（D级）；较高强度的运动并非更有效（D级）；非高血压人群或1级高血压患者进行阻力或负重训练（如自由举重、固定举重或握力练习）不会对血压产生不利影响（D级）。

（2）减重：①测量所有成年人的身高、体

重及腰围，并计算体重指数（body mass index，BMI）（D级）；②推荐保持健康的体重（BMI为18.5～24.9 kg/m²，男性腰围＜102 cm，女性腰围＜88 cm）用于非高血压的个人预防（C级）和高血压患者降低血压（B级），建议所有超重的高血压患者均应减肥（B级）；③减肥应采取科学的方法，包括饮食教育、增加体力活动及行为干预（B级）。

（3）饮酒：为了预防高血压和降低高血压患者的血压，应限制每天饮酒少于2杯，男性每周饮酒量不超过14个标准杯，女性每周饮酒量不超过9个标准杯（B级）［注：1标准杯相当于13.6 g或17.2 ml乙醇、或约44 ml（1.5 oz）的80 proof酒精纯度（40%）的烈性酒、或355 ml（12 oz）的5%啤酒、或148 ml（5 oz）的12%葡萄酒］。

（4）饮食：建议高血压患者和有增加的进展为高血压风险的正常血压者，饮食以水果、蔬菜、低脂奶制品、富含食用纤维的全谷物、植物来源的蛋白质为主，减少饱和脂肪和胆固醇摄入（B级）。

（5）钠的摄入：为了预防高血压和降低高血压患者的血压，考虑钠盐的摄入量减少至2000 mg/d（5 g盐或87 mmol钠）（A级）。

（6）钙和镁的摄入：不推荐补充钙、镁用于预防或治疗高血压（B级）。

（7）钾的摄入：在不具有高钾血症风险的患者中，增加饮食中的钾摄入量以降低血压（A级）。

（8）压力管理：压力可能导致高血压患者血压升高，因此压力管理应被视为一种干预方法（D级）。当使用放松的方法时，个体化的认知行为干预可能对降压更有效（B级）。

## （二）成年高血压患者的药物治疗适应证

对于无合并症的高血压患者，不再考虑年龄和衰弱状态对治疗的影响。该修订依据相关证据的提示，即老年高血压患者可以从降压获益而不考虑基线时的衰弱状态[2-3]。

（1）无大血管靶器官损害或其他心血管疾病危险因素的患者，平均收缩压≥160 mmHg或平均舒张压≥100 mmHg应予降压治疗（A级）。

（2）存在大血管靶器官损害或其他心血管疾病独立危险因素时，平均收缩压≥140 mmHg（140～160 mmHg为B级，＞160 mmHg为A级，修订的建议）、平均舒张压≥90 mmHg（A级）则

应强烈建议给予降压治疗。

## （三）无特殊药物强适应证的成年高血压患者的治疗选择

### 1. 无特殊药物强适应证的成年高血压患者的治疗目标

已有证据提示，老年高血压患者与年轻高血压患者均可从降压中获益。指南去除了既往指南中关于老年高血压患者的不同降压目标，即所有成年高血压患者的治疗目标均统一为收缩压＜140 mmHg（C级），舒张压＜90 mmHg（A级）。

### 2. 成年收缩-舒张期高血压和舒张期高血压的药物治疗适应证

尽管噻嗪型/噻嗪样利尿剂仍是初始治疗的选择，但目前推荐使用长效的噻嗪样利尿剂（如氯噻酮和吲哒帕胺）。现有证据支持使用长效利尿剂以减少心血管事件和降低血压。已有的大量数据均证实SPC可有效减少心血管事件和药物不良反应、控制血压、提高依从性，因此建议将SPC作为一种初始治疗的选择。

（1）初始治疗应使用单药治疗或SPC：①推荐的单药治疗药物选择：噻嗪型/噻嗪样利尿剂（A级）［首选长效利尿剂（B级，新建议）］、β受体阻滞剂（年龄＜60岁的患者，B级）、ACEI（非黑人患者，B级）、ARB（B级）、长效CCB（B级）；②推荐的SPC包括：ACEI联合CCB（A级，新建议）、ARB联合CCB（B级，新建议）、ACEI或ARB联合利尿剂（B级，新建议）；③使用噻嗪型/噻嗪样利尿剂单药治疗的患者应避免出现低钾血症（C级）。

（2）如使用标准剂量的单药治疗后血压仍未达标，可加用其他降压药物（B级）。加用的药物应从一线药物中选择，可用的选择包括噻嗪型/噻嗪样利尿剂或CCB联合ACEI、ARB或β受体阻滞剂（B级：噻嗪型/噻嗪样利尿剂联合二氢吡啶类CCB；C级：二氢吡啶类CCB联合ACEI；D级：其他联合）。慎用非二氢吡啶类CCB联合β受体阻滞剂（D级）。不推荐ACEI与ARB联用（A级）。

（3）若2种或多种一线药物联合治疗后血压仍未控制，或发生不良反应，可加用其他降压药物（D级）。

（4）寻找治疗效果差的可能原因（D级）。

（5）α受体阻滞剂不推荐作为无合并症的高血压患者的一线用药（A级）；β受体阻滞剂不推荐作为年龄≥60岁无合并症的高血压患者的一线用药（A级）；ACEI不推荐作为无合并症的黑人高血压患者的一线用药（A级）。但是，这些药物可用于有特殊合并症的患者或联合治疗。

### 3. 对于单纯收缩期高血压患者的建议

（1）初始治疗应单用噻嗪型/噻嗪样利尿剂（A级）、长效二氢吡啶类CCB（A级）或ARB（B级）。如发生不良反应，可使用本组的其他药物替代。低钾血症患者应避免单独使用噻嗪型/噻嗪样利尿剂治疗（C级）。使用噻嗪型/噻嗪样利尿剂单药治疗的患者应避免出现低钾血症（C级）。

（2）如使用标准剂量的单药治疗后血压未达标，可加用其他降压药物（B级）。加用的药物应从一线药物中选择（D级）。

（3）如使用2种或多种一线药物联合治疗后血压仍未控制，或发生不良反应，可加用或替换为其他种类的药物（如α受体阻滞剂、ACEI、中枢性降压药或非二氢吡啶类CCB）（D级）。

（4）寻找治疗效果差的可能原因（D级）。

（5）α受体阻滞剂不推荐作为无合并症的单纯收缩期高血压的一线用药（A级）；β受体阻滞剂不推荐作为年龄≥60岁单纯收缩期高血压患者的一线用药（A级）。但是，这两种药物均可用于有特殊合并症的患者或联合治疗。

### 4. 无特殊药物强适应证的成年高血压患者的血管保护治疗

（1）合并3种或以上心血管危险因素（年龄＞40岁，A级）或动脉粥样硬化性疾病（不论年龄，A级）的高血压患者，推荐使用他汀类药物治疗。

（2）年龄≥50岁的高血压患者，应考虑使用小剂量阿司匹林治疗（B级）。如果血压未控制则需谨慎（C级）。

（3）应定期了解所有患者的烟草使用情况，医护人员应明确建议患者戒烟（C级）。

（4）应为全部有戒烟目标的吸烟者提供联合药物治疗的建议（如伐尼克兰、安非他酮或尼古丁替代疗法）（C级）。

（5）对于年龄≥50岁且收缩压≥130 mmHg

的高危患者，应考虑进行目标收缩压≤120 mmHg的强化治疗。通过AOBP测量指导强化治疗。推荐选择合适的患者进行强化治疗，强化治疗在某些高危患者中需谨慎（B级）。

### 5. 合并缺血性心脏病的高血压治疗

（1）合并冠心病的高血压患者的治疗建议

数项大型冠心病患者临床试验的事后分析均提示可能存在J型曲线，血压降至一个特定的最低点以下时，可能与增加的冠状动脉事件发生风险相关。由于舒张期心肌需求增加而冠状动脉灌注降低，这种相关性在合并左心室肥厚的患者中可能最明显。部分结果与其他系统性综述中报道的冠状动脉血流与左心室重量间的相关性结果一致，尤其是合并高血压的患者。

1）对于大多数合并冠心病的高血压患者，推荐使用ACEI或ARB（A级）。

2）对于合并冠心病但不合并收缩性心力衰竭的高血压患者，不推荐ACEI和ARB联用（B级）。

3）对于高危高血压患者，当需要联合用药时，应选择个体化降压药物。在特定的高血压患者中，ACEI和二氢吡啶类CCB联用优于ACEI和噻嗪型/噻嗪样利尿剂联用（A级）。

4）对于合并稳定型心绞痛但既往无心力衰竭、心肌梗死或冠状动脉旁路移植手术史的患者，β受体阻滞剂或CCB可以作为首选治疗药物（B级）。

5）不推荐使用短效硝苯地平（D级）。

6）将已确诊冠心病患者的收缩压降至目标水平时（尤其是单纯收缩期高血压），特别是合并左心室肥厚的患者，舒张压≤60 mmHg时应谨慎，因为此时心肌缺血可能会加重（D级，修订的建议）。

（2）近期发生过心肌梗死的高血压患者的治疗建议

①初始治疗药物应包括β受体阻滞剂和ACEI（A级）；②如患者不能耐受ACEI，可以使用ARB（合并左心室收缩功能不全的患者，A级）；③对于心肌梗死后患者，当β受体阻滞剂禁用或无效时，可以使用CCB。体检或X线胸片提示肺淤血，进而证实存在心力衰竭时，不应使用非二氢吡啶类CCB（D级）。

### 6. 合并心力衰竭的高血压治疗

（1）在收缩功能不全的患者中（射血分数

＜ 40%），推荐 ACEI（A 级）和 β 受体阻滞剂（A 级）作为初始治疗。近期因心血管疾病住院、急性心肌梗死、B 型利尿肽或 N 末端 B 型利钠肽原水平升高或纽约心脏病协会分级 Ⅱ～Ⅳ 级的患者，可加用醛固酮受体拮抗剂（盐皮质激素受体拮抗剂）（A 级）。当在 ACEI 或 ARB 基础上加用醛固酮受体拮抗剂时，建议密切监测高钾血症。如有需要，建议使用其他利尿剂作为辅助治疗（使用噻嗪型 / 噻嗪样利尿剂控制血压，B 级；使用袢利尿剂控制容量，D 级）。除考虑控制血压外，除非出现明显的不良反应，否则应将 ACEI 或 ARB 的剂量滴定至试验中发现的有效剂量（B 级）。

（2）如患者不能耐受 ACEI，推荐使用 ARB（A 级）。

（3）如患者对 ACEI 或 ARB 禁忌或不耐受，推荐联用肼屈嗪和硝酸异山梨酯（B 级）。

（4）对于血压未得到控制的高血压患者，可在 ACEI 或其他降压药物基础上加用 ARB（A 级）。

由于可能出现低血压、高血钾及肾功能恶化等潜在不良反应，所以联用 ACEI 和 ARB 时应密切监测上述指标（C 级）。其他的治疗药物可能也包括二氢吡啶类 CCB（C 级）。

### 7. 合并脑卒中的高血压治疗

脑出血后血压常常升高。急性脑出血强化降压试验（INTERACT）-2 和急性脑出血抗高血压治疗试验（ATACH）-2 的结果证实，自发性脑出血后急性期将收缩压降至＜ 140 mmHg 无明显获益。

（1）急性缺血性脑卒中的血压管理（自发病开始的 72 h）

1）对于不适合溶栓治疗的缺血性脑卒中患者，在确诊为急性缺血性脑卒中或短暂性脑缺血发作时，不应常规进行高血压治疗（D 级）。对于血压极度升高（如收缩压＞ 220 mmHg 或舒张压＞ 120 mmHg），在降压治疗开始的 24 h 内使血压下降约 15%（D 级），不超过 25%，随后降压程度逐渐减小（D 级）。避免过度降压，因为这可能会加重现有的缺血状况或导致缺血发生，尤其是已确诊为颅内动脉闭塞、颅外颈动脉或椎动脉闭塞的患者（D 级）。应选择合适的药物和给药途径，避免血压急剧下降（D 级）。

2）对于适合溶栓治疗的缺血性脑卒中患者，

如果其血压很高（＞ 185/110 mmHg），在接受溶栓治疗的同时应进行降压治疗，以降低继发性脑出血的发生风险（B 级）。

（2）急性缺血性脑卒中发生后的血压管理

①脑卒中急性期或短暂性脑缺血发作后，应强烈考虑开始降压治疗（A 级）；②脑卒中急性期后，推荐将血压降至＜ 140/90 mmHg（C 级）；③首选 ACEI 和噻嗪型 / 噻嗪样利尿剂联用（B 级）；④对于脑卒中患者，不推荐 ACEI 和 ARB 联用（B 级）。

（3）出血性脑卒中的血压管理（自发病开始的 72 h）

在脑出血患者的超急性期（发病 24 h 内），收缩压目标值＜ 140 mmHg 与＜ 180 mmHg 相比无益（A 级，新建议）且可能有害，因此应避免将收缩压降至＜ 140 mmHg。

### 8. 合并左心室肥厚的高血压治疗

（1）合并左心室肥厚的高血压患者应进行降压治疗，以减少后期心血管事件的发生（C 级）。

（2）初始降压治疗的选择可能受左心室肥厚的影响（D 级）。初始治疗可使用的药物包括 ACEI、ARB、长效 CCB 或噻嗪型 / 噻嗪样利尿剂。不应使用直接动脉血管扩张剂，如米诺地尔或肼屈嗪。

### 9. 合并非糖尿病性慢性肾脏病的高血压治疗

（1）对于合并非糖尿病性慢性肾脏病的高血压患者目标血压＜ 140/90 mmHg（B 级）。

（2）对于合并蛋白尿性慢性肾脏病（尿蛋白＞ 500 mg/24 h 或白蛋白 / 肌酐＞ 30 mg/mmol）的高血压患者，初始治疗应使用 ACEI（A 级）；如对 ACEI 不耐受，则使用 ARB（B 级）。

（3）推荐噻嗪型 / 噻嗪样利尿剂作为一种辅助的降压治疗药物（D 级）。对于合并慢性肾脏病或容量负荷过重的患者，袢利尿剂是一种可选的药物（D 级）。

（4）在多数情况下，为使血压达标可能需要与其他降压药物进行联合治疗（D 级）。

（5）不推荐 ACEI 和 ARB 联合用于治疗非蛋白尿性慢性肾脏病的高血压患者（B 级）。

### 10. 合并肾血管性疾病的高血压治疗

（1）由于肾动脉血管成形术和支架植入术不

优于仅进行最佳的药物治疗，动脉粥样硬化性肾动脉狭窄导致的高血压应首选药物治疗（B级）。

（2）对于合并使用最大可耐受剂量的药物仍未能控制高血压、进行性肾功能丢失及急性肺水肿的严重动脉粥样硬化性肾动脉狭窄患者，可考虑肾动脉血管成形术和支架植入术（D级）。

（3）应建议已确诊为肾动脉FMD的患者就诊于高血压专科医生处（D级，新建议）。

（4）对于FMD相关的肾动脉狭窄导致高血压的患者，应考虑血运重建（D级，新建议）。

（5）推荐对FMD相关的肾动脉狭窄患者进行不包括支架植入术的肾动脉血管成形术。由于有发生围术期夹层的风险，除非有必要，否则不推荐支架植入术。对于不易通过血管成形术治疗的复杂病变、与复杂动脉瘤相关的狭窄、经过2次失败的血管成形术后出现再狭窄的患者，应考虑外科血管重建术（D级，新建议）。

**11. 合并糖尿病的高血压治疗**

（1）应将合并糖尿病的高血压患者的血压维持于：收缩压 < 130 mmHg（C级）和舒张压 < 80 mmHg（A级）。如果收缩压高于目标血压20 mmHg或舒张压高于目标血压10 mmHg，也可考虑联用2种一线药物作为初始治疗（B级）。然而，对于血压大幅度下降或不耐受者应给予关注（如老年患者和合并自主神经病变者）。

（2）对于合并心血管疾病、肾脏病（包括微量白蛋白尿），或合并糖尿病和高血压以外的其他心血管疾病危险因素的患者，推荐ACEI或ARB作为初始治疗（A级）。

（3）对于上述建议中未包含的其他合并糖尿病和高血压的患者，合适的药物选择包括（按英文字母表顺序）：ACEI（A级）、ARB（B级）、二氢吡啶类CCB（A级）及噻嗪型/噻嗪样利尿剂（A级）。

（4）如果通过标准剂量的单药治疗未能达到目标血压，应使用其他降压药物。对于正在考虑与ACEI联用的患者，二氢吡啶类CCB优于噻嗪型/噻嗪样利尿剂（A级）。

**12. 内分泌原因导致的继发性高血压的治疗**

醛固酮增多症和嗜铬细胞瘤的治疗同2016年版CHEP高血压指南。

**13. 难治性高血压的治疗**

HCGC已确定难治性高血压的重要性，已决定成立专门的分会，进行大量的文献综述，以便将来制订相关的指南。值得注意的是，该分会不仅仅依据PATHWAY-2研究结果制订指南。与全部制订指南的过程相同，制订与药物治疗相关的指南优先考虑评估心血管疾病的发病率、死亡率及总死亡率的研究。

概括说来，2017年版CHEP高血压指南中更新的内容包括：不管年龄和衰弱状态，收缩压升高即应考虑治疗；SPC也可作为一种起始治疗的选择；推荐使用长效利尿剂；合并缺血性心脏病和左心室肥厚的患者避免舒张压 ≤ 60 mmHg；出血性脑卒中后即刻，不建议收缩压 < 140 mmHg；提供了FMD的治疗建议。该指南分别从诊断和评估、预防和治疗等方面给予相应的建议，对我国高血压的防治工作和指南的修订工作可能具有一定的参考价值。

# 参考文献

［1］Leung A，Daskalopoulou S，Dasgupta K，et al. Hypertension Canada's 2017 Guidelines for Diagnosis，Risk Assessment，Prevention，and Treatment of Hypertension in Adults. Can J Cardiol，2017，33（5）：557-576.

［2］Williamson J，Supiano M，Applegate W，et al. Intensive vs Standard Blood Pressure Control and Cardiovascular Disease Outcomes in Adults Aged ≥ 75 Years：A Randomized Clinical Trial. JAMA，2016，315（24）：2673-2682.

［3］SPRINT Research Group. A randomized trial of intensive versus standard blood-pressure control. N Engl J Med，2015，373（22）：2103-2116.

# 第七节　CHEP 高血压指南（2017）解读与评价

刘　靖（北京大学人民医院）

自 1999 年以来，加拿大高血压教育计划（CHEP）每年发布一版高血压指南。2017 年 5 月，新版 CHEP 高血压指南（简称：CHEP 2017 指南）如期发布[1]。指南形成的过程始于对最新临床证据的回顾，并根据内容分割成不同单元（例如血压测量，肾性及肾血管性高血压，伴存疾病的药物治疗及其他）。如果基于证据需对推荐做出某些改动，则需由独立的中央委员会进行审核。这个委员会由超过 80 名家庭医生、实习生、药理学家、心脏病学家、肾脏病学专家、内分泌专家、神经病学专家及护理人员组成，会上将对每一处改动进行充分讨论、甚至是争论，然后形成草案，最后在有推荐委员会工作组全体成员参加的共识会议上做出决定。当指南收到 70% 以上赞同票后正式通过。指南发布之后，文本及幻灯均可免费获取，并有手机 App 供下载应用。

CHEP 2017 指南整合了高血压领域最新临床试验证据，对高血压的诊断、评估、治疗及随访给出了最新推荐。指南亮点如下：

（1）强调测量血压，且有关血压测量的建议非常细化。指南强调，所有加拿大公民均应利用就诊（无论何原因）的机会进行血压测量以便了解血压状况，筛查可能存在的高血压。指南对测量的手段如诊室血压、诊室外血压测量如动态血压监测（ABPM）、家庭血压监测（HBPM）等均有推荐，凸显出准确测量对于高血压诊断的价值。对于诊室血压升高的初诊患者，优先推荐 ABPM 用来进一步确立高血压诊断。HBPM 也可用于确立高血压诊断，且有助于患者自我监测与管理。此外，鉴于自动血压测量（AOBP）在加拿大的普及以及近期来自采用 AOBP 的"收缩期血压干预试验"（SPRINT）等临床研究的揭晓，AOBP 在新指南中得到大力推荐，用以取代传统的诊室血压测量，但需要多次测量取均值。

（2）高血压患者的诊断评估的推荐简明扼要。所有高血压患者均应行尿检，包含钠、钾、肌酐、血糖（空腹或糖化血红蛋白）、血总胆固醇、低密度脂蛋白胆固醇、高密度脂蛋白胆固醇、甘油三酯等脂质参数的生化检查及标准 12 导联心电图。基于费效比等卫生经济学因素的考虑，不推荐超声心动图常规用于普通的高血压患者，但推荐用于特定病例的左心室肥厚筛查、左心室功能障碍与冠心病患者的收缩舒张功能评价及心力衰竭患者射血分数的评估。同样，当前证据不支持在无糖尿病及慢性肾脏病患者中常规筛查微量白蛋白尿。

（3）继发性高血压筛查方案简洁实用但有所侧重。重点强调原发性醛固酮增多症、嗜铬细胞瘤、动脉粥样硬化及纤维肌性发育不良（FMD）导致的肾动脉狭窄等的识别与检出。该版指南中对 FMD 进行了专门阐述。鉴于既往对于 FMD 导致的肾动脉狭窄重视不够，而许多 FMD 导致的肾动脉狭窄存在诊断延迟的问题，通常在最初症状出现 4～9 年才得以诊断，在确诊时往往已经出现了严重的缺血并发症。因而指南特别提示对于 30 岁以下的高血压患者（尤其是非肥胖的女性患者）、有 FMD 家族史的高血压患者，除了其他常见的肾血管疾病外，应进行 FMD 的筛查。而对于确诊的肾动脉 FMD 患者，指南还推荐进行肾外血管（尤其是颈-头部血管）CT 或磁共振造影以除外血管夹层或动脉瘤。此外，对于确诊的 FMD 的患者治疗推荐采用血管成形术，这一点与动脉粥样硬化导致的肾动脉狭窄首选药物治疗的做法明显不同。

（4）高血压的治疗更加积极，启动降压治疗的时机及目标水平根据心血管风险而定。具体来说，如果没有大血管并发症、靶器官损害的中低危高血压患者，血压超过 160/100 mmHg 时启动药物治疗，目标水平是降至 140/90 mmHg 之下，糖尿病患者推荐降至 130/80 mmHg 以下；如有大血管并发症及靶器官损害的高危患者，则在 140/90 mmHg 以上即启动药物治疗，目标水平可以考虑降至 120/80 mmHg 及以下。

（5）老年，尤其是高龄老年高血压的治疗策略有重大改动。年龄不再是设置起始治疗门槛的依据，高龄及虚弱不再是调高降压目标水平的理由。主要的原因在于 SPRINT 及汇总分析显示强化降压的获益并不因为年龄增长及虚弱而有所削弱。早先的版本中，主要基于"高龄老年高血压试验"（HYVET）的结果推荐 80 岁以上高龄老年人将收缩压降至 150 mmHg 以下。CHEP 2017 指南下调了老年高血压患者降压的目标水平，使之与普通人群一致，且指出虚弱不是上调血压目标水平的理由。虚弱的确可以预测跌倒、药物不良反应、活动减少甚至死亡。长期以来，虚弱早已成为治疗惰性的最佳理由。在 SPRINT 公布之后，研究人员对预设的老年亚组（年龄 75 岁以上，实际平均年龄 80 岁）进行了进一步分析。结果显示，与整体人群类似，高龄老年强化降压仍可见到主要终点事件、全因死亡显著下降近 1/3，严重不良反应未见显著差别。在 SPRINT 中，如采用虚弱指数或步速评价，近 1/3 的老人为虚弱人群，同样强化降压的获益在虚弱与否的人群中并无二致[2]。此外，针对 HYVET 的事后分析也发现降压获益与虚弱指数无相互作用。但需指出的是，SPRINT 并未入选痴呆、不活动及立位收缩压 < 110 mmHg 的患者，因而在临床实践中，这些因素仍需认真考虑。

（6）积极倡导健康的行为模式。指南强调生活方式的改变有益于预防和治疗高血压，并有助于降低心血管风险。

（7）降压药物的选择更加客观、实用。对于无并发症的高血压，利尿剂同 CCB、ACEI、ARB 一样，仍为一线降压药物。尽管氢氯噻嗪仍然是当前最为常用的利尿剂，基于 ALLHAT 及 SPRINT 的证据，指南优先推荐应用长效利尿剂如吲达帕胺或氯噻酮，尤其是氯噻酮，降压及减少事件更有效。β 受体阻滞剂不建议作为 60 岁及以上普通高血压患者的一线用药，即中青年高血压患者及有强适应证的患者，β 受体阻滞剂仍可作为一线用药。这与英国及美国指南不分具体情况一概将 β 受体阻滞剂从一线降压药物淘汰出局的做法相比，更加客观理性。

（8）联合治疗受推崇，优先应用单片复方制剂（SPC）。相比单药治疗，联合治疗提高血压控制率并改善治疗依从性。"简化治疗控制高血压"（STITCH）试验显示，相比单药治疗，SPC 显著降低血压并提高血压控制率。因而新版指南对于初始治疗选择 SPC 给予了 A 级别推荐。即 SPC 也可以作为一线用药。基于"收缩期高血压患者联合治疗避免心血管事件"（ACCOMPLISH）、"心脏结局预防评估"（HOPE 3）及 STITCH 试验，ACEI/ARB ＋ CCB 或 ACEI/ARB ＋ 利尿剂获得优先推荐。

（9）特殊临床情况下降压需谨慎。CHEP 2017 指南强调颅内出血超急性期（最初 24 h）血压应避免降至收缩压低于 140 mmHg 以下。来自"急性脑出血强化降压试验"（INTERACT 2）及"急性脑出血降压治疗"（ATACH 2）试验的证据表明相对于目标收缩压 < 180 mmHg，收缩压 < 140 mmHg 并未见到明显获益，甚至可能有害。指南同时指出，基于当前临床试验证据尚不能确定脑出血患者的最佳收缩压目标水平。指南指出，当合并冠心病及左心室肥厚时，应避免舒张压下降过多。过低的舒张压可能会诱发心肌缺血。

（10）治疗依从性问题不容忽视。治疗依从性差是导致高血压控制率低下的重要因素。为此指南专门给临床医师提出了改善患者药物治疗依从性的建议，包括：就诊时结合患者的生活习惯提供个性化、简化的治疗方案，包括使用 SPC，处方带有气泡的药品包装（患者每次需刺破气泡服用药物）便于患者记忆并督导治疗；鼓励患者开展家庭血压监测，记录并汇报相应数据以便药物调整；利用就诊及其他场合对患者及家庭成员进行高血压及相关问题的宣教，采用"血管年龄"或"心血管年龄"等通俗易懂的表述方式告知患者其总体心血管风险及改善风险的策略，专业团队共同参与患者治疗依从性的改善等。

总之，CHEP 2017 高血压指南简明扼要，细节处理到位，贴近临床，非常实用；与此同时又及时采纳最新临床证据，做到了与时俱进。该版指南对临床实践具有一定的参考价值，也值得我们制订指南时借鉴。

## 参考文献

［1］Leung A，Daskalopoulous S，Dasgupta K，et al. Hypertension Canada. Hypertension Canada's 2017

Guidelines for Diagnosis, Risk Assessment, Prevention, and Treatment of Hypertension in Adults, Can J Cardiol, 2017, 33（5）: 557-576.

［2］ Williamson J, Supiano M, Applegate W, et al. Intensive vs standard blood pressure control and cardiovascular disease outcomes in adults aged ＞＝ 75 years, a randomized clinical trial. JAMA, 2016, 315（24）: 2673-2682.

# 第八节　CHEP 高血压指南（2018）介绍

喜　杨　孙宁玲（北京大学人民医院）

加拿大高血压指南（既往称为"加拿大高血压教育计划"，CHEP）每年更新。2018 年 5 月，新版指南如期发布[1]。新指南将成人和儿童指南合并在一个文件中（简称"CHEP 2018 指南"），另外还公布了新的 2018 妊娠期高血压指南。现将 CHEP 2018 指南主要内容介绍如下（证据强度分级从 A 至 D 的含义见前文）。

## 一、成人高血压的诊断和评估

### 1. 正确测量血压

在上肢增粗的患者中，特别是体重指数（BMI）＞ 35 kg/m² 的肥胖患者中，准确测量血压是非常困难的。在此类患者中，袖带气囊过小或过窄，可导致血压值假性升高[2-3]。

（1）成年患者的每次随访中，均应由受过专业培训的医护人员进行准确的血压测量，以评价心血管疾病发生风险及评估降压治疗效果（D 级）。

（2）诊断高血压推荐采用标准化的检测技术和经过验证的血压测量设备［自动化诊室血压测量（automated office blood pressure，AOBP）、非 AOBP、家庭血压监测及动态血压监测］（D 级）。使用经验证的电子（示波法）上臂血压计测量血压（C 级）。

（3）在具有大的上臂围而不能使用标准的上臂血压测量方法的患者中，经过验证的腕式血压计（使用时上臂和手腕放置在心脏水平）可用于评估血压（D 级，新建议）。

（4）下述 4 种方法可用于评估血压：

AOBP：AOBP 是诊室血压测量的首选方法（D 级）。平均收缩压≥ 135 mmHg 或平均舒张压≥ 85 mmHg 提示血压增高（D 级）。

非 AOBP：平均收缩压≥ 140 mmHg 或平均舒张压≥ 90 mmHg 提示血压增高；收缩压为 130 ～ 139 mmHg 和（或）舒张压为 85 ～ 89 mmHg，提示正常高值血压（C 级）。

动态血压监测：清醒状态下平均收缩压≥ 135 mmHg 或舒张压≥ 85 mmHg，或 24 h 平均收缩压≥ 130 mmHg 或舒张压≥ 80 mmHg，可诊断为高血压（C 级）。

家庭血压监测：平均收缩压≥ 135 mmHg 或舒张压≥ 85 mmHg，可诊断为高血压（C 级）。如果诊室血压测量结果增高，而家庭监测平均血压 ＜ 135/85 mmHg，在诊断白大衣高血压之前，建议重复进行家庭血压监测以证实家庭监测血压 ＜ 135/85 mmHg，或进行 24 h 动态血压监测以证实 24 h 平均血压 ＜ 130/80 mmHg 和清醒状态下平均血压 ＜ 135/85 mmHg（D 级）。

### 2. 高血压诊断标准和随访建议

成人高血压诊断方法见图 4-2。

（1）首诊时具有高血压急症或亚急症表现的患者应诊断为高血压，并需要立即进行治疗（D 级）。对于其他患者，则至少采集同次就诊中 2 次以上血压值进行判断。若采用 AOBP 进行测量，则应直接计算和显示血压结果；若采用非 AOBP 进行测量，则应舍去第 1 次读数，将后面的读数取均值作为最终血压结果。

（2）如果第 1 次就诊测得的诊室血压为正常高值，则建议每年随访（C 级）。

（3）如果第 1 次就诊的 AOBP 或非 AOBP 血压测量结果增高，应询问患者病史并进行体格检查；如果有临床提示，应在随后的 2 次随访中进行诊断性检查以寻找有无靶器官损害和相关的心血管危险因素。评估可诱发或加重高血压的外源性因素，并尽可能去除。1 个月内应计划进行第 2 次就诊（D 级）。

（4）如果第 1 次就诊的 AOBP 或非 AOBP 的平

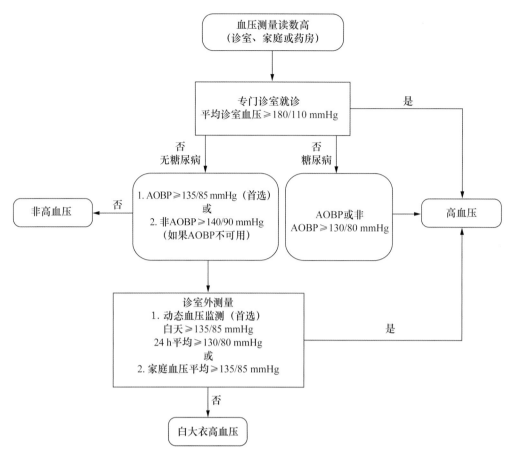

图 4-2　成人高血压诊断方法

均收缩压 ≥ 180 mmHg 和（或）舒张压 ≥ 110 mmHg，则诊断为高血压（D 级）。

（5）如果第 1 次就诊的 AOBP 的平均收缩压为 135 ～ 179 mmHg 和（或）舒张压为 85 ～ 109 mmHg，或非 AOBP 的平均收缩压为 140 ～ 179 mmHg 和（或）舒张压为 90 ～ 109 mmHg，则第 2 次就诊前需进行诊室外血压测量（C 级）：①动态血压监测是一种推荐的诊室外血压测量方法（D 级）；②如果不能耐受或不能进行，或因患者的偏好不能进行动态血压监测，推荐进行家庭血压监测（D 级）；③如果诊室外血压均值不高，应诊断为白大衣高血压，不应启动药物治疗（C 级）。

（6）如果第 1 次就诊后，尽管推荐但患者并未进行诊室外血压测量，则可通过进行连续诊室血压测量，满足以下任意一项即可诊断为高血压：①在第 2 次就诊时，合并大血管靶器官损害、糖尿病或慢性肾脏病［eGFR ＜ 60 ml/（min·1.73 m²）］患者的非 AOBP 血压测量（全部就诊时的血压均值）收缩压 ≥ 140 mmHg 和（或）舒张压 ≥ 90 mmHg

（D 级）；②在第 3 次就诊时，非 AOBP 血压测量（全部就诊时的血压均值）收缩压 ≥ 160 mmHg 或舒张压 ≥ 100 mmHg；③在第 4 次或第 5 次就诊时，非 AOBP 血压测量（全部就诊时的血压均值）收缩压 ≥ 140 mmHg 或舒张压 ≥ 90 mmHg。

（7）具有提示继发性高血压的临床和（或）实验室特征的患者，应启动有关继发性高血压的检测（D 级）。

（8）如果患者在最后一次诊断性就诊中未诊断为高血压，也不具有大血管靶器官损害的证据，则应每年进行血压评估（D 级）。

（9）对于积极调整健康行为的高血压患者，应每 3 ～ 6 个月随访 1 次。对于血压较高的患者，需进行较短时间间隔（每 1 ～ 2 个月）的随访（D 级）。

（10）接受降压药物治疗的患者应根据血压水平每 1 个月或每 2 个月就诊 1 次，直至连续 2 次访视的血压水平均低于目标水平（D 级）。对于有症状、重度高血压、不耐受降压药物或合并靶器官损害的患者，需要缩短就诊间隔（D 级）。当达到目标血压时，患者应每隔 3～6 个月就诊 1 次（D 级）。

（11）随访时应进行标准的诊室血压测量。使用电子（示波法）上臂血压计测量血压优于听诊法（C 级，新建议）。

（12）对于具有已证实的白大衣效应的患者，推荐采用动态血压监测或家庭血压监测的方法进行随访（D 级，新建议）。

**3. 家庭血压监测**

（1）家庭血压监测可用于诊断高血压（C 级）。

（2）高血压患者应考虑定期进行家庭血压监测，尤其是合并下述疾病或情况的患者：①糖尿病（D 级）；②慢性肾脏病（C 级）；③依从性可能欠佳（D 级）；④已证实的白大衣效应（C 级）；⑤诊室血压正常，而家庭测量的血压升高（隐蔽性高血压）（C 级）。

（3）当家庭血压监测提示白大衣高血压时，在制订治疗决策之前，应通过重复家庭血压监测或动态血压监测进一步确定是否存在白大衣高血压（D 级）。

（4）应建议患者购买或仅使用家庭血压监测仪器，这些仪器适合个人使用并符合医疗器械协会的标准、英国高血压协会或自动血压测量仪器的国际协议验证的最新要求。应鼓励患者使用具有数据记录功能或数据传输功能的仪器，以增加家庭血压监测报告的可靠性（D 级）。

（5）家庭测量的收缩压 ≥ 135 mmHg 或舒张压 ≥ 85 mmHg 应考虑为血压升高，并与增加的全因死亡风险相关（C 级）。

（6）医护人员应确保进行家庭血压监测的患者已接受了充分的培训，必要时进行重复培训。应观察患者能否准确测量血压，并向患者提供如何解读其血压记录的相关信息（D 级）。

（7）家庭血压监测用于评估白大衣高血压或持续性高血压时，需连续 7 天进行早晚血压的重复测量。不应考虑第 1 天的家庭测量的血压数值（D 级）。

**4. 动态血压监测**

（1）动态血压监测可用于诊断高血压（C 级）。已接受治疗的患者出现下述情况，怀疑存在诊室诱发的血压升高时，应考虑进行动态血压监测：①尽管接受了恰当的长期降压治疗，但血压水

平仍未达标（C 级）；②提示低血压的症状（C 级）；波动的诊室血压记录（D 级）。

（2）必须使用已被独立验证的上臂动态血压监测设备（D 级）。

（3）患者动态血压监测的 24 h 平均收缩压 ≥ 130 mmHg 和（或）舒张压 ≥ 80 mmHg，或清醒时平均收缩压 ≥ 135 mmHg 和（或）舒张压 ≥ 85 mmHg，应考虑调整治疗方案（D 级）。

（4）夜间血压下降 < 10% 与增加的心血管事件风险相关，因此在决定处方或停止药物治疗时，应基于动态血压监测结果对夜间血压的变化程度加以考虑（C 级）。

**5. 高血压患者常规和可选的实验室检查**

（1）所有高血压患者均应进行以下常规实验室检查：①尿常规（D 级）；②血生化（钾、钠、肌酐）（D 级）；③空腹血糖和（或）糖化血红蛋白（D 级）；④血清总胆固醇、低密度脂蛋白胆固醇、高密度脂蛋白胆固醇、非高密度脂蛋白胆固醇、甘油三酯（D 级）；空腹或非空腹均可检测血脂（C 级）；⑤标准 12 导联心电图（C 级）。

（2）评估糖尿病患者的尿蛋白排泄率（D 级）。

（3）所有接受治疗的高血压患者均应根据最新的加拿大糖尿病指南检测新发糖尿病（B 级）。

（4）在高血压管理期间，应定期进行重复检测（包括电解质、肌酐、空腹血脂）以反映患者临床情况（D 级）。

**6. 高血压患者的总体心血管风险评估**

（1）应评估总体心血管风险。多因素风险评估模型可用于：①更准确地预测个体的总体心血管风险（A 级）；②医生应与患者沟通（谈话），参与健康生活方式调整以协助降低血压（D 级，新建议）；③更有效地进行降压治疗（D 级）。由于缺乏证明风险计算准确性的加拿大数据，避免使用风险的绝对值决定治疗方案（C 级）。

（2）可考虑将总体心血管风险告知患者，以提高患者改变危险因素的有效性（B 级）。也可考虑使用描述相对风险的类似词语，如"心血管年龄""血管年龄"或"心脏年龄"，以告知患者所处的风险状态（B 级）。

**7. 肾血管性高血压的评估**

（1）具有 ≥ 2 个下述临床线索的患者，提示

肾血管性高血压，应进一步检测（D级）：①突然发作或恶化的高血压，且年龄＞55岁或＜30岁；②腹部出现杂音；③使用≥3种降压药物，高血压仍难以控制；④与ACEI或ARB使用相关的血肌酐水平升高≥30%；⑤其他动脉粥样硬化性血管疾病，尤其是吸烟或合并血脂异常的患者；与血压突然升高相关的复发性肺水肿。

（2）有条件时，推荐进行下述检查将有助于肾血管性疾病的常规筛查：卡托普利增强的放射性同位素肾扫描、超声、磁共振血管造影和计算机断层成像血管造影（适于肾功能正常者）（B级）。卡托普利增强的放射性同位素肾扫描不推荐用于慢性肾脏病患者［eGFR＜60 ml/（min·1.73 m²）］（D级）。

（3）具有至少1条下述临床线索的高血压患者应进行纤维肌性发育不良（fibromuscular dysplasia，FMD）相关的肾动脉狭窄的检测（D级）：①年龄＜30岁，尤其是非肥胖女性；②使用≥3种降压药物，高血压仍难以控制；③相差显著的（＞1.5 cm）、不能解释的肾大小不对称；④不伴有明显动脉粥样硬化病变的腹部杂音；⑤存在其他血管区域的FMD；⑥FMD阳性家族史。

（4）在已确诊肾动脉FMD的患者中（D级）：①推荐进行头颈病变和颅内动脉瘤的筛查；②出现其他血管床分布区域的相关症状时，推荐对其他血管床进行FMD的筛查。

（5）推荐磁共振血管造影和计算机断层成像血管造影用于肾动脉FMD的筛查（均具有相似的敏感性和特异性）（D级）。

### 8. 内分泌性高血压的评估

**醛固酮增多症的筛查和诊断建议：**

（1）下述高血压患者应考虑进行醛固酮增多症的筛查（D级）：①不能解释的自发性低钾血症（$K^+$＜3.5 mmol/L）或利尿剂所致的显著的低钾血症（$K^+$＜3.0 mmol/L）；②使用≥3种降压药物，高血压仍难以控制；③偶发肾上腺腺瘤。

（2）醛固酮增多症的筛查应包括评估血浆醛固酮、血浆肾素活性或血浆肾素水平。

（3）对于疑似醛固酮增多症的患者，应通过至少1种检测方法确定异常的自发性醛固酮分泌过多，才能诊断原发性醛固酮增多症。一旦诊断成

立，应进行定位诊断。

（4）有手术适应证的、明确的肾上腺肿物的原发性醛固酮增多症患者中，建议采集肾上腺静脉血以评估醛固酮分泌过多有无优势侧分泌。应由经验丰富的工作团队在专业中心进行肾上腺静脉采血（C级）。

**嗜铬细胞瘤和副神经节瘤的筛查和诊断**

（1）如果高度怀疑为嗜铬细胞瘤或副神经节瘤，患者应转诊至高血压专科中心，特别是生化筛查结果为阳性者（D级）。

（2）下述患者应考虑筛查嗜铬细胞瘤或副神经节瘤（D级）：①阵发性、无法解释的、不稳定的和（或）对常规降压治疗效果差的严重的（血压≥180/110 mmHg）持续性高血压患者；②具有提示儿茶酚胺分泌过量的多种症状（如头痛、心悸、出汗、无端惊恐、面色苍白）的高血压患者；③β受体阻滞剂、单胺氧化酶抑制剂、排尿、腹压改变、手术或麻醉诱发的高血压患者；④偶然发现肾上腺肿物的患者；⑤具有遗传易感性的患者（如多发性内分泌腺瘤病2A或2B、Recklinghausen多发性神经纤维瘤1型或小脑脊髓血管瘤症）；⑥对于生化筛查结果为阳性的患者，嗜铬细胞瘤或副神经节瘤的定位应采用磁共振成像（首选）、计算机断层成像（如磁共振成像不可用）和（或）[131]I-间碘苄胍显像（C级）。

### 9. 超声心动图的作用

（1）不推荐所有的高血压患者常规进行超声心动图评价（D级）。

（2）超声心动图可用于特定病例的左心室肥厚的评估，有助于明确未来心血管事件的发生风险（C级）。

（3）对怀疑有左心室功能不全或冠心病的高血压患者，推荐进行左心室质量、左心室收缩和舒张功能的超声心动图评估（D级）。

（4）有心力衰竭证据的高血压患者应通过超声心动图或核素显像客观评价左心室射血分数（D级）。

## 二、成人高血压的预防和治疗

启动治疗的血压阈值和治疗的目标血压见表4-2。

表 4-2　启动降压治疗的血压阈值及治疗的目标血压

| 患者 | 启动降压治疗的血压阈值 | 治疗的目标血压 |
| --- | --- | --- |
| 低危（无靶器官损害或心血管危险因素）人群 | SBP ≥ 160 mmHg（A 级） | SBP < 140 mmHg（A 级） |
| | DBP ≥ 100 mmHg（A 级） | DBP < 90 mmHg（A 级） |
| 高危人群 | SBP ≥ 130 mmHg（B 级） | SBP < 120 mmHg（B 级） |
| 糖尿病 | SBP ≥ 130 mmHg（C 级） | SBP < 130 mmHg（C 级） |
| | DBP ≥ 80 mmHg（A 级） | DBP < 80 mmHg（A 级） |
| 非糖尿病的其他临床情况 | SBP ≥ 140 mmHg（C 级） | SBP < 140 mmHg（A 级） |
| | DBP ≥ 90 mmHg（A 级） | DBP < 90 mmHg（A 级） |

**1. 健康行为管理**

（1）体育锻炼：对于非高血压人群（为了减少成为高血压患者的可能性）或高血压患者（为了降低血压），除日常生活的活动外，建议进行每周 4 ～ 7 天累计 30 ～ 60 min 的中等强度运动（如步行、慢跑、骑车或游泳）（D 级）；较高强度的运动并非更有效（D 级）；对于非高血压人群或 1 级高血压患者，进行阻力或负重训练（如自由举重、固定举重或握力练习）不会对血压产生不利影响（D 级）。

（2）减重：①所有成年人均应测量身高、体重及腰围，并计算 BMI（D 级）；②推荐保持健康的体重（BMI 为 18.5 ～ 24.9 kg/m²，男性腰围 < 102 cm，女性腰围 < 88 cm），对于非高血压个体用于预防高血压（C 级），对于高血压患者用于降低血压（B 级），建议所有超重的高血压患者均应减肥（B 级）；③减肥应采用多学科的方法，包括饮食教育、增加体力活动及行为干预（B 级）。

（3）饮酒：为了预防高血压和降低高血压患者的血压，应限制每天饮酒 ≤ 2 杯，男性每周饮酒量不超过 14 个标准杯，女性每周饮酒量不超过 9 个标准杯（B 级）［注：1 标准杯相当于 13.6 g 或 17.2 ml 乙醇，或约 44 ml（1.5oz）的 40%（80 proof）的烈性酒，或 355 ml（12 oz）的 5% 啤酒，或 148 ml（5 oz）的 12% 葡萄酒］。

（4）饮食：建议高血压患者和具有增加的发展为高血压风险的正常血压者，饮食以水果、蔬菜、低脂奶制品、富含食用纤维的全谷物、植物来源的蛋白质为主，以减少饱和脂肪和胆固醇摄入（B 级）。

（5）钠的摄入：为了预防高血压、降低高血压患者的血压，考虑减少钠盐的摄入量至 2000 mg/d（5 g 盐或 87 mmol 钠）（A 级）。

（6）钙和镁的摄入：不推荐补充钙、镁用于预防或治疗高血压（B 级）。

（7）钾的摄入：在不具有高钾血症风险的患者中，增加饮食中钾的摄入以降低血压（A 级）。高钾血症风险包括使用肾素-血管紧张素-醛固酮抑制剂、导致血钾升高的其他药物如氨苯蝶啶等、慢性肾脏病［eGFR < 45 ml/（min·1.73²）］、血钾 > 4.5 mmol/L 等。

（8）压力管理：高血压患者中，压力可能导致血压升高，因此压力管理应被视为一种干预方法（D 级）。进行松弛训练时，个体化的认知行为干预可能对降压更有效（B 级）。

**2. 无特殊药物强适应证的成年高血压患者的药物治疗适应证**

（1）对于无大血管靶器官损害或其他心血管疾病危险因素的患者，平均收缩压 ≥ 160 mmHg 或平均舒张压 ≥ 100 mmHg 时应进行降压治疗（A 级）。

（2）存在大血管靶器官损害或其他心血管疾病独立危险因素时，平均收缩压 ≥ 140 mmHg（140 ～ 160 mmHg 为 B 级；> 160 mmHg 为 A 级）或平均舒张压 ≥ 90 mmHg（A 级）则应认真考虑进行降压治疗。

**3. 无特殊药物强适应证的成年高血压患者的治疗选择**

**成年收缩-舒张期高血压和舒张期高血压的药物治疗适应证**

（1）初始治疗应使用单药治疗或单片固定剂量复方制剂（single pill combination，SPC）：①推荐的单药治疗的药物包括：噻嗪型 / 噻嗪样利尿剂

（A级），首选长效利尿剂（B级）；β受体阻滞剂（＜60岁的患者，B级）；ACEI（非黑人患者，B级）；ARB（B级）；长效CCB（B级）。②推荐的SPC包括：ACEI联合CCB（A级）、ARB联合CCB（B级）、ACEI或ARB联合利尿剂（B级）。③使用噻嗪型/噻嗪样利尿剂单药治疗的患者应避免出现低钾血症（C级）。

（2）如使用标准剂量的单药治疗后血压未达标，应加用其他降压药物（B级）。加用的药物应从一线药物中选择。有效的药物选择包括一种噻嗪型/噻嗪样利尿剂、CCB、ACEI、ARB或β受体阻滞剂（B级：噻嗪型/噻嗪样利尿剂联合二氢吡啶类CCB；C级：二氢吡啶类CCB联合ACEI；D级：其他联合）。慎用非二氢吡啶类CCB联合β受体阻滞剂（D级）。不推荐ACEI与ARB联合（A级）。

（3）若2种或2种以上的一线药物联合治疗后血压仍未控制，或发生不良反应，可加用其他降压药物（D级）。

（4）应考虑治疗效果差的可能原因（D级）。

（5）不推荐α受体阻滞剂作为无合并症的高血压患者的一线用药（A级）；不推荐β受体阻滞剂作为≥60岁无合并症的高血压患者的一线用药（A级）；不推荐ACEI作为无合并症的黑人高血压患者的一线用药（A级）。但是，这些药物可用于有特殊合并症的患者或联合治疗。

**单纯收缩期高血压患者的建议**

（1）初始治疗应单用一种噻嗪型/噻嗪样利尿剂（A级）、长效二氢吡啶类CCB（A级）或ARB（B级）。如发生不良反应，可使用本组的其他药物替代。使用噻嗪型/噻嗪样利尿剂进行单药治疗的患者应避免出现低钾血症（C级）。

（2）如使用标准剂量的单药治疗后血压未达标，应加用其他降压药物（B级）。加用的药物应从一线药物中选择（D级）。

（3）如使用2种或2种以上一线药物联合治疗后血压仍未控制，或发生不良反应，可联用或替换为其他种类的药物（如α受体阻滞剂、ACEI、中枢性降压药或非二氢吡啶类CCB）（D级）。

（4）应考虑治疗效果差的可能原因（D级）。

（5）不推荐α受体阻滞剂作为无合并症的单纯收缩期高血压患者的一线用药（A级）；不推荐β受体阻滞剂作为≥60岁单纯收缩期高血压患者的一线用药（A级）。但是，这两种药物均可用于有特殊合并症的患者或联合治疗。

**4. 无特殊药物强适应证的成年高血压患者的整体血管保护治疗**

（1）合并3个或3个以上心血管危险因素（年龄＞40岁，则A级）或合并动脉粥样硬化性疾病（不论年龄，A级）的高血压患者，推荐使用他汀类药物治疗。

（2）年龄≥50岁的高血压患者，应考虑使用小剂量阿司匹林治疗（B级）。如果血压未控制则应慎用（C级）。

（3）应定期了解所有患者的烟草使用情况，医护人员应明确建议患者戒烟（C级）。

（4）应为全部有戒烟目标的吸烟者提供联合药物治疗的建议（如伐尼克兰、安非他酮或尼古丁替代疗法）（C级）。

（5）对于年龄≥50岁且收缩压≥130 mmHg的高危患者，包括临床及亚临床心血管疾病、慢性肾脏病、预计10年整体心血管风险≥15%或75岁及以上具有1个及以上临床适应证且同意接受强化管理的患者，应考虑强化治疗使血压达标（收缩压≤120 mmHg）。通过AOBP指导强化治疗。推荐适宜的患者进行强化治疗，但强化治疗在某些高危患者如立位收缩压＜110 mmHg、继发性高血压、患者不愿意或不能依从于多种药物治疗或不能准确测量血压者不宜采用；在心力衰竭、近期心肌梗死及长期生活在福利机构的老年患者中强化降压的获益证据缺乏或非常有限，需慎用（B级）。

**5. 无特殊药物强适应证的成年高血压患者的治疗目标**

收缩压＜140 mmHg（C级），舒张压＜90 mmHg（A级）。

**6. 合并缺血性心脏病的高血压治疗**

**合并冠心病的高血压患者的治疗建议**

（1）对于大多数合并冠心病的高血压患者，推荐使用ACEI或ARB（A级）。

（2）对于合并冠心病但不合并收缩性心力衰竭的高血压患者，不推荐ACEI和ARB联合（B级）。

（3）对于高危高血压患者，进行联合治疗

时，药物选择应个体化。在特定的高血压患者中，ACEI 与二氢吡啶类 CCB 的联合优于 ACEI 与噻嗪型 / 噻嗪样利尿剂的联合（A 级）。

（4）对于合并稳定型心绞痛但既往无心力衰竭、心肌梗死或冠状动脉旁路移植术史的患者，β 受体阻滞剂或 CCB 可用于初始治疗（B 级）。

（5）不应使用短效硝苯地平（D 级）。

（6）使已确诊为冠心病患者的收缩压降至目标血压的过程中（尤其是单纯收缩期高血压），舒张压 ≤ 60 mmHg 时应谨慎，因为此时心肌缺血可能会加重，尤其在合并左心室肥厚的患者中（D 级）。

### 近期发生过心肌梗死的高血压患者的治疗建议

（1）初始治疗应包括 β 受体阻滞剂和 ACEI（A 级）。

（2）如患者不能耐受 ACEI，可使用 ARB（合并左心室收缩功能不全的患者，则 A 级）。

（3）β 受体阻滞剂禁忌或无效时，心肌梗死后患者可使用 CCB。体检或 X 线胸片提示肺淤血，进而证实存在心力衰竭时，不应使用非二氢吡啶类 CCB（D 级）。

### 7. 合并心力衰竭的高血压治疗

（1）合并收缩功能不全的患者（射血分数 < 40%）中，推荐 ACEI（A 级）和 β 受体阻滞剂（A 级）作为初始治疗。近期因心血管疾病住院、急性心肌梗死、B 型利尿肽或 N 末端 B 型利钠肽原水平升高，或 NYHA Ⅱ～Ⅳ 级的有症状的患者，可联用醛固酮受体拮抗剂（盐皮质激素受体拮抗剂）（A 级）。当 ACEI 或 ARB 联用醛固酮受体拮抗剂时，建议密切监测高钾血症。如有需要，推荐使用其他利尿剂作为辅助治疗（使用噻嗪型 / 噻嗪样利尿剂控制血压，B 级；使用袢利尿剂用于容量控制，D 级）。除了考虑控制血压，应将 ACEI 或 ARB 的剂量滴定至临床试验中报道的有效剂量，除非出现明显的不良反应（B 级）。

（2）如患者不能耐受 ACEI，推荐使用 ARB（A 级）。

（3）如 ACEI 或 ARB 禁忌或不耐受，推荐联用肼屈嗪和硝酸异山梨酯（B 级）。

（4）对于血压未得到控制的高血压患者，ARB 可联用 ACEI 或其他降压药物（A 级）。由于可能出现低血压、高血钾及肾功能恶化等不良反应，联用 ACEI 和 ARB 时应密切监测（C 级）。其他的治疗药物也可包括二氢吡啶类 CCB（C 级）。

（5）对于经过指南指导下的合适剂量的药物治疗（β 受体阻滞剂、ACEI、ARB 以及在适当情况下使用盐皮质激素受体拮抗剂）后仍有症状的心力衰竭患者（EF < 40%），应联用血管紧张素受体 - 脑啡肽酶抑制剂（ARNI）代替 ACEI 或 ARB（A 级，新建议）。符合条件的患者必须满足以下条件：血钾水平 < 5.2 mmol/L、eGFR ≥ 30 ml/（min · 1.73 m²）以及密切监测血钾和血肌酐（A 级，新建议）。

### 8. 合并左心室肥厚的高血压治疗

（1）合并左心室肥厚的高血压患者应进行降压治疗，以降低后期心血管事件的发生率（C 级）。

（2）初始治疗的选择可能受到左心室肥厚的影响（D 级）。初始治疗可使用 ACEI、ARB、长效 CCB 或噻嗪型 / 噻嗪样利尿剂进行药物治疗。不应使用直接动脉血管扩张剂，如米诺地尔或肼屈嗪。

### 9. 合并脑卒中的高血压治疗

#### 急性缺血性脑卒中的血压管理（自发病起 72 h）

（1）对于不适合溶栓治疗的缺血性脑卒中患者，急性缺血性脑卒中或短暂性脑缺血发作时的高血压不应进行常规的降压治疗（D 级，修改的措辞）。对于血压极度升高（如收缩压 > 220 mmHg 或舒张压 > 120 mmHg），在第一个 24 h 内使血压下降约 15%（D 级），下降不超过 25%，随后逐渐降低（D 级）。避免过度降压，因为可能会加重现有的缺血或导致缺血发生，尤其是在颅内或颅外动脉闭塞的情况下（D 级，修改的措辞）。应选择合适的药物和给药途径，以避免血压急剧下降（D 级）。

（2）对于适合溶栓治疗的缺血性脑卒中患者，进行溶栓治疗的同时应治疗非常高的血压（> 185/110 mmHg），以降低出血性转化的风险（B 级，修订的建议）。

使用组织型纤溶酶原激活剂治疗前，血压应降至 < 185/110 mmHg，并在未来 24 h 内降至 < 180/105 mmHg（D 级，修订的建议）。

#### 急性缺血性脑卒中后的血压管理

（1）脑卒中急性期或短暂性脑缺血发作后，应积极考虑启动降压治疗（A 级）。

（2）脑卒中急性期后，推荐将血压降至目标血压＜ 140/90 mmHg（C 级）。

（3）首选 ACEI 联合噻嗪型 / 噻嗪样利尿剂（B 级）。

（4）对于脑卒中患者，不推荐 ACEI 和 ARB 联合（B 级）。

**出血性脑卒中的血压管理（自发病起 72 h）**

在脑出血患者的超急性期（第一个 24 h 内），应避免将收缩压降至＜ 140 mmHg，因为无获益（与目标血压＜ 180 mmHg 相比）（A 级）且提示有害。

**10. 合并非糖尿病性慢性肾脏病的高血压治疗**

（1）对于合并非糖尿病性慢性肾脏病的高血压患者，目标血压＜ 140/90 mmHg（B 级）。

（2）对于合并蛋白尿性慢性肾脏病（尿蛋白＞ 500 mg/24 h 或白蛋白 / 肌酐＞ 30 mg/mmol）的高血压患者，初始治疗应使用 ACEI（A 级）；如对 ACEI 不耐受，则使用 ARB（B 级）。

（3）推荐噻嗪型 / 噻嗪样利尿剂作为一种辅助的降压治疗药物（D 级）。对于合并慢性肾脏病或容量负荷过重的患者，襻利尿剂是一种可选的药物（D 级）。

（4）在大多数情况下，为使血压达标可能需要与其他降压药物联合治疗（D 级）。

（5）不推荐 ACEI 和 ARB 联合用于治疗非蛋白尿性慢性肾脏病的患者（B 级）。

**11. 合并肾血管性疾病的高血压治疗**

（1）由于肾动脉血管成形术和支架植入术不优于单独进行优化的药物治疗，动脉粥样硬化性肾动脉狭窄导致的高血压患者应首选药物治疗（B 级）。

（2）对于合并最大可耐受剂量的药物治疗仍未能控制的高血压、进行性肾功能丢失和急性肺水肿的患者，可考虑采用肾动脉血管成形术和支架植入术治疗血流动力学明显异常的动脉粥样硬化性肾动脉狭窄（D 级）。

（3）应将已确诊为肾动脉 FMD 的患者转给高血压专科医生（D 级）。

（4）对于 FMD 相关的肾动脉狭窄导致高血压的患者，应考虑血运重建（D 级）。

（5）推荐无支架植入的肾动脉血管成形术用于 FMD 相关的肾动脉狭窄的治疗。由于有发生围术期夹层的风险，除非有必要，否则不推荐支架植入。对于不易通过血管成形术治疗的复杂病变、与复杂动脉瘤相关的狭窄以及经过 2 次不成功的血管成形术后出现再狭窄的患者，应考虑外科血管重建术（D 级）。

**12. 合并糖尿病的高血压治疗**

（1）应将合并糖尿病患者的血压维持在：收缩压＜ 130 mmHg（C 级）和舒张压＜ 80 mmHg（A 级，这些目标血压和血压治疗的阈值相同，修改的措辞）。

（2）对于合并心血管疾病、肾脏病（包括微量白蛋白尿）或合并糖尿病和高血压以外的其他心血管疾病危险因素的患者，推荐 ACEI 或 ARB 作为初始治疗（A 级）。

（3）对于上述建议中未包含的其他合并糖尿病和高血压的患者，合适的药物选择包括：ACEI（A 级）、ARB（B 级）、二氢吡啶类 CCB（A 级）和噻嗪型 / 噻嗪样利尿剂（A 级）。

（4）如果通过标准剂量的单药治疗未能使血压达标，应加用其他降压药物。对于正在考虑与 ACEI 进行联合治疗的患者，二氢吡啶类 CCB 优于噻嗪型 / 噻嗪样利尿剂（A 级）。

概括来说，CHEP 2018 指南中，介绍了 5 条新建议，修订了 1 条既往建议，即急性缺血性脑卒中进行溶栓时的血压阈值和目标血压。该指南中也提出在大臂围的个体中使用经过验证的腕式血压计评估血压。对于经过指南指导下的合适剂量的药物治疗后仍有症状的心力衰竭（射血分数＜ 40%）患者，推荐使用血管紧张素受体-脑啡肽酶抑制剂代替 ACEI 或 ARB。

## 参考文献

［1］Nerenberg K，Zarnke K，Leung A，et al. Hypertension Canada. Hypertension Canada's 2018 Guidelines for Diagnosis，Risk Assessment，Prevention，and Treatment of Hypertension in Adults and Children. Can J Cardiol，2018，34（5）：506-525.

［2］Doshi H，Weder A，Bard R，et al. Does "hidden undercuffing" occur among obese patients？ Effect of arm sizes and other predictors of the difference between wrist and upper arm blood pressures. J Clin Hypertens （Greenwich），2010，12（2）：82-88.

［3］Irving G，Holden J，Stevens R，et al. Which cuff should I use？ Indirect blood pressure measurement for the diagnosis of hypertension in patients with obesity：a diagnostic accuracy review. BMJ Open，2016，6（11）：e012429.

# 第九节　CHEP 高血压指南（2018）解读与评价

刘　靖（北京大学人民医院）

加拿大高血压教育计划（CHEP，现简称为"Hypertension Canada"）每年进行高血压指南更新。2018 年 5 月推出了最新版高血压指南[1]（简称：CHEP 2018 高血压指南），同期还推出了 2018 年版妊娠期高血压管理指南等共计 5 部指南，其中还对既往关于急性脑卒中溶栓治疗血压阈值与靶目标指南进行了更新。CHEP 2018 高血压指南将成人及儿童高血压的诊断与治疗合并在一个文件中，但内容分述。本文仅对其中成人高血压部分进行解读与评价。成人高血压指南涵盖高血压的诊断和测量、实验室检查、风险评估及预防治疗等几个部分。

**其中亮点包括如下内容：**

（1）对于上臂围较粗成人的高血压测量，推荐采用经验证的腕式血压计进行测量。

（2）指南对高血压患者治疗随访时血压测量给出了相关建议，包括标准的方法、使用电子（振荡法）上臂式血压计进行测量；对于白大衣效应，推荐采用动态血压监测或家庭血压监测进行甄别。

（3）强调所有高血压患者应当评估整体心血管风险，促进健康行为以降低血压。

（4）在合并射血分数下降的心力衰竭患者充分使用推荐的适宜剂量血管紧张素转化酶抑制剂（ACEI）或血管紧张素 II 受体拮抗剂（ARB）等药物之后仍有心力衰竭症状时，推荐使用血管紧张素受体-脑啡肽酶抑制剂取代 ACEI 或 ARB。

**现分别解读如下：**

（1）关于血压测量，指南建议采用经校验的电子（示波法）血压计进行血压测量。通常情况下，我们都是用上臂袖带测量血压。然而对于臂围显著增大的患者，测量准确性会受到影响。指南建议对严重肥胖尤其是体重指数（body mass index，BMI）大于 35 $kg/m^2$ 的肥胖患者，普通的上臂测量方法无法使用的情况下，可使用腕式设备测量血压（需将手腕放置在心脏水平）。

（2）关于血压测量的方式，CHEP 2018 高血压指南延续了上一版指南的做法，推荐采用自动化诊室血压测量（automated office blood pressure，AOBP）、非自动化诊室血压测量（non automated office blood pressure，非 AOBP）、动态血压监测（ambulatory blood pressure monitoring，ABPM）及家庭血压监测（home blood pressure monitoring，HBPM）四种方式，鉴于 AOBP 的先进性及可及性，指南给予了优先推荐。在此种情况下，高血压的诊断为收缩压 ≥ 135 mmHg 或舒张压 ≥ 85 mmHg。HBPM 及 ABPM 在判定有无白大衣高血压及隐蔽性高血压时具有诊断价值。

（3）关于高血压的诊断，初诊时如果 AOBP 或非 AOBP > 180/110 mmHg，直接诊断高血压。除此之外，如非 AOBP 或 AOBP 升高，则应进一步行诊室外血压测量如 ABPM 或 HBPM 来确立高血压诊断。如果初次就诊后，由于各种原因患者并未进行诊室外血压测量，则可通过进行连续诊室血压测量，来进一步确立高血压诊断。这包括第 2 次访视（建议 1 个月内）就诊时，非 AOBP（全部就诊时的血压均值）的收缩压 ≥ 140 mmHg 和（或）舒张压 ≥ 90 mmHg 同时合并大血管靶器官损害、糖尿病或慢性肾脏病 [eGFR < 60 ml/（min·1.73 $m^2$）]；第 3 次访视就诊时，非 AOBP 收缩压 ≥ 160 mmHg 或舒张压 ≥ 100 mmHg；第 4 次或第 5 次就诊时，非 AOBP 收缩压 ≥ 140 mmHg 或舒张压 ≥ 90 mmHg。上述推荐可视为 CHEP 2018 高血压指南的程式化高血压诊断流程，尽管多为专家观点，但对于规范诊断仍具有积极意义。

（4）关于高血压患者的总体心血管风险评估与管理，CHEP 2018 高血压指南继续推行基于风险的治疗阈值及目标值，强调心血管风险评估不仅用以决策治疗，同时在风险管理策略中鼓励并教育患者。在风险评估过程中积极的医患沟通可以提高患者改变危险因素的积极性和有效性，包括使用描述相对风险的类似词语，如"心血管年龄""血管年龄"或"心脏年龄"，以告知患者所处的风险状态。推荐在无特殊药物强适应证的成年高血压患者中进行整体血管保护治疗，包括：对40岁以上合并3个或3个以上心血管危险因素或合并动脉粥样硬化性疾病（不论年龄）的高血压患者，推荐使用他汀类药物；50岁及以上高血压患者，考虑使用小剂量阿司匹林治疗；建议患者戒烟，包括应用药物辅助戒烟；在50岁及以上的高危患者通过AOBP指导强化降压治疗。

（5）关于高血压合并心力衰竭的治疗，对于射血分数下降的心力衰竭，鉴于"前瞻比较ARNI与ACEI对心力衰竭总体死亡率与发病率影响"（The Prospective Comparison of ARNi With ACEi to Determine Impact on Global Mortality and Morbidity in Heart Failure，*PARADIGM-HF*）试验显示接受沙库巴曲/缬沙坦治疗的患者相比接受依那普利的患者心血管死亡和心力衰竭住院的联合终点相对风险降低20%，全因死亡风险减少16%，且获益无论有无高血压均呈现一致性，指南强烈推荐在充分使用推荐的适宜剂量β受体阻滞剂、ACEI或ARB（包括必要时使用螺内酯）之后仍有心力衰竭症状时，使用血管紧张素受体-脑啡肽酶抑制剂取代ACEI或ARB。

此外，对于计划溶栓治疗的缺血性脑卒中患者，在溶栓治疗的同时应对过高的血压（>185/110 mmHg）进行治疗，以降低出血性转化的风险。相比CHEP 2017高血压指南[2]，CHEP 2018高血压指南还给出了使用组织型纤溶酶原激活剂治疗的血压目标值，即tPA溶栓前，血压应降至<185/110 mmHg，并在接下来24 h内降至<180/105 mmHg以减少出血的风险。

总之，CHEP 2018高血压指南进一步推荐电子（示波式）血压计包括AOBP的应用，强调整体心血管风险评估与管理，结合最新证据对伴发心力衰竭、缺血性卒中等临床疾病的管理及血压管理给出了相应的推荐，可谓因地制宜、与时俱进。

## 参考文献

［1］Nerenberg K，Zarnke K，Leung A，et al. Hypertension Canada. Hypertension Canada's 2018 Guidelines for Diagnosis，Risk Assessment，Prevention，and Treatment of Hypertension in Adults and Children. Can J Cardiol，2018，34（5）：506-525.

［2］Leung A，Daskalopoulous S，Dasgupta K，et al. Hypertension Canada. Hypertension Canada's 2017 Guidelines for Diagnosis，Risk Assessment，Prevention，and Treatment of Hypertension in Adults，Can J Cardiol，2017，33（5）：557-576.

# 第五章　日本高血压指南

## 第一节　日本高血压指南（2009）解读与评价

姜一农（大连医科大学附属第一医院）

日本有 4000 万高血压患者，占人口的 1/4。20 世纪 60 年代中期以后，日本政府开始重视和关注高血压问题，开展了全民限盐教育运动，取得显著成效，表现在脑卒中的发病率大大降低。2000 年以后相继出台的几版高血压指南对提高血压达标率起到进一步推进作用。

2009 年 3 月，日本高血压学会（Japanese Society of Hypertension，JSH）发表了 2009 年日本高血压指南（简称 "JSH 2009 指南"）。这次指南的修订主要基于 2004 年日本高血压指南，参考欧洲高血压学会（ESH）/欧洲心脏病学会（ESC）高血压指南，结合近几年来日本自己完成的流行病学调查和临床大规模试验结果编写而成。与中国类似，日本高血压并发的心脑血管疾病中脑卒中远远多于冠状动脉粥样硬化性心脏病。日本的高血压防治工作较我国开展得早，拥有一定经验和临床循证医学证据，故该指南对我国高血压临床诊疗工作有一定参考价值。

JSH 2009 指南共分为十一章，日文版长度近 200 页，是一部比较翔实的指南。在日文版发表同时，在《高血压研究》（Hypertension Research）上也发表了指南的英文版全文[1]。本文将重点介绍其中更新较大，或者与现有中国指南、欧洲指南等区别较大的几部分内容[2]。

## 一、血压的评价

### 1. 设定非诊室血压的诊断标准和降压目标值

非诊室血压包括动态血压和家庭自测血压。目前认为非诊室血压与诊室血压比较能更准确反映患者 24 h 多数时段血压状况，也与高血压患者的预后明显相关。故应重视非诊室血压的评估，特别是提倡家庭血压监测的应用。JSH 2009 对家庭自测血压的高血压诊断标准设定在 ≥ 135/85 mmHg（1 mmHg = 0.133 kPa），较诊室血压低 5 mmHg。家庭自测血压在下述情况下发挥较大作用：判断降压药物疗效，特别是下次服药前血压情况；发现清晨高血压；避免血压降低过度；对难治性高血压治疗诊断的方案制订提供帮助。在日本的高血压患者中，77% 拥有家庭血压计。该指南建议起床后 1 h 内、排尿后，服用降压药物和早餐前，测定坐位血压。另外，可以测定晚间就寝前血压。家庭自测血压降压的目标值也不同于诊室血压，虽然目前并没有有关以家庭自测血压为标准的临床降压干预的大规模研究结果发表，指南中还是根据诊室血压与家庭自测血压的关系，设定了有关家庭自测血压的目标值（见表 5-1）。

### 2. 危险分层

JSH 2009 在心血管危险因素中增加了按照日本标准诊断的代谢综合征。日本代谢综合征诊断标准为 2005 年 4 月制订的标准，即内脏脂肪蓄积，腹围男性 ≥ 85 cm、女性 ≥ 90 cm；并加入血脂、血压和血糖升高中的两项即可诊断。靶器官损伤的评价中，增加的检查有脑的认知功能障碍评价，心脏检查方面增加了冠状动脉多排螺旋 CT（MDCT），血管检查方面增加了主动脉增强指数及血管内皮功能检查。心脏和血管增加检查项目均为选择性的检查项目。

表 5-1　不同人群诊室及家庭血压目标值（mmHg）

| | 诊室血压 | 家庭血压 |
|---|---|---|
| 青年、中年 | ＜130/85 | ＜125/80 |
| 老年人 | ＜140/90 | ＜135/85 |
| 糖尿病、慢性肾脏病、心肌梗死后患者 | ＜130/80 | ＜125/75 |
| 脑血管疾病患者 | ＜140/90 | ＜135/85 |

## 二、降压治疗

在降压药物选择方面，JSH 2009 指出，单药或者联合用药可以从钙通道阻滞剂（CCB）、血管紧张素转化酶抑制剂（ACEI）或血管紧张素Ⅱ受体拮抗剂（ARB）、利尿剂与β受体阻滞剂中进行选择。近年来一些临床研究显示β受体阻滞剂在没有合并症的老年高血压、血糖血脂代谢异常的高血压患者中，可能不能再作为一线降压药物的选择。上述五类降压药物在降压、减少靶器官损害及降低心血管事件中地位应该是相同的，但是不同的降压药物在一些存在合并症或者临床情况下，可以作为更优先选择的药物（见表 5-2）。

代谢综合征患者在药物选择方面最好选择对胰岛素抵抗有改善作用的药物，如：ARB、ACEI、CCB 及α受体阻滞剂。新发糖尿病减少与胰岛素抵抗的改善有关，其中有循证医学证据的目前只有 ACEI 和 ARB 类药物。降压速度的要求从患者耐受性方面考虑，在数月内达标即可，特别是血压

调节功能较差的老年患者应缓慢降压。近年研究发现，在心血管事件高危的高血压患者，1～3 个月降压治疗达标会带来事件的差异，故对高危患者建议数周内达标。

## 三、特殊人群和特殊情况下的降压治疗

### 1. 急慢性脑血管病

脑血管病超急性期（发病 3 h 内）到急性期（发病 1～2 周内），根据脑血管病的临床类型不同设定不同降压目标值。脑梗死超急性期接受溶栓的患者，治疗前后血压控制在 180/105 mmHg 以下；非溶栓治疗的脑梗死患者，收缩压＞220 mmHg，舒张压＞120 mmHg 以上开始降压治疗；脑出血患者，收缩压＞180 mmHg 或者平均压＞130 mmHg 以上方开始降压治疗。

降压程度：脑梗死患者降至治疗前血压值的 85%～90%，脑出血患者降至基础值的 80%。

表 5-2　不同降压药物的适应证

| | CCB | ACEI、ARB | 利尿剂 | β受体阻滞剂 |
|---|---|---|---|---|
| 左心室肥大 | ● | ● | | |
| 心力衰竭 | | ● | ● | ● |
| 心房颤动 | | ● | | |
| 心动过速 | ●[*1] | | | ● |
| 心绞痛 | ● | | | ● |
| 心肌梗死后 | | ● | | ● |
| 蛋白尿 | | ● | | |
| 肾衰竭 | | ● | ●[*2] | |
| 脑血管疾病慢性期 | ● | ● | | |
| 糖尿病 / 代谢综合征 | | ● | | |
| 老年人 | ●[*3] | ● | ● | |

注：[*1] 非二氢吡啶类 CCB，[*2] 袢利尿剂，[*3] 二氢吡啶类 CCB

降压药物选择：静脉泵注的药物，可以应用尼卡地平、地尔硫草、硝酸甘油及硝普钠等。应用过程中，应注意有升高颅内压危险。舌下含服硝苯地平可能引起血压下降过速，应避免应用。脑血管疾病慢性期（发病后 1 个月以后）在 1 ～ 3 个月内逐渐将血压降至 140/90 mmHg。缓慢降压十分重要，对双侧颈动脉严重狭窄、脑主干动脉狭窄患者应更加注意血压不能降得过低。

**2. 老年高血压**

老年高血压患者存在血流动力学和神经调节功能等方面的特殊性，在降压目标、降压速度、降压的药物选择和随访等方面都与一般高血压患者存在差别。JSH 2009 对老年高血压目标值设定在 140/90 mmHg，但是在 65 岁前即开始降压治疗并已经将血压降到 130/85 mmHg 以下的患者，到了 65 岁以后，没有必要缓和降压目标和程度。对年龄较高（> 75 岁）的收缩压在 2、3 级以上的患者，降压目标虽然还是 140/90 mmHg，但是第一步降到 150/90 mmHg 这一中间值也可以。日本的临床研究 JATOS 和 CASE-J 亚组分析均提供了该方面的证据。药物的选择较 2004 年版指南增加了 ARB/ACEI，证据主要源于 CASE-J 研究。

**3. 特殊条件下高血压的治疗**

诊室血压和诊室外日常生活中测定的血压未必一致。根据诊室血压和诊室外血压将高血压分为正常血压、白大衣高血压、隐蔽性高血压和持续性高血压。

对白大衣高血压一般不进行药物治疗，主要进行生活方式的改善。对已合并心血管疾病或代谢综合征的患者必要时可给予药物治疗。

隐蔽性高血压在人群中发生率约 10% ～ 15%，心血管风险是正常血压者的 2 ～ 3 倍，与持续性高血压相当。在高危人群中加强家庭血压监测对早期发现和诊断隐蔽性高血压很有帮助。这类患者经动态或家庭血压监测确诊后，治疗原则与普通高血压患者一致。

JSH 2009 指南结合了日本本国的循证医学证据，不少内容有别于欧洲及我国高血压指南，具有一定特色。该指南第一次将家庭自测血压引入高血压的诊断与治疗目标的测量中，分设了青年、成年及老年高血压的降压目标值。在危险分层中强调日本代谢综合征定义的地位。五类降压药物仍认可作为单药或联合治疗的首选。特殊人群的降压治疗中，对高血压合并糖尿病、代谢综合征作了较详细的规定。老年高血压的治疗更强调个体化原则，并提出简明的老年高血压治疗流程图。指南重新强调隐蔽性高血压的危害，指出隐蔽性高血压与持续性高血压危害相同，并且不易发现。在高危人群中加强家庭自测血压监测可发现更多的隐蔽性高血压并及时治疗。我国和日本有相近的流行病学数据，高血压治疗任重而道远，JSH 2009 指南更新的内容对我国高血压防治有一定参考价值，也可供制订新指南时借鉴。

## 参考文献

［1］Ogihara T，Kikuchi K，Matsuoka H，et al. The Japanese Society of Hypertension guidelines for the management of hypertension（JSH 2009）. Hypertens Res，2009，32（1）：3-107.

［2］中国高血压防治指南修订委员会 . 中国高血压防治指南 2010. 中国医学前沿杂志（电子版），2011，3（5）：42-93.

# 第二节　日本高血压管理指南（2014）解读与评价

**牟建军**（西安交通大学第一附属医院）

2014 年 4 月，日本高血压学会（JSH）血压管理指南 2014 版（简称"JSH 2014 指南"，下同）公布在《高血压研究》（*Hypertension Research*）杂志上[1]。JSH 2014 指南是在 JSH 2009 年版[2] 指南的基础上，收集从 2009 年 1 月到 2013 年 6 月最新的研究成果，并参考英国高血压学会（BHS）指南 2011 年版及欧洲高血压学会（ESH）/欧洲心脏病学会（ESC）2013 指南更新制订的。在入选的研究中以日本本国的研究占绝大多数，是一部针对日本本国且比较全面的高血压指南。

JSH 2014 指南共分为 13 章，参考 1162 篇文献，内容包括高血压流行病学，诊断，生活方式改善，抗高血压药物治疗，高血压合并靶器官损害治疗策略，高血压合并其他疾病治疗策略以及老年人、女性、儿童高血压治疗，特殊状况下高血压治疗策略，继发性高血压治疗策略等。

## 一、流行病学

日本高血压患者总数约为 4300 万。从最适血压（120/80 mmHg）水平开始，心血管疾病、卒中、心肌梗死、慢性肾脏病等患病及病死风险逐渐升高。全日本高血压相关的死亡数约为 10 万 / 年，人群 50% 的心血管死亡及 50% 以上卒中死亡归因于高血压。收缩压水平是心血管疾病风险的最重要预测因素。在日本，平均盐摄入量较高，肥胖相关高血压也在增加。指南同时提到 2000 年日本厚生劳动省（相当于卫生部）推出一项为期 10 年旨在增进 21 世纪国民健康的运动 "健康日本 21"，降低了全民平均收缩压 4 mmHg，每年减少了 10 000 例卒中死亡及 5000 例冠心病死亡。

## 二、高血压诊断

对高血压定义仍然为 ≥ 140/90 mmHg，血压水平分级与 2009 年版指南相同（表 5-3）。指南建议使用诊室血压测量和家庭血压监测结合的方法来诊断高血压（表 5-4）。将诊室血压 ≥ 140/90 mmHg，或家庭血压 ≥ 135/85 mmHg 作为诊断高血压标准。当诊室血压 ≥ 140/90 mmHg 或家庭血压 ≥ 135/85 mmHg 诊断为高血压；当诊室血压 ≥ 140/90 mmHg 及家庭血压 < 135/85 mmHg 诊断为白大衣高血压；当诊室血压 < 140/90 mmHg 及家庭血压 ≥ 135/85 mmHg 诊断为隐蔽性高血压。

## 三、高血压治疗

### 1. 治疗的基本原则

指南指出，高血压降压治疗的目的在于预防血压升高、进展及复发导致的心血管疾病死亡及生活质量下降，所有血压 > 140/90 mmHg 的患者都

表 5-3　成人高血压分级（mmHg）

| 分级 | 收缩压（SBP） | | 舒张压（DBP） |
| --- | --- | --- | --- |
| 正常范围高血压 | | | |
| 　理想血压 | < 120 | 和 | < 80 |
| 　正常血压 | 120 ～ 129 | 和（或） | 80 ～ 84 |
| 　正常高值血压 | 130 ～ 139 | 和（或） | 85 ～ 89 |
| 高血压 | | | |
| 　1 级高血压 | 140 ～ 159 | 和（或） | 90 ～ 99 |
| 　2 级高血压 | 160 ～ 179 | 和（或） | 100 ～ 109 |
| 　3 级高血压 | ≥ 180 | 和（或） | ≥ 110 |
| 　单纯收缩期高血压 | ≥ 140 | 和 | < 90 |

表 5-4　不同测量方法下的高血压诊断标准（mmHg）

| | 收缩压（SBP） | | 舒张压（DBP） |
| --- | --- | --- | --- |
| 诊室血压 | ≥ 140 | 和（或） | ≥ 90 |
| 家庭自测血压 | ≥ 135 | 和（或） | ≥ 85 |
| 动态血压监测 | | | |
| 　24 h | ≥ 130 | 和（或） | ≥ 80 |
| 　日间 | ≥ 135 | 和（或） | ≥ 85 |
| 　夜间 | ≥ 120 | 和（或） | ≥ 70 |

应接受降压治疗。依据患者血压水平、除血压外的危险因素以及是否存在高血压靶器官损害分为低、中、高危组，该分组方法较欧美及中国指南简化许多（表 5-5）。

降压治疗分为调整生活方式（第一步）及药物降压治疗（第二步），何时启动这一步骤取决于个体的风险水平。由于从血压正常高值开始风险即增加，因此从血压正常高值起应开始调整生活方式以预防进展至高血压。关于血压目标值（表 5-6），通常情况下血压目标值为 < 140/90 mmHg，但对于糖尿病或慢性肾脏病患者，血压 ≥ 130/80 mmHg 应开始降压治疗，目标值为 < 130/80 mmHg；对于高龄患者，血压目标值为 < 150/90 mmHg，如能耐受，< 140/90 mmHg。

原则上应选择一日一次的低剂量长效降压药物起始治疗，如必须增加药物剂量，一日两次也可考虑；应选择适当的联合治疗方案以避免不良反应并增加降压疗效；2 级及以上高血压患者应考虑起始联合治疗；降低药物数量及服药频率有助于改善依从性。指南特别指出，使用家庭血压监测不仅可有效诊断白大衣高血压及隐蔽性高血压，而且还有助于评估降压药物的疗效以改善依从性。对于生活质量、不良反应的充分沟通，获取患者足够信息并给予充分考虑以改善依从性，可帮助血压更好达标并预防心血管疾病。

**2. 生活方式改变**

生活方式改变是高血压控制中的重要方法之一，应贯穿于抗高血压治疗的始终。①限盐：每天盐摄入量小于 6 g；②优化饮食模式：增加水果 / 蔬菜摄入量，减少胆固醇和饱和脂肪酸的摄入，增加鱼（鱼油）摄入；③减重：目标为体重指数小于 25 kg/m$^2$，如果难以达到这个目标，至少减少约 4 kg；④运动，减少酒精摄入，戒烟；⑤其他：如避免处于寒冷环境中及神经紧张刺激等。指南还给出了不同生活方式改变所能带来的血压降低幅度。

**3. 药物治疗**

指南坚持降压药物的心血管保护作用主要取决于降压疗效本身而非药物种类。选择药物还应考虑强适应证、禁忌证、慎用的合并症以及其他合并疾病情况。对没有强适应证的高血压患者，起始降压药物应考虑 CCB、ARB、ACEI 或利尿剂。关于降压达标时间，指南建议一般患者应在数月内将血压逐渐降至目标值以下；对于高危患者（如合并多种心血管危险因素的 3 级高血压）应在数周内使其血压达标。鉴于多数高血压患者通常需要 2 ～ 3 种药物联合治疗方能使血压达标，指南建议联合两种

表 5-5 基于诊室血压的心血管危险分层

| 血压分级<br>危险种类<br>（独立于血压的预测因素） | 1 级高血压<br>140 ～ 159/<br>90 ～ 99 mmHg | 2 级高血压<br>160 ～ 179/<br>100 ～ 109 mmHg | 3 级高血压<br>≥ 180/<br>≥ 100 mmHg |
|---|---|---|---|
| 无其他预测因素 | 低危 | 中危 | 高危 |
| 除糖尿病外的 1 ～ 2 项危险因素，或符合代谢综合征中的 3 项特征 | 中危 | 高危 | 高危 |
| 糖尿病、慢性肾脏病、靶器官损害 / 心血管疾病中的任意一项；符合代谢综合征中的 4 项特征；≥ 3 个危险因素 | 高危 | 高危 | 高危 |

表 5-6 血压控制目标值

| | 诊室血压 | 家庭自测血压 |
|---|---|---|
| 青年，中年，老年早期（≤ 75）岁 | < 140/90 mmHg | < 135/85 mmHg |
| 老年晚期（> 75 岁） | < 150/90 mmHg<br>（< 140/90 mmHg 如能耐受） | < 145/85 mmHg<br>（< 135/85 mmHg 如能耐受） |
| 糖尿病患者 | < 130/80 mmHg | < 125/75 mmHg |
| 慢性肾脏病患者（有蛋白尿） | < 130/80 mmHg | < 125/75 mmHg（原则上） |
| 冠心病和脑血管疾病患者 | < 140/90 mmHg | < 135/85 mmHg（原则上） |

不同机制的药物以增强降压疗效，促进血压达标。推荐 RAS 抑制剂（ACEI/ARB）＋CCB、RAASI＋利尿剂及 CCB＋利尿剂。使用固定剂量复方制剂简化治疗，改善患者依从性，有助于血压达标。

（1）指南关于各类药物的优先选择适应证如下（表 5-7）

1）CCB：左心室肥厚、心动过速（非二氢吡啶类）、心绞痛、慢性肾脏病（无蛋白尿）、慢性脑血管疾病。

2）ARB 或 ACEI：左心室肥厚、心力衰竭、心肌梗死后、慢性肾脏病（伴或不伴蛋白尿）、慢性脑血管疾病、糖尿病与代谢综合征。

3）噻嗪类利尿剂：心力衰竭、慢性肾脏病（无蛋白尿）、慢性脑血管疾病。

4）β 受体阻滞剂：心力衰竭、心动过速、心绞痛、心肌梗死后。其中 ARB 和 ACEI 的优选适应证完全相同，ARB 类药物在指南推荐中的地位较前有所提升。另外有研究显示 ACEI 可以通过增强咳嗽反射，减少老年患者中吸入性肺炎的发生率，所以在有吸入性肺炎病史的患者中推荐使用 ACEI。

（2）对于无强制性适应证的高血压患者可遵循以下治疗流程

对于高血压治疗的总流程如图 5-1，药物治疗流程如下：第一步 A（ACEI 或 ARB）、C（CCB）或 D（利尿剂）单药治疗；第二步两药联合 A＋C、A＋D 或 C＋D；第三步为三药联合 A＋C＋D；第四步即顽固性高血压，可在 A＋C＋D 基础上根据患者具体情况加用 β 受体阻滞剂、α 受体阻滞剂或醛固酮受体拮抗剂。

（3）高血压合并靶器官损害或合并其他疾病的治疗策略

指南在卒中患者血压管理方面，对于不同初始血压数值，距事件发生时间，是否接受溶栓治疗等情况的血压控制进行了分门别类的详细介绍。众所周知，既往的各国高血压指南很少涉及急性卒中后患者血压管理的相关内容，且各指南对急性卒中血压管理的推荐差异较大，因此日本高血压指南纳入这部分内容对于实践具有很大的指导意义。在高血压合并心力衰竭的治疗中，指南将 ARB 和 ACEI 统一为 RAS 阻滞剂，作为一线推荐；在高血压合并肾脏病的治疗中，区分了糖尿病肾脏病患者血压目标值＜130/80 mmHg，及非糖尿病肾脏病患者血压目标值＜140/90 mmHg，当非糖尿病肾脏病患者出现蛋白尿时血压目标值为＜130/80 mmHg。高血压合并糖尿病患者治疗目标值为 130/80 mmHg，家庭自测血压目标值为 125/75 mmHg，起始治疗阈值仍然为≥140/90 mmHg，在 130～139/80～89 mmHg 范围进行生活方式改变。ARB 和 ACEI 仍然为糖尿病首选药物，CCB 和小剂量利尿剂作为联合治疗药物。高血压合并肥胖或代谢综合征患者推荐使用 ARB 和 ACEI，以减少内脏脂肪及减轻胰岛素

表 5-7　主要抗高血压药物优选起始治疗推荐

| | 钙通道阻滞剂 | ARB/ACEI | 利尿剂 | β 受体阻滞剂 |
| --- | --- | --- | --- | --- |
| 左心室肥厚 | ● | ● | | |
| 心力衰竭 | | ● | ● | ● |
| 心动过速 | ●（非二氢吡啶） | | | ● |
| 心绞痛 | ● | | | ● |
| 心肌梗死史 | | ● | | ● |
| 慢性肾脏病（无蛋白尿） | ● | ● | ● | |
| 慢性肾脏病（有蛋白尿） | | ● | | |
| 慢性脑血管疾病 | ● | ● | ● | |
| 糖尿病/代谢综合征 | | ● | | |
| 骨质疏松 | | | ● | |
| 吸入性肺炎 | | ●（ACEI） | | |

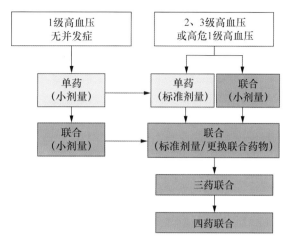

**图 5-1 抗高血压药物治疗流程**

抵抗。高血压合并痛风或尿酸升高，应使用促进尿酸代谢的降压药物，ACEI、ARB、CCB 和 α 受体阻滞剂对于尿酸代谢没有不良效应，氯沙坦可促进尿酸排泄，降低尿酸水平。以前的高血压指南提及高血压合并痛风或尿酸升高患者的降压药物治疗，均仅限于指出不宜使用利尿剂特别是噻嗪类利尿剂，但很少有推荐使用的药物，而日本高血压指南对此人群明确推荐 CCB 及氯沙坦能降低痛风风险，也是有一定开创意义的。关于高血压合并肺病，推荐使用 ARB、CCB 和小剂量利尿剂。

**4. 特殊人群的高血压治疗**

年龄在 65 ～ 74 岁的老年高血压患者血压目标值为 140/90 mmHg；年龄在 75 岁以上的患者，血压目标值为＜ 150/90 mmHg，如能耐受可＜ 140/90 mmHg。合并冠心病的老年高血压患者舒张压＜ 70 mmHg 可能会增加心脏事件风险，并强调生活方式改变的重要性，及提高老年人生存质量作为治疗目标。此外，指南对于女性妊娠期高血压、儿童高血压及特殊状况下的高血压都进行了推荐。

**JSH 2014 指南具有如下特点：**

（1）证据选择充分但慎重。在入选的研究中日本本国的研究占绝大多数，是一部针对日本本国且比较全面的高血压管理指南。特别指出 KYOTO HEART、JIKEI HEART 及 SMART 由于文章被收回，未予采纳，而 VART 和 NAGOYA HEART 正在被第三方重新审阅也未列入参考范围。

（2）高血压诊断肯定了家庭自测血压的意义，并给出参考值。

（3）危险分层及起始降压治疗时机相对简化，操作性较强。

（4）血压目标值方面，糖尿病 / 慢性肾脏病伴蛋白尿患者血压目标坚持＜ 130/80 mmHg。

（5）一线单药推荐 A、C 或 D，联合推荐 A ＋ C/A ＋ D/C ＋ D。

（6）老年高血压分层以 75 岁为界限。

（7）将高血压合并各种疾病或特殊人群情况逐一分析，并详细给出推荐。

## 参考文献

［1］Shimamoto K，Ando K，Fujita T，et al. The Japanese Society of Hypertension Guidelines for the Management of Hypertension（JSH 2014）. Hypertens Res，2014，37（4）：253-390.

［2］Ogihara T，Kikuchi K，Matsuoka H，et al. The Japanese Society of Hypertension Guidelines for the Management of Hypertension（JSH 2009）. Hypertens Res，2009，32（1）：3-107.

# 第六章　中国高血压指南

## 第一节　中国高血压防治指南（2010）解读与评价

刘　靖（北京大学人民医院）

2011 年 5 月，中国高血压防治指南（2010）（简称"2010 年版指南"）正式发布。2010 年版指南是在卫生部（现国家卫生健康委员会）疾病预防控制局指导下，由中国高血压联盟、国家心血管病中心组织专家在 2005 年版指南的基础上修订而成[1-2]。修订工作依据我国近年来心血管疾病流行病学研究和高血压大规模随机临床试验结果，结合国情，参考国内外研究进展，由近百位专家集体编写与讨论，从 2009 年 4 月至 2011 年 4 月，历时 2 年完稿。

### 一、2010 年版指南的要点

（1）我国人群高血压患病率仍呈增长态势，每 5 个成人中就有 1 人患高血压；估计目前全国高血压患者至少 2 亿；但高血压知晓率、治疗率和控制率较低。

（2）高血压是我国人群脑卒中及冠心病发病及死亡的主要危险因素。控制高血压可遏制心脑血管疾病发病及死亡的增长态势。

（3）我国是脑卒中高发区。高血压的主要并发症是脑卒中，控制高血压是预防脑卒中的关键。

（4）降压治疗要使血压达标，以期降低心脑血管疾病的发病和死亡总危险。一般高血压患者降压目标为 140/90 mmHg 以下；高危患者血压目标更宜个体化，一般可为 130/80 mmHg 以下。

（5）钙通道阻滞剂、血管紧张素转化酶抑制剂（ACEI）、血管紧张素 II 受体拮抗剂（ARB）、噻嗪类利尿剂、β 受体阻滞剂以及由这些药物所

组成的低剂量固定剂量复方制剂均可作为高血压初始或维持治疗的药物选择。

（6）高血压是一种"心血管综合征"。应根据心血管总体风险，决定治疗措施。应关注对多种心血管危险因素的综合干预。

（7）高血压是一种"生活方式病"，认真改变不良生活方式，限盐、限酒、控制体重，有利于预防和控制高血压。

（8）我国每年新发生高血压 1000 万例，对处于正常高值血压范围内的高血压易患人群，应特别注意改善不良生活方式，预防高血压发生。

（9）关注儿童与青少年高血压，预防关口前移；重视继发性高血压的筛查与诊治。

（10）加强高血压社区防治工作，定期测量血压、规范管理、合理用药，是改善我国人群高血压知晓率、治疗率和控制率的根本。

### 二、2010 年版指南的特色

**1. 权威性**

2010 年版指南是在卫生部（现国家卫生健康委员会）疾病预防控制局指导下，由中国高血压联盟、国家心血管病中心组织专家反复讨论、撰写而成。指南公布之后由上述机构联合中华医学会心血管病学分会、糖尿病学分会、肾脏病学分会、老年医学分会等学术团体在全国范围内推广。

**2. 科学性**

修订委员会专家由心血管（高血压）、内分泌（糖尿病）、肾脏病、老年、神经科等专业的专家

组成，参考了国际高血压及相关领域的最新临床试验证据，依据中国高血压临床流行病学及临床试验的结果结合国情制订而成。

### 3. 先进性

相对于 2005 年版指南，参照国际高血压指南的做法，增加固定配比复方制剂降压药物，明确优化降压药物联合方案，强调血压 2 级及以上或高危及以上高血压患者初始联合治疗，新增 ACEI 及 ARB 的适应证等。

### 4. 适用性

2010 年版指南特别引述了由我国学者主导完成大样本临床随机对照试验，如 SYS-China、STONE、CNIT、FEVER、CHIEF、PATS 等，这些试验全部纳入中国的高血压患者，涵盖单纯收缩期高血压、合并多重危险因素的中高危高血压及卒中一级及二级预防等临床情况，对于中国高血压患者的治疗管理具有较强的适用性。

### 5. 新颖性

在特殊人群的防治中增加了儿童高血压章节，鼓励从儿童教育入手培养健康的生活方式，以及早发现易患儿童。并对儿童高血压的诊断与治疗给出了相关建议。

### 6. 灵活性

2010 年版指南提出了高血压治疗的标准目标和基本目标两个概念。其中标准目标包括使用长效药物降压达标，控制其他可逆的危险因素，检出亚临床器官损害及临床疾病并进行有效干预；基本目标包括可以使用任何安全有效药物，包括中短效药物降压达标，尽可能控制可逆的危险因素，并检出亚临床器官损害及临床疾病进行干预。后一目标适用于资源有限、条件不完备的基层医疗环境应用，以降压达标为主要目标，体现出指南的灵活性。

### 7. 实用性

增加了鉴别继发性高血压的相关内容及篇幅，以适应高血压诊治需要。在指南的后半部分设置专门章节论述高血压管理，尤其对社区规范化管理给出了指导意见与建议。

### 8. 前瞻性

对未来高血压研究指明了方向。2010 年版指南在最后部分还对未来需要深入探讨和研究的领域加以总结概括，包括：

（1）高血压患者的危险分层依据；

（2）不同危险水平患者的血压控制目标；

（3）不同层次医疗机构药物治疗最佳方案的探讨；

（4）血压测量方法及设备研制和评估；

（5）血压变异的意义及其评估方法；

（6）现有降压药物长期应用效果的评估和比较；

（7）高血压及心血管疾病患者综合防治方案；

（8）新危险因素致病机制和干预措施研究；

（9）特殊人群（老年人、儿童、孕妇）高血压流行病学和防治；

（10）工作场所和社区高血压防治模式探讨；

（11）高血压药物基因组学研究；

（12）植入颈动脉窦刺激仪、肾交感神经消融术等控制难治性高血压的效果。

总之，2010 年版指南广泛吸收、借鉴国际高血压防治指南的精华，依据我国临床流行病学及临床试验结果，充分考虑国情和临床实际，为中国临床医生管理高血压提供了一部简明、实用的循证指南。

## 参考文献

［1］中国高血压防治指南修订委员会. 中国高血压防治指南 2010. 中华心血管病杂志，2011，39（7）：579-616.

［2］中国高血压防治指南修订委员会. 2004 年中国高血压防治指南（实用本）. 中华心血管病杂志，2004，32（12）：1060-1064.

# 第二节　中国高血压防治指南（2018）解读与评价

陈鲁原（广东省人民医院心内科，广东省心血管病研究所）

高血压是全球范围内一个严重的健康问题，也是心血管疾病（CVD）的一个关键危险因素，是导致过早死亡和残疾的主要原因。2010年以来，随着高血压及相关疾病的研究证据不断增加，许多国家和地区相继修订了高血压指南。在我国，新的人群研究和临床试验证据也不断地积累，包括国家"十二五"高血压人群抽样调查、"非洛地平降低事件"（FEVER）研究亚组、"高血压综合防治研究"（CHIEF）和"中国脑卒中一级预防研究"（CSPPT）等，为我国高血压指南的修订提供了循证医学依据。

## 一、2018年中国高血压防治指南修订过程

2015年9月，在原国家卫生和计划生育委员会（现国家卫生健康委员会）疾病控制局的支持下，由中国高血压联盟发起，5家学术团体共同参加，对《中国高血压防治指南（2010）》进行修订。在指南修订初期，通过专家问卷收集了20个热点和有争议的问题。在此后的2年多里，就指南修订的相关内容进行了近30场专题研讨会。对争议较大的问题，以专家不记名投票形成共识。2018年初，由十余名高血压、心血管疾病、流行病学等方面的专家对新修订的指南进行了审核并定稿。之后又发布了"2018年中国高血压防治指南征求意见稿"，征集了业界同行的意见，并据此完成了指南终稿，于2018年12月出版并公开发行[1]。指南撰稿委员会委员57人，学术委员会委员61人。

2018年中国高血压防治指南（以下简称"2018年版指南"）的修订参考了世界卫生组织、中华医学会指南制订流程，对指南重要内容、证据级别及推荐类型进行了评估。在借鉴国际先进经验的基础上，结合我国高血压防治工作实践，充分应用中国证据，形成具有中国特色的高血压预防干预、诊断评估、分类分层、治疗管理指南。

## 二、我国高血压流行特点和控制现状

2018年版指南指出，"我国高血压患病率一直存在北高南低的特点，但目前此种差异正在转变"。根据对2012—2015年中国人口的调查，已经呈现出大中型城市高血压患病率较高的特点（所谓"孤岛现象"）。2018年版指南同时指出，"农村地区的高血压患病率增长速度较城市快"。2012—2015年全国调查结果显示农村地区的患病率首次超越了城市（标化率28.8% *vs.* 23.1%）。这些变化为未来高血压防治重点人群的选择提供了方向。

在上述调查中，23.2%的中国成年人（18岁以上）有高血压。尽管2010年的中国高血压防治指南确定了 ≤ 140/90 mmHg 的血压目标值，但目前的高血压治疗率只有41.3%，控制率仅为15.3%。自2002年以来，我国高血压控制率每年提高幅度低于1%，而加拿大1992—2009年期间的增长幅度为3%。2016年公布的 EUROASPIRE IV 调查结果显示，欧洲心血管高危的高血压患者总体血压控制率42.4%。虽然和2002年相比，我国知晓率、治疗率和控制率均有明显提高，但总体仍处于较低水平，与发达国家相比还有较大差距。

现阶段我国高血压患者血压达标率不高，有多种原因。主要受高血压知晓率（46.9%）和治疗率低的影响，其次与联合降压治疗的比例低有关。根据调查，我国只有31.7%的高血压患者应用了2种及以上的降压药物。

若应用2017年美国心脏病学会（ACC）/美国心脏协会（AHA）高血压指南[2]的高血压标准，我国高血压的患病率则将升高1倍，达到46.4%，控制率则降至3.0%。因此，降压达标仍然是今后相当一段时间内高血压防治的主旋律。随着我国高血压管理水平的不断提高，预防和治疗的思路不断深化，特别是过去10年政府发起的医疗保健体系全覆盖和社区慢病人群规范化管理的实施，这些都能够坚定我们迎头赶上的信心。

## 三、高血压的诊断性评估与危险分层

### 1. 心血管危险分层指标的变化

降压治疗是降低高血压患者的心血管危险的最基本策略。然而，高血压是一种心血管综合征，还应关注和评估患者的总体风险水平并以此指导抗高血压治疗。靶器官损害是常见的，既可见于严重或长期的高血压，也可见于不太严重的高血压，且经常不被发现。在同一患者中存在多个靶器官损害并不少见。靶器官损害进一步增加了心血管风险。因此必须重视靶器官损害的筛查。

2018 年版指南增加 130 ～ 139/85 ～ 89 mmHg 范围，列入危险分层表；将糖尿病区分为无并发症的糖尿病和有并发症的糖尿病；合并疾病中增加了慢性肾脏病（CKD），并按照 CKD 3 期和 CKD 4 期进行了区分。

CKD 3 期及无并发症的糖尿病患者（风险等同于有靶器官损害的高血压患者），如果血压在 130 ～ 139/85 ～ 89 mmHg 范围，属于中 / 高危，是否需要启动降压治疗尚不明确。这是因为到目前为止，还缺乏这两类人群降压治疗获益的证据支持。虽然收缩压干预试验（SPRINT）的结论，得到了该研究中糖尿病前期患者亚组的支持，即这些患者通过强化降压也可以获得类似的心血管益处，但亚组分析的力度显然是不够的，况且该研究采用的是自动化血压测量技术（与一般诊室血压比低 5 ～ 10 mmHg 左右）。CKD 4 期被视为临床并发症，和有并发症的糖尿病患者一样，发生大血管病和微血管病的风险明显增高；这些患者如果血压在 130 ～ 139/85 ～ 89 mmHg 范围，属于高 / 极高危，需要启动降压治疗，及早降压治疗可更早获益。

### 2. 影响高血压患者心血管预后的重要因素

高血压的重要并发症既包括了动脉粥样硬化性心脏病，也包括了其他类型的大小血管、心脏病变，而高血压与卒中的相关性比其与冠心病的关系更加密切。所以与动脉粥样硬化性心血管疾病（ASCVD）相关的危险评分（包括 10 年的 ASCVD），不能完全适用于高血压的危险分层，也不能对高血压的治疗决策产生决定性影响。

2018 年版指南在该部分的修订内容，包括将心房颤动（简称房颤）列入伴随的心脏疾病；将糖尿病分为新诊断与已治疗但未控制两种情况；将心血管危险因素中高同型半胱氨酸血症的诊断标准改为 ≥ 15 μmol/L，明确指出高同型半胱氨酸血症是脑卒中发病的危险因素。

2018 年版指南将心房颤动列入高血压伴随的心脏疾病意义深远。研究显示，一半以上的房颤患者合并高血压。高血压是房颤的重要危险因素，而房颤又是导致卒中的重要原因。降压达标对于预防卒中固然重要，但对"高血压-房颤-卒中"事件链也需要引起足够的重视，切不可忽视在高血压人群中筛查一过性房颤。合并房颤的高血压患者，即使不计其他危险因素和靶器官损害，按照 $CHA_2DS_2\text{-}VASc$ 评分已属于中危（男性）或高危（女性）患者，被推荐口服抗凝药物来预防卒中。

### 3. 对诊室外血压测量的评价

血压测量是诊断、风险评估和指导高血压治疗的关键。长期以来，诊室血压测量一直被认为是诊断高血压的"黄金标准"。这是因为高血压的诊断和流行病学调查主要采用诊室血压，临床研究支持降压获益的证据主要基于诊室血压。然而，诊室血压不能排除白大衣高血压、隐蔽性高血压，不能反映昼夜和清晨的血压变化，而后者是高血压发病率和死亡率的重要决定因素。

白大衣高血压患病率约为 13%，在某些高血压人群中可高达 35%。由动态血压测量（ABPM）或家庭血压测量（HBPM）检测发现，每年 1% ～ 5% 的白大衣高血压转变为持续性高血压。用 ABPM 发现隐蔽性高血压者占 14.2%，HBPM 发现的占 11.9%。2018 年版指南主张"有条件者应进行诊室外血压测量，用于诊断白大衣高血压及隐蔽性高血压，评估降压治疗的疗效，辅助难治性高血压的诊治"。不仅如此，与诊室血压比较，ABPM 能够更好地预测长期的心血管疾病结局；少量未经证实的证据表明，HBPM 也可以作为类似的预测指标。

2017 年版 ACC/AHA 高血压指南推荐：130 mmHg < SBP < 160 mmHg，或舒张压 80 mmHg < DBP < 100 mmHg，在诊断高血压之前通过 ABPM 或 HBPM 进行白大衣高血压的筛查是合理的。该指南还推荐：对于诊室血压已达标但存在靶器官损害或增加了总体心血管风险的患者，应用 HBPM 筛

查隐蔽性未控制的高血压是合理的；在接受高血压治疗的成人患者，若 HBPM 血压值升高提示存在隐蔽性未控制的高血压。以上推荐，对于我们不无裨益。

诊室和诊室外测定的血压值存在不一致性。表 6-1 中列出了 HBPM、诊室血压测量和 24 h 动态血压测量（ABPM）三者血压值之间的对应关系，但这三种方法所获得的血压值之间并无精准的对应关系。诊室外血压测量若要用于高血压的分级和降压疗效的评估，还有相当一段距离。

2018 年版 ESC/ESH 高血压指南在高血压的诊断和筛查部分的建议为：当血压 ≥ 140/90 mmHg 时，可以在"反复随访诊室血压"和"诊室外血压测量（动态或家庭血压监测）"两种诊断方式中任选其一，将两类血压测量方法相提并重。

2018 年版指南虽然在"初诊高血压患者的评估及监测程序"一节中，建议中、低危患者在开始药物治疗前，需要进行"多次诊室血压或动态血压和（或）家庭血压监测"，但又指出："由医护人员在标准条件下按统一规范进行测量，是目前诊断高血压、进行血压水平分级以及观察降压疗效的常用方法"。虽然 2018 年版指南仍将诊室外血压监测作为高血压诊疗工作中的一种补充手段，但这是符合现阶段我国高血压防治的能力和水平的。

**4. 诊室自动血压测量**

2018 年版指南未提及无人值守的自动化诊室血压测量（AOBP），但目前已有几个国家或地区的高血压指南予以了推荐；有可能为今后的诊室血压测量增加新的标准。AOBP 测得的血压最接近清醒状态下的动态血压值，较一般诊室血压低 5 ~ 10 mmHg。多次就诊患者的 AOBP 结果也很稳定；此外，不同地点血压测量值变化也不大。SPRINT 采用了 AOBP 技术，但实际上在流程中并未指定是否需要有人值守，而不同的血压测量站点采用的方式也不尽相同。AOBP 在临床的广泛应用甚至替代诊室人工血压测量尚需时日。

## 四、高血压的诊断标准和启动降压治疗的阈值

我国人群监测数据显示，心脑血管疾病死亡占总死亡人数的 40% 以上，卒中年发病率为 250/10 万，冠心病事件年发病率为 50/10 万；卒中发病率是冠心病事件发病率的 5 倍。因此，2018 年版指南指出："卒中仍是我国高血压人群最主要的心血管风险，预防卒中是我国治疗高血压的重要目标"。

**1. 高血压的诊断标准**

2017 年版 ACC/AHA 高血压指南更改了高血压的诊断标准，由原来的 140/90 mmHg 更改为 130/80 mmHg；并简化了高血压分级，将 130 ~ 139/80 ~ 89 mmHg 列为高血压 1 级，≥ 140/90 mmHg 则被列为高血压 2 级。2018 年版指南没有跟随 ACC/AHA 指南，和 2018 年版 ESC/ESH 高血压指南一样，仍然坚持以 ≥ 140/90 mmHg 为高血压的标准，并保留了原有高血压分级。

群体中血压水平呈连续性分布，血压水平与心血管事件发生的风险连续相关。高血压的定义关系到高血压的诊断切点、起始降压治疗的阈值，甚至与血压目标值密切相关。

确定高血压的诊断切点的依据是什么？一般而言应该依据以下几个重要因素而定：①流行病学资料显示的高于某个血压值的危险性证据；②降压治疗使血压低于此值的好处；③符合目前阶段的防治水平和能力。尽管如此，也不会是完美无缺的。高血压不仅仅是血压读数升高超过某个血压值，而是一个进行性心血管综合征，血压升高并不完全是高血压的同义词。在这种情况下定义高血压是需要

**表 6-1 三种血压测量方法的 SBP/DBP 的对应值（mmHg）**

| 诊室血压测量 | HBPM | 白天 ABPM | 晚间 ABPM | 24 h ABPM |
| --- | --- | --- | --- | --- |
| 120/80 | 120/80 | 120/80 | 100/65 | 115/75 |
| 130/80 | 130/80 | 130/80 | 110/65 | 125/75 |
| 140/90 | 135/85 | 135/85 | 120/70 | 130/80 |
| 160/100 | 145/90 | 145/90 | 140/85 | 145/90 |

的但又是困难的。

SPRINT（"收缩期血压干预试验"）由美国国家心、肺和血液研究所（NHLBI）等机构资助，是迄今为止美国最大的高血压临床研究项目。2017年版 ACC/AHA 指南主要依据该研究来修改高血压定义和确定高血压的目标值，这一做法可以理解，但是一项研究能够左右一部指南的修订，还是使不少人吃惊并且引起争议（包括美国国内）。

如果采用 2017 年版 ACC/AHA 指南的高血压诊断新标准，我国 45 ~ 75 岁年龄段居民的高血压患病率将从 38% 增至 55%，新增 8300 万，达 2.3 亿人；未治疗的人数将从 7450 万增加至 1.3 亿。基本上需要卫生保健系统对所有高血压患者都教育和干预一遍，何其困难！当然这是一种模拟计算，会有偏差。我国高血压防控现阶段的当务之需，是要在卫生资源明显不足的情况下，如何尽快将 140/90 mmHg 的血压达标率提高上去。若干时间后，当我国的血压达标率达到了一定的水平，我们也可以制订出新的高血压诊断标准[3-4]。

**2. 启动降压药物治疗的阈值**

不可否认，美国对高血压定义的修改体现了早期干预的重要性，在 130/80 mmHg 就开始干预（并不意味着一定要吃药，可以通过健康的生活方式）可以预防更多的高血压并发症。尽管按照新的启动降压药物治疗的阈值会使降压治疗的开支有大幅度的增长，但可以预测由于长期心血管事件发生的减少，最终能够减轻全民经济负担，这种先进的治疗策略还是值得深入思考与借鉴的。

2018 年版指南提出：降压药物治疗的时机取决于心血管风险评估水平，在改善生活方式的基础上，血压仍超过 140/90 mmHg 和（或）目标水平的患者应给予药物治疗。高危和极高危的患者，应及时启动降压药物治疗。这一推荐既全面又稳妥，但并不意味着保守。如前所述，2018 年版指南建议极高危（如 CKD 4 期和有并发症的糖尿病）患者，当血压 ≥ 130/80 mmHg 要及时启动降压治疗（老年和妊娠期高血压患者除外）。一般的糖尿病患者，可进行不超过 3 个月的非药物治疗，血压仍 ≥ 130/80 mmHg 应启动药物治疗。

## 五、降压目标值

2017 年版 ACC/AHA 高血压指南推荐：对于已确诊高血压的人，如果有心血管疾病或 10 年心血管疾病危险 ≥ 10%，降压目标是 130/80 mmHg；那些没有额外心血管危险标志的高血压患者，同样的目标可能是合理的。这种简化了的血压目标值更易于推广、掌握、实施并能更好地影响社会和大众。

"科学总是伴随着艺术的（*There is always that art along with the science*）"。正如 JNC-8 委员会联合主席、爱荷华大学的 Paul James 所说：130/80 mmHg 的血压目标值，"对某些人来说，这是正确的；而对其他人来说，这是不必要的"。实际上美国新指南对于老年患者的血压目标值也作了备注，即"如果是有多种疾病并存和预期寿命有限的 ≥ 65 岁老年人，可根据临床情况决定降压治疗和目标值"。

一些以临床预后为终点的大规模试验的事后分析，以及一些可提供随机对照试验（RCT）证据的荟萃分析的结果表明，将 SBP 降至 < 130 mmHg 并不能够进一步减少心血管事件，除了可能进一步降低卒中的风险。另一方面，还没有试验来评估多种合并症患者和不同降压目标值的相关性。很多研究会排除有多种合并症的患者，例如糖尿病、使用胰岛素、近期发生过冠状动脉事件、心力衰竭、慢性肾脏病等。大多数研究也会在入选标准里排除老年性痴呆或功能状态减退的患者。

ESH/ESC 在高血压指南制订中关于血压目标值的推荐时考虑到如下问题：较低的血压目标值虽然可以带来更多的获益，但可能会增加不良反应和治疗中断的发生率；在欧洲还有 50% 以上的接受降压治疗患者的血压仍 > 140/90 mmHg；将血压降至 130/80 mmHg 以下，在老年人、糖尿病、冠心病和慢性肾脏病患者中获益的证据并不十分充分。

但另一方面，SPRINT 研究和一些荟萃分析结果表明，对心血管高危风险患者，将血压降至 130/80 mmHg 以下可进一步获益。我国 CHIEF 研究中血压 < 130/80 mmHg 的患者，其心血管事件风险较 < 140/90 mmHg 者进一步降低。我国的另一个大型研究 CSPPT 显示，在无相关临床疾病的高血压患者中，SBP 目标值 120 ~ 130 mmHg，相比于 SBP < 120 mmHg 或 130 ~ 140 mmHg 的目

标值，可以使发生第一次卒中的风险最低。因此，在条件允许的情况下，应采取强化降压的治疗策略，以取得最大的心血管获益。

2018年版指南制订降压治疗目标值的思路和欧洲是十分接近的，即在降压达标的策略方面，分两个阶段进行：即先将中青年和老年患者的血压分别降至 < 140/90 mmHg 和 < 150/90 mmHg。在达到初步血压目标之后，中青年患者的收缩压可以进一步降至 < 130 mmHg，而老年患者的收缩压可以进一步降至 < 140 mmHg。

做到"分阶段、双目标"固然好，但临床治疗特殊人群的高血压还需要"量体裁衣"。为此，2018年版指南对于以下人群的血压目标值作了进一步的推荐：病情稳定的脑卒中患者为 < 140/90 mmHg，急性缺血性卒中并准备溶栓者 < 180/110 mmHg；冠心病患者 < 140/90 mmHg，如果能耐受可降至 < 130/80 mmHg，应注意 DBP 不宜降得过低；心力衰竭患者 < 140/90 mmHg；合并冠心病和老年糖尿病患者 < 140/90 mmHg；慢性肾脏病患者：无蛋白尿 < 140/90 mmHg，有蛋白尿 < 130/80 mmHg；≥ 80 岁的老年人应降至 < 150/90 mmHg；妊娠期高血压患者 < 150/100 mmHg。

关于降、达标的方式，2018年版指南推荐：除高血压急症和亚急症外，对大多数高血压患者而言，应根据病情，在 4 周内或 12 周内将血压逐渐降至目标水平。

## 六、降压药物治疗策略

### （一）起始联合降压治疗是提高降压达标率的有效保障

长期以来，对于 1 级高血压甚至 2 级高血压的患者，临床医生习惯于先使用一种降压药，对于不能耐受或者疗效没有达到预期的患者，换用另外一种药物或者加用其他一种药物。

#### 1. 不合时宜的起始降压策略

始于 20 世纪 70 年代后期的降压治疗的阶梯疗法（stepped care approach），采用固定模式从单一药物开始，倘足量的单一药物未能充分控制血压，则增加第 2 种降压药。犹如上阶梯一样，一步步地加用药物。该疗法存在降压疗效的明显个体差

异和理论缺陷（如 ACEI 和大部分 ARB 属于非线性剂量-效应曲线药）；此外药物组合方案变更频繁，导致治疗依从性较差。

始于 20 世纪 80 年代的单药序贯治疗（sequential monotherapy），采用不同降压机制的药物轮换治疗，以便对具体患者进行有针对性的药物治疗。这个策略的基础是患者可能对不同种类的药物反应不同。假定单药序贯治疗能转变 30% 对第一种药物无反应的患者，那么总的有效率就大概为 70% ～ 80%。该方法的缺点十分明显，即从一种单药治疗切换到另一种单药治疗，要花几周甚至几个月的时间才能发现治疗是否有效，降压疗效差（即使单药剂量高，血压经常无法下降），常常令患者沮丧，依从性差。

2014 美国"JNC-8"提出三种策略可用于高血压的起始治疗：第 1 种药物用至最大剂量后加用第 2 种药物（先加量再联合）；第 1 种药物增至最大剂量前加用第 2 种药物（先联合再加量）和起始 2 种药物治疗（自由联合或单片复方制剂治疗）。这与 2013 年欧洲高血压指南在降压治疗策略中所提出的起始单药治疗、增加剂量再联合其他药，以及单药治疗后先联合其他药再增加剂量的方法并无二致。美国"JNC-8"认为，这三种治疗策略并未进行相互间的比较，某个策略是否会进一步改善心、脑血管终点，肾脏终点和死亡率仍不清楚。不太可能从精心设计的 RCT 中得到比较这些策略对健康结局效果的证据。因此，"每种策略都是可以接受的药物治疗策略，可以根据个体情况、临床医生和患者的喜好以及药物耐受性进行选择"。笔者对此不禁要问：既然高血压患者从治疗中的获益，主要来自降压本身；不同降压策略之间的比较，其实质难道不就是比较降压疗效吗？实现血压控制所需要的时间难道不是影响临床结局的重要因素吗？

#### 2. 起始联合治疗会成为高血压治疗的核心策略吗？

已有越来越多的研究证据表明，与单药序贯治疗和阶梯治疗相比，起始联合治疗可提供快速、有效、持续的血压控制效果并且耐受性良好，血压达标率更高。对于大多数高血压患者而言单药治疗经常是不充分的，目前又要求大多数患者的血压目标值低于以前的指南要求，将更支持起始联合治

疗。因此，对于大多数患者的初始治疗用两种而不是一种药物是合理的。为此 2018 年版 ESC/ESH 高血压指南推荐：除了低危的 1 级高血压、虚弱老年和高龄老年患者之外，大部分高血压患者以联合治疗作为初始治疗，并作为高血压治疗的核心策略。起始降压治疗的策略发生的这一重大变化，需要给予足够的重视。无独有偶，2017 年版 ACC/AHA 高血压指南推荐对于 2 级及以上高血压患者给予起始联合降压治疗。美国 2 级高血压与欧洲和我国的 1 级高血压的起始范围相同，实质上是推荐对大多数患者给予初始联合降压治疗。

与欧美指南有所不同，2018 年版指南强调"应根据血压水平和心血管风险选择初始单药或联合治疗"的基本原则，体现了一定的灵活性。虽然我国指南未将起始联合降压治疗作为高血压治疗的核心策略，但强调"联合应用降压药物已成为降压治疗的基本方法"。2018 年版指南继续保持上版指南推荐的联合降压治疗的适用人群，即："对血压 ≥ 160/100 mmHg、高于目标血压 20/10 mmHg 的高危患者，或单药治疗未达标的高血压患者应进行联合降压治疗"。此外也有相应的变化，即基于我国的 CHIEF 研究的证据，"对血压 ≥ 140/90 mmHg 者，也可开始小剂量联合治疗"。

应该承认，欧洲新指南推荐的起始联合降压治疗的策略，方向是正确的，其效果应该是利大于弊，不过还需要经受实践的检验。

### （二）单片复方制剂是提高血压达标率的重要措施

治疗依从性与血压控制率之间存在密切关系。患者治疗的依从性是影响高血压控制率的重要因素之一。最细心、最有学问的临床医生开出来的最有效的治疗方案，只有在患者的依从性得到保证的前提下才能控制高血压。

不少降压达标率显著提升的成功经验显示，增加单片复方制剂（single-pill combination，SPC）的应用，是提高血压达标率的主要途径之一。美国北加利福尼亚州凯撒医疗集团（KPNC）高血压计划的结果显示，从 2001—2009 年近十年间，SPC 处方的百分比从不到 1% 增加到 27.2%，血压达标率相应从 44% 升高到 > 80%。法国近 10 多年来的血压达标率的提升其经验也是如此。2018 年版

ESC/ESH 高血压指南认为，SPC 作为高血压常规治疗方法的主要优点是患者可以从 2 个或 3 个药物治疗中取得高血压控制进展，同时在整个过程中保持和单药治疗方案一样的简便性，增加治疗依从性和实现血压控制的可能性。这样的方法有望能将欧洲目前 40% 低水平的血压控制率提高 2 倍。

使用 SPC 有助于减少心血管终点事件的发生。我国台湾一项回顾性研究，比较 SPC 治疗和处方自由组合 2 种治疗方案在心血管终点事件、出院、急诊、住院患者中疗效，平均随访 15.2 个月，结果显示：接受 SPC 治疗的患者显著提高无不良心血管事件的生存率达 17%；治疗费用和住院率也都明显下降。一项来自澳大利亚医疗保险数据研究，随机抽取 10% 在 2011—2014 年 SPC 处方（n = 9340）或两药处方联合（n = 3093）的样本进行分析。治疗 48 个月后，8% 的 SPC 组和 18% 的两药处方联合组死亡，两药处方联合组相对于 SPC 组死亡的风险增高 1.8 倍[5]。

为此，2018 年版欧洲指南将 SPC 推荐为起始联合治疗的优选。但该指南也承认，目前由两种药物组成的 SPC 主要局限于 RAS 抑制剂和 CCB 或者利尿剂，希望开发出更多不同药物的组合、适应不同需求的低成本的 SPC。

与欧美指南有所不同，2018 年版指南将 SPC 和自由联合并列，未作为起始联合治疗的优选。需要指出的是，我国联合药物降压治疗的比例还不高，SPC 在联合用药中的比例更低，为此需要对基层医生和患者进行积极的甚至是长期的宣传和教育。此外，受"一品两规"的影响，我国使用的 SPC 规格单一，不能适应临床的需求，因此在我国起始优先选择 SPC 的条件还不成熟。

## 七、需要对中、高危的高血压患者进行综合干预

高血压是一种以动脉血压持续升高为特征的进行性"心血管综合征"。2018 年版指南再次强调："高血压治疗的根本目标是降低心、脑、肾与血管并发症和死亡的总危险"，为此需要进行综合干预，"应根据高血压患者的总体风险水平给予降压药物，同时干预可纠正的危险因素、靶器官损害和并存的临床疾病"。

高血压患者如合并血脂异常、吸烟、肥胖、糖代谢异常等危险因素，CVD 发生与死亡风险将倍增，而单纯降压治疗对于高血压患者的心脑血管获益存在局限性。以降压为基础，进行多重危险因素综合干预已成为我国 CVD 防控体系的重要组成部分。例如，他汀类药物应该、而且逐步成为中危及以上高血压患者的常规治疗。阿司匹林的 CVD 一级预防地位有所下降，但仍是极高危和部分高危患者的一级预防药物。除了传统的危险因素之外，高同型半胱氨酸血症、高尿酸血症等正在成为聚焦热点。

无论患者血压水平如何，无症状性靶器官损害在决定个体心血管风险水平上具有关键意义。我国近 1/4 高血压患者合并左心室肥厚，近 30% 门诊高血压患者合并蛋白尿，超过 36% 高血压患者合并糖尿病，高危 / 极高危人群比例达到 76.4%。治疗亚临床靶器官损害以及各种并存的临床疾病，能够显著降低心血管风险。

## 参考文献

[1] 中国高血压防治指南修订委员会 . 中国高血压防治指南（2018 年修订版）. 北京：中国医药科技出版社，2018.
[2] Whelton P，Carey R，Aronow W，et al. 2017 ACC/AHA/AAPA/ABC/ACPM/AGS/APhA/ASH/ASPC/NMA/PCNA guideline for the prevention，detection，evaluation，and management of high blood pressure in adults. J Am Coll Cardiol，2018，71（19）：e127-248.
[3] 陈鲁原 . 目前阶段的高血压定义需要改变吗？中华高血压杂志，2018，26（1）：12-13.
[4] Khera R，Lu Y，Lu J，et al. Impact of 2017 ACC/AHA guidelines on prevalence of hypertension and eligibility for antihypertensive treatment in United States and China：nationally representative cross-sectional study. BMJ，2018，362：k2357.
[5] Simons L，Chung E，Ortiz M. Long-term persistence with single-pill，fixed-dose combination therapy versus two pills of amlodipine and perindopril for hypertension：Australian experience. Curr Med Res Opin，2017，33（10）：1783-1787.

# 第三节 中国高血压防治指南（2009 基层版）解读与评价

刘 靖（北京大学人民医院）

2009 年 12 月，由卫生部疾病预防控制局、国家心血管病中心、中国高血压联盟联合制订的基层版《中国高血压防治指南》（简称"基层指南"）正式发布[1]。这是我国第一部面向基层，包括城镇社区和乡村卫生服务机构的国家级高血压防治指南，也是基层医生管理高血压患者的临床参考。

基层指南的制订力求简洁、实用。全文 3 万余字，主要内容包括高血压检出、诊断与评估、药物与非药物治疗、随访管理等方面。从文字篇幅、实用性和便捷性等方面与《中国高血压防治指南（2005 年修订版）》[2] 有所不同。其要点解析如下：

## 一、高血压定义不变

基层指南的高血压定义和分级与 2005 年版中国高血压指南完全相同。保持两部指南基本定义、分级的一致性，方便基层高血压管理。

## 二、血压测量规范化

高血压患者的检出需要合格的血压计，规范操作。建议成人每 2 年至少测量血压 1 次，并充分利用各种机会筛查检出高血压患者；35 岁以上人群首诊测血压；高血压易患人群每半年测量血压 1 次。初次发现血压增高者应随访评估，多次测量，以明确诊断；非同日 3 次测量血压，SBP ≥ 140 mmHg 和（或）DBP ≥ 90 mmHg 可诊断为高血压。如疑为高血压急症，需及时转诊上级医院。

## 三、危险分层简化

基层指南的一个突出变化是将以往指南中高血压患者危险分层进行简化，将原高危和极高危合并，简化分为高危、中危、低危。低危：①高血压 1 级，无其他危险因素；②中危：高血压 2 级伴或不伴危险因素，或高血压 1 级伴 1～2 个危险因素；③高危：高血压 3 级伴或不伴危险因素，或高血压

1 ～ 2 级伴≥ 3 个危险因素，或伴靶器官损害的任何一项，或伴临床疾患任何一项。

## 四、评估分档开展

检查评估指标分两个档次：基本要求和常规要求。指南建议各地根据实际情况和条件酌情开展。

基本要求是指最低要求，即经过培训的乡村医生即可完成的检查评估指标。基本要求适用于部分条件差的社区卫生服务站和乡村卫生站。内容包括血压测量、身高、体重、腰围测量、询问年龄、吸烟状况、血脂情况、体力活动情况、早发家族史、心脑血管疾病病史、糖尿病等。通过简单体检和问诊收集相关信息。

常规要求是指标准要求，即在有条件的医疗机构应当完成的有关检验、检测指标，如空腹血糖、血脂、肌酐、血常规、尿常规；心电图、X 线胸片、超声检查；尽可能完成尿微量白蛋白、眼底、动脉僵硬度（PWV）等检查。

需强调的是，基本要求检查的项目较少，可能低估患者心血管疾病发生危险；有条件的地区应按常规要求完成全部检查。

## 五、血压目标具体化

降压达标是减少心血管事件的前提与基础。普通高血压患者血压目标< 140/90 mmHg，老年高血压患者收缩压目标< 150 mmHg。糖尿病、脑血管病、稳定性冠心病、慢性肾脏病患者（均为高危）血压< 130/80 mmHg 以下。基层指南强调如能耐受，血压水平还可进一步降低，如达到理想血压水平 120/80 mmHg 以下。

基层指南建议：一般情况下，1 ～ 2 级高血压争取在用药 4 ～ 12 周内使血压逐渐达标，并维持已经获得的目标；但患者耐受性差或老年人血压达标时间可适当延长。血压尽早达标有利于减少心脑血管事件。

## 六、生活方式干预需强化

指南推荐积极的生活方式干预，包括：减少钠盐摄入，每日少于 6 g；减少脂肪、增加蔬菜水果摄入；规律运动，每周 3 ～ 5 次中等量运动；控制体重 BMI < 24 kg/m²，腰围男性< 90 cm，女性< 85 cm；戒烟并限制饮酒，白酒< 50 ml/d，葡萄酒< 100 ml/d，啤酒< 250 ml/d；保持心理平衡。

## 七、联合治疗获推荐

为提高血压达标率，指南推荐联合治疗。我国高血压人群庞大，超过 2 亿患者，每年新增近 1000 万人。基层指南提供多种联合治疗方案选择，供临床医生参考。

药物治疗原则：

（1）初始小剂量单药或小剂量两药联合治疗。如第一步药物治疗后血压未达标，可在原药基础上加量或另加一种降压药。如果血压达标，则维持用药；推荐使用长效降压药物，平稳有效控制血压。对 2 级及以上高血压初始可采用小剂量联合治疗。实施个体化治疗。

（2）常用降压药：基层指南推荐钙通道阻滞剂（CCB）、血管紧张素转化酶抑制剂（ACEI）、血管紧张素受体阻滞剂（ARB）、利尿剂、β 受体阻滞剂为常用降压药。以上 5 类降压药物及低剂量固定剂量复方制剂均可作为高血压初始或维持治疗的选择药物。考虑降低高血压患者血压水平比选择降压药的种类更重要。

（3）降压药的选择：基层医生首先要掌握药物治疗的禁忌证和适应证，结合病情、患者意愿、经济承受能力选择适宜的降压药物。

（4）联合治疗方案：合理的降压药联合治疗方案包括二氢吡啶类 CCB ＋ ACEI/ARB，ACEI/ARB ＋小剂量利尿剂，CCB ＋小剂量利尿剂。我国传统固定剂量复方制剂如复方利血平氨苯蝶啶，尽管其组分是否合理仍有争议，但因其降压作用确切、价格低廉，故仍可作为基层降压药物的选择。

## 八、血压管理规范化

基层接诊 3 级高血压或伴发心脑血管疾病等高危患者，应立即开始药物治疗；如怀疑高血压急症，立即转上级医院；1 ～ 2 级高血压患者伴头晕等不适症状的，考虑小剂量药物治疗；如无症状，则应仔细评估有关危险因素、靶器官损害及伴发临床疾患。

指南将低危、中危、高危患者分为一、二、三级管理。根据不同级别，定期随访。重点管理高危患者，每个月至少随访1次；兼顾覆盖中、低危人群，每2～3个月随访1次。

概括来说，基层版高血压指南内容简明、扼要，流程简单、实用，管理点、面兼顾，便于基层各级医师使用。

## 参考文献

[1] 刘力生，王文，姚崇华，代表《中国高血压防治指南》（基层版）编撰委员会. 2009年基层版《中国高血压防治指南》（摘录）. 中国医学前沿杂志（电子版），2010，2（1）：60-74.
[2] 中国高血压防治指南修订委员会. 中国高血压防治指南（2005年修订版）. 高血压杂志，2005，134（增刊）：2-41.

# 第四节　中国高血压基层管理指南（2014）解读与评价

隋　辉　王　文（中国医学科学院阜外医院，国家心血管病中心）

高血压是常见的慢性病，是以动脉血压持续升高为特征的"心血管综合征"，是我国心脑血管疾病最主要的危险因素，也是我国心脑血管疾病死亡的主要原因。控制高血压是预防心脑血管疾病的切入点和关键措施。

为适应新医改的需求，为高血压基层管理提供技术支持，在国家卫生和计划生育委员会（现国家健康委员会）疾病预防控制局和基层卫生司的支持下，国家心血管病中心和中国高血压联盟对2009年基层版《中国高血压防治指南》进行修订，并更名为《中国高血压基层管理指南（2014年修订版）》[1-2]。指南修订根据我国国情和高血压的特点，坚持预防为主、防治结合的方针，遵循证据与实践相结合的原则，力求简明扼要，便于基层操作。

《中国高血压基层管理指南（2014年修订版）》较2009年版基层指南更新和强调的要点如下：

## 一、高血压检出

加强血压测量，把高血压患者从人群中检测出来，提高高血压知晓率。

高血压的检出是提高人群高血压知晓率、治疗率和控制率（"三率"）的第一步；高血压通常无自觉症状，但可以使患者发生心、脑、肾等器官损害，导致脑卒中或心肌梗死事件，甚至死亡，故俗称"无声杀手"。只有检出高血压，早期预防与治疗，才能保护心、脑、肾靶器官，降低心血管事件的发生率。因此，高血压的检出非常重要。对普通人群，尤其是易患人群应加强高血压筛查。

目前，仍以诊室血压作为高血压诊断的依据。有条件的应同时积极采用家庭血压或动态血压监测诊断高血压。家庭血压＞135/85 mmHg；动态血压白天＞135/85 mmHg，或24 h平均值＞130/80 mmHg为高血压诊断的阈值。因汞会对环境造成污染，故应积极推荐使用经国际标准认证合格的上臂式自动（电子）血压计。

## 二、高血压治疗

### 1. 高血压是一种心血管综合征，对患者要进行综合评估，根据心血管危险度来决定治疗措施

对初诊患者通过全面询问病史、体格检查及各项辅助检查，找出影响预后的因素；根据患者血压水平、并存的危险因素、靶器官损害、伴发的临床疾患进行危险分层。在强调降压的同时，考虑患者总体心血管危险，综合干预其他危险因素和临床疾患，尤其对吸烟、高胆固醇血症、肥胖等危险因素进行综合干预；对高血压伴糖尿病、冠心病、脑血管疾病、肾脏病的患者应进行相关治疗；也要关注高血压患者心率增快对心血管事件的影响。

### 2. 降压目标

高血压治疗基本目标是血压达标，以最大限度地降低心脑血管疾病发病及死亡总危险。我国是脑卒中高发区，治疗高血压的主要目标是预防脑卒中。

目标血压：一般高血压患者血压降至140/90 mmHg以下；老年（＞65岁）高血压患者的血压降至150/90 mmHg以下，如果能耐受，可进一步降至140/90 mmHg以下。一般糖尿病或慢性肾脏病患者的血压目标可以再适当降低。

血压达标的时间：在患者能耐受的情况下，推荐尽早使血压达标，并坚持长期达标。治疗 2～4 周，评估血压是否达标，如达标，则维持治疗；如未达标，及时调整用药方案。对 1～2 级高血压患者，用药后使血压于 4～12 周达标，对治疗耐受性差或高龄老年人达标时间可适当延长。

### 3. 非药物治疗

长期坚持生活方式改善是高血压治疗的基石，合理使用降压药是血压达标的关键，两者缺一不可。高血压确诊后，应长期坚持非药物治疗（生活方式干预）消除不利于心理和身体健康的行为和习惯，达到控制高血压以及减少其他心血管疾病的发病危险。非药物治疗有明确的轻度降压效果，如肥胖者体质量减轻 10 kg 收缩压可下降 5～20 mmHg；膳食限盐（食盐＜6 g/d）收缩压可下降 2～8 mmHg；规律运动和限制饮酒均可使血压下降。限盐是预防和治疗高血压重要而有效的措施。

### 4. 高血压的治疗时机及用药原则

高血压初步诊断后，所有患者均立即采取治疗性生活方式干预，根据心血管危险分层选择启动药物治疗的时机。高危患者应立即启动降压药物治疗；中危、低危患者可分别随访 1 个月、3 个月，多次测量收缩压仍＞140 mmHg 和（或）舒张压＞90 mmHg，启动降压药物治疗。根据患者血压水平和危险程度，确定治疗方案。

用药原则：①小剂量开始：采用较小的有效剂量以获得疗效而使不良反应最小。对 2 级以上的高血压患者，起始也可以用常规剂量。②尽量用长效药：长效药的优势在于可减少血压波动，改善患者的依从性，改善清晨血压。为了有效地防止靶器官损害，要求每天 24 h 内血压稳定于目标范围内，积极推荐使用一天给药一次而药效能持续 24 h 的长效药物。③联合用药：为使降压效果增大而不增加不良反应，可以采用 2 种或多种不同作用机制的降压药联合治疗。④个体化治疗：根据患者具体情况选用适合该患者的降压药。

### 5. 常用的降压药物

常用的降压药物主要有以下 5 类：钙通道阻滞剂、血管紧张素转化酶抑制剂（ACEI）、血管紧张素Ⅱ受体阻滞剂（ARB）、噻嗪类利尿药、β 受体阻滞剂。5 类降压药及固定低剂量复方制剂均可作为高血压初始或维持治疗的选择药物。如有必要，还可以选择 α 受体阻滞剂和其他降压药。医生要掌握药物治疗的禁忌证和强适应证，根据患者的具体情况选药；降低高血压患者血压水平比选择降压药的种类更重要。根据国家基本药物制度，基层降压药的选择应考虑安全有效、使用方便、价格合理和可持续治疗的原则。

（1）钙通道阻滞剂：二氢吡啶类钙通道阻滞剂无绝对禁忌证，降压作用强，对糖脂代谢无不良影响；我国抗高血压临床试验的证据较多，均证实其可显著减少脑卒中事件；故推荐基层使用二氢吡啶类钙通道阻滞剂。适用于大多数类型的高血压，尤对老年高血压、单纯收缩期高血压、稳定型心绞痛、冠状动脉或颈动脉粥样硬化、周围血管疾病患者适用。可单药或与其他 4 类药联合应用。对伴有心力衰竭或心动过速者应慎用二氢吡啶类钙通道阻滞剂，少数患者可有头痛、踝部水肿、牙龈增生等不良反应。

（2）ACEI：降压作用明确，保护靶器官证据较多，对糖、脂代谢无不良影响；适用于 1～2 级高血压，尤对高血压合并慢性心力衰竭、心肌梗死后、心功能不全、心房颤动预防、糖尿病肾病、非糖尿病肾病、代谢综合征、蛋白尿 / 微量白蛋白尿患者有益。可与小剂量噻嗪类利尿剂或二氢吡啶类钙通道阻滞剂合用。对双侧肾动脉狭窄、妊娠、高血钾者禁用；注意咳嗽等不良反应，偶见血管神经性水肿等不良反应。

（3）ARB：降压作用明确，保护靶器官作用确切，对糖、脂代谢无不良影响；适用于 1～2 级高血压，尤对高血压合并左心室肥厚、心力衰竭、心房颤动预防、糖尿病肾病、代谢综合征、微量白蛋白尿、蛋白尿患者有益，也适用于 ACEI 引起的咳嗽而不能耐受者。可与小剂量噻嗪类利尿剂或二氢吡啶类钙通道阻滞剂合用。对双侧肾动脉狭窄、妊娠、高血钾者禁用；偶见血管神经性水肿等不良反应。

（4）噻嗪类利尿剂：降压作用明确，小剂量噻嗪类利尿剂适用于 1～2 级高血压或脑卒中二级预防，也是难治性高血压的基础药物之一。利尿剂尤其对老年高血压、心力衰竭患者有益，是难治性高血压治疗的基础药物，可与 ACEI 或 ARB、钙通道阻滞剂合用。小剂量噻嗪类利尿剂基本不影响糖、脂代谢。大剂量利尿剂对血钾、尿酸及糖代谢可能有一定影响，要注意定期检查血钾、血糖及尿酸。痛风为禁忌证。

（5）β 受体阻滞剂：降压作用明确，小剂量适用于高血压伴心肌梗死后、冠心病心绞痛、快速性心律失常、慢性心力衰竭或心率偏快（心率 80 次 / 分及以上）的 1～2 级高血压患者。对心血管高危患者的猝死有预防作用。可与二氢吡啶类钙通道阻滞剂合用。对哮喘及二至三度房室传导阻滞患者禁用；慎用于慢性阻塞性肺气肿、糖耐量异常者或运动员。大剂量长期使用对糖、脂代谢有一定影响，高选择性 β 受体阻滞剂对糖、脂代谢影响不大。注意支气管痉挛、心动过缓等不良反应；不要突然停药，以免发生撤药综合征。

（6）固定低剂量复方制剂：为常用的一类高血压治疗药物，其优点是使用方便，可改善治疗的依从性。我国传统固定剂量复方制剂有明确的降压作用且价格低廉，可作为基层（尤其对经济欠发达的农村地区）降压药的一种选择，包括复方制剂有复方利血平（复方降压片）、复方利血平氨苯蝶啶片（降压 0 号）、珍菊降压片等。使用固定剂量复方制剂时，要掌握其组成成分的禁忌证和可能的不良反应。①建议血压水平＜ 160/100 mmHg，或低危、部分中危患者初始用小剂量单药治疗；②对于血压水平＞ 160/100 mmHg，或血压水平高于目标血压 20/10 mmHg 的高危患者，可起始用小剂量联合治疗或复方制剂。

### 6. 优先推荐的联合方案

降压药联合是指不同种类药物的组合，避免同种类降压药的联合。

推荐如下 6 种联合方案：①二氢吡啶类钙通道阻滞剂和 ACEI；②二氢吡啶类钙通道阻滞剂和 ARB；③ ACEI 和小剂量噻嗪类利尿剂；④ ARB 和小剂量噻嗪类利尿剂；⑤二氢吡啶类钙通道阻滞剂和小剂量噻嗪类利尿剂；⑥二氢吡啶类钙通道阻滞剂和小剂量 β 受体阻滞剂。

推荐的 3 种药物联合方案：二氢吡啶类钙通道阻滞剂、ACEI（或 ARB）和小剂量噻嗪类利尿剂。一般不主张 ACEI 与 ARB 联合用于治疗普通高血压。

## 三、高血压管理

### 1. 随访管理

长期随访，了解降压效果和不良反应。根据血压是否达标确定随访管理级别，推进社区规范化管理。血压达标者每 3 个月随访 1 次，未达标者每 2～4 周随访 1 次；血压未达标的，及时调整治疗措施，可增加原用药的剂量，或加用小剂量其他种类降压药，或开始联合治疗或应用复方制剂。修改的高血压基层管理流程图，既考虑到高血压患者的总心血管风险，有综合评估、综合干预的理念，又考虑到血压达标是治疗的基本目标，简化了随访程序。总体上有利于基层医生对高血压的管理。

### 2. 加强高血压患者教育与自我管理

鼓励开展家庭自测血压，提高治疗的依从性。对公众、高血压易患人群进行健康教育，预防、延缓高血压的发生。

### 3. 长期药物治疗应考虑患者的经济承受力

我国经济发展不平衡，降压药物的应用是长期甚至是终身的，医生要充分考虑到治疗的长期性和患者的经济承受能力。降压药物选择的范围很宽，应根据病情、经济状况及患者意愿，选择适合的治疗药物。

总之，高血压防控是社会系统工程，需要政府、学会（专家）、基层共同努力。广大基层是高血压防治的主战场，提高高血压"三率"的关键在基层。

## 参考文献

［1］中国高血压基层管理指南修订委员会 . 中国高血压基层管理指南（2014 年修订版）. 中华健康管理学杂志，2015，9（1）：10-30.

［2］刘力生，王文，姚崇华，代表《中国高血压防治指南》（基层版）编撰委员会 . 2009 年基层版《中国高血压防治指南》（摘录）. 中国医学前沿杂志（电子版），2010，2（1）：60-74.

# 第五节　中国高血压患者教育指南（2013）解读

王　文（中国医学科学院阜外医院，国家心血管病中心）

《中国高血压患者教育指南》（简称"患教指南"），于2013年9月发布，于2013年12月在《中华高血压杂志》发表[1]。该指南是医务人员、公共卫生人员、健康教育人员对公众和高血压患者进行健康教育的指导性文件。

国民健康知识的缺乏、伪科学的泛滥和公众教育的缺失，使患者对高血压的知识和长期规范化治疗的重要性认识不够，也是导致高血压的知晓率、治疗率和控制率低的原因之一。开展科学、规范化的患者健康教育刻不容缓，制订权威的操作性强的国家级高血压患者教育指南势在必行。为此，在国家卫生和计划生育委员会（现国家卫生健康委员会）疾病预防控制局、中国健康教育中心的支持下，中国高血压联盟、国家心血管病中心、中华医学会心血管病学分会、中国医师协会高血压专业委员会联合制订了患教指南。

现将指南要点解读如下：

## 一、明确"对高血压患者进行教育，是医务人员义不容辞的责任"

由于高血压是一种慢性病，增高的血压会造成血管损害，发生心血管并发症。高血压一旦发生，大多需要终身管理。加强对高血压患者的健康教育，指导患者进行自我管理，以达到自觉地改变不良生活方式、控制危险因素、提高治疗的依从性、提高降压达标率，以减少并发症的发生，是医务人员义不容辞的责任。基层是高血压防治的主战场，基层医务人员是高血压教育的主力军。

## 二、明确高血压患者教育的重点内容

### 1. 强调高血压的危害

高血压被称为"无声杀手"。因为大多数高血压患者没有症状，超过一半的高血压患者不知道自己血压高。

持续的高血压在不知不觉中损害全身的大、中、小动脉，造成心肌梗死、脑卒中、肾衰竭、主动脉夹层、周围血管疾病等后果。一旦发生轻则影响生活质量，重则危及生命。

高血压是可防可治的。积极地预防和治疗，可以大大降低发生心血管疾病的风险。可怕的是，很多人并不知晓自己的血压升高。

### 2. 高血压的预防

引发高血压的危险因素中，可改变的因素包括：高盐饮食、超重肥胖、长期过量饮酒、缺乏运动、吸烟和长期精神紧张等。对公众要加强教育，改变不良生活方式，以预防高血压的发生。

如果不加干预，健康人就会逐渐发展为高血压患者，进而到心血管疾病患者，在这一链条上逐步进展，健康状况越来越差。

应坚持健康的生活方式，预防或延缓高血压的发生。高血压是一种典型的生活方式病，造成高血压的原因就潜藏在日常生活习惯中。同一家庭内多人发病的情况常见，与一家人有同样的生活习惯有一定的关系。

健康的生活方式包括合理饮食、适当运动、戒烟限酒、心理平衡。合理饮食，重点是限制食盐的用量、限制热量和营养均衡；要注意控制体重，已超重肥胖者更要积极运动、科学减肥。

### 3. 高血压的治疗

降压的获益主要来自血压下降本身，降压是硬道理。

降压治疗的目的：使高血压患者的血压达到目标水平，最大程度地降低脑卒中、心肌梗死和肾脏病等并发症发生和死亡的危险。早降压早获益；长期降压长期获益；降压达标会将高血压患者的危险性降到最低，最大获益。

降压治疗的方法：坚持健康的生活方式和合理使用降压药物。二者缺一不可，要同样重视。

健康的生活方式是高血压防治的基石，持之以恒将终身受益。对于高血压患者，只有配合健康的生活方式，降压药物才能取得良好的治疗效果。

有些早期轻度的高血压患者，遵循健康的生活方式而不服用降压药，血压就可以降到正常。服降压药治疗的患者，遵循健康的生活方式，可以减少服药的剂量而血压仍然达标。

**高血压药物治疗的常识：**

（1）什么时候开始服用降压药？

初诊的高血压患者，需要根据心血管疾病危险分层或多次平均血压水平来决定何时开始服用降压药。高危、极高危的患者，必须立即开始服用降压药物；低危患者需要改善生活方式并监测血压及其他危险因素3个月，中危患者改善生活方式并监测血压及其他危险因素1个月，若血压仍≥140/90 mmHg，则开始服降压药。

（2）血压应降到什么水平？

一般的高血压患者，降压目标为140/90 mmHg以下。老年患者，降压目标为＜150/90 mmHg，如能耐受，可进一步降至140/90 mmHg以下。血压达标需做到平稳达标、尽早达标和长期达标。

在强调降压达标的同时，应避免血压下降速度太快以及降得过低，以免引起心、脑、肾等重要器官供血不足而引发缺血事件。一般高血压患者经过4～12周的治疗使血压逐渐达标。对老年人、严重冠状动脉狭窄、双侧颈动脉严重狭窄者及耐受性差的患者，达标时间延长。

（3）用药原则

1）小剂量：对于刚开始服药的患者，小剂量用药有助于观察疗效和减少不良反应。如效果欠佳，可逐步增加剂量。

2）优先应用长效制剂：尽可能使用一天一次服用而具有24 h平稳降压作用的长效药，以简化治疗并有效控制全天血压与晨峰血压，更有效地预防心血管并发症。

3）联合用药：为降压达标，常需联合应用2种或2种以上作用机制不同的降压药来增加疗效。只有约30%～40%的高血压患者服用一种降压药就能降压达标，多数患者需要同时服用2种或多种降压药才能降压达标。采用小剂量降压药联合应用，降压机制互补，降压疗效叠加，还可互相抵消或减轻不良反应。单片复方制剂是联合用药的一种方式。

4）个体化：患者的体质各有差异，产生高血压的机制也不同。不能机械地照搬他人有效的治疗方案。应由医生根据患者的具体情况（如年龄、血压升高的类型与幅度、有无靶器官损害及合并的相关疾病等）量身定制适宜的降压方案。

（4）常用降压药的种类

我国常用的二氢吡啶类钙通道阻滞剂（CCB）、血管紧张素转化酶抑制剂（ACEI）、血管紧张素Ⅱ受体阻滞剂（ARB）、利尿剂、β受体阻滞剂五大类及固定低剂量单片复方制剂均可作为高血压初始治疗和维持治疗的选择，需要医生根据患者的情况决定。

（5）服药的时间和调整

一般用长效降压药，在早晨顿服。对于血压控制不佳的患者，可监测24 h动态血压，由医生据此调整治疗。

根据季节调整用药也很重要。夏季由于血管处于扩张状态，加上出汗多，如果忽略了用药调整，可导致血压偏低或较大波动。冬季血压一般要比夏季高，降压药的剂量一般要相应增加才能达标。

**4. 高血压患者的自我管理**

患者要积极参加社区的高血压自我管理小组或俱乐部，学习防治高血压的各种相关知识、技能，学习如何自测血压，如何锻炼身体、调整饮食结构及戒烟限酒等保健知识，增强防治高血压的能力及降压治疗的依从性，提高高血压的控制率。

长期治疗和定期随访很重要。目前高血压不能根治，绝大多数患者需终身服用降压药，才能使血压长期达到或接近目标血压。患者应该知道自己的血压水平和应该达到的目标水平，有无其他危险因素及自己患心血管疾病的危险程度。在长期治疗中，要定期就诊，以便观察降压疗效，监测各种危险因素，强化健康的生活方式，还可以检查是否有靶器官的损害，及时调整治疗方案。病情较重的患者应每月随访一次，病情较轻者每3个月随访一次。

重视家庭血压测量。在家自测血压，状态放松，不受由医务人员引起的紧张氛围的影响，能反映平常状态的血压值，可靠性强；测量次数多，更全面。还可鉴别白大衣高血压和发现隐蔽性高血压。家庭自测血压，诊断高血压的标准是收缩压≥ 135 mmHg 或舒张压≥ 85 mmHg，治疗的目标值是血压< 135/85 mmHg。

应该使用经国际标准化认证的上臂式电子血压计，不要用腕式或手指式血压计。水银血压计操作复杂，且由于汞污染的问题将逐步被限制或淘汰。

**5. 关注不同人群的高血压**

**中青年人要重视高血压的预防和治疗：**中青年人是健康关注的盲点。中青年人最关心的是事业，忽略自己的健康，最容易有不健康的生活方式，如：久坐不动、吃喝应酬、体重超标、烟酒不断、工作压力大、失眠等。这造成当今中青年人高血压发病率速增，中年精英猝死于职场的悲剧屡屡发生。

**关注儿童高血压：**肥胖是儿童原发性高血压的祸根，儿童肥胖除影响儿童健康，还延续到成人，是成人高血压、糖尿病、冠心病发病的危险因素。绝大多数患儿通过改善生活方式就可降压达标。儿童的自制力差，家长对儿童的健康负有主要责任。任由孩子多吃不是爱孩子，而是害孩子。饮食方面，应少吃肉、甜食、油炸食品、零食，以控制体重；注意含糖饮料是导致儿童肥胖的重要隐性能量来源；限制看电视、玩电脑等静坐时间，鼓励运动；保证睡眠时间和质量。儿童时期养成的好习惯能使其终身受益。对于生活方式改善后血压仍高的儿童，要服降压药治疗。

**老年（≥ 65 岁）高血压的特点：**

（1）单纯收缩期高血压多见：老年人由于动脉硬化，导致收缩压升高，舒张压降低，脉压增大。老年人常常是单纯收缩期高血压。

（2）血压波动大，血压昼夜节律异常，对心、脑、肾等靶器官的损害大；易受环境改变的影响而产生应激反应使诊室血压大大高于自测血压；易发生清晨血压突然升高；早晨 6 ~ 10 点是心血管事件的高发时段，最好选择下午、傍晚进行锻炼。建议测量 24 h 动态血压，以便明确血压的波动情况，调整用药方案；推荐家庭自测血压。

（3）易发生直立（体位）性低血压和餐后低血压。老年人长时间卧位后突然站起易发生直立（体位）性低血压，脑供血不足，引起眩晕或跌倒。所以从卧位站起时要小心，先伸展手脚，其次抬起上半身，然后再慢慢站起。

（4）老年人味觉灵敏度下降，往往吃菜偏咸，而肾对水盐的调节能力下降，血压对盐更敏感。吃盐过多会使血压升高，使降压药疗效降低，血压难以控制。

（5）老年高血压的治疗要以平稳、安全为重，从小剂量开始，注意目标血压值不要太低，防止重要脏器供血不足。

# 三、澄清高血压的认识误区和识别伪科学

这是患者教育指南的一大亮点。

**1. 澄清认识误区**

目前患者对高血压有很多认识误区，干扰了高血压的规范治疗，必须澄清这些错误观念，才能科学地防治高血压。常见认识误区如下：

（1）凭感觉用药，根据症状估计血压的高低。

（2）降压治疗后，血压正常了就停药。

（3）年轻患者被确诊为高血压后不愿意服药，担心服药过早，对降压药会产生"抗药性"。

（4）只要服药就万事大吉，只服药、不看效果。

（5）是药三分毒，尽量不要用"西药"。

（6）血压降得越快越好、越低越好。

（7）自己在家中测量的血压不准确。

（8）相信有"灵丹妙药"能根治高血压。

（9）迷信保健品、保健仪器的降压作用，过分信任纯天然药降压。

**2. 杜绝伪科学宣传**

由于公众缺乏科学知识，又存在侥幸心理，"包治百病、几个疗程去病根"的宣传与患者的期望无缝接轨，患者极容易受骗上当，干扰和破坏了高血压的正常治疗，造成病情恶化。高血压患者和家人要保持清醒的头脑，学习与高血压相关的健康知识，牢记"目前高血压尚不能根治"，识别伪科学。坚持到正规医疗机构看病，科学规范地治疗高血压。

患教指南发行后，4 家制定单位联合开展"春雨计划"，在全国范围内宣传推广指南。计划在全国 100 个市县区开展 1000 场宣传教育活动，使全

国 1000 万高血压患者得到教育。目的是提高患者及公众对高血压危害的认识，改善患者治疗的依从性，提高高血压的治疗率及控制率，落实慢病防治规划。建议各地因地制宜，宣传推广指南，根本目标是控制高血压，预防心脑血管疾病。

## 参考文献

［1］中国高血压患者教育指南编撰委员会.中国高血压患者教育指南.中华高血压杂志，2013，21（12）：1123-1149.

# 附　中国台湾高血压指南

## 第一节　中国台湾高血压管理指南（2010）解读

胡大一（北京大学人民医院）　郭艺芳（河北省人民医院）

2010年10月中国台湾心脏病学会（*Taiwan Society of Cardiology*，TSOC）高血压委员会正式颁布了《2010台湾高血压管理指南》[1]。该指南以现有临床研究证据为基础，对高血压的管理做出了全面和详细的推荐建议。由于该指南制订过程中充分考虑到了华人高血压的流行病学特点，因而对于大陆的高血压防治具有重要参考价值。

### 一、指南要点

（1）高血压是一种多发病，其终身患病风险为90%。

（2）近年来，台湾高血压的控制率显著提高。自1995年至2002年，男性患者的控制率由2.4%升高到21%，女性患者由5%升高到29%。

（3）对于心血管高危（如具有糖尿病、慢性肾脏病、脑卒中、冠心病以及颈动脉疾病、外周动脉疾病与腹主动脉瘤等冠心病等危症）患者，血压≥130/80 mmHg时即应启动降压治疗。

（4）与诊室血压相比，动态血压和家庭自测血压与靶器官损害以及心血管事件之间的关系更为密切，应广泛推广应用。

（5）隐蔽性高血压患者的心血管风险性显著高于诊室高血压患者。

（6）应建议所有高血压患者积极改善生活方式。改善生活方式的主要措施包括：限制食盐摄入，限制酒精摄入，减轻体重，戒烟，合理饮食，适量运动。

（7）为患者制订治疗方案前，医生应充分了解关于患者的如下信息：既往接受治疗的情况，是否并存其他心血管危险因素，靶器官损害情况，有无某些治疗药物的优先选择适应证和禁忌证，治疗费用，以及患者治疗的依从性。

（8）除非存在优先选择适应证，普通高血压患者降压治疗的获益主要源自血压下降本身，与所选药物的种类无关。

（9）常用降压药物主要包括5类，即噻嗪类利尿剂，β受体阻滞剂，钙通道阻滞剂（CCB），血管紧张素转化酶抑制剂（ACEI）和血管紧张素受体阻滞剂（ARB）。除β受体阻滞剂外，其他4类药物均可用于高血压患者的初始治疗。若患者并存慢性心力衰竭、冠心病或高交感张力状态，可以考虑首选β受体阻滞剂。

（10）在标准剂量下，任何上述5类降压药物均可使收缩压降低10 mmHg，舒张压降低5 mmHg。

（11）联合应用降压药物可以显著改善降压效果。联合应用2种不同作用机制的药物时所产生的降压作用相当于单独使用每种药物的作用之和（即收缩压降低20 mmHg，舒张压降低10 mmHg）。

（12）当需要联合应用2种降压药物时，ACEI或ARB加CCB或利尿剂是最佳组合方案。在3种药物联合的方案中，可首先选择ACEI或ARB加CCB与利尿剂，除非患者存在使用β受体阻滞剂的特殊指征。

（13）由于单片固定剂量复方制剂可以改善降压疗效并增加治疗依从性，推荐首选用于需要联合用药的患者。

（14）对于高龄（≥80岁）老年高血压患者也应积极治疗，但其血压降低速度应更为缓慢，并密切观察可能出现的不良反应。

## 二、要点解读

### 1. 高血压的定义与分类（表 1）

**表 1　高血压的定义与分类**

| 分期 | 收缩压（mmHg） | 舒张压（mmHg） |
|------|--------------|--------------|
| 正常 | ＜ 120 | 且＜ 80 |
| 高血压前期 | 120 ～ 139 | 或 80 ～ 89 |
| 1 期高血压 | 140 ～ 159 | 或 90 ～ 99 |
| 2 期高血压 | ≥ 160 | 或≥ 100 |
| 3 期高血压 | ≥ 180 | 或≥ 110 |

值得注意的是，指南强调对于冠心病、冠心病等危症（颈动脉疾病、外周动脉疾病以及腹主动脉瘤）、脑卒中、糖尿病、慢性肾脏病等心血管高危患者，当血压≥ 130/80 mmHg 时就应纳入高血压的管理范畴，并视患者具体情况考虑启动降压治疗。由此可见，指南提倡对高危心血管疾病患者进行早期的血压干预，以期更为有效地减少因血压升高所致的靶器官损害。

### 2. 诊室高血压与隐蔽性高血压

指南对于诊室高血压与隐蔽性高血压的特征和临床意义进行了专门阐述。诊室高血压又称为白大衣高血压，系指至少 3 次诊室血压≥ 140/90 mmHg，但动态血压监测与家庭自测血压监测均在正常范围内。与血压正常者相比，诊室高血压患者的心血管危险性可能有所增加，故应加强随诊与监测。若患者存在靶器官损害，应对血压进行必要的干预。与之相反，隐蔽性高血压是指诊室血压正常，但动态血压或家庭自测血压升高。与血压正常人群以及诊室高血压患者相比，隐蔽性高血压患者发生靶器官损害与心血管事件的风险更高，应充分重视。正因如此，指南认为动态血压监测与家庭自测血压具有重要临床意义，在高血压患者的诊断、治疗与评估中应大力推广应用。

### 3. 降压治疗目标值

降压治疗目标值是临床医生所广泛关注的另一问题。指南建议根据患者基线心血管风险水平确定不同的目标值。若患者 10 年 Framingham 心血管风险＜ 20%，建议将血压控制在＜ 140/90 mmHg。若其心血管风险水平≥ 20%（心血管高危患者），应将血压控制于＜ 130/80 mmHg。指南同时指出，现有证据并不支持将糖尿病患者的收缩压降低至＜ 120 mmHg。指南认为，在选择降压药物时既要考虑到药物的降压作用、安全性以及价格因素，还要考虑到患者的基线特征与并存的其他心血管危险因素以及临床型或亚临床型靶器官损害。例如，对于存在代谢综合征或糖耐量异常的患者，不宜首选 β 受体阻滞剂或利尿剂。但若患者存在慢性心力衰竭，首选此类药物治疗则是合理的。指南中所建议的各类药物的优先选择适应证与现行国内外其他高血压防治指南相似。除了继续推荐长效降压药物外，指南还充分肯定了单片固定剂量复方制剂在改善降压效果、减少不良反应以及增加治疗依从性方面的优势，建议在临床实践中优先选择应用。对于需要 3 种或多种降压药物的患者，指南建议将不同药物分次服用，以免血压下降速度过快。指南还结合现有证据客观分析了降压治疗过程中的"J"形曲线现象，认为血压过高或过低可能均会对患者产生不利影响。现有研究显示，舒张压水平过度降低可能会增加冠状动脉事件危险性，但不会增加脑卒中以及肾脏事件的发生。"J"形曲线现象为部分高血压患者（特别是单纯收缩期高血压患者）的降压治疗增加了难度，为控制明显升高的收缩压水平将会难以避免地使舒张压进一步降低。然而指南指出，"J"形曲线现象不应成为积极降压的羁绊，因为对于单纯收缩期高血压患者而言，服用降压药物后收缩压下降的幅度远大于舒张压，并且降低收缩压产生的获益远多于舒张压过低所致的不良影响。

### 4. 改善生活方式是降压治疗的基石

指南强调积极有效地改善生活方式有助于降低血压、改善降压药物的疗效并降低心血管事件危险性，是最为经济安全的干预措施，应在临床实践中充分重视。

该指南将改善生活方式的措施归纳为 S-ABCDE 原则：

S——限制食盐摄入，食盐摄入量不应超过 6 g/d；

A——限酒，酒精摄入量男性＜ 30 g/d，女性＜ 20 g/d；

B——控制体质量，将体重指数控制在 18.5 ～ 24.9 kg/m²；

C——戒烟；

D——合理饮食，选择低脂饮食，减少饱和脂肪与胆固醇摄入，增加蔬菜水果摄入；

E——适量运动，建议进行有氧运动 30 min/d，每周至少 5 次。

虽然多数医生均熟知改善生活方式有助于血压控制并可降低心血管系统危险水平，但在临床实践中这些措施并未受到足够重视，在我国大陆同样如此。

**5. 降压药物治疗**

指南强调高血压由多种机制共同导致，任何一种降压药物只能阻断维持血压升高的部分机制，使其降压幅度受到限制，因而一种药物只能使少数患者血压得到满意控制。为使血压达标，多数患者需要联合应用不同作用机制的降压药物。降压治疗的获益主要依赖于血压降低本身，而非所选药物种类。因而若无某些特定的优先选择适应证，利尿剂、钙通道阻滞剂、ACEI 或 ARB 均可用于高血压患者的初始治疗。一般来讲，服用标准剂量的降压药物可以使血压降低 10/5 mmHg 左右，但每种药物的降压幅度与基线血压水平有关。基础血压每增高 10 mmHg，药物的降压幅度收缩压可增加 1.0 mmHg 或舒张压可增加 1.1 mmHg。一种药物剂量加倍后其降压作用收缩压仅增加 2 mmHg 或仅增加舒张压 1 mmHg，但联合应用不同作用机制的降压药物时其降压作用可以起到相加的效果。因此，指南建议为血压 ≥ 160/100 mmHg 的患者直接选用 2 种降压药物联合治疗。若基线血压超出目标值 30/15 mmHg，可直接启动 3 种药物联合治疗。

由此可见，指南充分肯定了联合用药对于提高降压达标率的重要价值。服药时间是临床医生与患者所广泛关注的一个问题，但在以往的各种指南性文件中很少述及。该指南对现有证据进行了分析，认为早晨或晚上服用每日 1 次的长效降压药物对于血压的影响可能有所不同。有研究显示，夜间血压水平与高血压患者靶器官损害的危险性存在更为密切的关系。指南建议在确定用药时间时应参照动态血压监测结果，若患者夜间血压水平较高，晚上服药可能有助于改善对夜间血压的控制，进而更好地发挥靶器官保护作用。

**6. β 受体阻滞剂在降压治疗中的地位**

与其他相关指南相似，该指南对于利尿剂、CCB、ACEI 与 ARB 在降压治疗中的地位予以了充分肯定，同时也对目前颇具争议的 β 受体阻滞剂做出了客观论述。指南指出，近年来数项大型荟萃分析表明，β 受体阻滞剂在预防脑卒中方面的作用远逊于其他常用降压药物。虽然此类药物降低肱动脉血压的作用与其他药物相似，但其降低中心动脉血压的作用弱于其他药物，而中心动脉压与高血压靶器官损害之间的关系更为密切，这可能是 β 受体阻滞剂靶器官保护作用较差的机制之一。此外，此类药物还存在增加体质量、干扰糖脂代谢等不利影响，因而对于糖代谢异常、腹型肥胖以及代谢综合征患者应避免选用。但指南同时指出，目前关于 β 受体阻滞剂的研究证据主要来自于阿替洛尔，不宜将此结论类推至具有血管扩张作用的 β 受体阻滞剂（如卡维地洛、奈必洛尔）。若患者并存慢性心力衰竭、冠心病或高交感张力状态，也可首先选用 β 受体阻滞剂。

**7. 联合应用降压药物**

该指南充分肯定了联合用药对于提高血压达标率的核心地位。推荐将 ACEI ＋噻嗪类利尿剂、ARB ＋噻嗪类利尿剂、ACEI ＋ CCB、ARB ＋ CCB 4 种组合方式作为首选的联合治疗方案。若需要 3 种药物联合治疗，可以首选 ACEI 或 ARB ＋ CCB 与利尿剂的方案。由于利尿剂与 β 受体阻滞剂联合应用可以显著增加糖代谢异常的风险，故不提倡首先选用。联合应用 ACEI 与 ARB 不仅不会产生附加获益，还可能显著增加不良反应发生率，应避免选择。

**8. 特殊人群的降压治疗**

指南认为严格控制糖尿病患者的血压水平有助于减少相关并发症的发生。

对于糖尿病患者而言，ACEI 和 ARB 既有肯定的降压效果与靶器官保护作用，还可对糖代谢产生有益影响，且能延缓糖尿病肾病患者微量白蛋白尿与蛋白尿的发展，因此应作为首选药物以及联合治疗的基础。对于需要联合治疗的患者，可选择 ACEI 或 ARB 与二氢吡啶类 CCB 或噻嗪类利尿剂的组合方案。对于并存冠心病或心力衰竭者，可考虑在其他药物治疗基础上加用 β 受体阻滞剂，但由于其对糖代谢具有不良影响以及具有掩盖低血糖症状等不良反应，故应慎重选用。

对于急性缺血性脑卒中患者，只要其血压不高于 220/120 mmHg 不宜进行降压治疗，除非患者并存主动脉夹层、急性肺水肿或急性心肌梗死。拟行溶栓治疗的脑卒中患者需要及时控制血压，以降低出血性脑卒中的风险。陈旧性脑卒中患者的降压治疗原则与其他心血管高危人群相同。

指南建议将 < 140/90 mmHg 作为老年患者的降压目标值。由于老年患者各靶器官的血流储备功能减退，降压速度过快可能会影响血流灌注，故降压治疗时需要遵循平稳缓慢的原则。启动降压治疗前需要加强对老年患者亚临床型靶器官损害的筛

查，如患者双侧颈动脉狭窄超过 75%，降压治疗可能会增加缺血性脑卒中的风险。多数老年患者属于盐敏感性高血压，因而限制食盐摄入至关重要。药物治疗时应从半量起步，每隔 1 ～ 3 个月逐渐增加剂量直至血压达标。治疗过程中需要注意患者是否存在头晕、心绞痛甚至心肌梗死等靶器官供血不足的表现。

## 参考文献

[1] Chiang C，Wang T，Li Y，et al. 2010 guidelines of the Taiwan Society of Cardiology for the management of hypertension. J Formos Med Assoc，2010，109：740-773.

# 第二节　中国台湾高血压管理指南（2015）解读

郭艺芳（河北省人民医院）

2014 年 12 月，中国台湾心脏病学会（TSOC）与台湾高血压学会（*Taiwan Hypertension Society*，THS）联合更新了中国台湾高血压管理指南（以下简称 2015 年 TSOC/THS 指南）[1-2]。这一指南在其制订过程中更多考虑到了中国台湾、大陆及亚洲其他地区具体情况，故仍有一定参考价值。该指南在以下 4 个方面值得关注：

## 一、降压目标值

对于一般高血压患者，2015 年 TSOC/THS 指南所推荐的血压目标值为 < 140/90 mmHg，卒中或慢性肾脏病患者亦为 < 140/90 mmHg；对于合并冠心病、糖尿病或蛋白尿性肾病的患者，其血压控制目标为 < 130/80 mmHg；≥ 80 岁的高龄患者的目标值为 < 150/90 mmHg。

高血压患者的血压控制目标是临床医生广泛关心的话题。对于一般高血压患者，国内外各种指南性文件几乎一致推荐将血压控制于 < 140/90 mmHg。但对于已经存在靶器官损害或合并其他心血管高危因素的患者，其血压控制目标尚存争议，不同国家或地区的指南性文件所做出的建议亦有所不同，其中关于糖尿病患者的降压目标值最具争议。2010 年中国高血压防治指南建议将糖尿病患者血压控制在 < 130/80 mmHg，2013 年欧洲高血压学会

（ESH）/欧洲心脏病学会（ESC）指南建议将血压控制在 < 140/85 mmHg，2013 年美国心脏协会（AHA）/美国心脏病学会（ACC）指南、2014 年美国高血压学会（ASH）/国际高血压学会（ISH）指南、2014 年美国国家联合委员会第 8 版指南均将 < 140/90 mmHg 作为糖尿病患者的血压控制目标，但 2014 年日本高血压学会（JSH）指南仍旧沿用 < 130/80 mmHg 的目标值。需要指出的是，不同国家与地区高血压的流行病学特点及其病理危害有所不同，其最佳血压控制水平亦可能有所差别。亚洲居民卒中发生率较高，更为严格的血压控制有助于进一步降低卒中风险，这正是日本高血压指南坚持更低的血压控制目标的主要原因之一。基于同样考虑，2015 年 TSOC/THS 指南也给出了相同的建议。

## 二、关于 β 受体阻滞剂在降压治疗中的地位

近年来，国内外对于 β 受体阻滞剂是否适用于无合并症的高血压患者的一线治疗存在较大争议。英国、美国、日本、加拿大与欧洲等国家与地区的指南均不同程度地下调了 β 受体阻滞剂的临床地位。其中英国、美国、日本指南均明确指出 β 受体阻滞剂不宜作为无靶器官损害的单纯性高

血压患者的一线降压药物，加拿大指南则认为若无冠心病或心力衰竭等适应证，老年高血压患者不宜首选 β 受体阻滞剂。2013 年欧洲高血压指南虽然认为常用 5 类降压药物均可用于高血压患者的初始与维持治疗，但不建议 β 受体阻滞剂与血管紧张素转化酶抑制剂（ACEI）、血管紧张素受体阻滞剂（ARB）、钙通道阻滞剂（CCB）联合应用，这使得 β 受体阻滞剂的临床适用范围显著缩小。2015年 TSOC/THS 指南也对 β 受体阻滞剂的临床地位进行了重新评价。该指南认为，除阿替洛尔外，其他种类的 β 受体阻滞剂在高血压治疗中仍是一种可供选择的降压药物，尤其适用于冠心病、陈旧性心肌梗死以及心率较快（≥ 80 次 / 分）者。这是首部将阿替洛尔与其他种类 β 受体阻滞剂区别对待的高血压指南，应该说这一建议更为客观、理性。

## 三、各类降压药物的优先选择适应证

2015 年 TSOC/THS 指南重新梳理了各类降压药物的优先选择适应证，具体建议如下：

CCB——无症状性动脉粥样硬化、冠心病（仅限长效 CCB）、卒中、外周动脉疾病、单纯收缩期高血压。

ACEI——微量白蛋白尿、陈旧性心肌梗死、冠心病、慢性心力衰竭、卒中、慢性肾脏病、糖尿病、代谢综合征。

ARB——左心室肥厚、微量白蛋白尿、陈旧性心肌梗死、冠心病、慢性心力衰竭、卒中、慢性肾脏病、糖尿病、单纯收缩期高血压、代谢综合征。

β 受体阻滞剂（BB）——陈旧性心肌梗死、冠心病、慢性心力衰竭。

利尿剂——心力衰竭、卒中、慢性肾脏病、单纯收缩期高血压。

对于两药联合的方案，2015 年 TSOC/TSH 指南推荐了以下 5 种组合：ACEI ＋ CCB、ARB ＋ CCB、ACEI ＋利尿剂、ARB ＋利尿剂、CCB ＋ β 受体阻滞剂。对于需要 3 药联合治疗者，该指南推荐应用 ACEI（ARB）＋ CCB ＋噻嗪类利尿剂。该指南认为，以下联合方案是不合理的：ACEI ＋ ARB、ACEI（或 ARB）＋阿利吉仑、β 受体阻滞剂＋利尿剂（慢性心力衰竭患者除外）。

## 四、难治性高血压的治疗

难治性高血压在临床上并不少见。2015 年 TSOC/THS 指南对此进行了重点讨论，指出难治性高血压的常见原因包括：血压测量不准确，未进行有效的生活方式干预（摄盐过多、体重控制不理想、酗酒），应用具有升压作用的药物（如可卡因、拟交感神经药物、糖皮质激素、非甾体抗炎药等），阻塞性睡眠呼吸暂停综合征，未发现的继发性高血压，不可逆性靶器官损害，容量负荷增重（利尿剂治疗不充分、进行性肾功能减退、高钠摄入、醛固酮增多症）。

基于上述建议，对于常规治疗效果欠佳的患者，应首先排除由测量误差所致的假性高血压，然后注意查找导致血压顽固性升高的特殊原因。确属难治性高血压的患者，需要加强利尿剂的应用，并酌情增加其他降压药物（特别是 ACEI/ARB 与CCB）的剂量。部分患者可能需要在此基础上加用 β 受体阻滞剂或 α 受体阻滞剂等非一线药物方能使血压达标。

## 参考文献

[1] Chiang C，Wang T，Ueng K，et al. 2015 guidelines of the Taiwan Society of Cardiology and the Taiwan Hypertension Society for the management of hypertension. J Chin Med Assoc，2015，78：1-47.
[2] Chiang C，Wang T，Li Y，et al. 2010 guidelines of the Taiwan Society of Cardiology for the management of hypertension. J Formos Med Assoc，2010，109：740-773.

# 第三节　中国台湾高血压管理指南（2015）评价

刘　靖（北京大学人民医院）

中国台湾高血压指南始于 2010 年，最初由台湾心脏病学会（TSOC）发布。2015 年 1 月，TSOC 联手中国台湾高血压学会（THS）发布了《2015 高血压管理指南》（以下简称"新版指南"）[1-2]。

新版指南纳入了最新临床研究的证据，参考文献达 454 条，内容涵盖高血压诊断、治疗与管理，十分丰富。

新版指南具有如下特色：

## 一、诊治流程化

新版指南中应用大量图表非常直观，尤其是涉及诊断与治疗部分，采用流程图的形式呈现，便于医生掌握应用。

## 二、总结形象化

新版指南对生活方式干预、药物治疗原则、血压管理原则等进行形象化概括，多用相关概念的第一个英文字母总结，并组成一个与血压管理相关的英文单词，使得内容便于记忆（表 2，图 1 至图 3）。

治疗策略概括为"PROCEED"（P——previous experience，以往的治疗经验；R——risk factors，危险因素；O——organ damage，器官损害；C——

contradictions or unfavorable conditions，禁忌证或不利条件；E——expert's or doctor's judgment，专家或医生的判断；E——expense or cost 费用或成本；D——delivery and compliance issue，治疗依从性），既有"积极向前"的意思，又涵盖了上述意义。

## 三、态度鲜明化

新版指南是在 2013 欧洲高血压指南及美国 JNC 8 公布之后发表，因而得以借鉴其经验，但与此同时，新版指南也旗帜鲜明地表达中国台湾高血压专家对高血压细节处理的态度。

在高血压控制目标方面，新版指南赞同 ESC/ESH 高血压指南放松一般人群血压控制目标至 < 140/90 mmHg 的推荐，而不赞同 JNC 8 高血压指南将 60 ～ 80 岁老年人血压目标放松到 < 150/90 mmHg 的推荐。而对于高危人群，如糖尿病、冠心病和有蛋白尿的慢性肾脏病以及房颤正在接受抗栓治疗预防卒中的患者，推荐目标为 < 130/80 mmHg；对于 ≥ 80 岁的老年人，推荐血压目标 < 150/90 mmHg（表 3）。

在药物治疗中，基本采用了 2013 版欧洲高血压指南的药物适应证的推荐。但在糖尿病人群中，

表 2　生活方式干预

| | 推荐 | 收缩压降低的预期收益 | 证据水平 | 推荐级别 |
|---|---|---|---|---|
| S（限盐） | 2.0 ～ 4.0 g/d | 减少 1 g 钠，2.5 mmHg | I | B |
| A（限酒） | 男：乙醇 < 30 g/d | 2 ～ 4 mmHg | I | B |
| | 女：乙醇 < 20 g/d | | | |
| B（减轻体重） | 体重指数：22.5 ～ 25.0 kg/m$^2$ | 1 mmHg/1 kg 体重减轻 | I | B |
| C（戒烟） | 完全戒除 | 无独立效应 | I | C |
| D（饮食） | DASH 饮食：富含水果蔬菜（8 ～ 10 份/天）；低脂肪食物（2 ～ 3 份/天）；减少饱和脂肪和胆固醇 | 10 ～ 12 mmHg | I | A |
| E（锻炼） | 有氧运动每天至少 40 min，每周至少 3 ～ 4 天 | 3 ～ 7 mmHg | I | A |

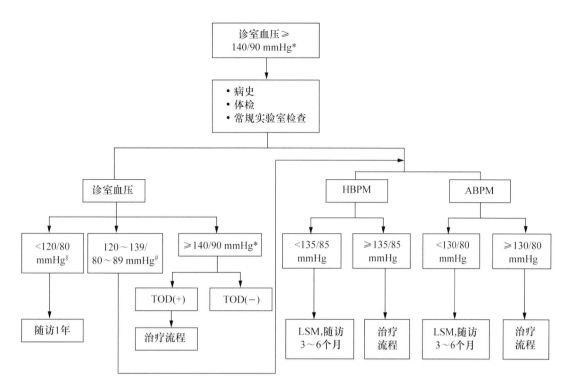

**图 1　诊断流程**

注：此流程不适用于 80 岁以上高龄老年人（其治疗阈值和目标值均为 150/90 mmHg）；对特殊患者（冠心病、糖尿病、合并蛋白尿的慢性肾脏病患者），相应血压值较低（＊≥ 130/80 mmHg；#120 ～ 129/70 ～ 79 mmHg；§ ＜ 120/70 mmHg）。ABPM：动态血压监测；HBPM：家庭血压监测；LSM：生活方式调整；TOD：靶器官损害（包括左心室肥厚、微量白蛋白尿、无症状动脉粥样硬化、踝臂指数＜ 0.9 或脉搏波传导速度增快）

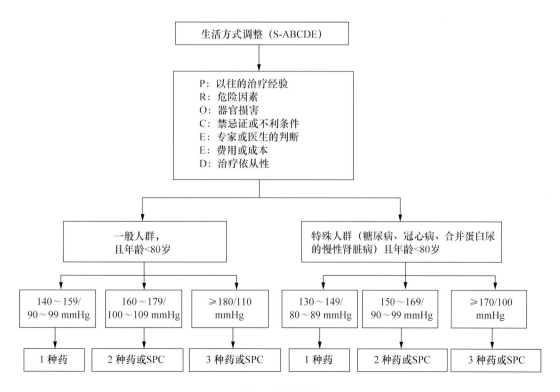

**图 2　治疗流程**

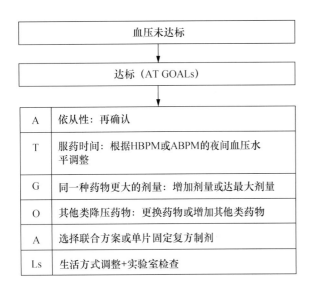

```
┌─────────────────────────────────┐
│          血压未达标              │
└─────────────────────────────────┘
                ↓
┌─────────────────────────────────┐
│         达标（AT GOALs）         │
└─────────────────────────────────┘
```

| A | 依从性：再确认 |
|---|---|
| T | 服药时间：根据HBPM或ABPM的夜间血压水平调整 |
| G | 同一种药物更大的剂量：增加剂量或达最大剂量 |
| O | 其他类降压药物：更换药物或增加其他类药物 |
| A | 选择联合方案或单片固定复方制剂 |
| Ls | 生活方式调整+实验室检查 |

图 3　AT GOALs 血压调整流程

结合有限的证据，推荐可以采用直接肾素抑制剂，也是态度鲜明的表现（表 4）。

## 四、降压数字化

在预测降压药物影响方面，新版指南提出了收缩压"10 原则"（图 4）和舒张压"5 原则"（图 5）：使用五类降压药物中任意一种的标准剂量，可以预测收缩压大约下降 10 mmHg，舒张压大约下降 5 mmHg；当同样的药物剂量加倍时，收缩压和舒张压仅能进一步降低 2 mmHg 和 1 mmHg；联合使用两种机制不同的降压药物，收缩压和舒张压分别下降接近 20 mmHg 和 10 mmHg。新版指南推荐早期联合治疗，特别是单片复方制剂（SPC）。

表 3　血压目标值

| | 目标值（mmHg） | 证据水平 | 推荐级别 |
|---|---|---|---|
| 一级预防 | | | |
| （年龄＜ 80 岁，不伴糖尿病、冠心病、蛋白尿） | ＜ 140/90 | Ⅱ a | B |
| 二级预防 | | | |
| 糖尿病 | ＜ 130/80 | Ⅰ | B |
| 冠心病 | ＜ 130/80 | Ⅰ | B |
| 卒中 | ＜ 140/90 | Ⅰ | A |
| 慢性肾脏病 | ＜ 140/90 | Ⅰ | A |
| 合并蛋白尿的慢性肾脏病 | ＜ 130/80 | Ⅱ a | C |
| 老年 | ＜ 150/90 | Ⅱ b | B |
| 接受抗栓治疗预防卒中 | ＜ 130/80 | Ⅰ | B |

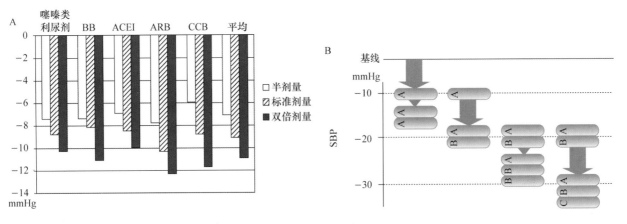

图 4　收缩压（SBP）"10 原则"（A：单药；AA：加倍；AB：两药联合；ABC：三药联合）

ACEI：血管紧张素转化酶抑制剂；ARB：血管紧张素受体阻滞剂；BB：β 受体阻滞剂；CCB：钙通道阻滞剂；DRI：直接肾素抑制剂；MRA：盐皮质激素受体拮抗剂

表 4　不同临床情况下的降压药物选择

| 临床情况 | 药物 |
| --- | --- |
| 靶器官损害 | |
| 　左心室肥厚 | ARB |
| 　微量白蛋白尿 | ACEI，ARB |
| 　无症状动脉粥样硬化 | CCB |
| 临床事件 | |
| 　心肌梗死病史 | BB，ACEI，ARB |
| 　冠心病 | BB，ACEI，ARB，长效 CCB |
| 　心力衰竭 | 噻嗪类利尿剂、袢利尿剂、BB，ACEI，ARB，MRA |
| 　卒中 | ACEI，ARB，噻嗪类利尿剂，CCB |
| 　慢性肾脏病 | ACEI，ARB，袢利尿剂 |
| 　周围动脉疾病 | CCB |
| 　糖尿病 | ACEI，ARB，DRI |
| 相关临床情况 | |
| 　单纯收缩期高血压 | 噻嗪类利尿剂，CCB，ARB |
| 　代谢综合征 | ACEI，ARB |
| 　良性前列腺肥大 | α 受体阻滞剂 |

　　ACEI：血管紧张素转化酶抑制剂；ARB：血管紧张素受体阻滞剂；BB：β 受体阻滞剂；CCB：钙通道阻滞剂；DRI：直接肾素抑制剂；MRA：盐皮质激素受体拮抗剂

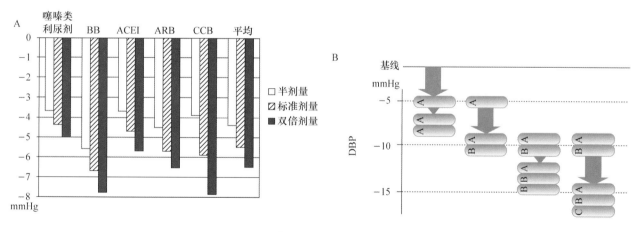

图 5　舒张压（DBP）"5 原则"

ACEI：血管紧张素转化酶抑制剂；ARB：血管紧张素受体阻滞剂；BB：β 受体阻滞剂；CCB：钙通道阻滞剂；DRI：直接肾素抑制剂；MRA：盐皮质激素受体拮抗剂

## 五、决策个体化

　　新版指南特别指出，指南推荐不是强制性的，要充分考虑"个体化"，最终决策由医生掌握。这一点充分体现了中国台湾同道对循证决策的理解。

　　新版指南还专门针对难治性高血压、女性高血压、围术期高血压等三个特殊问题进行了专门阐述，尤其是女性高血压部分，不但涉及妊娠期高血压问题，还对生育期女性口服避孕药、更年期女性激素替代治疗对血压及心血管风险的影响进行了专门阐述并提出相关建议，也体现出对于具体临床情况决策的"个体化"原则。

中国台湾同道在制订指南过程中对临床证据的把握、对诊疗策略的归纳总结、对血压管理的鲜明态度等，均可圈可点，值得借鉴。

## 参考文献

［1］Chiang C，Wang T，Ueng K，et al. 2015 guidelines of the Taiwan Society of Cardiology and the Taiwan Hypertension Society for the management of hypertension. J Chin Med Assoc，2015，78：1-47.

［2］Chiang C，Wang T，Li Y，et al. 2010 guidelines of the Taiwan Society of Cardiology for the management of hypertension. J Formos Med Assoc，2010，109：740-773.

# 第七章 关于国际高血压指南的评价与思考

## 第一节 高血压指南关于降压治疗策略的争议与共识

刘　靖（北京大学人民医院）

临床流行病学研究显示血压与心血管风险之间存在线性关系，在 115/70 mmHg 以上，心血管风险随着血压水平上升而进一步增加。与此同时，既往数十年间开展的大量随机对照临床试验（RCT）一致地显示降低血压可以显著减少血管事件的发生，甚至死亡。因而国内外众多高血压指南一致认可"降压是降低（血管）事件的基础"。

然而，对于这一论断，仍需辩证看待。上述 RCT 纳入的多为心血管风险处于高危水平的中、重度高血压（160/100 mmHg 及以上）患者，合并糖尿病或慢性肾脏病者，以及已经发生冠心病、脑卒中等动脉硬化性心血管疾病（ASCVD）的二级预防人群，因而对于此类人群的获益不能简单地外推到心血管风险处于低危水平的轻度高血压（140～159/90～99 mmHg）患者。换言之，按照循证医学的基本原则，降压获益不应当泛化至所有的高血压人群。

实际上，低危、轻度高血压患者降压治疗获益的证据远不充分、甚至匮乏。2012 年一项荟萃分析显示与安慰剂相比，降压药物治疗不减少轻度高血压患者任意终点，包括总死亡、总心血管事件、冠心病或卒中等。对于轻度高血压，降压治疗是否有益尚无定论。

近年来欧美高血压防治指南对此类人群降压治疗决策的推荐就曾存在过显著分歧。

在 2013 年欧洲心脏病学会（ESC）/欧洲高血压学会（ESH）的指南中，秉承 2003、2007 年版指南的一贯做法，仍建议积极开展心血管风险评估，即结合血压水平与伴发的危险因素、亚临床器官损害及并发症来确定风险（10 年冠心病死亡风险）、判断预后，基于血压水平与风险来决定治疗策略（药物或是生活方式干预）及治疗强度（单药或联合治疗）[1]。相比之下，同年发布的美国高血压联合委员会报告（"JNC 8"）则未建议进行风险评估，且不论血压水平如何，确诊高血压即可启动药物治疗，甚至不排斥在 1 级高血压患者中初始采用联合治疗策略[2]。这一做法导致轻度、低危高血压患者可能接受积极的降压治疗，而与之对应的对 60 岁以上人群放宽血压目标水平的做法又使得高龄、高危高血压患者治疗不足。其带来的潜在影响招来专业人员的质疑之声。新近由美国心脏病学会（ACC）/美国心脏协会（AHA）等机构联合发布的 2017 年成人高血压预防、检测、评估和管理指南则一改 JNC 7、JNC 8 指南单纯基于血压决定治疗策略的做法，确立了整合血压水平与心血管风险的治疗策略[3]。而 2018 年版 ESC/ESH 高血压指南则继续采用结合血压水平和心血管风险制订降压策略的做法，更加重视高血压介导的器官损害（HMOD）在风险评估及心血管事件预测中的价值[4]。

与欧洲指南类似，既往 2005、2010 年版中国高血压防治指南一直强调对高血压患者进行风险评估（危险分层）。2019 年 1 月发表的《中国高血压防治指南（2018 年修订版）》保留了危险分层，作为决定治疗时机及强度的依据[5]。

由此可见，当前整合血压水平与心血管风险的降压治疗策略在全球范围内，得到了主流高血压学界的一致认可，因而得以在众多高血压指南中获得推荐。

实际上，近年来基于 ASCVD 风险评估的疾病管理策略在心血管领域受到极大的重视。为此 ACC/AHA 在 2013 年相继推出了 ASCVD 风险评估、肥胖管理及降低胆固醇减少 ASCVD 的指南。在血脂领域，基于心血管风险的调脂治疗策略已经被广泛接受。尽管在是否设定胆固醇目标水平上仍有争议，但无论是 2013 年 ACC/AHA 的胆固醇指南还是美国国家脂质学会（NLA）乃至国际动脉硬化学会（IAS）以及新近发布的 ESC/欧洲动脉硬化学会（EAS）指南，均一致强调根据基线的心血管风险程度（水平）确定相应的降胆固醇治疗策略。在这一问题上可谓殊途同归。

目前全球约有 40% 成年人患有高血压，轻度高血压占所有高血压患者的 60% 以上。心血管绝对风险分析显示单纯基于血压的药物治疗对于没有糖尿病或慢性肾脏病等高危因素的低危、轻度高血压患者并未体现净获益。在美国，超过 6 成的高血压患者为 1 级（轻度）高血压，其中的大多数患者接受了降压药物治疗。每年用于轻度高血压的降压药物治疗费用约计 320 亿，超过年度医疗费用的 1% 以及公共卫生开支的 1/3。单纯基于血压水平的治疗带来了巨大花费而收效甚微。

此外，基于血压水平的高血压治疗策略还有导致"过度医疗"之嫌。1977 年美国预防、检测、评估和治疗高血压联合委员会报告（JNC Ⅰ）引入 1 级（轻度）高血压定义时，并不建议药物治疗；1993 年 JNC Ⅴ 指南开始全面建议轻度高血压患者服用降压药物；现在，出现高血压几乎等于贴上了服药的标签。这一问题不单在美国，在中国也同样存在。过分注重药物治疗使得人们忽略了改善生活方式的重要性。与药物治疗不同，改善生活方式无副作用，对于轻度高血压获益也远远多于药物治疗。因而对于轻度高血压患者，与其动员其接受价格并不低廉且具有潜在不良反应的药物治疗，不如倡导低盐、低脂、戒烟、运动等健康的生活方式，更低的费用、效益比使得这一策略比药物治疗更符合治疗经济学，这一点对于在群体水平防治高血压及心血管疾病更具有现实意义。在群体水平促进健康生活方式的实施预防心血管疾病也得到 2016 年欧洲心血管疾病预防指南的推荐。

近期，基于心血管风险的降压治疗策略获得进一步的证据支持。

荟萃分析显示，对于既往发生过心血管事件或糖尿病（心血管极高危或高危）、血压不高的人群，活性降压药物相对安慰剂对照可以使得脑卒中相对风险降低 23%，心肌梗死减少 20%，心力衰竭减少 29%，心血管死亡率降低 17%，全因死亡率降低 13%；相应地，每治疗千人可以减少 27 例复合心血管事件，避免 15 例心血管死亡及 14 例全因死亡。在"降压治疗试验协作组"（BPLTTC）新近发表的荟萃分析中，研究人员纳入活性药物与安慰剂对照或强化降压与常规降压对照的临床试验，依照基线的心血管风险将患者分为低、中、高、极高危人群，结果发现降压治疗带来的心血管相对风险下降在各组较为接近，而绝对风险下降在基线风险较高的高危和极高危组人群幅度更大、更显著[6]。这一结果表明高危人群从降压治疗中获益更大，每治疗千人避免的心血管事件数更多，需治疗人数（NNT）更少；而低危人群降压获益小，每治疗千人避免的心血管事件数少，NNT 更多。基线风险不同、降压获益不同，凸显出血压管理中基于心血管风险的治疗策略的重要性。

"收缩期血压干预试验"（SPRINT）发现心血管风险处于高危水平，经平均 2 种降压药物治疗血压水平接近正常（平均血压 140/80 mmHg 左右）的高血压患者，通过叠加更多降压药物使得血压进一步下降（收缩压 120 mmHg 左右）仍可以得到包括心血管死亡在内的血管事件大幅下降的净获益[7]。而"心脏结局评估 3"（HOPE 3）试验则显示，心血管风险处于中危水平的高血压患者（预设亚组）仍可以通过积极的降压治疗带来心肌梗死、卒中及心血管死亡复合终点事件发生率的显著降低[8]。而既往在血压水平不高但发生过心血管事件如心肌梗死、心力衰竭等高危患者中开展的降压临床试验如 VALIANT、CHARM 等一致显示，活性降压药物的应用显著降低了上述患者后续血管事件的发生。上述在发生过心血管事件、血压不高的高危、极高危人群中的二级预防试验与在未发生心血管事件的中、高危高血压患者中所进行的一级预防试验中降压治疗获益呈现出一致性，说明基于心血管风险的降压治疗策略具备循证基础[9-10]。

因而我们可以看到，ACC/AHA 等机构联合发布的新版美国高血压指南，已经对高血压的治疗策略做出了重大调整，即基于血压水平及心血管风险进行治疗决策。对于已发生心血管疾病的患者或 10 年 ASCVD 风险 ≥ 10% 的患者，平均血压 ≥ 130/80 mmHg 启动降压药物治疗。而既往无心血管疾病且 10 年 ASCVD 风险 < 10% 的患者，平均血压 ≥ 140/90 mmHg 启动药物治疗。而 2018 年 ESC/ESH 高血压指南则建议 2 级及以上的高血压患者（无论处于何种风险水平）、高危的 1 级高血压患者及发生过心脑血管事件、极高危的正常高值血压人群启动药物治疗。

结合新近发布的美国、欧洲与中国高血压指南，可见全球主流的高血压指南在制订高血压治疗策略的原则上达成了共识，即全面评估血压及心血管风险，作为启动降压治疗的依据。在未来血压管理中，临床医生理应充分做好心血管风险评估，结合血压水平及心血管风险程度，在循证的基础上为高血压患者制订个体化的治疗策略。

## 参考文献

[1] Mancia G, Fagard R, Narkiewicz K, et al. 2013 ESH/ESC guidelines for the management of arterial hypertension: the Task Force for the management of arterial hypertension of the European Society of Hypertension (ESH) and of the European Society of Cardiology (ESC). J Hypertens, 2013, 31: 1281-1357.

[2] James P, Oparil S, Carter B, et al. 2014 evidence-based guideline for the management of high blood pressure in adults: report from the panel members appointed to the Eighth Joint National Committee (JNC 8). JAMA, 2014, 311: 507-520.

[3] Whelton P, Carey R, Aronow W, et al. 2017 ACC/AHA/AAPA/ABC/ACPM/AGS/APhA/ASH/ASPC/NMA/PCNA guideline for the prevention, detection, evaluation, and management of high blood pressure in adults: executive summary: a report of the ACC/AHA task force on clinical practice guidelines. J Am Coll Cardiol, 2018, 71: 2199-2269.

[4] Williams B, Mancia G, Spiering W, et al. 2018 ESC/ESH guidelines for management of arterial hypertension. Eur Heart J, 2018 39 (33): 3021-3104.

[5] 中国高血压防治指南修订委员会. 中国高血压防治指南（2018 年修订版）. 心脑血管病防治, 2019, 19 (1): 1-44.

[6] Blood Pressure Lowering Treatment Trialists' Collaboration. Blood pressure-lowering treatment based on cardiovascular risk: a meta-analysis of individual patient data. Lancet, 2014, 384: 591-598.

[7] The SPRINT Research Group. A randomized trial of intensive versus standard blood-pressure control. N Engl J Med, 2015, 373 (22): 2103-2116.

[8] Lonn E, Bosch G, Lopez-Jaramillo P, et al. Blood-pressure lowering in intermediate-risk persons without cardiovascular disease. N Engl J Med, 2016, 374 (21): 2009-2020.

[9] 刘靖. 降压治疗在一级预防中还有效吗？ 对 HOPE 3 试验的思考（二）. 中华高血压杂志, 2016, 24 (8): 725-726.

[10] Lonn E. Is lowering blood pressure effective for primary prevention: implications of the HOPE 3 trial. Washington: 66th Annual scientific session of American College of Cardiology (ACC). 18th, 2017.

# 第二节 对近期国际高血压指南的评价与思考

刘 靖（北京大学人民医院）

自 2013 年以来，欧洲和美国的多个学术组织相继发布了多部成人高血压防治指南：如 2013 年 6 月 15 日，欧洲高血压学会（ESH）与欧洲心脏病学会（ESC）联合发布了《欧洲动脉高血压管理指南》（简称"2013 欧洲指南"）[1]；2013 年 11 月 15 日，美国心脏病学会（ACC）、美国心脏协会（AHA）及疾病控制与预防中心（CDC）联合推出了《高血压控制有效路径的科学建议》（简称"科学建议"）[2]；2013 年 12 月 17 日，《临床高血压杂志》（JCH）在线发表了美国高血压学会（ASH）联合国际高血压学会（ISH）的《社区高血压管理临床实践指南》（简称"社区指南"）[3]；2013 年 12 月 18 日，《美国医学会杂志》（JAMA）在线发表了由美国第 8 届联合委员会（JNC 8）专家组成员报告的《2014 成人高血压管理循证指南》（简称"JNC 8"）[4]。一时间让人眼花缭乱、目不暇接。尤其是美国，三部指南性质的文件共存，让临床医生难以取舍，甚至无所适从。时隔4年之后，新版美国高血压指南在AHA年度会议上面世。2017年11月13日，由ACC/AHA联手多家机构推出的《2017美国成人高血压预防、检测、评估与管理指南》（简称"2017美国指南"）[5]在AHA会议上公布。2018年8月25日，由ESC/ESH联手制订的《2018欧洲动脉高血压管理指南》（简称"2018欧洲指南"）[6]在ESC会议上正式发布。

　　上述指南及建议从制订流程、方法学、涵盖内容、形式等各有不同，但焦点仍然是血压管理。分析几部指南的异同，深入理解指南，才能了解血压管理的新趋势，把握血压管理的新动向。

## 一、指南的共同点

### 1. 高血压靶目标值不断调整

　　尽管自2012年美国糖尿病学会（ADA）、肾脏疾病改善全球结局（KIDIGO）等组织相继调整了糖尿病、慢性肾脏病的血压控制目标值。但作为高血压专业领域的权威指南，"2013欧洲指南"率先将降压目标值整体调整为<140/90 mmHg。随后的"JNC 8"及"社区指南"均采取相同的标准。"2017美国指南"则结合新近临床试验证据，将合并包括糖尿病、慢性肾脏病、确诊的心血管疾病等特殊人群及10年动脉粥样硬化性心血管疾病（ASCVD）风险在10%及以上的高血压患者的血压目标水平统一下调至130/80 mmHg，并推荐中低危高血压患者血压控制在130/80 mmHg以下也是合理的。"2018欧洲指南"对于无合并症的普通高血压患者推荐采用"移动靶标"（moving target）的做法，即首先将血压控制在140/90 mmHg以下，如果能够耐受则进一步降至130/80 mmHg以下；针对合并冠心病、糖尿病等高危或极高危人群同样建议将血压控制在130/80 mmHg以下，但特别强调收缩压不应低于120 mmHg，舒张压应维持在70 mmHg以上。对于60岁以上的老年人群，"2013欧洲指南"建议将收缩压控制在140～150 mmHg，如能耐受可以更低，而"JNC 8"则建议将收缩压控制在<150 mmHg，"2018欧洲指南"建议将收缩压控制在130～140 mmHg；80岁以上的相对健康的高龄老年人群，"2013欧洲指南"和"社区指南"均

建议可以考虑控制在<150 mmHg，"2018欧洲指南"较为积极，同样建议将收缩压降至140 mmHg以下，如果能耐受，可以控制在130 mmHg。而"2017美国指南"不再将老年人群区别对待，即能活动的、一般状况良好的老年人（65岁及以上），也应将收缩压控制在130/80 mmHg以下。

### 2. 重视科学证据，整合专家观点，注重个体化决策

　　几部指南的制订均依据高血压及相关领域的大型随机对照临床试验（RCT）结果，参考了高血压领域最新研究进展，整合了专家在细节问题上的一致性意见。更为重要的是，上述指南都反复强调诊疗策略和措施要结合患者具体的临床特征，以及个人意愿及社会经济状况等，任何建议与路径均不应与医师的最佳临床判断相冲突，充分体现出对个体化治疗决策的重视。上述基于科学证据，结合专家经验及患者意愿的临床决策过程，再现了"循证医学"的精髓。

## 二、指南的不同之处

### 1. 指南制订的背景不同

　　尽管指南更新主要基于临床研究证据的更新。但除此之外，还有更深层面的考量。"JNC 8"最初由美国国立心、肺和血液研究所（NHLBI）主导，作为"JNC 7"的延续，并同期联手更新制订胆固醇与肥胖指南，共同构成美国心血管疾病预防的指南架构。但在2013年6月，NHLBI宣布退出"JNC 8"的编写，转向与AHA、ACC等机构合作在未来推出新的美国国家高血压指南。因而最终在JAMA上发表的"JNC 8"实际上是最初任命于"JNC 8"委员会的专家组的工作报告，不代表NHLBI的观点，因而并非传统意义上的JNC（美国国家）指南。而"科学建议"的制订则是希望通过对"退伍军人管理系统"及"凯撒整合保健系统"近80%的高血压控制率的成功经验的推广，由ACC、AHA联手CDC制订优化、简化、规范化的血压管理流程，提升美国高血压整体控制率（当前为50%），以实现2020年心、脑血管疾病死亡率下降20%的战略目标。"社区指南"是ASH推出的第一部高血压指南，基于美国社区的诊疗状况及专家在高血压具体问题上的观点和经验形成，

同时借鉴了英国、欧洲指南的精粹，注重在社区层面的应用价值。联手 ISH 的目的在于期望在世界范围内推广指南，但强调专家应结合不同地域及经济状况对指南的推荐进行修正，以便为社区医生管理血压提供最佳的实践指导。"2017 美国指南"则是一部美国国立卫生院（NIH）授权 ACC、AHA 等机构联合制订的指南，类似于既往的"JNC"系列，实际上是最新版的美国国家高血压指南。2013 年及之前的欧洲高血压指南，尽管均由 ESH 联合 ESC 发布，但由于历史原因，通常是 ESH 主导，并在 ESH 会议上正式发布，而"2018 欧洲指南"则是 ESC 与 ESH 真正意义上联合制订的一部指南，从该指南在 2018 年早先召开的 ESH 会议上发布了指南概要，而在 ESC 会议上正式发布并同步发表指南全文的做法，可见一斑。

### 2. 适用对象不同

不同的指南适用于不同地域人群的血压管理。"JNC 8""社区指南"及"2017 美国指南"对美国不同种族的高血压患者治疗策略加以区别。基于临床试验证据，对于黑人高血压患者，优先推荐噻嗪类利尿剂及钙通道阻滞剂；非黑人则是噻嗪类利尿剂、钙通道阻滞剂、血管紧张素转化酶抑制剂及血管紧张素Ⅱ受体阻滞剂均可采用。"2013 欧洲指南""2018 欧洲指南"及"科学建议"则未对不同人种的血压处理策略进行差异化推荐。

### 3. 细节不同

几部指南在血压管理的一些细节问题上并不完全一致。比如老年高血压启动治疗的时机和目标水平，在"2013 欧洲指南"中，老年高血压患者收缩压超过 160 mmHg 时启动药物治疗，目标水平 140 ～ 150 mmHg，80 岁以下可以更低；"JNC 8"中 60 岁以上老年人以 150 mmHg 作为启动降压的时机及目标值；"社区指南"则推荐 80 岁以上的老年人以 150 mmHg 作为启动降压的时机及目标值；"2017 美国指南"则推荐 65 岁及以上的老年高血压患者，结合动脉硬化性心血管风险，如 10 年风险 > 10%，血压 130/80 mmHg 及以上时即可启动降压治疗，如 10 年风险 < 10%，则血压在 140/90 mmHg 及以上时启动治疗，目标收缩压 < 130 mmHg。关于高血压的药物治疗，"2013 欧洲指南"及"2018 欧洲指南"仍推荐包括 β 受体

阻滞剂在内的 5 大类降压药物作为初始选择或联合治疗的一部分；"JNC 8""社区指南""科学建议"及"2017 美国指南"则效仿英国高血压指南将 β 受体阻滞剂从一线降压药物中剔除出局。合并糖尿病时，"2013 欧洲指南""2018 欧洲指南"及"社区指南"均建议优选 RAS 抑制剂，而"JNC 8"则认为 RAS 抑制剂优于其他药物的证据不足，因而将噻嗪类利尿剂、钙通道阻滞剂同样置于推荐之列。关于药物治疗策略，"2013 欧洲指南""科学建议""社区指南"及"2017 美国指南""2018 欧洲指南"均建议 2 级以上的高血压患者起始联合治疗；而"JNC 8"则认为起始单药、（血压不达标时）倍增剂量（仍不达标）然后联合的方案与起始单药、联合治疗然后倍增剂量及起始联合然后倍增剂量三种策略并无优劣之分，使得临床决策更加多元化。

### 4. 优缺点各异

"2013 欧洲指南"兼顾教育性及指导性。首次采用证据分级系统，系统提出了高血压管理问题，内容涵盖流行病学、诊断与评估、高血压治疗的时机、靶目标、优化治疗策略及长期随访等。对高血压领域的一些热点问题，如肾交感神经消融术（RDN）治疗难治性高血压，以及高血压未来的研究方向进行了评价与阐述。但篇幅过于冗长，内容达 76 页，参考文献 700 余条，不便于一线医生在临床实践中应用，因而在近期专业期刊及国际会议上对其不乏批评之声。有学者甚至呼吁制订"口袋版"指南。

"JNC 8"最为循证。纳入近 30 年来高血压的随机对照临床试验（RCT）。对证据的审核近乎"苛刻"，仅纳入 RCT，不考虑荟萃分析。篇幅精简，仅 13 页，参考文献不足 50 条。但仅涉及降压时机、血压目标、药物治疗策略三个核心问题，未涉及高血压诊断与评估，生活方式干预治疗高血压方面着墨不多。基于证据，在高血压初始药物的选择时，一改"JNC 7"噻嗪类利尿剂"一枝独秀"的局面，变为利尿剂、钙通道阻滞剂、血管紧张素转化酶抑制剂、血管紧张素Ⅱ受体阻滞剂"百花齐放"。但同英国高血压指南（NICE）一样，根据有限的证据，将 β 受体阻滞剂从一线降压药物中剔除出局。

ASH/ISH "社区指南"博采众长兼顾适用性。类似"欧洲指南"，ASH/ISH "社区指南"涵盖高血压的流行病学、诊断与评估、药物及非药物治疗等，较为全面。与此同时，对治疗流程等给予清晰图示，适合社区医生参考。但推荐主要基于专家的观点，缺乏对证据的系统评价。

ACC/AHA/CDC 的"科学建议"简洁、实用。该科学建议是在"JNC 7"指南的基础上，结合近10年来美国高血压管理现状及局部成功经验及未来的战略目标制订而成，注重临床路径，强调可实施性。同时兼顾高血压的药物及非药物治疗（生活方式干预）。特别强调了生活方式干预如限盐、减重、健康膳食的降压效应。这部建议尽管篇幅不长，但个人认为对于中国的血压管理有着极为重要的参考价值。既往及当前我国高血压管理效率低下的核心问题在于路径不够清晰，未来更新高血压指南的同时如能加强路径建设、优化、简化、规范化高血压诊治流程，将有助于提高血压管理的效率。

ACC/AHA 等多机构联合推出的"2017 美国指南"则最为激进，也是争议最大的一部指南。激进之处在于对沿用多年的高血压诊断标准（定义）进行了更改、下调血压目标水平等。但结合证据和专家观点，及时调整降压治疗决策，建议整合血压水平及动脉粥样硬化性心血管疾病（ASCVD）风险进行治疗决策，在高血压患者推进心血管风险管理的做法仍具有积极意义。

ESC/ESH 联合推出的"2018 欧洲指南"尽管保留了 140/90 mmHg 的高血压诊断标准，但治疗策略更为激进。建议多数高血压患者（包括中高危的 1 级高血压患者）采用初始联合治疗。此外，欧洲指南强调"高血压介导的器官损害"（HMOD）在危险分层及预后中的意义，危险分层更加细化等做法也受到关注。

他山之石，可以攻玉。如果不对几部指南进行认真学习，就很容易陷入指南的"泥潭"，在高血压临床决策时迷失方向。深入了解指南制订的背景、过程，仔细分析细部处理的异同，则有助于了解当今血压领域的新理念，洞悉血压管理的新动向，为我国高血压等慢性非传染性疾病防治提供重要参考。应当指出的是，国外的指南不可照搬照抄，借鉴经验、结合国情、依据证据、简化流程是提升我国血压管理水平的关键所在。

## 参考文献

[ 1 ] Mancia G，Fagard R，Narkiewicz K，et al. 2013 ESH/ESC guidelines for the management of arterial hypertension：the Task Force for the management of arterial hypertension of the European Society of Hypertension（ESH）and of the European Society of Cardiology（ESC）. J Hypertens，2013，31：1281-1357.

[ 2 ] Go A，Bauman M，Coleman King S，et al. An effective approach to high blood pressure control：a science advisory from the American Heart Association，the American College of Cardiology，and the Centers for Disease Control and Prevention. Hypertension，2014，63（4）：878-885.

[ 3 ] Weber M，Schiffrin E，White W，et al. Clinical Practice Guidelines for the Management of Hypertension in the Community：A Statement by the American Society of Hypertension and the International Society of Hypertension. J Clin Hypertens，2014，16：14-26.

[ 4 ] James P，Oparil S，Carter B，et al. 2014 evidence-based guideline for the management of high blood pressure in adults：report from the panel members appointed to the Eighth Joint National Committee（JNC 8）. JAMA，2014，311：507-520.

[ 5 ] Whelton P，Carey R，Aronow W，et al. 2017 ACC/AHA/AAPA/ABC/ACPM/AGS/APhA/ASH/ASPC/NMA/PCNA guideline for the prevention，detection，evaluation，and management of high blood pressure in adults：executive summary：a report of the ACC/AHA task force on clinical practice guidelines. J Am Coll Cardiol，2018，71：2199-2269.

[ 6 ] Williams B，Mancia G，Spiering W，et al. 2018 ESC/ESH guidelines for management of arterial hypertension. Eur Heart J，2018，39（33）：3021-3104.

# 第二篇

# 特殊人群高血压指南、共识解读与评价

# 第八章　儿童与青少年高血压

## 第一节　ESC/ESH 欧洲儿童与青少年高血压指南（2009）解读

卢新政（南京医科大学第一附属医院）

2009 年 9 月，欧洲心脏病学会（ESC）及欧洲高血压学会（ESH）共同制订了儿童与青少年高血压诊治指南[1]。这是 ESC/ESH 首次发布有关儿童及青少年高血压的诊治指南。其内容对我国儿童及青少年高血压的诊治有一定借鉴意义。

### 一、高血压的定义和分级

儿童、青少年的身体指标随年龄变化较大，不能像成人那样以一个单纯的血压指标作为其高血压的诊断标准。各国儿童、青少年的身体指标不同，其高血压诊断的标准数据来源不同。美国的儿科标准数据源于 7 万名儿童的诊室测量血压，血压的百分位数以年龄、性别分为 7 组进行衡量。欧洲的参考值源于 1991 年一组 28043 人听诊法测量血压值，但其中未包括年龄、性别及身高等资料。意大利的参考值源于 1999 年一组 11519 名 5 ～ 17 岁学生的资料，其中包括年龄、性别及身高资料。传统听诊法在儿童、青少年血压测量中可能存在误差。近期，两项研究采用仪器法测量 13 ～ 18 岁人群血压，其测量值较听诊法低几个毫米汞柱。因此，对儿童、青少年应采用何种方法测量血压仍存争议。

根据 2004 年美国高血压教育项目（NHBPEP）发布的儿童青少年高血压诊断、评估和治疗第 4 次报告：正常血压是指收缩压（SBP）、舒张压（DBP）低于同年龄、性别及身高儿童血压的 90 百分位数；高血压是指 SBP 和（或）DBP 持续≥同年龄、性别及身高儿童血压的 95 百分位数，并以听诊法在至少 3 次不同时间测量；高血压前期是指 90 百分位数≤平均 SBP/DBP ≤ 95 百分位数。

如儿童、青少年血压≥ 120/80 mmHg（1 mmHg ＝ 0.1333 kPa），即使低于同年龄、性别及身高人群血压的 90 百分位数仍视为高血压前期。此外，该报告还提供了儿童、青少年高血压的分期标准，1 期是血压水平在 95 百分位数与 99 百分位数之间加上 5 mmHg；2 期是血压高于 99 百分位数加 5 mmHg。儿童、青少年高血压在二期时应进行评估、治疗。

### 二、诊断评估

#### 1. 血压测量

高血压的诊断应以不同时间的血压测量值为基准，尽管诊室血压也可作参考，但诊室以外的血压测量可能更有利于患者的评估及治疗。

（1）诊室测量血压：长期以来，诊室测量血压为高血压患者的诊治提供理论依据。但该法用于儿童、青少年时存在一些问题，如血压测量时采用听诊法还是示波法？在指南制订过程中也作了讨论。在听诊法测压中，早期普遍以科氏（Korotkoff）第一音为收缩压、科氏第四音作为 13 岁以下儿童的舒张压标志；目前以科氏第五音为舒张压标志。最近，臂式示波法测量血压也被普遍应用，该法简单、方便，可直接读数，但其误差增加。以示波法测量血压时，应选用英国高血压协会、美国医疗器械协会或欧洲高血压学会推荐产品（www.dableducational.org），并通过听诊法校准。欧洲开始禁用汞柱式血压计，但采用听诊法的其他血压计仍可使用。在增加血压参考值基础上，示波法将更方便、应用更广。

（2）动态血压：动态血压已成为高血压诊治过程中的重要手段，可提供诊室血压无法获得的信息，如夜间高血压、白大衣高血压及隐蔽性高血压等。由于儿童高血压的患病率不清，动态血压测量相对更重要。临床动态血压测定是以正常血压为参考值，最初的参考值来自欧洲人群。该标准或许对年幼儿童并不适用，但它是一个重要起点。

（3）家庭自测血压：儿童、青少年的家庭自测血压资料较少。与诊室血压相比，其重复性好。家庭自测血压时，每天早晚两次测压，每周测量6～7天。儿童家庭自测血压值较白天动态血压低，可能与其白天体力活动较多导致白天动态血压升高有关。

（4）白大衣高血压与隐蔽性高血压：采用动态血压、家庭自测血压鉴别成人白大衣高血压、隐蔽性高血压。由于其参考值尚未明了，上述手段尚不能直接用于儿童、青少年。与成人不同，儿童、青少年白天活动较多，动态血压、家庭自测血压值可能高于诊室血压。儿童、青少年的白大衣高血压患病率为1%～44%，隐蔽性高血压的患病率约为10%，且该类患者左心室体积明显增大。

**2. 靶器官损害评估**

发现血压高于正常，应进一步明确病因、排除继发因素，并对靶器官包括心、血管、肾、脑、视网膜等进行评估。

（1）心脏：儿童、青少年高血压引起的左心室肥厚最常见，患病率约14%～42%。左心室肥厚是成人心血管事件的独立危险因子，但对儿童、青少年尚无相关研究。超声心动图是评估左心室肥厚的首选方法，应用德弗罗方程计算左心室体积时应该将身高（$m^{2.7}$）标准化。左心室肥厚的参考数据来源不同，其诊断标准也不同。成人左心室肥厚定义为左心室体积（$g/m^{2.7}$）$\geq 51\ g/m^{2.7}$相当于97.5百分位值，儿童左心室肥厚定义为$\geq 95$百分位值或$\geq 38.6\ g/m^{2.7}$。

（2）血管：血管壁早期改变为血管内膜增厚，可发展为动脉粥样硬化。家族性高胆固醇血症儿童动脉内膜增厚。不论是否患高血压，动脉内膜增厚还与超重、肥胖有关。此外，高血压儿童的动脉僵硬度增加。

（3）肾：高血压性肾损害表现为肾功能降低、肾小球滤过率下降。通过Schwartz公式计算肾小球滤过率，它以年龄、身高、血清肌酐为基础，其中有一个年龄依赖系数（早产儿0.33、足月产儿0.45、2～12岁儿童0.55、13～18岁女孩0.55、13～18岁男孩0.70）。在应用血管紧张素Ⅱ受体阻滞剂（ARB）、血管紧张素转化酶抑制剂（ACEI）早期出现的短暂血清肌酐升高，并非意味着肾功能恶化。此外，蛋白尿也是肾小球损伤的标记，提示肾小球滤过屏障异常，可作为降压治疗指征之一。

（4）脑：癫痫、卒中、视力障碍是儿童和青少年高血压的严重并发症，早期诊治可有效避免。除了神经科、眼科评估，对急症患者需要行脑电图、CT、MRI等，以排除颅内出血、非活动性梗死、脑白质病变。

（5）眼底：儿童、青少年高血压引起的小动脉病变可在早期发生。迄今对儿童高血压导致视网膜病变研究较少。研究显示，51%患者存在视网膜异常，舒张压增高10 mmHg视网膜动脉缩小1.43～2.08 mm。

（6）遗传学：高血压是一种多基因遗传性疾病，已知的基因均与肾钠转运异常、容量增加、肾素降低有关。但常规基因筛查对儿童、青少年并无作用。

# 三、高血压治疗

**1. 非药物治疗**

儿童、青少年高血压为原发性，与心血管危险因素如超重、摄盐过多等有关。目前，儿童超重的发生率已从17%上升至38.6%[2]，是最主要的危险因素，但减轻体重使血压下降有限。每周3～5天适量有氧活动改善肥胖儿童血管功能，可使血压下降。饮食对儿童、青少年高血压的影响证据尚不充分，低盐高钾饮食可能有助于其血压控制。证据表明，婴幼儿时期的生活因素决定其未来心血管疾病风险，早期预防更重要，如不提倡母亲吸烟，至少母乳喂养期禁烟；在母乳喂养时减少盐摄入有助于血压控制。

**2. 降压临床试验**

儿童、青少年高血压的心血管终末事件，如心肌梗死、猝死、肾功能不全、心力衰竭相对少见，不宜将其作为降压试验目标。目前，通常以靶器官损害如左心室肥厚、肾功能下降、尿蛋白作为其试验终点。

**3.降压治疗起始时间**

在开始降压时，不仅要考虑血压水平，还应考虑是否存在靶器官损害及合并其他危险因素或疾病，如肥胖、肾脏病、糖尿病等。继发性高血压，应立即针对病因治疗。原发性高血压患者，应及早治疗引起血压升高的危险因素如超重、摄盐过多、缺乏运动。只要血压升高，立即进行非药物治疗，并且治疗贯穿始终。药物治疗的起始时间由血压增高水平、临床症状和靶器官损害程度决定。

**4.控制目标**

通常成人高血压的控制目标< 140/90 mmHg。由于儿童、青少年人群缺乏循证依据，其目标未明。通常与正常人群的血压分布有关，理论上应将其控制低于年龄、性别、身高相同组人群血压的95百分位数，更安全的目标是降至90百分位以下。儿童、青少年高血压合并靶器官损害时，其降压目标各不相同。伴有肾脏病者，将24 h血压控制在平均动脉压的50百分位数时，其5年肾功能维持相对较好，但此间蛋白尿可能反弹；控制在75百分位数时，5年肾功能控制最好；控制在90百分位数时，肾功能维护较差。儿童、青少年糖尿病肾病患者，对其降压、降蛋白尿治疗缺乏循证依据，治疗策略源于成人强化治疗理念。

**5.药物治疗**

迄今尚无一种降压药物被真正批准用于儿童、青少年高血压的治疗，其中涉及很多法律问题。目前，美国、欧洲从法律上未反对血管紧张素转化酶抑制剂（ACEI）、血管紧张素受体阻滞剂（ARB）、β受体阻滞剂、钙通道阻滞剂、双肼屈嗪、哌唑嗪及利尿剂用于儿童、青少年。一些降压药物可通过改变剂型或剂量重组给药。

（1）单药治疗：小剂量单药初始治疗是可行的。治疗4～8周后血压未明显下降，可增加药量。仍然无效、或出现明显不良反应时，应考虑换药。中重度高血压单药治疗效果不佳，可考虑联合给药。目前儿童、青少年的降压药物尚无头对头比较，有较低的参考剂量。①β受体阻滞剂：β受体阻滞剂用于治疗儿童、青少年高血压已有多年，它是具有儿童、青少年降压治疗证据的少数药物之一。其中包括普萘洛尔、阿替洛尔、美托洛尔。一项安慰剂对照的美托洛尔控释片治疗高血压的研究证实，美托洛尔控释片1.0 mg/kg和2.0 mg/kg，在治疗52周后能显著降低收缩压、舒张压，且耐受性好。②钙通道阻滞剂：维拉帕米、硝苯地平、非洛地平、地尔硫草及依拉地平等，均可安全、有效降压。氨氯地平的剂量从0.06 mg/kg开始，逐渐加量至0.34 mg/kg，呈剂量依赖性降压作用。药代动力学研究显示，6岁以下儿童体内的氨氯地平药代动力学参数与成年人明显不同，建议使用剂量适当增加。③ ACEI：卡托普利在儿童中应用较久，其安全性、有效性得到确认，该药作用时间短，须2～3次/日给药。依那普利、赖诺普利的最佳剂量为0.6 mg/（kg·d）。福辛普利的量效关系尚未确定，目前的给药剂量可能过高。雷米普利主要用于慢性肾脏病儿童患者，6 mg/（kg·d）的剂量可有效控制24 h平均动脉压，低剂量2.5 mg/(kg·d)也可有效降压、减少蛋白尿。④ ARB：ARB在儿童中应用已经积累了一些数据。氯沙坦降低舒张压的效用有明显的剂量依赖性，起始剂量为0.75 mg/（kg·d），最佳剂量为1.44 mg/（kg·d）。厄贝沙坦3.8～5.9 mg/（kg·d）能有效降压、减少蛋白尿，最佳剂量为75～150 mg/d。坎地沙坦0.16～0.47 mg/（kg·d）能明显降压，无论患者是否合并蛋白尿其降压疗效无明显差异。缬沙坦与安慰剂相比能有效降压。⑤其他：利尿剂、血管扩张剂及α₁受体阻滞剂用于治疗儿童高血压的历史较久，但多数缺乏临床试验，其起始剂量基于临床经验。

（2）联合治疗：联合用药的目的在于提高降压疗效、减少不良反应。如合并肾脏病患者，单药治疗降压作用有限，早期联合给药很重要。联合方案参考2007年欧洲高血压指南。固定剂量复合制剂很少用于儿童，但可提高其治疗依从性。

## 四、特殊状况下的高血压

高血压合并某些疾病，如慢性肾脏病、糖尿病、代谢综合征、心力衰竭、睡眠呼吸暂停综合征等，不仅需要控制血压，还要有利于其合并疾病的治疗。

### 1. 慢性肾脏病

儿童慢性肾脏病合并高血压时，需强化降压、减少蛋白尿、阻止肾功能恶化。一项对非糖尿病性蛋白尿的慢性肾脏病儿童患者的研究显示，厄贝沙坦、氨氯地平在降压方面无明显差异，但前者显著减少蛋白尿。因此，推荐 ARB 作为这类患者的首选药物。半数以上的高血压合并慢性肾脏病患者需联合用药才能使血压达标，推荐联用利尿剂、钙通道阻滞剂。ACEI、ARB 联合可能存在负面效应，应谨慎使用。儿童糖尿病肾病相对少见，其治疗同其他慢性肾脏病，推测将出现微量白蛋白尿作为降压的起始信号，其中控制夜间血压很关键。

### 2. 糖尿病、代谢综合征

胰岛素抵抗是 2 型糖尿病、代谢综合征的重要机制，非药物治疗如控制饮食、体育活动很重要。降压药优选 ACEI、ARB 或钙通道阻滞剂，其次选择利尿剂、β 受体阻滞剂。药物联用时，可加用小剂量利尿剂。但避免噻嗪类利尿剂与 β 受体阻滞剂联用。

### 3. 心力衰竭

高血压是心力衰竭的主要危险因素。儿童心力衰竭患者的治疗包括利尿剂、β 受体阻滞剂及肾素-血管紧张素系统抑制剂。目前尚无儿童患者的试验依据，依据成人心力衰竭治疗推测，ACEI 和 β 受体阻滞剂联用不仅可减轻症状，还可提高儿童患者的生存率。心力衰竭患者体内液体潴留，应注意利尿剂的应用。急症高血压可能导致急性心力衰竭，治疗时应首选适量的袢利尿剂及血管扩张剂。

### 4. 睡眠呼吸暂停综合征

睡眠呼吸暂停综合征在超重儿童中多见，与高血压密切相关。一项荟萃分析显示，睡眠呼吸暂停综合征增加了儿童高血压患者风险；但另有研究显示，两者在统计学方面无差异。肥胖对高血压、睡眠呼吸暂停综合征的影响是显而易见的，强调治疗超重。对严重睡眠呼吸暂停综合征的儿童患者，可给予正压通气、必要时外科手术。

### 5. 高血压急症

高血压急症是指伴有靶器官损害的严重高血压综合征。儿童高血压急症患者应立即转入重症监护治疗病房，给予立即静脉降压、减少靶器官损害。降压过快可能导致靶器官灌注不足，最初 6 ~ 8 h 内降压不超过 25% ~ 30%，以后 24 ~ 48 h 内将血压逐渐降至正常。

## 五、危险因素的防治

### 1. 降脂治疗

美国儿科协会指南指出，超重、高血压、糖尿病、家族性血脂异常史、早发冠状动脉疾病家族史者，血脂监测应从 2 岁开始。血脂异常者先推荐低胆固醇、低饱和脂肪饮食，多摄入植物纤维，适量运动。8 岁以上儿童可开始使用他汀类药物的界值为：低密度脂蛋白胆固醇（LDL-C）≥ 4.94 mmol/L，LDL-C ≥ 4.16 mmol/L 伴早期冠状动脉疾病家族史、高血压、肥胖、吸烟等，LDL-C ≥ 3.38 mmol/L 伴糖尿病。

### 2. 控制胰岛素抵抗

60% 肥胖儿童存在胰岛素抵抗，5% 存在葡萄糖耐量异常，1% 存在空腹血糖受损，0.2% 患 2 型糖尿病。双胍类药物是唯一获得 10 岁以上儿童糖尿病试验证据的口服降糖药，并获美国食品与药品管理局（FDA）和欧洲药品管理机构的认可。

## 六、展望

儿童、青少年高血压的防治是一个重要问题，需要全社会、相关专家、全科医师、儿科医护人员、其他医疗保健工作者、学校、家长等共同参与。儿童、青少年高血压的诊治方面仍缺乏证据，需在未来工作中不断探索。

## 参考文献

[ 1 ] 2009 ESH Management of high blood pressure in children and adolescents: recommendations of the European Society of Hypertension. J Hypertens, 2009, 27（9）: 1719-1742.

[ 2 ] Genovesi S, Ginssani M, Pieruzzi F, et al. Results of blood pressure screening in a population of school-aged children in the province of Milan: role of overweight. J Hypertens, 2005, 23: 493-497.

# 第二节　儿童和青少年高血压防治现状与展望

刘　靖（北京大学人民医院）

近年来儿童和青少年高血压的发病率不断上升。来自美国健康与营养调查（NHANES）以及其他人口调查研究数据显示8～17岁青少年处于高血压前期者达10%，高血压者达4%。其中2004年NHANES数据显示：与1988—1994年相比，1999—2000年美国儿童青少年收缩压升高了1.4 mmHg，舒张压升高了3.3 mmHg。有资料表明，成年人原发性高血压源于儿童及青少年期，儿童、青少年高血压是成年期高血压的危险因素，也与成人期心血管疾病的发病率及病死率存在关联。因此，对儿童、青少年高血压患者早期诊断、对高血压易患者早期识别、早期干预和积极治疗，对预防成人高血压有重要意义。

## 一、儿童和青少年高血压的诊断及分类

儿童血压随年龄、身高、地域、种族的不同而呈现较大差异，迄今为止，尚无公认、统一的儿童和青少年高血压的诊断标准。

2004年美国高血压教育项目（NHBPEP）儿童和青少年高血压工作组对1996年指南进行了更新，并发布了儿童青少年高血压诊断、评估和治疗的第4次报告[1]。该报告纳入了1999—2000 NHANES有关儿童期高血压的新的数据。该报告采用百分位法，按照标准将儿童血压区分为正常血压、高血压前期和高血压。正常血压为SBP和DBP小于同性别、年龄和身高儿童血压的第90百分位（＜90th）。高血压前期为平均SBP和（或）DBP水平在同性别、年龄和身高儿童血压的90和95百分位之间；当儿童青少年血压水平≥120/80 mmHg但是低于90百分位时，也被认为是高血压前期。儿童和青少年的高血压定义为：3次或3次以上平均SBP和（或）DBP大于等于同性别、年龄和身高儿童血压的第95百分位（≥95th）。并进一步分为高血压1期：95～99百分位＋5 mmHg；高血压2期：高于99百分位＋5 mmHg。此外，白大衣高血压是指患儿在诊室、医院等医疗机构测量的血压大于同性别、年龄和身高儿童血压的95百分位，而在医疗机构之外平均血压小于同性别、年龄和身高儿童血压的90百分位。动态血压监测（ABPM）可以避免情绪紧张等对血压的影响，鼓励用于高血压的诊断（表8-1）。

表8-1　儿童、青少年高血压的分类、测量频率和治疗推荐

| | 收缩压或舒张压百分位 | 测量血压的频率 | 改变生活方式的治疗方法 | 药物治疗 |
|---|---|---|---|---|
| 正常血压 | ＜90百分位 | 下一次常规体检时再测量 | 鼓励健康饮食，良好睡眠和进行体育活动 | — |
| 高血压前期 | 90～95百分位，或血压超过120/80 mmHg | 间隔6个月再测试 | 如果超重进行体质量控制咨询；进行规律的体育活动，并控制饮食 | 如果没有慢性肾脏病、糖尿病、心力衰竭或左心室肥厚等适应证，不需药物治疗 |
| 高血压1期 | 95～99百分位＋5 mmHg | 如果患儿有症状，间隔1～2周或更短时间测量，如果2次测量血压均升高，在1个月内评估 | 如果超重进行体质量控制咨询；进行规律的体育活动，并控制饮食 | 有症状性高血压、继发性高血压、高血压靶器官损害、1型和2型糖尿病、非药物治疗效果不满意等适应证时，开始治疗 |
| 高血压2期 | ＞99百分位＋5 mmHg | 在1周内评估；如果患儿有症状，立即就诊 | 如果超重进行体质量控制咨询；进行规律的体育活动，并控制饮食 | 开始治疗 |

近期欧洲高血压学会（ESH）及欧洲心脏病学会（ESC）联手制订了欧洲儿童、青少年高血压指南，在高血压的诊断中沿用了 NHBPEP 第 4 次报告的标准[2]。

此外，印度学者 Somu 于 2003 年在国际上提出儿童及青少年依据年龄换算的高血压诊断公式：

SBP（1～17 岁）≥ 100 +（年龄 ×2）；

DBP（1～10 岁）≥ 60 +（年龄 ×2）；（11～17 岁）≥ 70 +（年龄）。

因计算较为简单，便于临床上应用。

儿童和青少年高血压可分为原发性及继发性高血压，其中以继发性高血压为主，占 75%～80%（80% 以上为肾实质病变）。在轻、中度甚至无症状高血压患者中以原发性多见（85%～95%）。

**儿童青少年继发性高血压病因归纳如下：**

（1）肾脏性：急慢性肾小球肾炎、慢性肾盂肾炎、肾病综合征、先天性肾发育不良、多囊肾、孤立性肾囊肿、肾盂积水、肾肿瘤、肾移植后（排异反应）、过敏性紫癜性肾炎、糖尿病肾病、狼疮肾病。

（2）血管性：胸或腹主动脉狭窄、主动脉发育不良、动脉瘤、多发性大动脉炎、肾动脉畸形、肾动脉栓塞、肾静脉栓塞。

（3）肾上腺：成神经细胞瘤、嗜铬细胞瘤、肾上腺皮质增生、库欣病、肾上腺癌、原发性醛固酮增多症。

（4）其他：溶血尿毒症综合征、家族性自主神经异常、汞中毒等。

# 二、儿童和青少年原发性高血压的影响因素

儿童和青少年继发性高血压是由于其他疾病导致的血压升高。而原发性高血压则与遗传、环境等因素关系更为密切，下文主要介绍原发性高血压的影响因素。

## 1. 肥胖

近期儿童和青少年超重、肥胖激增，导致肥胖相关疾病如高血压发生率上升。文献报道，美国儿童肥胖的发病率在过去 30 年中增加了 2 倍，6～11 岁的儿童中发病率也达到 20%。纽约市 16 000 名

平均年龄在 3.5 岁的儿童中有 27% 肥胖，15% 超重。有研究预测美国儿童肥胖的增加将导致 2020 年 35 岁左右的成年人肥胖率的明显增加，成人心血管疾病负担显著增加。意大利卡坦扎罗随机抽样的儿童和青少年中，18% 的儿童有超重的风险（BMI 处于 85%～94% 百分位数），11% 肥胖（BMI ≥ 95% 百分位数），该抽样中的肥胖儿童的血压显著高于非肥胖儿童，提示 BMI 是一个血压升高预测因子。休斯敦 BMI 百分比 ≥ 95% 的青少年中高血压发病率高达 10%。克罗地亚萨格勒布大学的一项横截面调查发现中学生中肥胖发生率为 3.54%，女生高于男生（4.9% vs. 2.2%），高血压的发生率为 8.5%，肥胖学生高血压发病率远高于同龄非肥胖学生（20% vs. 6.8%），BMI 与高血压密切相关。

儿童和青少年肥胖会产生许多严重的健康问题，包括血压升高、糖耐量受损、血脂异常，肝病及社会心理问题。儿童、青少年时期超重、肥胖可导致成年后心血管危险因素的聚集。提示儿童及青少年阶段早期预防肥胖、超重的发生，可能有助于减少肥胖相关疾病如高血压的发生。

## 2. 遗传

儿童原发性高血压显示出强烈的家族遗传倾向。高血压儿童其兄弟姐妹的血压显著高于那些血压正常或偏低儿童的兄弟姐妹的血压。与无高血压家族史的儿童相比，有高血压家族史的儿童尿儿茶酚胺代谢产物水平升高；钠负荷试验中，血压的增幅较大。

## 3. 胎儿生长发育状况

流行病学研究显示血压值与出生体重之间成反比。胎儿宫内发育迟缓和出生时低体重被认为是高血压的危险因素。胎儿在宫内发育状况可能影响儿童期的生长发育模式，低出生体重与儿童期的加速线性生长（追赶生长）及后期血压的升高有关。

## 4. 母亲妊娠期的影响

有研究发现母亲在妊娠期患有高血压而且在产后仍持续升高者，其后代在青少年时期血压就呈现升高趋势。妊娠后期高蛋白、低糖饮食与子代血压偏高相关，且不受妊娠期母亲的血压、身材大小等因素的影响。

## 三、血压的测量

### 1. 诊室血压测量

测量血压首选的方法是用标准的临床血压计（水银柱血压计）以听诊的方法进行测量：将钟式听诊器胸件放在肘窝近端中间、肱动脉搏动处（肘窝上 2 cm），测量前静坐 5 min，尽量坐位测量右上肢血压，保证右上肢得到支撑，肘部与心脏平齐。袖带的大小对于血压测量的准确性很重要。通常根据受试者的上臂大小选择合适的袖带：袖带充气囊宽度至少是上臂周长的 40%，长度应为上臂周长的 80% ～ 100%，气囊宽度长度的比值大约是 1 : 2。不同年龄儿童应采用的袖带标准尺寸见表 8-2。袖带过小测得血压偏高，过大则测得血压偏低。

听诊时通常以 Korotkoff 音开始出现时（柯氏音第 I 相）的血压读数为收缩压，Korotkoff 音消失时（柯氏音第 V 相）读数为舒张压。在一些儿童，柯氏音在 0 mmHg 仍不消失，在这种情况下，应减轻对听诊器的按压，重复测量血压。如果柯氏音第 V 相仍很低，应将声音变弱的第 IV 相音记录为舒张压。

### 2. 动态血压监测（ABPM）

ABPM 已经成为测量、判定血压状态的重要手段，可以提供诊室血压难以提供的大量信息，帮助判定夜间高血压、白大衣高血压及隐蔽性高血压等特殊类型的血压升高。尽管如此，但由于 ABPM 在儿童及青少年中的参考值尚未确立，儿童青少年白天活动多、运动量大等均会对读数造成影响，另外还有设备的可及性问题，尚难以普遍应用。

### 3. 家庭血压监测（HBPM）

同 ABPM 一样，HBPM 也可以提供更多的血压数据，重复性好，有助于白大衣高血压及隐蔽性高血压等特殊情况的判定。其同样存在参考值未统一、受活动影响大等问题，但鼓励家庭自测以便于了解血压变化，增加治疗依从性。欧洲指南建议每天早晚两次测量血压，每周测 6 ～ 7 天。

## 四、儿童和青少年高血压的靶器官损害

无论原发性还是继发性高血压，儿童和青少年长期高血压都有可能导致心、肾等靶器官损害。甚至青少年的白大衣高血压都可以伴发靶器官的损害，表明青少年时任何水平的血压升高都是有害的。

### 1. 心脏

左心室肥厚（LVH）是儿童和青少年高血压靶器官损害中最常见的表现形式，发生率约 14% ～ 42%。LVH 是成人心血管事件的独立危险因素，但在儿童和青少年中缺乏相关研究。推荐采用超声心动图评估 LVH。2004 年 NHBPEP 工作组建议已确诊的儿童和青少年高血压患者定期行超声心动图检查，评估有无 LVH。LVH 的存在是药物治疗高血压的适应证。成人一般以左心室质量指数为 51 g/m² 作为是否存在 LVH 的分界值，此数值为儿童左心室质量指数的第 99 百分位。

### 2. 血管

儿童和青少年高血压可以伴发颈动脉内膜–中膜厚度（IMT）增加。但 IMT 增加除了与血压相关外，还与肥胖、超重有关。另外可以见到儿童及青少年高血压患者血管弹性减退及动脉僵硬度增

表 8-2 血压测量袖带推荐尺寸（cm）

| 年龄范围 | 宽度 | 长度 | 最大上臂周长 |
| --- | --- | --- | --- |
| 新生儿 | 4 | 8 | 10 |
| 婴儿 | 6 | 12 | 15 |
| 儿童 | 9 | 18 | 22 |
| 体格小的成年人 | 10 | 24 | 26 |
| 成年人 | 13 | 30 | 34 |
| 体格大的成年人 | 16 | 38 | 44 |
| 下肢 | 20 | 42 | 52（最大下肢周长） |

加。成年高血压患者血管结构及功能改变与预后相关，而上述血管损害在儿童及青少年中的临床预后意义尚不十分明确。

**3. 肾脏**

高血压肾脏损害表现为肾小球滤过率下降。影像学检查可以发现肾动脉硬化。微量白蛋白尿（MAU）在成年高血压患者中常见，但在儿童单纯高血压中报道不一。一项研究对就诊的高血压儿童与学校筛选人群进行对比，在前者中发现 LVH，但并未见 MAU 增加。而另一项研究则发现近 60% 的高血压青少年伴发 MAU，且随血压水平升高而增加。

**4. 眼**

儿童和青少年高血压引起的小动脉病变可以在早期发生。然而对儿童高血压导致的视网膜改变研究较少。有研究发现，近半数患者可见视网膜异常，表现为血管痉挛、变细等。

# 五、儿童和青少年高血压的临床评估

同成人一样，儿童和青少年高血压的临床评估包括病史采集、体格检查及基本的生化检查，为除外继发性高血压，还需结合肾、血管影像学、血尿儿茶酚胺及肾素血管紧张素系统、皮质醇等特殊生化等检查结果进行分析。同时开展心、肾及血管等高血压靶器官损害的相关检查（详见表 8-3）。

# 六、儿童和青少年高血压的治疗

## （一）启动时机

开始启动降压治疗时，不仅要考虑基线的血压水平，还应考虑是否存在靶器官损害及伴发的危险因素或疾病等。对于继发性高血压，应针对病因治疗。对于原发性高血压，应当尽早启动非药物的生活方式干预，对于血压水平较高或合并靶器官损害者可给予降压药物治疗。

## （二）治疗目标

儿童和青少年高血压的降压目标水平缺乏证据。通常降至年龄、性别、身高相同的健康儿童血压的 95 百分位以下，而对于合并靶器官损害或合并糖尿病、肾脏病者应降至 90 百分位以下。

## （三）治疗原则

目前对于儿童高血压不进行治疗的长期预后尚不清楚，且尚无长期应用抗高血压药物影响生长发育的研究报道，因此在开始药物治疗以前一定要明确适应证。根据 2004 年 NHBPEP 儿童和青少年高血压的诊断和治疗建议，对高血压前期患儿应着重生活方式调整，一般无需药物治疗，除非合并糖尿病或靶器官损害；对高血压 1 期患儿，如有上述药物治疗指征则应开始药物治疗；对高血压 2 期患儿，一经诊断即应开始药物治疗。

**1. 非药物干预**

非药物治疗的措施包括低盐饮食、运动、减重等。有研究显示规律的有氧锻炼可以降低血压，并改善血管功能。低盐高钾饮食有助于降低血压。但缺乏大样本人群的有效性证据。

**2. 药物治疗**

适用于症状性高血压，继发性高血压，高血压合并靶器官损害，1 型和 2 型糖尿病合并高血压；非药物治疗的降压效果不理想等。

由于儿童通常被排除在药物临床试验之外，临床上儿科大多采用经验性用药，往往缺乏针对儿童人群的安全性和有效性数据。基于上述原因，迄今尚无一种降压药物被真正批准用于儿童和青少年高血压的治疗。尽管如此，美国、欧洲并未在法律上反对 β 受体阻滞剂、利尿剂、血管紧张素转化酶抑制剂（ACEI）、血管紧张素受体阻滞剂（ARB）、钙通道阻滞剂等在儿童高血压患者中的应用。需要注意的是，某些药物在儿童期的药效学和药动学资料尚未明确，因此儿童高血压药物治疗应当高度个体化，结合患儿的病情、病理生理变化、有无并发症或靶器官损害及降压药物的药理作用等进行综合考虑。通常 1 期高血压患儿从单药开始，2 期患儿可能起始即需要一种以上的药物联合治疗。

既往的报告中推荐利尿剂如氢氯噻嗪和 β 受体阻滞剂如普萘洛尔、阿替洛尔及美托洛尔用于儿童及青少年高血压的治疗，其安全性和有效性在儿科高血压治疗中有多年的经验。钙通道阻滞剂中，硝苯地平、非洛地平、维拉帕米及地尔硫䓬等均可安全有效降低血压，氨氯地平用于儿童高血压，剂

表 8-3 确诊高血压的临床评估

| 方法 | 目的 | 对象 |
|---|---|---|
| **确定病因** | | |
| 病史包括睡眠史、家族史、危险因素、饮食、吸烟、喝酒等习惯和体育活动情况 | 病史和体检有助于定位后面的评估 | 血压持续≥95百分位儿童 |
| 尿素氮、肌酐、电解质、尿液分析、尿培养 | 除外肾脏病和慢性肾盂肾炎 | 血压持续≥95百分位儿童 |
| 全血细胞分析 | 除外贫血（伴随明显肾脏病） | 血压持续≥95百分位儿童 |
| 肾脏超声 | 除外肾瘢痕、先天畸形或者确定肾大小 | 血压持续≥95百分位儿童 |
| **伴随情况评估** | | |
| 空腹血脂和血糖 | 发现高血脂，发现代谢异常 | 血压在90百分位至94百分位的超重患儿；血压＞95百分位的所有患儿；有高血压或者心血管疾病的家族史；慢性肾脏病儿童 |
| 药物筛查 | 找出可导致高血压的化学物质 | 病史中提示药物或化学物质可能有作用 |
| 多导睡眠记录仪 | 发现伴随高血压的睡眠障碍 | 有经常大声打鼾病史 |
| **评估靶器官损害** | | |
| 超声心动图 | 发现左心室肥厚和心脏受累的其他依据 | 有多个危险因素和血压在90百分位至94百分位患儿；血压＞95百分位的所有患儿 |
| 眼底检查 | 发现视网膜血管改变 | 有多个危险因素和血压在90百分位至94百分位患儿；血压＞95百分位的所有患儿 |
| 按ABPM所提示的再评估 | 发现白大衣高血压，1天中异常血压形式 | 怀疑白大衣高血压患儿，或者需要其他血压形式信息 |
| 血浆肾素水平 | 发现低肾素水平，提示盐皮质激素相关疾病 | 高血压1期年幼儿童，高血压2期所有儿童青少年，有严重高血压阳性家族史 |
| **肾血管造影** | | |
| 肾核素扫描 | 发现肾血管疾病 | 高血压1期年幼儿童，高血压2期所有儿童青少年 |
| MRA | | |
| Doppler血流研究 | （同上） | |
| 三维CT | | |
| 动脉造影：数字减影或传统方法 | | |
| 血浆和尿中激素水平 | 发现激素介导高血压 | 高血压1期年幼儿童，高血压2期所有儿童青少年 |
| 血浆和尿中儿茶酚胺水平 | 发现儿茶酚胺介导高血压 | 高血压1期年幼儿童，高血压2期所有儿童青少年 |

量从0.06 mg/kg开始，可逐渐增加至0.34 mg/kg。ACEI中，卡托普利在儿童高血压中应用较久，安全性、有效性得到确认，但作用时间短，需多次给药；依那普利、赖诺普利等药物作用相对持久；雷米普利2.5～6 mg/（kg·d）可有效降压、减少蛋白尿，适用于慢性肾脏病儿童高血压的治疗。ARB在儿童中的应用也获得了一些证据，其中氯沙坦0.75～1.44 mg/（kg·d）可有效降压、减少蛋白尿，也适用于原发性高血压及慢性肾脏病继发性高血压的治疗。

　　所有抗高血压药物都应该从最低推荐剂量开始，逐渐增加剂量，直到血压控制满意。达到最高推荐剂量后，若血压控制依旧不理想，应酌情添加另外一种类型的降压药物。在联合用药时，要注意考虑药物的互补作用，如 ACEI 与利尿剂合用、血管扩张剂与利尿剂或 β 受体阻滞剂合用。血压水平在同年龄、性别及身高儿童血压第 99 百分位以上的严重的有症状的高血压可以发生在儿童，常常是患有肾脏病儿童，须紧急治疗。儿童高血压危象常常伴随高血压脑病的症状，可以导致惊厥。高血压危象时，应紧急静脉输注抗高血压药物进行治疗，目标是在就诊 8 h 内使血压降低 25% 左右，在随后的 26 ～ 48 h 内将血压降到正常。

　　高血压对儿童及青少年的长期健康有深远影响。儿童和青少年高血压的防治是一项重要工作，需要全社会、高血压专业人员、儿科医生、全科医生、医疗保健工作者、家长及学校等共同参与。当前对儿童和青少年高血压的临床诊治证据仍不够充分，需要在未来不断探索。同成人一样，儿童和青少年高血压的管理也是一项系统工程，需要对伴发的危险因素如肥胖、血脂异常、糖代谢紊乱等进行综合防治。

## 参考文献

［1］National high blood pressure education program working group on high blood pressure in children and adolescents. The forth report on the diagnosis, evaluation, and treatment of high blood pressure in children and adolescents. Pediatrics, 2004, 114（2）: 555-576.

［2］Lurbe E, Cifkova R, Cruickshank JK, et al. Management of high blood pressure in children and adolescents: recommendations of the European Society of Hypertension. J Hypertens, 2009, 27（9）: 1719-1742.

# 第九章　妊娠期高血压

## 第一节　妊娠期高血压管理中国专家共识（2012）解读与评价

陈源源（北京大学人民医院）

妊娠期高血压疾病可显著增加胎儿生长受限、孕妇胎盘早剥、弥散性血管内凝血、脑水肿、急性心力衰竭以及急性肾衰竭的风险，是孕产妇和胎儿死亡的重要原因。在我国开放"二胎"政策实施以来，妊娠期高血压的发病和病情复杂性更加凸显。由于妊娠期高血压疾病的防治原则与普通高血压显著不同，首先要充分顾及孕产妇与胎儿的安全，适度控制血压，预防或延缓由血压升高所致的靶器官损害的发生。但更主要的是积极预防、早期筛查并合理干预妊娠期增高的血压，这对于保障孕妇与胎儿健康具有重要意义。

### 一、妊娠期高血压疾病的分类

中国医师协会高血压专业委员会 2012 年版《妊娠期高血压疾病血压管理中国专家共识》[1] 将妊娠期高血压疾病主要分为 4 类：

（1）慢性高血压：妊娠前或孕龄 20 周前已出现高血压，或产后 12 周后血压仍不能恢复正常者均归为慢性高血压。此阶段高血压的分级只分为轻度高血压［收缩压 140 ～ 179 mmHg 和（或）舒张压 90 ～ 109 mmHg］和重度高血压［收缩压≥ 180 mmHg 和（或）舒张压≥ 110 mmHg］。

（2）妊娠期高血压：妊娠 20 周后首次出现的高血压，患者尿蛋白阴性，产后 12 周内血压逐渐恢复正常则定义为妊娠期高血压。妊娠期高血压可能进展为子痫前期。

（3）子痫前期 / 子痫：子痫前期是妊娠期特有

的疾病，指妊娠 20 周后首次出现高血压和蛋白尿，常伴有水肿与高尿酸血症。子痫前期又分为轻度和重度，轻度者在高血压的同时尿蛋白≥ 300 mg/24 h 和（或）定性试验（＋）；而重度子痫前期是指血压≥ 160/110 mmHg，24 h 尿蛋白含量≥ 2.0 g 和（或）定性试验（＋＋）以上，血肌酐＞ 1.2 mg/dl，血小板＜ 100 000/mm³ 或出现微血管溶血性贫血、头痛、视觉症状，或持续性上腹不适等症状。子痫前期患者出现抽搐即可诊断为子痫。

（4）慢性高血压并发子痫前期 / 子痫：妊娠前或孕龄 20 周前出现高血压并在妊娠过程中发生子痫前期或子痫。

2012 年中华医学会妇产科学分会妊娠期高血压疾病学组也形成并发布了《妊娠期高血压疾病诊治指南》[2]，妇产科学分会将妊娠期高血压疾病分为五类，与高血压专业委员会的共识相比较，妇产科学分会的妊娠期高血压疾病诊治指南分别独立分类了"高血压合并子痫前期"与"高血压合并子痫"，指南更关注预防重度子痫前期和子痫的发生，降低母胎围产期发病率和死亡率，改善母婴预后。总体来讲，针对妊娠期高血压的孕妇，妇产科学分会的妊娠期高血压管理相对被动。高血压专业委员会的妊娠期高血压疾病管理则主张在妊娠前评估并积极进行妊娠期前准备，而高血压相关诊治医师在妊娠期则主要是配合妇产科管理和控制血压，并在妊娠期高血压妇女产后进行高血压的慢病管理。

## 二、妊娠期高血压疾病的发病机制

妊娠期高血压疾病的发病机制尚不清楚，可能涉及 4 种机制，且在发病中可能多种机制相互影响。

（1）免疫学说：妊娠属于一种半同种移植现象，其成功有赖于母体的免疫耐受。若其耐受性异常，则可能导致病理妊娠，如妊娠期高血压疾病等。

（2）胎盘或滋养细胞缺血学说：妊娠过程中可能发生子宫螺旋形小动脉生理重塑障碍，导致胎盘或滋养细胞缺血，进而引起血压升高以及其他病理生理学异常。

（3）氧化应激学说：妊娠期间所发生的生理性或病理性缺血再灌注可诱发氧化应激反应，导致中性粒细胞炎性浸润和释放多种蛋白酶，并产生大量氧化中间产物，导致细胞损伤。

（4）遗传学说：妊娠期高血压疾病存在家族遗传倾向，主要表现为母系遗传。

由于妊娠期高血压的发病机制不清，自然针对发病病因的治疗和预防就无从谈起，那么关注妊娠期高血压发病的易患因素就显得非常重要。

## 三、妊娠期高血压疾病的易患因素

由于妊娠期高血压疾病会显著增加孕产妇和胎儿的不良风险，故早期预防是首要环节，尤其对于那些有"二胎"计划的妇女。目前认为妊娠期高血压疾病的易患因素包括：①精神紧张；②气候寒冷；③初产妇年龄＜18 岁或＞40 岁；④伴慢性高血压、肾炎、糖尿病、抗磷脂综合征等疾病者；⑤营养不良；⑥体型矮胖者；⑦子宫张力过高，如羊水过多、双胎或多胎、糖尿病巨大儿及葡萄胎等；⑧高血压（特别是妊娠期高血压疾病）家族史。

事实上，摆在妇产科医师及心血管高血压专业医师面前的关键问题是：如何能够普及和说服有相关问题的拟妊娠妇女，关注并主动进行妊娠前评估，发现并避免妊娠期高血压疾病的易患因素？

## 四、对拟妊娠妇女的评估建议

拟妊娠的慢性高血压患者在准备妊娠前，应进行必要的健康生活方式调整，如控制体重，限盐，戒烟限酒，调整生活规律，放松心情。同时进行必要的健康状况评估。

慢性高血压的患者拟妊娠前应进行全面的评估。评估内容应包括全面的血压情况、靶器官损害情况及妊娠前用药情况。血压轻度升高者通过积极查找可能引起高血压的原因并予以纠正，同时进行生活方式干预而使血压降至正常范围。经生活方式干预措施血压仍不能降至正常者需要给予药物治疗，建议在拟妊娠前 6 个月开始改用硝苯地平和（或）拉贝洛尔控制血压。如已经采用联合治疗方案，如服用硝苯地平加拉贝洛尔两种药物血压仍不能控制在 150/100 mmHg 以下者不建议在近期妊娠。

目前拟计划"二胎"的妇女通常年龄偏大，可能已或轻或重患有高血压疾病，是否能够主动进行妊娠前的血压及全面评估，对于能否成功并安全地完成生育至关重要。

## 五、妊娠期高血压疾病的诊断步骤

如果在诊室相隔 6 h 以上准确测量血压，收缩压 ≥ 140 mmHg 和（或）舒张压 ≥ 90 mmHg 则诊断为高血压。

由于在正常妊娠期间，孕妇体内可发生一系列适应性血流动力学改变，如血容量增加、平均动脉压及全身血管阻力下降、心排血量增加。从妊娠第 6 周开始，孕妇血浆容量和红细胞计数可分别逐渐增加 40% 和 25%，并于第 28 ～ 32 周达高峰。由于血浆增加多于红细胞增多，同时血浆肾素活性降低，心房钠尿肽水平增加，使得血管阻力降低，血压较妊娠前有所下降。故一些慢性高血压的孕妇在妊娠初期血压可能趋于正常。在诊断妊娠期高血压时详细的病史询问非常必要。

对于已确立血压增高的孕妇应进行血常规、尿液分析、凝血功能、肝功能、肾功能、血尿酸检验，并留取 24 h 尿液检测尿蛋白定量。应严密观察孕妇的临床症状和辅助检查的变化，及时发现可能并存的子痫前期或子痫。

## 六、妊娠期高血压疾病的血压管理建议

### 1. 血压管理的目标及时机

对于妊娠期高血压疾病患者，降压治疗的目

的在于延长孕龄，努力保证胎儿成熟，故妊娠期高血压疾病的诊治管理与慢性高血压疾病管理的血压目标值、启动药物治疗的时机以及管理方式明显不同。对于血压明显升高但无靶器官损害的孕妇，建议将血压控制在 150/100 mmHg 以下。对于血压轻度升高的孕妇（血压＜ 150/100 mmHg）可密切观察，暂不应用降压药物治疗。只有当收缩压≥ 150 mmHg 和（或）舒张压≥ 100 mmHg，或出现靶器官受损时方考虑应用药物治疗。

妊娠前已接受降压药物治疗的慢性高血压患者，应将血压控制在适当水平，避免早孕期因血压过低而增加胎儿畸形、胎儿发育迟缓和胎盘早剥的风险。妇产科学分会强调：降压过程力求下降平稳，不可波动过大，且血压不可低于 130/80 mmHg，以保证子宫胎盘血流灌注。

### 2. 生活方式的管理

生活方式的管理适合于所有妊娠期高血压疾病患者，主要包括加强监测和限制体力活动，重症患者可能需要卧床休息。与一般高血压患者不同，严格限制食盐摄入量虽有助于降低血压，但可能导致血容量减少而对胎儿产生不利影响，故应适度限盐；同样，严格的体重控制可能导致新生儿出生体重减低。因此孕妇应该适度限盐，体质量增长应保持在孕期推荐的合理范围内。

### 3. 药物治疗

尽管 α 肾上腺素能激动剂甲基多巴常在国际有关妊娠高血压的报告中被推荐为首选，但由于此药在国内市场很少供应，并未作为我国妊娠期高血压的主要用药。拉贝洛尔兼有 α 受体及 β 受体阻滞剂作用，降压作用显著且副作用较少，故可首先考虑选用。美托洛尔缓释剂也可用于此类患者，但应加强胎儿体重与心率监测。非选择性 β 受体阻滞剂普萘洛尔与阿替洛尔因可导致孕妇早产、胎儿宫内发育迟缓、新生儿呼吸暂停，不推荐选用。

钙通道阻滞剂如硝苯地平在临床应用非常广泛。研究显示妊娠早中期服用硝苯地平不会对胎儿产生不良影响，也可首选用于妊娠早中期的高血压患者。其他钙通道阻滞剂如氨氯地平、地尔硫䓬、维拉帕米对胎儿的安全性仍有待论证，目前尚无关于此类药物导致胎儿畸形的报道。临产孕妇服用钙通道阻滞剂可能会影响子宫收缩，在临床应用时需要注意。

关于利尿剂对于妊娠期高血压的治疗价值存在较大争议。理论上来讲，利尿剂可使子痫前期孕妇血容量不足，导致胎儿畸形及电解质紊乱。然而新近一项荟萃分析显示利尿剂并不会对胎儿产生不利影响，并可使孕妇获益。据此，高血压专业委员会建议妊娠前已服用噻嗪类利尿剂治疗的孕妇继续应用，如并发子痫前期应停止服用。

妊娠期间绝对禁服血管紧张素转化酶抑制剂（ACEI）、血管紧张素受体阻滞剂（ARB）与直接肾素抑制剂。此大类药物致畸作用肯定。既往曾服用此类药物的妇女在计划妊娠前应停止服用，及时用其他适合的药物替换。

单药治疗后血压不能满意控制时，可考虑联合应用降压药物，可选用硝苯地平联合拉贝洛尔或氢氯噻嗪。

目前没有任何一种降压药物是绝对安全的，多数降压药物在美国食品药品管理局（FDA）的安全性评价中属于 C 类水平（即不能除外对母儿具有风险），因此为妊娠期高血压患者选择药物时应权衡利弊。正确的监测和治疗，配合生活方式和饮食习惯的调整有助于改善孕妇及胎儿预后。

### 4. 子痫前期 / 子痫患者的血压管理

当孕妇收缩压＞ 160 mmHg 或舒张压＞ 110 mmHg 时应启动降压药物治疗，使血压维持在 140 ～ 155/90 ～ 105 mmHg 的范围。重度子痫前期 / 子痫患者血压急剧升高时，可静脉应用拉贝洛尔、尼卡地平和乌拉地尔等积极降压。硝普钠可增加胎儿氰化物中毒风险，除非其他药物疗效不佳时不建议使用。

在子痫前期和子痫时应用的硫酸镁不是降压药，但其是治疗子痫前期-子痫的首选药物，其作用是预防先兆子痫发展为子痫和防止子痫再发作。妇产科学分会在妊娠期高血压诊治指南中指出：硫酸镁是子痫治疗的一线药物，是重度子痫前期预防子痫发作的预防用药，对于轻度子痫前期患者也可考虑应用。但应注意血清镁离子有效治疗浓度为 1.8 ～ 3.0 mmol/L，超过 3.5 mmol/L 即可出现中毒症状。使用硫酸镁的必备条件为：①膝腱反射存在；②呼吸≥ 16 次 / 分；③尿量≥ 25 ml/h 或≥ 600 ml/d；④备有 10% 葡萄糖酸钙。镁离子中毒时停用硫酸镁并静脉缓慢推注（5～10 min）10% 葡萄糖酸钙 10 ml。如患者同时合并肾功能不全、心肌病、重症肌无力等，则硫酸镁应慎用或减量使用。如条件许可，用药期间可监测血清镁离子浓度。

妊娠期高血压患者发生子痫前期时应及时到产科就诊。在产科医师和心血管医师的共同协作下控制血压，同时采取止抽、镇静、促胎肺成熟等治疗手段。由产科医师依据指南和临床评估后决定是否需要终止妊娠。

总之，虽然妊娠期高血压疾病发病率较高且常对孕妇与胎儿构成严重危害，但由于其病理生理机制的特殊性以及相关循证医学研究证据的匮乏，其治疗策略仍有待进一步完善。加强对高危人群的

监测并早期合理干预，可能有助于减少妊娠期高血压对孕妇与胎儿的不利影响。在降压治疗过程中，应基于现有研究证据，遵循积极、适度的处理原则，减少因血压增高所致的危害，最大程度地保障妊娠妇女与胎儿的安全。加强产科与心内科等多科协作，采取综合防治策略，有助于提高治疗成功率。

## 参考文献

[1] 中国医师协会高血压专业委员会. 妊娠期高血压疾病血压管理中国专家共识. 中华高血压杂志, 2012, 20（11）：1023-1027.
[2] 中华医学会妇产科学分会妊娠期高血压疾病学组. 妊娠期高血压疾病诊治指南（2012版）. 中华妇产科杂志, 2012, 47（6）：476-480.

# 第二节　国际妊娠期高血压研究学会（ISSHP）妊娠期高血压疾病分类、诊断和管理国际实践建议（2018）解读与评价

李玉明　杨　宁（天津泰达国际心血管病医院）

2018 年 5 月 23 日国际妊娠期高血压研究学会（International Society for the Study of Hypertension in Pregnancy，ISSHP）在其官方杂志《妊娠期高血压》（Pregnancy Hypertension）上发布了《ISSHP 妊娠期高血压疾病分类、诊断和管理国际实践建议》（简称 2018 ISSHP 建议）[1]。该建议针对妊娠期高血压疾病（hypertensive disorders of pregnancy，HDP）的分类、诊断和管理等方面做了新的推荐。

该建议主要有以下几个方面的更新：①新的 HDP 分类：将 HDP 创新性地分为两大类，6 种亚型，即妊娠前诊断或妊娠 20 周前新发现的高血压，包括慢性高血压、白大衣高血压和隐蔽性高血压；妊娠 20 周后发生的高血压，包括一过性妊娠期高血压、妊娠期高血压和子痫前期。6 种亚型中包含了 3 种特殊类型 HDP：即白大衣高血压、隐蔽性高血压和一过性高血压。②启动降压阈值和目标值：所有 HDP 患者启动降压阈值为诊室血压 ≥ 140/90 mmHg 或家庭自测血压 ≥ 135/85 mmHg；降压目标值为舒张压 85 mmHg，收缩压 110～140 mmHg。③不推荐胎盘生长因子（placental growth factor，PlGF）或可溶性 FMS 样酪氨酸激酶 1（sFlt-1）/PlGF 比值作为确定（rule in）或排除（rule

out）子痫前期的常规临床手段。④强调 HDP 女性的远期心血管疾病风险，强调产后管理和终身随访。

## 一、HDP 分类更新

近年来，随着对 HDP 研究的不断深入，各大指南中 HDP 的分类在不断变化。2013 年美国妇产科医师学会（American Congress of Obstetricians and Gynecologists，ACOG）妊娠期高血压疾病指南将 HDP 分为 4 类，即妊娠期高血压、子痫前期 / 子痫、慢性高血压、慢性高血压并发子痫前期 / 子痫[2]。2015 年中国妊娠期高血压疾病诊治指南[3]、2017 年美国 AHA/ACC 高血压指南采用的也是这一分类。2018 ESC 高血压管理指南和 2018 ESC 妊娠期心血管疾病指南则在 2013 ACOG 指南传统 4 分类基础上，增加了妊娠期未分类高血压（antenatally unclassified hypertension）[4]。即妊娠期首次血压在孕 20 周后测定，达到高血压标准，由于不能够确定血压升高是否在 20 周之前，需要在产后 42 天再次随访血压，根据产后血压回落情况，来回顾性判定孕期的 HDP 分类。

与以上指南不同，2018 ISSHP 建议开创性地对 HDP 疾病谱重新进行了分类。第一类为妊娠前

诊断或妊娠 20 周前新发现的高血压，包括 3 个亚型：慢性高血压（原发性和继发性高血压）、白大衣高血压和隐蔽性高血压；第二类为妊娠 20 周后发生的高血压，包括 3 个亚型：一过性妊娠高血压、妊娠期高血压和子痫前期（新发或由慢性高血压基础上演进而来）。该建议在 2013 ACOG 指南 4 分类基础之上，增加了 3 种特殊类型 HDP，即白大衣高血压、隐蔽性高血压和一过性妊娠高血压。研究表明，白大衣高血压患者中，50% 将发展为妊娠期高血压，8% 将发展为子痫前期。妊娠早期具有慢性肾脏病、左心室肥厚或视网膜病变等高血压靶器官受损征兆，但血压无明显升高时，应寻求隐蔽性高血压的诊断。一过性妊娠高血压通常在诊室检查时发现，但随后重复测量血压正常，是一种妊娠中晚期新发的高血压，无需任何治疗即可缓解。约有 20% 的一过性妊娠高血压会发展为妊娠期高血压，另有约 20% 会发展为子痫前期。与健康孕妇相比，这 3 种特殊类型 HDP 的女性妊娠风险明显增加，应注意密切随访。

子痫前期可以在没有任何预兆的情况下病情迅速恶化。因此，ISSHP 不建议将子痫前期区分为"轻度"或"重度"。有关子痫前期的诊断，ISSHP 强调两点：①胎儿生长受限（FGR）应作为子痫前期的诊断依据，其原因是子痫前期为胎盘源性疾病，可导致 FGR。② HELLP 综合征（溶血、肝酶升高、血小板减少）是子痫前期的一种严重表现，ISSHP 不建议将 HELLP 综合征作为一种独立的疾病。这样可以减少年轻医生对该疾病认识上的误区，提醒临床医生重视子痫前期的肾、肝、肺、脑部等多器官及凝血功能损害。

ISSHP 对于 HDP 疾病谱的新划分，对于临床医生有较好的临床可操作性，贴合临床实践。总体上看，这一新分类是客观而实用的。

## 二、孕期血压测量更新

2018 ISSHP 建议在血压测量推荐方面有两大特点，一是强调动态血压监测（ambulatory BP monitoring，ABPM）和家庭血压监测（home blood pressure monitoring，HBPM）在诊断妊娠期高血压中的应用，尤其是在妊娠 20 周之前。二是强调测量基线血压。

妊娠期间的高血压定义为收缩压 ≥ 140 mmHg 和（或）舒张压 ≥ 90 mmHg。ISSHP 建议使用电子血压计进行血压测量，测量时需选择适中的袖口大小。重度血压升高［收缩压 ≥ 160 mmHg 和（或）舒张压 ≥ 110 mmHg］需在 15 min 内重复测量验证，轻度血压升高应在 4 ～ 6 h 内重复测量。

诊室血压升高的孕妇中，约有 1/4 为白大衣高血压。因此，ISSHP 推荐采用 24 h ABPM 或 HBPM。目的是鉴别白大衣高血压和慢性高血压，以便针对不同的临床情况给予相应的处置（流程见图 9-1）。妊娠 20 周前如诊室血压 ≥ 140/90 mmHg，应进行 24 h ABPM，如日间血压 < 130/80 mmHg 且睡眠血压 < 115/70 mmHg，诊断为白大衣高血压。如日间血压 ≥ 130/80 mmHg 且睡眠血压 ≥ 115/70 mmHg，诊断为慢性高血压。慢性高血压女性发生子痫前期的风险高达 25%，在整个孕期需密切监测血压、蛋白尿、血常规、肝功能、凝血功能等指标。如果诊断为慢性高血压的孕妇在进行 ABMP 时发现有明显的白大衣效应，需进行 HBPM 来长期监测血压情况。对于在妊娠 20 周之前诊断为白大衣高血压的孕妇，需持续进行 HBPM，如果

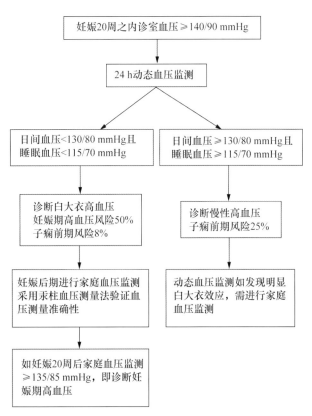

**图 9-1　ABPM 在早孕阶段白大衣高血压诊断和处置中的应用**

妊娠 20 周之后，HBPM ≥ 135/85 mmHg，则诊断为妊娠期高血压。ISSHP 特别指出，在进行 HBPM 前，应采用汞柱血压测量方法来验证家庭电子血压计测量的准确性。

ISSHP 强调基线血压识别慢性高血压，应记录孕前或孕早期的基线血压值。在生理状态下，孕妇的血压在孕早期末会出现下降，至孕中期达到最低谷。因此，在不了解血压基线的情况下，妊娠 12 周后首次测得的血压值即使正常仍有潜在的慢性高血压的可能。

## 三、启动降压阈值和降压目标值更新

ISSHP 推荐所有 HDP 患者降压阈值为诊室血压 ≥ 140/90 mmHg 或家庭血压 ≥ 135/85 mmHg；血压管理目标值为舒张压 85 mmHg，收缩压 110 ～ 140 mmHg，以降低发生严重高血压和其他并发症的风险。

由于缺乏大样本的 RCT 研究证据支持，在 HDP 降压问题上，国内外始终存在争议。2013 ACOG 妊娠期高血压指南和 2013 ESC 高血压管理指南均指出，血压 ≥ 160/110 mmHg，应启动降压治疗。2010 中国高血压管理指南推荐孕妇血压 ≥ 150/100 mmHg 应开始药物治疗，目标值为 130 ～ 139 mmHg/80 ～ 89 mmHg。2015 中国妊娠期高血压疾病诊治指南指出，收缩压 ≥ 160 mmHg 和（或）舒张压 ≥ 110 mmHg 的高血压孕妇应进行降压治疗；收缩压 ≥ 140 和（或）舒张压 ≥ 90 mmHg 的高血压患者也可应用降压药。孕妇未并发器官功能损伤，目标血压应控制在 130 ～ 155 mmHg/80 ～ 105 mmHg；孕妇并发器官功能损伤，则血压应控制在 130 ～ 139 mmHg/80 ～ 89 mmHg，且血压不可低于 130/80 mmHg。

2015 年发表的 "妊娠期高血压控制研究"（Control of Hypertension In Pregnancy Study，CHIPS）在轻中度高血压治疗问题上有了突破，被视为妊娠期高血压临床治疗的里程碑研究。它是加拿大英属哥伦比亚大学主持开展的一项控制轻中度妊娠期高血压的国际多中心 RCT 研究。发起人和首席科学家是 ISSHP 的现任主席 Laura A. Magee 教授。该研究纳入 1030 例妊娠 14 周$^{+0}$ ～ 33 周$^{+6}$、患有慢性高血压（75%）和妊娠期高血压（25%）女性，随机

分为两组，非严格控制组的靶舒张压为 100 mmHg，严格控制组靶舒张压为 85 mmHg，研究最终纳入分析病例数为 981 例。主要分析结局是流产、出生后 28 天内新生儿高级护理超过 48 h。次要分析结局是产后 6 周内或出院前发生的严重母婴并发症。结果显示，两组在主要结局和其他围产期结局上并未存在明显不同。严格控制血压对胎儿未产生不良影响，且孕妇进展为严重高血压的风险减少。该研究结果为舒张压降低至 85 mmHg 时胎儿安全性问题提供了证据支持。2018 ISSHP 建议接受了 CHIPS 结果，指出对于非严重高血压孕妇应实施严格血压管理，以减少严重高血压的发生风险。

CHIPS 的结果对后续 HDP 指南的制订产生了重大的影响。CHIPS 之后发表的欧洲和美国指南均引用了 CHIPS 结果。除 2018 ISSHP 建议外，稍晚发表的 2018 ESC 高血压管理指南和 2018 ESC 妊娠期心血管疾病指南也部分接受了 CHIPS 结果，推荐血压 > 150/100 mmHg 即开始药物治疗，伴亚临床器官损害症状的患者，血压 > 140/90 mmHg 即需要开始药物治疗。

## 四、药物治疗更新

2018 ISSHP 建议推荐甲基多巴、拉贝洛尔、氧烯洛尔、硝苯地平、地尔硫䓬作为起始的一线治疗药物，哌唑嗪和肼屈嗪可作为二线和三线药物。对于严重妊娠期高血压，ISSHP 推荐口服硝苯地平、静脉使用拉贝洛尔和肼屈嗪。

鉴于药物对于妊娠潜在风险和大型临床研究证据的缺乏，孕期降压药物一直存在争议。目前各指南推荐的药物，还是基于上世纪七八十年代的一些小样本 RCT 研究。2013 ACOG 妊娠期高血压疾病指南、2013 ESC 高血压管理指南和 2017 ACC/AHA 高血压指南均推荐孕期使用甲基多巴、拉贝洛尔或硝苯地平。2015 中国妊娠期高血压疾病诊治指南推荐可用于妊娠期的口服降压药物有拉贝洛尔、硝苯地平，静脉用药推荐拉贝洛尔、酚妥拉明。

大多数指南均推荐静脉用拉贝洛尔作为急性、重度妊娠期高血压的一线用药。总体看来，目前的趋势是以拉贝洛尔取代肼屈嗪作为重度妊娠期高血压的推荐用药。2013 ESC 高血压管理指南推荐在急诊情况下给予静脉拉贝洛尔或硝普钠。2018

ESC 高血压管理指南和 ESC 妊娠期心血管疾病指南推荐严重高血压妊娠妇女口服硝苯地平、甲基多巴，静脉应用拉贝洛尔。有研究表明，与拉贝洛尔和硝苯地平相比，肼屈嗪可能会增加孕妇和胎儿并发症，包括孕妇反射性心动过速、狼疮样症状和胎儿血小板减少。因此，在最新的 2018 ESC 妊娠期心血管疾病指南中，肼屈嗪不再作为一线药物。欧洲指南的观点与 2018 ISSHP 建议的观点还是存在差异，在高血压急症（BP ≥ 160/110 mmHg）处理中，ISSHP 仍然推荐静脉使用肼屈嗪。并在 2018 ISSHP 建议正文中以图表形式列出了以口服硝苯地平和静脉肼屈嗪为基础的高血压急症处理流程。

2018 ISSHP 建议用药方面的另一特点就是强调硫酸镁的使用。推荐当子痫前期患者出现严重高血压、蛋白尿、血压升高伴神经症状或体征时，给予硫酸镁预防抽搐发生。并在建议中列出了静脉和肌内注射两种使用途径。静脉途径负荷剂量：4 g MgSO₄ + 100 ml 生理盐水给予 300 ml/h（超过 20 min 以上）。维持剂量：10 g MgSO₄ + 80 ml 生理盐水，给予 10 ml/h（1 g/h）产后持续泵入 24 h。肌内注射途径负荷剂量：4 g MgSO₄ + 100 ml 生理盐水，一侧臀部肌内注射 5 g；另一侧肌内注射 5 g。维持剂量：臀部肌内注射 5 g/4 h，两侧臀部交替，持续 24 h。另外，2018 ISSHP 建议也强调了初级医疗保健机构向上级医院转诊之前，应给予硫酸镁以改善患者症状，预防子痫。

## 五、子痫前期的预测与预防

子痫前期严重威胁母胎安全，全球范围内每年因子痫前期导致的胎儿和新生儿死亡超过 50 万例，孕产妇死亡超过 7 万例。研究表明，孕中期进行子痫前期预防性干预无效。子痫前期的早期筛查和干预是女性孕期心血管风险防范的关键之一。2018 ISSHP 建议中，推荐高危女性使用小剂量阿司匹林预防子痫前期，对于钙摄入量不足（< 600 mg/d）的人群给予钙剂预防子痫前期。不推荐使用低分子肝素预防子痫前期，包括有早发型子痫前期病史女性。

阿司匹林的预防作用可能与其抑制炎症反应、抑制环氧合酶 COX-1 和 COX-2、抑制血小板聚集、调节免疫和血管生成、刺激 NO 生成等机制有关。2013 ACOG 妊娠期高血压疾病指南推荐对

于子痫前期高危女性在妊娠 < 16 周时给予小剂量阿司匹林（60 ～ 80 mg/d）。2013 ESC 高血压管理指南推荐子痫前期高危女性在排除消化道出血高风险后，应从 12 周起服用 75 mg/d 阿司匹林，直至分娩。2015 中国妊娠期高血压疾病诊治指南推荐，子痫前期高危因素者可以在妊娠 12 ～ 16 周起服用小剂量阿司匹林（50 ～ 100 mg/d），可维持到孕 28 周。2018 ISSHP 建议提出子痫前期高危人群（如子痫前期病史、慢性高血压、孕前糖尿病、孕妇体重指数 > 30 kg/m²、抗磷脂综合征和接受辅助生殖等人群）16 周前给予小剂量阿司匹林（75 ～ 162 mg/d）预防子痫前期。该证据源于 2017 年欧洲最大规模的多中心双盲 RCT 研究。该研究纳入 13 家医院 1776 名研究对象，随机分为阿司匹林组及安慰剂组，以确定妊娠 11 ～ 13 周孕妇服用低剂量阿司匹林（至 36 周）是否降低子痫前期发生率和严重程度。结果显示，阿司匹林组早产型子痫前期（< 37 周）发生率为 1.6%，安慰剂组早产型子痫前期发生率为 4.3%（RR 0.38；95% CI，0.20 ～ 0.74；P = 0.004），同时两组间新生儿结局或其他不良事件发生率无显著差异。该研究提示对于高危孕妇实施低剂量阿司匹林预防治疗，可以降低早产型子痫前期发生率。

2018 ISSHP 建议推荐钙摄入量不足（< 600 mg/d）的人群应该给予 1.2 ～ 2.5 g/d 钙剂预防子痫前期。该证据源于 1997 年一项研究，该研究证实了钙摄入不足人群每天补充钙剂可以预防子痫前期。2018 ISSHP 建议与中华医学会妇产科学分会指南推荐一致：2015 中国妊娠期高血压疾病诊治指南推荐钙摄入低（< 600 mg/d）的人群口服至少 1 g/d 的钙剂以预防子痫前期。

采用生物标志物来预测子痫前期是目前研究的热点之一。2013 PELICAN 研究结果提示，在小于 35 孕周疑诊子痫前期的孕妇中，低的 PlGF 水平（PlGF ≤ 100 pg/ml 或相应孕周 PlGF 浓度的 1/5）提示 14 天内发展为子痫前期。2016 年 PROGNOSIS 研究显示，sFlt-1/PlGF 比值 < 38 的孕妇可以排除 7 天内发生子痫前期。基于先前的这两项多中心人群研究，2016 英国 NICE 指南推荐 PlGF 和 sFlt-1/PlGF 比值可用于预测子痫前期。该指南推荐在 20 ～ 34⁺⁶ 孕周的孕妇中进行 sFlt-1/

PlGF 或者 PlGF 测定，可以作为排除（rule out）伴蛋白尿的子痫前期或需要在 7 天（sFlt-1/PlGF）至 14 天（PlGF）之内结束妊娠的子痫前期的标准临床评估手段。与 NICE 的观点不同，2018 ISSHP 建议认为上述检测手段并不能给常规产检的孕妇带来更多的临床获益。ISSHP 不推荐在子痫前期预测中使用"rule-in"（确诊患有某种疾病）或"rule-out"（排除某种疾病）试验。现阶段，ISSHP 不推荐常规将 PlGF 或 sFlt-1/PlGF 比值用于子痫前期筛查。

生活方式干预是子痫前期预防的基础。无论是否进行药物治疗，都应进行生活方式干预。ISSHP 特别强调了运动和体重管理可以减少妊娠期高血压的发生。该证据源于 2016 年 Barakat 等进行的一项 RCT 研究，该研究显示每周 3 次、每次 50 min 的有氧运动可以有效降低妊娠期高血压、子痫前期和巨大儿的发生，同时减少孕期增重。

## 六、妊娠期蛋白尿的检测和意义

蛋白尿是 HDP 的一个重要监测指标，是孕妇肾损伤的一个重要标志物。ISSHP 定义蛋白尿不再作为子痫前期诊断的必要条件。蛋白尿的诊断可以采用 24 h 尿蛋白定量或尿蛋白/肌酐比值（PCR）。24 h 尿蛋白检测是金标准。妊娠期蛋白尿的诊断标准是 ≥ 300 mg/24 h。临床上 24 h 尿蛋白定量可以被 PCR 所替代，临床诊断界值是 ≥ 30 mg/mmol（0.3 mg/mg）。PCR 具有较高的阴性检测价值。如果条件允许，PCR 阳性结果需进行 24 h 尿蛋白检测来佐证，尤其是 PCR > 230 mg/mmol 这个肾病诊断区间的人群。近年研究显示，大量蛋白尿（> 5 g/24 h 或 PCR > 900 mg/mmol）与母胎不良结局相关。尿蛋白试纸定性检测的优点是即刻可获得结果，仅需单次尿，操作方便。缺点是敏感性较低。如果临床高度疑诊子痫前期，且 24 h 尿蛋白定量和 PCR 都不能够实施时，可以进行蛋白定性检测，如果结果为明显的蛋白尿（2＋），对临床诊断具有较大价值。对于高度疑诊子痫前期的孕妇，如果蛋白定性检测为阴性，也需要高度警惕。如果仅依赖定性的蛋白试纸，会造成漏诊。

对于有蛋白尿，但没有发现血压升高的孕妇，暂时不按照子痫前期来处置。但需要定期监测随访，追踪是否进展为子痫前期，或者存在其他肾病。研究表明，蛋白尿不合并高血压的孕妇中，有 51% 会在分娩前进展为子痫前期。

## 七、产后管理和长期随访

事实上，有 32%～44% 的子痫是发生在产后。子痫前期亦可在产后首次出现。因此，无论在怀孕期间血压是否升高，产后持续测量血压是十分必要的，这应作为所有女性常规产后检查的一部分。对于已知患有高血压的女性，应避免使用非甾体抗炎药，因其可能会加剧高血压和肾损伤。产后血压控制的目标与孕期相同：在接受药物治疗时，血压应低于 150/100 mmHg。如果出现严重疾病的任何征象，均应提高母亲的护理等级，并考虑给予至少 24 h 的硫酸镁预防子痫。如果出现新发严重头痛，不论是否伴有神经症状，都应进行评估，以判断产后卒中或静脉血栓形成的可能性。对于在孕期已经有子痫前期的孕妇，产后需要更严密地监测。产后的前 3 天，在清醒状态时，至少每 4 h 要进行一次血压测量和临床观察。要继续服用产前的降压药物。在数天之后，可以根据情况逐渐减量，不能够突然停药。所有产妇均需在产后 3 个月时进行复查，以明确血压、尿常规和其他孕期异常的实验室检查项目是否恢复正常。如果仍有蛋白尿和高血压，应启动下一步的检查以排除与妊娠不直接相关的病理机制，如原发性高血压或潜在的内分泌、神经或肾脏疾病。

研究表明，HDP 患者是 CVD 的高风险人群，HDP 是女性产后远期发生 CVD 的重要预测指标甚或致病因素。因此，ISSHP 特别强调 HDP 女性终生的 CVD 预防。大量研究也表明，HDP 病史女性子代 CVD 风险显著高于同龄无宫内暴露史者。从妊娠期开始着手的女性及子代 CVD 防控在我国处于空白阶段，国外相关研究也刚刚起步。借助于国内丰富的病例资源和精准医学的助力，心内科与产科医生同心协力，对罹患 HDP 女性母子两代尽早开始 CVD 防控，有可能减少子痫前期的发生及母子两代远期 CVD 的发生风险。当然，这一设想尚需要大规模、多中心、多种族、前瞻性的临床试验来验证。

在 2018 ISSHP 建议的引言中强调，该建议的制订具有局限性，仅是基于现有的文献和专家观点。制订者旨在制订一个灵活的（living）建议。他们指出，随着临床研究的不断增加，该建议将不断更新，以便于更好地指导临床实践。ISSHP 抱着一种开放的态度，鼓励和倡导进一步研究和学术探讨，呼吁在这一领域投入更多的资金支持、开展更多的合作研究，建议每一个 HDP 女性都应被提供参与到临床试验和随访研究的机会。在本建议中，并未对推荐的证据级别进行分类。ISSHP 期望未来能有更多高质量的循证医学证据，以便对这些推荐建议进行等级区分。笔者认为，ISSHP 对于目前 HDP 的研究现状的评估和该建议的定位，是客观和实事求是的。另外，该建议也指出，在全球的很多地区，受实际条件限制，不可能采用建议中的所有推荐。为此，在资源相对缺乏地区，关于 HDP 的诊断、评估和管理要求，需要区别对待[5]。

# 参考文献

［1］ Brown M，Magee L，Kenny L，et al. The hypertensive disorders of pregnancy：ISSHP classification，diagnosis and management recommendations for international practice. Pregnancy Hypertens，2018，13：291-310.

［2］ American College of Obstetricians and Gynecologists' Task Force on Hypertension in Pregnancy. Hypertension in pregnancy. Report of the American College of Obstetricians and Gynecologists' Task Force on Hypertension in Pregnancy. Obstet Gynecol，2013，122（5）：1122-1131.

［3］ 中华医学会妇产科学分会妊娠期高血压疾病学组 . 妊娠期高血压疾病诊治指南（2015）. 中华妇产科杂志，2015，50（10）：721-728.

［4］ Regitz-Zagrosek V，Roos-Hesselink JW，Bauersachs J，et al. 2018 ESC Guidelines for the management of cardiovascular diseases during pregnancy. Eur Heart J. 2018，39（34）：3165-3241.

［5］ 杨宁，李玉明 . 宽严相济：孕期血压管理 . 中华高血压杂志，2019，27（1）：2-4.

# 第十章 中青年高血压

## 第一节 中国中青年高血压管理专家共识（2019）介绍

刘 靖（北京大学人民医院）

由中华医学会心血管病学分会第十届委员会高血压学组组织专家撰写的《中国中青年高血压管理专家共识》（英文版）（以下简称"共识"）于2019年10月1日在 *International Journal of Clinical Practice*（《国际临床实践杂志》）在线发表[1]。这是国际上第一个关于中青年高血压系统管理的共识文件。

近年来中青年高血压患病人数不断攀升，但临床实践中缺乏系统管理的指导性文件。共识的发布将为中青年高血压管理提供参考。

### 一、病理生理及临床特征

**1. 病理生理特征**

中青年高血压患者外周阻力增加，但大动脉弹性多无明显异常，与老年高血压患者截然不同。其中交感神经系统（sympathetic never system，SNS）和肾素-血管紧张素系统（renin-angiotensin system，RAS）激活是中青年高血压发生、发展的重要机制。抑制SNS的药物如β受体阻滞剂及RAS抑制剂如血管紧张素转化酶抑制剂（ACEI）或血管紧张素受体阻滞剂（ARB）有助于中青年高血压的控制。

**2. 临床特征**

①症状不典型，多数无明显症状；②轻度（Ⅰ级）高血压居多；③以舒张压升高为主，或表现为单纯舒张期高血压（isolated diastolic hypertension，IDH）；④合并超重/肥胖及代谢异常比例高；⑤家庭自测血压比例低；⑥治疗依从性差、血压控制率低。

### 二、诊断与评估

中青年高血压多为原发性，但仍需除外继发性高血压。常见病因包括肾实质疾病、肾动脉狭窄、原发性醛固酮增多症、皮质醇增多症及阻塞性睡眠呼吸暂停综合征等。对于40岁以下发病或2级及以上高血压患者尤其需注意。

基于可行性及费用-效益比，共识推荐采用选择性而非全人群筛查策略。如血压显著升高、有自发或利尿剂诱发的低钾血症怀疑原发性醛固酮增多症的患者，如果有条件，应在启动降压治疗前行醛固酮-肾素活性比值（aldosterone：renin activity ratio，ARR）测定，以减少药物对测定结果的干扰。此外甘草、激素、非甾体抗炎药及避孕药等诱发的高血压需引起重视。

#### （一）血压测量

准确的血压测量是确立诊断的基础。除了传统的诊室血压测量外，"诊室外"血压测量如动态血压监测（ambulatory blood pressure monitoring，ABPM）或家庭血压监测（home blood pressure monitoring，HBPM）受到推荐。尤其是HBPM，当前普及率及便捷性提高，便于日常监测、消除治疗惰性、及时调整治疗、改善血压控制。初诊诊室血压升高患者，共识建议有条件者进行ABPM或HBPM以进一步确定高血压诊断。

#### （二）总体心血管风险评估

近年来中青年高血压患者伴发肥胖、糖脂代谢紊乱的比例增加，心血管风险上升，需要积极进行风险评估，依据血压水平和总体心血管风险制订治疗策略。

中青年高血压患者短期（5～10年）心血管风险不高，但长期（>10年）及终身风险可达40%以上。需重视长期及终身风险评估。共识推荐采用China-PAR心血管风险评估模型预测未来10年及长期风险[2]。

### （三）其他

中青年高血压患者初诊时需行尿常规、血糖、血脂、电解质、肝肾功能及心电图检查；此外还应酌情评估靶器官损害如左心室肥厚、微量白蛋白尿等。

## 三、降压治疗

中青年高血压降压治疗原则包括：及早干预，非药物（生活方式干预）和药物治疗并举，综合管理肥胖、血脂异常等其他可逆转的心血管危险因素，最大限度地降低心脑血管并发症及死亡率。

### （一）降压目标

共识建议无合并症的普通中青年高血压患者，应将血压降至140/90 mmHg以下；如能耐受，可以进一步降至130/80 mmHg以下。对于合并糖尿病、心力衰竭者，血压应控制在130/80 mmHg以下。可在数周内将血压降至目标水平。

### （二）非药物治疗

（1）限制钠盐（每日总量不超过6 g）、增加富钾食物（如新鲜水果、蔬菜及豆类）摄入，减少饱和脂肪及胆固醇摄入。

（2）控制体重（体重指数BMI < 24 kg/m$^2$；腰围男性< 90 cm，女性< 85 cm）。

（3）戒烟并远离二手烟。

（4）限制饮酒（每日酒精摄入量男性< 25g，女性< 15g）。

（5）体育锻炼（每日有氧运动30 min以上，每周5～7次）。

（6）减轻精神压力，保持心理平衡。

### （三）药物治疗

血压160/100 mmHg以下（1级高血压），可在生活方式干预数周后，如血压未达标再启动药物降压治疗；如血压超过160/100 mmHg（2级或3级高血压）、心血管高危患者应立即启动药物降压治疗。优先使用长效降压药物以减少血压波动。

5大类降压药物，包括利尿剂、β受体阻滞剂、钙通道阻滞剂（CCB）、ACEI及ARB原则上均可作为中青年高血压初始治疗药物。但有限的随机对照研究仍发现ACEI与β受体阻滞剂降压疗效优于噻嗪类利尿剂及CCB。利尿剂、CCB对于舒张压的控制，尤其是单纯舒张期高血压（IDH）效果不佳。

β受体阻滞剂直接抑制SNS活性，同其他药物一样可以有效治疗中青年高血压并减少心血管事件，尤其是高选择性β$_1$受体阻滞剂。β受体阻滞剂尤其适用于存在显著SNS激活证据，如静息心率增快（> 80次/分）的患者。对于合并糖尿病或代谢综合征的高血压患者，β受体阻滞剂与利尿剂合用需谨慎。β受体阻滞剂还适用于合并冠心病、慢性心力衰竭等情况。

RAS抑制剂（包括ACEI及ARB）具有明确的降压及靶器官保护作用，可以作为中青年高血压的起始降压药物。当存在肥胖、血脂异常、吸烟等危险因素时，RAS激活更加显著，RAS抑制剂尤为适用。需注意的是，ACEI及ARB具有潜在致畸风险，不宜用于计划怀孕或育龄期的中青年女性高血压患者。在此情况下，β受体阻滞剂拉贝洛尔，可以作为替代选择。

中青年高血压人群血压控制并不理想，共识推荐尽早启动优化的初始联合降压方案，特别是对单药控制不佳的心血管疾病高危者。联合用药应以RAS抑制剂为基础，联合二氢吡啶类CCB或噻嗪类利尿剂；也可以β受体阻滞剂为基础，联合二氢吡啶类CCB或噻嗪类利尿剂。但应关注β受体阻滞剂和利尿剂联合带来的潜在代谢风险。舒张压升高（包括IDH）合并心率增快者（如静息心率> 80次/分），也可以联用RAS抑制剂与β受体阻滞剂。优先推荐采用上述联合方案的固定剂量复方制剂，以增加依从性（图10-1）。不建议ACEI与ARB联用。

## 四、随访

1级高血压或低、中危患者可1～3个月随诊

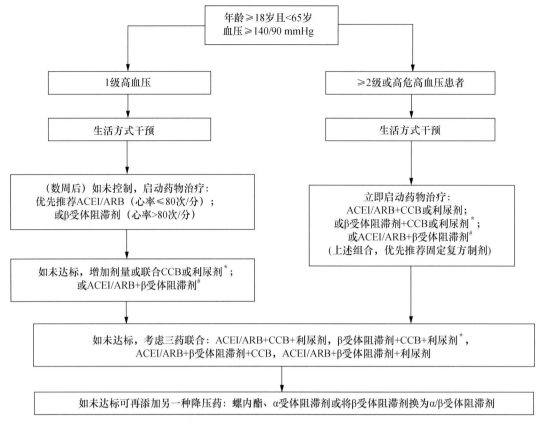

**图 10-1　中青年高血压治疗流程**
*：β 受体阻滞剂联合利尿剂慎用于合并代谢综合征、糖尿病患者；
#：ACEI/ARB 联合 β 受体阻滞剂适用于舒张压增高伴心率增快者

1 次，2～3 级高血压或高危患者可 2～4 周随访 1 次，血压稳定后可适当延长随访间隔。随访期间酌情调整治疗方案并评估心血管疾病危险因素控制及靶器官损害逆转情况。

诊断明确、血压及临床情况稳定的高血压患者，可以转至基层或社区卫生服务机构随访。若血压波动剧烈、降压疗效差、怀疑继发性高血压或临床情况不稳定者，应及时转诊至高血压专家、专科或有诊治经验的医疗中心。

此外，合理使用智能设备，数据共享有助于医患沟通、及时调整治疗、改善血压控制。

## 五、相关心血管疾病危险因素及风险管理

具体措施包括戒烟、控制体重、使用他汀类药物治疗高胆固醇血症以及控制糖尿病和代谢综合征等。

阿司匹林（75～100 mg/d）仅推荐用于合并心血管疾病的高血压患者进行二级预防，或 40～70 岁心血管疾病高危但无出血风险增加的高血压患者进行一级预防。

## 六、共识要点

● 鼓励开展 HBPM，筛查并明确高血压诊断。

● 确诊患者应筛查血糖、血脂等心血管疾病危险因素，并进行总体心血管风险评估。

● 普通患者血压应降至 140/90 mmHg 以下，如能耐受，可进一步降至 130/80 mmHg 以下。合并糖尿病、心力衰竭的患者，应遵循相应指南个体化管理。

● 应在数周内使血压达标。

● 倡导健康的生活方式，强调积极的生活方式干预。

● 5 大类降压药物均可作为普通患者初始治疗选择。优先推荐 β 受体阻滞剂及 RAS 抑制剂（ACEI 或 ARB）。β 受体阻滞剂尤其适用于伴心率增快、合并冠心病、心力衰竭的患者。ACEI 或 ARB 优先推荐用于合并肥胖、糖脂代

谢紊乱者，以及慢性肾脏病（CKD 3a 期及以上）患者。合并冠心病、心力衰竭患者也推荐其应用 ACEI 或 ARB（与 β 受体阻滞剂不分先后）。

- 心血管疾病高危患者，包括合并多项危险因素、2～3 级的高血压患者，可以初始联合治疗；单药控制不佳者也应采用联合治疗。优先推荐 ACEI 或 ARB 联合二氢吡啶类 CCB 或利尿剂；也可以采用 β 受体阻滞剂联合 CCB 或利尿剂（合并糖、脂代谢紊乱者不建议采用）；对于舒张压升高伴心率增快者，也可以 ACEI 或 ARB 与 β 受体阻滞剂联用。不建议 ACEI 与 ARB 联用。

- 应积极干预伴发的其他危险因素，综合防治。

## 参考文献

[1] Liu J，Lu X，Chen L，et al. Expert consensus on the management of hypertension in the young and middle-aged Chinese population. Int J Clin Pract，2019，73：e13426.

[2] Yang X，Li J，Hu D，et al. Predicting the ten-year risk of atherosclerotic cardiovascular disease in Chinese population：the China-PAR Project. Circulation，2016，134：1430-1440.

# 第二节　中国中青年高血压管理专家共识（2019）评价

刘　靖（北京大学人民医院）

2019 年 10 月 1 日，由中华医学会心血管病学分会第十届委员会高血压学组组织撰写的英文版《中国中青年高血压管理专家共识》（以下简称"共识"）在 *International Journal of Clinical Practice*（《国际临床实践杂志》）在线发表[1]。这是一部中青年高血压管理的系统性文件，也是国际上关于中青年高血压管理的第一部共识。

高血压在全球范围内呈现流行态势，是导致动脉硬化性心血管疾病（ASCVD）的主要危险因素。近年来中青年人群中高血压患病率不断攀升，此外还有大量人群处于高血压前期（正常高值），成为临床高血压的"后备军"。我国多省市心血管疾病前瞻性队列研究长达 15 年以上的随访发现，若不进行干预，65% 的基线血压正常高值人群进展为高血压，心血管疾病风险明显增加[2]。而瑞典一项针对接受征兵体检的上百万青年男性长达 24 年的随访研究同样发现，青年人群血压升高、尤其是舒张压升高与心血管死亡及全因死亡风险增加相关[3]。这些数据表明，为减少 ASCVD 负担，应高度重视中青年高血压及高血压前期管理[4]。

长期以来，临床主要聚焦老年、高危人群的高血压管理。既往开展的降压随机对照试验多纳入上述高危的受试者，中青年高血压患者降压改善预后的证据相对匮乏。然而临床流行病学已经证实，中青年血压升高与心血管风险增加关系密切。对高血压尽早干预可以避免进展到严重阶段、减少靶器官损伤；而后者一旦发生，若不治疗通常很难逆转。中青年高血压发生、发展的病理生理过程与老年高血压有所不同，用于老年高血压患者的降压药物及策略在中青年高血压个体上往往效果不佳。此外，中青年高血压患者尽管短期心血管风险较老年人低，但由于预期寿命长，长期、终身风险仍然较高[5]。

临床中面对中青年高血压患者，如何对其进行评估？如何选择降压策略？如何控制心血管风险？这些问题尚无统一答案，临床管理缺乏可供参考的指南与共识，中青年高血压管理的需求未被满足。因而需要结合病理生理、有限临床证据及专家经验为中青年高血压治疗及心血管风险管理提供解决方案。在此背景下，中华医学会心血管病学分会第十届委员会高血压学组组织了共识的撰写工作，历时两年余经多轮讨论形成终稿。

共识系统阐述了中青年高血压流行病学、病理生理及临床特征、诊断与鉴别、降压药物及非药物治疗方案与流程以及心血管风险管理与随访等内容，为中青年高血压全程管理提供了指导意见与建议。共识强调准确血压测量是高血压管理的前提，结合家庭及动态血压监测确立高血压诊断、识别白大衣高血压及隐蔽性高血压。建议筛查相关心血管疾病危险因素、评估靶器官损害并排除继发性高血压。强调限盐、减重、戒烟、限酒、运动、减压等生活方式的改变是改善中青年高血压控制的重要手段。共识结合中青年高血压的病理生理特点及降压临床试验证据，确立以包括血管紧张素转化酶抑制剂（ACEI）及血管紧张素Ⅱ受体阻滞剂（ARB）在内的肾素血管紧张素系统（RAS）抑制剂或β受体阻滞剂为基础、必要时联合的创新降压治疗方案和心血管疾病危险因素综合管理策略，为全球中青年高血压管理贡献了"中国智慧"。

共识在线发表以来，国内多家媒体进行了转载报道，引发广泛关注。为满足广大临床医生需求，将尽快在国内推出共识中文版。作为共识的主要发起人及执笔者，本人乐于向同道推介，希望共识能为中青年高血压及心血管风险系统管理提供参考、助力"健康中国 2030"目标的实现。

# 参考文献

［1］Liu J，Lu X，Chen L，et al. Expert consensus on the management of hypertension in the young and middle-aged Chinese population. IntJ Clin Pract，2019，73：e13426.

［2］Qi Y，Han X，Zhao D，et al. Long-term cardiovascular risk associated with stage 1 hypertension defined by the 2017 ACC/AHA hypertension guideline. J Am Coll Cardiol，2018，72（11）：1201-1210.

［3］Sundstrom J，Neovius M，Tynelius P，et al. Association of bloodpressure in late adolescence with subsequent mortality：cohort study of Sweden male conscripts. BMJ，2011，342：d643.437.

［4］刘靖. 中青年高血压前期需要管理，生活方式干预仍应作为首选. 中华高血压杂志，2019，27（4）：301-302.

［5］Allen N，Berry J，Ning H，et al. Impact of blood pressure and blood pressure change during middle age on the remaining lifetime risk for cardiovascular disease：the cardiovascular lifetime risk pooling project. Circulation，2011，125（1）：37-44.

# 第十一章　老年高血压

## 第一节　中国老年高血压管理指南（2019）介绍

刘　靖（北京大学人民医院）

2019 年 2 月，由中国老年医学学会高血压分会联合多家机构组织撰写的《中国老年高血压管理指南》(2019)（以下简称"指南"）在《中华高血压杂志》发表[1]。该指南是我国首部针对老年人群高血压防治的指导性文件。指南结合老年高血压的病理生理及临床特征，对老年人群及合并多种临床情况下的降压目标、药物及非药物治疗、用药安全及系统血压管理等问题进行了详细阐述，对于老年高血压防治具有重要意义。

### 一、老年高血压的病理生理及临床特征

（1）容量负荷增多、血管外周阻力增加，临床表现为收缩压升高、脉压增大。

（2）血压波动增加、变异性增大，易出现清晨高血压、直立（体位）性低血压。

（3）常伴有多种危险因素、合并相关疾病，如糖尿病、高脂血症、冠心病、肾功能不全和脑血管疾病等。

（4）假性高血压。假性高血压发生率随年龄增长而增高。假性高血压可导致过度降压治疗，收缩压下降过多在高龄患者可能引起跌倒、衰弱等，不良预后增加。

### 二、老年高血压的诊断与评估

#### 1. 高血压诊断

老年（≥65 岁）高血压继续沿用当前 140/90 mmHg 的诊室高血压诊断标准，正在接受降压药物治疗的老年人，即便血压＜ 140/90 mmHg，也应诊断为老年高血压。

#### 2. 心血管风险评估

指南强调对老年高血压患者进行整体风险评估作为启动降压治疗时机、优化治疗方案以及心血管风险综合管理的依据。增龄本身即为心血管的危险因素，指南将无其他危险因素的老年高血压患者列为心血管疾病的中危人群。

#### 3. 血压波动性评估

老年高血压患者血压波动大，易出现清晨、夜间高血压及直立（体位）性低血压。鼓励老年人开展诊室外血压测量，尤其是家庭血压监测，关注睡前、清晨等特定时段的血压水平。初始治疗阶段、血压不稳定及调整降压药物时，建议每天早晨和晚上测量血压，连续测量 7 天，取后 6 天血压计算平均值。

#### 4. 衰弱评估

随着年龄增长，老年人衰弱的发生率增高，对降压药物耐受性变差。因而指南强调对老年尤其是高龄老年高血压患者进行衰弱评估，需特别关注有跌倒风险及短期体重不明原因明显下降的高龄老年高血压患者。可以参照国际老年营养与健康学会推荐的衰弱量表进行衰弱评估[2]。

### 三、降压原则与策略

高血压的治疗基本目标是使血压控制至达标水平，以延缓靶器官损害，降低心脑血管疾病发病率和死亡风险。对于＜ 80 岁者，血压控制目标为＜ 140/90 mmHg（推荐类别Ⅰ，证据等级 A）；若

一般状况好、能耐受降压治疗，尤其伴既往心肌梗死者，可降至＜130/80 mmHg（推荐类别Ⅱa，证据等级B）。

**1. 非药物治疗**

（1）健康饮食：减少钠盐摄入，增加富钾食物摄入。世界卫生组织（WHO）建议每日摄盐量应＜6 g。

（2）规律运动：每周不少于5天、每天不低于30 min的有氧体育锻炼，如步行、慢跑和游泳等。不推荐老年人剧烈运动。

（3）戒烟限酒：男性每日饮用酒精量应＜25 g，女性每日饮用酒精量应＜15 g。白酒、葡萄酒（或米酒）或啤酒饮用量应分别＜50 ml、100 ml、300 ml。

（4）保持理想体质量：维持理想体质量（体重指数20.0～23.9 kg/m²）、纠正腹型肥胖（男性腹围≥90 cm，女性腹围≥85 cm）有利于控制血压，减少心血管疾病危险，但老年人应注意避免过快、过度减重。

（5）改善睡眠。

（6）注意保暖。

**2. 药物治疗**

（1）小剂量：初始治疗时通常采用较小的有效治疗剂量，并根据需要，逐步增加剂量。

（2）长效：尽可能使用一天一次、24 h持续降压作用的长效药物，有效控制夜间和清晨血压。

（3）联合：若单药治疗疗效不满意，可采用两种或多种低剂量降压药物联合治疗以增加降压效果，单片复方制剂有助于提高患者的依从性。

（4）适度：大多数老年患者需要联合降压治疗，包括起始阶段，但不推荐衰弱老年人和≥80岁高龄老年人初始联合治疗。

（5）个体化：根据患者具体情况、耐受性、个人意愿和经济承受能力，选择适合患者的降压药物。

利尿剂、钙通道阻滞剂（CCB）、血管紧张素转换酶抑制剂（ACEI）、血管紧张素受体阻滞剂（ARB）及单片复方制剂均可作为老年高血压降压治疗的初始用药或长期维持用药，其他种类降压药物也可用于特定人群。可根据患者的危险因素、亚临床靶器官损害以及合并临床疾病情况，优先选择某类降压药物（见表11-1）。

表 11-1　特定情况下首选的药物

| 情况 | 药物 |
| --- | --- |
| 无症状靶器官损害 | |
| 　LVH | ACEI、CCB、ARB |
| 　无症状动脉粥样硬化 | ACEI、CCB、ARB |
| 　微量白蛋白尿 | ACEI、ARB |
| 　轻度肾功能不全 | ACEI、ARB |
| 临床心血管事件 | |
| 　既往心肌梗死 | βB、ACEI、ARB |
| 　心绞痛 | βB、CCB |
| 　心力衰竭 | 利尿剂、βB、ACEI、ARB、醛固酮受体拮抗剂 |
| 　主动脉瘤 | βB |
| 　房颤，预防 | ACEI、ARB、βB、醛固酮拮抗剂 |
| 　房颤，心室率控制 | βB、非二氢吡啶类CCB |
| 　外周动脉疾病 | ACEI、CCB、ARB |
| 其他 | |
| 　单纯收缩期高血压（老年人） | 利尿剂、CCB |
| 　代谢综合征 | ACEI、ARB、CCB |
| 　糖尿病 | ACEI、ARB |

LVH：左心室肥厚；ACEI：血管紧张素转化酶抑制剂；CCB：钙通道阻滞剂；ARB：血管紧张素受体阻滞剂；βB：β受体阻滞剂

降压药物的联合应用：①单药治疗血压未达标的老年高血压患者，可选择联合应用2种降压药物；②3药联合时，二氢吡啶类CCB＋ACEI（或ARB）＋噻嗪类利尿剂组成的联合方案最为常用；③对于难治性高血压患者，可在上述3药联合基础上加用第4种药物；④单片复方制剂通常由不同作用机制的降压药组成，使用方便，可增加老年患者的治疗依从性。新型固定剂量复方制剂包括：ACEI/ARB＋噻嗪类利尿剂、二氢吡啶类CCB＋ACEI/ARB、二氢吡啶类CCB＋β受体阻滞剂、噻嗪类利尿剂＋保钾利尿剂等。传统的单片复方制剂有：复方利血平氨苯蝶啶等。

## 四、特殊人群

### 1. 高龄老年高血压

采用分阶段降压，血压≥150/90 mmHg，即启动降压药物治疗，首先将血压降至＜150/90 mmHg，若能耐受，可进一步降至140/90 mmHg以下（推荐类别Ⅱa，证据等级B）。

### 2. 合并脑血管病

对于急性脑出血的患者，应将收缩压控制在＜180 mmHg（推荐类别Ⅱa，证据等级B）；急性缺血性卒中的患者，应将收缩压控制在＜200 mmHg（推荐类别Ⅱa，证据等级C）；既往长期接受降压药物治疗的急性缺血性脑卒中或短暂性脑缺血发作患者，为预防卒中复发和其他血管事件，推荐发病后数日恢复降压治疗（推荐类别Ⅰ，证据等级A）；既往缺血性卒中或短暂性脑缺血发作患者，应根据患者具体情况确定降压目标。一般认为应将血压控制在140/90 mmHg以下（推荐类别Ⅱa，证据等级B）；既往缺血性卒中高龄患者应将血压控制在150/90 mmHg以下（推荐类别Ⅱa，证据等级C）。

### 3. 合并心力衰竭

合并心力衰竭的老年高血压患者应首先将血压控制在＜140/90 mmHg，若能耐受，进一步降至＜130/80 mmHg（推荐类别Ⅱa，证据等级B）；若无禁忌证，ACEI或ARB、醛固酮受体拮抗剂、利尿剂、β受体阻滞剂、血管紧张素受体脑啡肽酶抑制剂（ARNI）均可作为治疗的选择（推荐类别Ⅰ，证据等级A）；对于心力衰竭患者，不推荐应用非二氢吡啶类CCB（推荐类别Ⅲ，证据等级C）。

### 4. 合并心房颤动（房颤）

短暂性脑缺血发作或缺血性卒中患者推荐短程心电图及随后连续心电监测至少72 h进行房颤筛查（推荐类别Ⅰ，证据等级B）；对于房颤患者，特别是正接受抗凝治疗的患者，应积极降压治疗，将血压控制在＜140/90 mmHg（推荐类别Ⅱa，证据等级B）；推荐应用ARB或ACEI进行降压治疗预防新发房颤和阵发性房颤复发（推荐类别Ⅰ，证据等级B）；推荐所有无禁忌证的CHA$_2$DS$_2$-VASc≥2分（男性）、≥3分（女性）患者口服抗凝药物治疗（推荐类别Ⅰ，证据等级A）；药物治疗无效、有症状的阵发性房颤推荐行射频消融治疗（推荐类别Ⅰ，证据等级A）；药物治疗无效、有症状的长期持续性房颤应考虑行射频消融治疗（推荐类别Ⅱa，证据等级C）。

### 5. 合并慢性肾脏病（CKD）

对于老年CKD患者，推荐血压降至＜140/90 mmHg（推荐类别Ⅰ，证据等级A）；对于尿白蛋白30～300 mg/d或更高者，推荐血压降至＜130/80 mmHg（推荐类别Ⅰ，证据等级C）；血液透析患者透析前收缩压应＜160 mmHg；老年腹膜透析患者血压控制目标可放宽至＜150/90 mmHg（推荐类别Ⅱa，证据等级C）；CKD患者首选ACEI或ARB，尤其对于合并蛋白尿的患者（推荐类别Ⅰ，证据等级A）；应用ACEI或ARB，可从小剂量开始，对于高血压合并糖尿病肾病者，用至可耐受最大剂量（推荐类别Ⅱb，证据等级C）；CKD 3～4期的患者使用ACEI或ARB时，初始剂量可减半，严密监测血钾和血肌酐水平以及eGFR，并及时调整药物剂量和剂型（推荐类别Ⅱa，证据等级C）；不推荐ACEI与ARB合用（推荐类别Ⅲ，证据等级A）；对于有明显肾功能异常及盐敏感性高血压患者，推荐应用CCB（推荐类别Ⅰ，证据等级C）；容量负荷过重的CKD患者，CKD 4～5期患者推荐应用袢利尿剂（如呋塞米）（推荐类别Ⅰ，证据等级C）；α/β受体阻滞剂可以考虑用于难治性高血压患者的联合降压治疗（推荐类别Ⅱb，证据等级C）。

### 6. 合并糖尿病

对于老年糖尿病患者，推荐血压控制在 < 140/90 mmHg，若能耐受，进一步降低至 < 130/80 mmHg（推荐类别Ⅰ，证据等级A）；推荐舒张压尽量不低于 70 mmHg（推荐类别Ⅰ，证据等级C）；降压药物首选 ACEI/ARB，ACEI 不能耐受时考虑 ARB 替代（推荐类别Ⅰ，证据等级A）；若存在糖尿病肾损害，特别是尿白蛋白/肌酐（UACR）> 300 mg/g 或者 eGFR < 60 ml/（min·1.73 m$^2$）者，推荐使用 ACEI/ARB，或作为联合用药的一部分（推荐类别Ⅰ，证据等级A）；对于糖尿病患者，推荐二氢吡啶类 CCB 与 ACEI 或 ARB 联合应用（推荐类别Ⅰ，证据等级B）；糖尿病患者 eGFR < 30 ml/（min·1.73 m$^2$）时可选用袢利尿剂（推荐类别Ⅱb，证据等级C）；糖尿病患者慎用大剂量利尿剂（推荐类别Ⅲ，证据等级C）；糖尿病患者可选用小剂量、高选择性 β1 受体阻滞剂与 ACEI 或 ARB 联合治疗（推荐类别Ⅱb，证据等级C）；糖尿病患者慎用 β 受体阻滞剂与利尿剂联合应用（推荐类别Ⅲ，证据等级C）；老年前列腺肥大患者可考虑应用 α 受体阻滞剂，但要警惕直立（体位）性低血压的风险（推荐类别Ⅱb，证据等级C）。

### 7. 难治性高血压

纠正影响血压控制的因素，积极改善生活方式，提高治疗依从性（推荐类别Ⅰ，证据等级B）；血压不达标者应考虑加用醛固酮受体拮抗剂（推荐类别Ⅱa，证据等级B）；静息心率快，合并冠心病和心力衰竭患者推荐应用 β 受体阻滞剂（推荐类别Ⅰ，证据等级A）；老年男性患者合并前列腺增生应考虑选择 α1 受体阻滞剂（推荐类别Ⅱa，

证据等级B）；对于老年难治性高血压患者，可以考虑加用直接血管扩张剂（如肼屈嗪、米诺地尔）或中枢性降压药（如可乐定、α-甲基多巴）（推荐类别Ⅱb，证据等级B）。

### 8. 围术期

对于择期手术，收缩压 ≥ 180 mmHg 和（或）舒张压 ≥ 110 mmHg 者推荐推迟手术（推荐类别Ⅱa，证据等级C）；对于围术期老年高血压患者，应将血压降至 < 150/90 mmHg；若合并糖尿病或慢性肾病，且耐受性良好，可进一步降至 < 140/90 mmHg（推荐类别Ⅱa，证据等级C）；围术期血压波动幅度应控制在基础血压的 10% 以内（推荐类别Ⅱa，证据等级C）；长期服用 β 受体阻滞剂者，术前不应中断使用（推荐类别Ⅲ，证据等级B）；服用 ACEI 或 ARB 老年患者，应在非心脏手术前停用（推荐类别Ⅱa，证据等级C）。

## 五、随访与管理

老年高血压患者通过适当的随访和监测可以评估治疗依从性和治疗反应，有助于血压达标，并及时发现不良反应。指南建议启动新药或调药治疗后每月随访以评价依从性和治疗反应，根据血压水平，及时调整治疗方案，直到降压达标。

老年高血压患者长期随访和管理，需要依靠社区支持并结合远程管理来完成。

## 参考文献

[1] 中国老年医学学会高血压分会，国家老年疾病临床医学研究中心中国老年心血管病防治联盟. 中国老年高血压管理指南 2019. 中华高血压杂志，2019，27（2）：111-135.

[2] Kojima G. Frailty defined by FRAIL Scale as a Predictor of Mortality：a systematic review and Meta-analysis. J Am Med DirAssoc，2018，19：480-483.

# 第二节　中国老年高血压管理指南（2019）评价

李　静　范振兴（首都医科大学宣武医院）

人口老龄化已经成为我国重大的社会问题，至 2017 年末，我国 65 周岁及以上人口 15 831 万人，占总人口的 11.4%。高血压是老年人群的常见疾病，半数以上的老年人患有高血压，而在 ≥ 80 岁的高龄人群中，高血压的患病率接近 90%。老年高血压的发病机制以及临床表现有特殊之处，其诊断、评估和治疗也与一般人群显著不同，应该重视群体特征并给予个体化的治疗措施。在国家卫生健康委员会疾病预防控制局的支持下，由中国老年医学学会高血压分会发起，联合国家老年疾病临床医学研究中心中国老年心血管病防治联盟，成立了《中国老年高血压管理指南》筹备委员会，组织国内高血压领域专家，参照国际和国内指南制订的流程，完成了文献检索、框架设定、内容撰写、证据等级和推荐级别评估，并组织了多次讨论和修订。指南针对老年人血压测量、降压目标、特定人群的治疗、血压波动、功能保存、多重用药、血压管理等问题做了详细阐述。撰写过程中，除了借鉴国外人群的相关数据，尤其注重以中国人群为研究对象的高水平临床试验的结果，并结合我国老年高血压防治的实际情况和临床经验。《中国老年高血压管理指南 2019》于 2019 年 1 月完稿，2 月分别在《中华老年多器官疾病杂志》及《老年心脏病学杂志》（*Journal of Geriatric Cardiology*）中、英文发表[1-2]。这是一部具有鲜明特色、紧密结合临床、证据与实践相结合的指导性文件，尤其适合我国老年高血压患者。指南的发表对于我国老年高血压防控事业具有重要意义。

由于血压调节能力下降，老年人血压水平易受多种因素的影响出现异常血压波动，而血压过高或过低都可能导致心血管疾病死亡率的增加。针对老年高血压与一般成人高血压的显著差异，《中国老年高血压管理指南 2019》对老年高血压人群血压异常波动的特点和应对策略做了着重阐述。老年高血压患者血压波动大，"晨峰"现象（清晨高血压）增多，高血压合并直立（体位）性低血压和餐后低血压者增多；老年高血压患者血压昼夜节律异常：非勺型或超勺型增多；老年人白大衣高血压和假性高血压增多。对于老年人不同类型的血压异常波动，指南根据已有研究的证据和临床经验共识，推荐了相应的应对方法。比如老年人出现餐后低血压时，可通过饮水疗法、少食多餐、餐后运动等方式来改善身体状态，合并糖尿病者可优选阿卡波糖等药物。在老年高血压患者的诊疗过程中需要测量卧位、立位血压，针对直立（体位）性低血压患者，通过生活方式的指导以及合理选择药物种类和给药时间，避免直立（体位）性低血压带来的心血管疾病、跌倒及衰弱的风险增加。对于昼夜节律异常的老年高血压患者，可以采取特定时间服药、长效-中短效降压药联合等方式控制特定时间段高血压。

与青年人相比，老年人高血压常与多种疾病并存，如脑血管病（脑出血、缺血性脑卒中、短暂性脑缺血发作）、心脏疾病（心肌梗死史、心绞痛、冠状动脉血运重建史、慢性心力衰竭）及肾脏疾病（糖尿病肾病、肾功能受损）等，老年高血压患者常同时服用多种药物，更需要个体化指导。在开始治疗和治疗过程中，要全面评估，保证老年人的治疗安全，强调收缩压达标，在能耐受的前提下，逐步使血压达标。指南提出老年人降压药物应用应遵循小剂量、长效、联合、适度、个体化的原则。对于 ≥ 80 岁的高龄老年人，降压治疗的总体原则是采取分层次、分阶段的策略，保证降压的安全合理，初始药物治疗时通常采用较小的有效治疗剂量，并根据需要，逐步增加剂量；尽可能使用每天 1 次、24 h 持续降压作用的长效药物，有效控制夜间和清晨血压；若单药治疗疗效不满意，可采用两种或多种低剂量降压药物联合治疗以增加降压效果，单片复方制剂有助于提高患者的依从性；不推荐衰弱老年人和 ≥ 80 岁高龄老年人初始联合治疗。在启动降压治疗后，需注意监测血压变化，避免降压过快带来的不良反应，首先应将血压降至 < 150/90 mmHg，若耐受性良好，则进一步将血

压降至 < 140/90 mmHg。

　　衰弱和认知障碍都是衰老的表现，而高血压促进增龄相关认知障碍和痴呆发生，降压治疗可延缓这一进程。与此同时，老年人尤其是高龄老年人衰弱和认知障碍的出现严重影响高血压的管理难度和治疗效果。在老年高血压人群的起始和长期治疗过程中，需及时全面评估患者衰弱状态和认知功能。指南建议，对于高龄高血压患者，推荐制订降压治疗方案前进行衰弱的评估，特别是近 1 年内非刻意节食情况下体质量下降 > 5% 或有跌倒风险的高龄老年高血压患者。评估工具可选用 FRAIL 量表、Fried 衰弱综合征标准进行评估。经评估确定为衰弱的高龄高血压患者，血压 ≥ 160/90 mmHg，应考虑启动降压药物治疗，收缩压控制目标为 < 150 mmHg，但尽量不低于 130 mmHg。老年人血压过高或过低均能增加认知障碍发生风险。对于老年高血压患者推荐早期筛查认知功能，结合老年生物学年龄和心血管危险分层确定合理的降压治疗方案和目标值。在衰弱和认知障碍方面的关注，也是在强调老年高血压人群的安全降压，既改善生活质量，又能最大限度地降低心血管疾病发病率和死亡率。

　　指南围绕老年高血压人群病理生理特点，借鉴国外人群的相关数据，尤其注重以中国人群为研究对象的高水平临床试验的结果，并结合我国老年高血压防治的实际情况和临床经验，首次对中国老年高血压的诊断评估、治疗和全程管理提出指导性的思维和实践方法，通过不断的完善和更新，一定会为中国老年高血压防控事业发挥积极而关键的作用。

## 参考文献

[1] 中国老年医学学会高血压分会，国家老年疾病临床医学研究中心中国老年心血管病防治联盟．中国老年高血压管理指南 2019．中华老年多器官疾病杂志，2019，18（2）：81-106．

[2] Hypertension branch of Chinese Geriatrics Society, National clinical research center of the geriatric disease-Chinese Allience of Geriatric Cardiovascular Disease. 2019 Chinese guideline for the management of hypertension in the elderly. J Geriatr Cardiol, 2019, 16（2）：67-99.

# 第十二章　急诊高血压

## 中国急诊高血压诊疗专家共识（2017）评价

杨　靓（北京大学人民医院）

2018 年 1 月，由中国医师协会急诊医师分会联合中国高血压联盟、北京高血压防治协会编写的《中国急诊高血压诊疗专家共识（2017 版）》（简称 2017 版共识）正式发表[1]。共识是在《2010 中国急诊高血压诊疗专家共识》[2]的基础上，结合急诊高血压诊疗的最新研究证据和专家经验修订而成。共识强调了急诊高血压诊疗的基本原则，即迅速评估患者病情，区分高血压急症和高血压亚急症，根据病情评估进行有针对性治疗。

### 一、急诊高血压及相关概念

急诊高血压主要包括高血压急症和高血压亚急症，而高血压危象则是高血压急症和高血压亚急症的总称。

#### 1. 高血压急症

指血压短时间内严重升高［通常 SBP > 180 mmHg 和（或）DBP > 120 mmHg］并伴发进行性靶器官损害。

#### 2. 高血压亚急症

血压显著升高但不伴有靶器官损害，通常无需住院，但应立即进行口服抗高血压药物联合治疗，评估、检测、排除高血压所致的靶器官损害并确定导致血压升高的可能原因。

### 二、危险程度评估

高血压急症的危险程度可以根据以下三个方面评估：

（1）影响短期预后的脏器受损表现，例如肺水肿、胸痛、抽搐及神经系统功能障碍等。

（2）基础血压水平——反映血压急性升高的程度，评估脏器损害的潜在风险。

（3）血压升高的速度和持续时间。

### 三、高血压亚急症的治疗原则

#### 1. 无需紧急降压

当前尚无证据表明高血压亚急症紧急降压治疗可改善预后；相反，血压骤然下降有可能导致脑、心和肾的缺血，并影响预后。

#### 2. 休息并监测

休息可以使血压下降，因此在初始（起始数小时内）应动态监测血压变化。在此前提下，给予口服降压药治疗，24 ～ 48 h 将血压逐渐降至 160/100 mmHg。之后门诊调整剂量，可应用长效制剂控制血压，以期在数周内使血压达标。

#### 3. 以口服长效降压药物为主

避免静脉用药或口服快速降压药，避免口服硝苯地平片或静推尼卡地平等钙通道阻滞剂（可能会引起过度降压以及反射性心动过速）。

#### 4. 积极寻找并去除诱因和病因

针对诱因及可逆转病因进行干预，避免反复发作。

### 四、高血压急症治疗的基本原则和控制目标

#### 1. 基本原则

（1）切勿盲目降压：在遇到血压显著升高的

患者时，不要盲目降压，首先要通过病史采集、体格检查及必要的实验室检查对患者进行初步评估，查找引起患者血压急性升高的临床情况和诱因，评估患者是否有靶器官损害、损害部位及程度。

（2）合理使用静脉降压药物：初步诊断为高血压急症的患者应及时给予紧急有效的降压治疗，应采用静脉降压为主，酌情配合口服长效药物降低血压，以预防或减轻靶器官的进一步损害；同时去除引起血压急性升高的可逆临床情况或诱因，预防进行性或不可逆性靶器官损害，降低患者病死率。

（3）降压应遵循迅速平稳降压、控制降压节奏、合理选择药物的原则。

### 2. 血压控制节奏和降压目标

高血压急症的血压控制并非越快越好，也并非越低越好，需要在充分评估的基础上，制订个体化的治疗方案，有节奏有目标地降低血压，以下是高血压急症总体的降压目标，针对不同合并症，需要细化并个体化治疗。

（1）降压治疗第一目标：高血压急症降压治疗的第一目标是在 30 ～ 60 min 将血压降低到一个安全水平。由于患者基础血压水平各异，合并的靶器官损害不一，这一安全水平应根据患者的具体情况决定。除特殊情况外，建议第 1 ～ 2 小时使平均动脉血压迅速下降但不超过 25%。在紧急降压治疗时，应充分认识到血压自身调节的重要性。如果通过治疗血压急骤降低，缩小血管床的自身调节空间，有时可导致组织灌注不足和（或）梗死。

（2）降压治疗第二目标：在达到第一目标后，应放慢降压速度，加用口服降压药，逐步减慢静脉给药的速度，逐渐将血压降低到第二目标。建议在给予降压治疗后 2 ～ 6 h 将血压降至约 160/100 mmHg，根据患者的具体病情适当调整。

（3）降压治疗第三目标：若第二目标的血压水平可耐受且临床情况稳定，在以后 24 ～ 48 h 逐步降低血压达到正常水平。

### 3. 注意事项

（1）高血压急症的临床病理生理学较复杂，治疗时需要个体化。

（2）通常需静脉给药，宜采用半衰期短的药物为主（静脉入路建立困难等特殊情况可口服或舌下含服用药），应注意可能引起不可控的低血压出现。

（3）加强一般治疗：吸氧、安静休息、心理护理、监测生命体征、维持水 / 电解质平衡、防治并发症等。

## 五、高血压急症的静脉降压治疗

### 1. 药物选用原则

多数高血压急症需持续静脉使用降压药物，应遵循个体化原则，有计划、分步骤地快速平稳降低血压，保护靶器官。

高血压急症治疗初期不宜使用强力的利尿降压药，除非有心力衰竭或明显的体液容量负荷过度。多数高血压急症患者交感神经系统和肾素血管紧张素系统过度激活，外周血管阻力明显升高，体内有效循环血容量减少，强力利尿有可能增加风险。

### 2. 合理选择降压药

高血压急症常用静脉注射降压药物包括硝普钠、硝酸甘油、尼卡地平、地尔硫䓬、乌拉地尔、酚妥拉明、艾司洛尔、呋塞米等，临床医生应充分掌握其用法、用量，适应证、禁忌证等。

### 3. 后续降压管理

高血压急症经静脉降压治疗后血压达到目标值，且靶器官功能平稳后，应考虑逐渐过渡到口服用药。口服用药应依据具体药物起效时间与静脉用药在一定时间内重叠使用，而不应等待静脉用药撤除后才开始应用。

静脉用药停止后，可适当保持静脉通道，以防止血压反弹而需再次静脉使用降压药物。降压药物剂型改变过渡期间应严密监测各项生命体征及靶器官功能变化。

## 六、常见高血压急症的治疗要点

### 1. 急性主动脉夹层

（1）在保证脏器足够灌注的前提下，迅速将主动脉夹层患者的血压降低并维持 SBP 100 ～ 120 mmHg，心率控制在 ≤ 60 次 / 分。

（2）药物推荐用 β 受体阻滞剂、非二氢吡啶类钙通道阻滞剂如地尔硫䓬控制心室率，可联合使用乌拉地尔、拉贝洛尔、硝普钠等静脉降压药物控制血压达标。

**2. 急性脑缺血性卒中**

（1）急性缺血性卒中准备溶栓者或给予其他急性再灌注干预措施时，则需要静脉降压药物，将 SBP 降至 180 mmHg，DBP 降至 110 mmHg 以下。不准备溶栓的急性缺血性卒中 24 h 内的降压治疗则需谨慎。

（2）对于大面积脑梗死患者也需要行血压管控，管控目标应考虑到颅脑外科手术情况：部分颅骨切除减压术前，管控目标 ≤ 180/100 mmHg；术后 8 h 内，管控目标 SBP 为 140 ～ 160 mmHg。

降压药物可选择静脉输注拉贝洛尔、尼卡地平、乌拉地尔。

**3. 急性脑出血**

（1）对于 SBP 150 ～ 220 mmHg 且没有急性降压治疗禁忌证的脑出血患者，急性期降低 SBP 到 140 mmHg 是安全的。对于 SBP > 220 mmHg 的脑出血患者，持续静脉输注降压药物进行强化降压，同时严密监测血压可能是比较合理的措施。

（2）降压药物可选择快速降压、平稳可控且不增加颅内压的药物，如乌拉地尔、拉贝洛尔等。

**4. 蛛网膜下腔出血**

（1）蛛网膜下腔出血（SAH）尚无最佳的血压控制目标值，参考患者发病前的基础血压来修正目标值，高于基础血压的 20% 左右，避免低血压。动脉瘤处理前将 SBP 控制在 140 ～ 160 mmHg 是合理的。

（2）尼卡地平、乌拉地尔等可以用于动脉瘤性蛛网膜下腔出血（aSAH）后急性血压控制。

**5. 高血压脑病**

（1）高血压脑病降压治疗以静脉给药为主，1 h 内将 SBP 降低 20% ～ 25%，血压下降幅度不可超过 50%。

（2）降压药物选择拉贝洛尔、乌拉地尔或尼卡地平，硝普钠因可能引起颅内压升高，使用时需要更加谨慎。颅内压明显升高者可加用甘露醇、利尿剂。合并抽搐的高血压脑病患者需同时给予抗惊厥药物。

**6. 急性心力衰竭**

（1）急性左心力衰竭，常表现为急性肺水肿。为缓解症状和减少充血，应静脉给予血管扩张剂作为初始治疗方案。早期数小时内迅速降压，降压幅度在 25% 以内，推荐血管扩张剂联合利尿剂治疗。

（2）药物推荐硝酸酯类、硝普钠、乌拉地尔。

**7. 急性冠脉综合征**

（1）对于一般急性冠脉综合征患者，治疗目标建议 < 130/80 mmHg，DBP > 60 mmHg，平均动脉压（MAP）降至 60 ～ 100 mmHg，遵循高血压急症的总体降压节奏。另外，需个体化制订降压目标值，尤其是老年人群。

（2）药物推荐首选硝酸酯类如硝酸甘油，可联合应用 β 受体阻滞剂。

**8. 围术期高血压**

（1）年龄 ≥ 60 岁的围术期高血压患者，血压控制目标 < 150/90 mmHg；年龄 < 60 岁的围术期高血压患者，血压控制目标 < 140/90 mmHg。糖尿病和慢性肾脏病围术期高血压患者，血压控制目标 < 140/90 mmHg。术中血压波动幅度不超过基础血压的 30%。

（2）药物推荐短效 β 受体阻滞剂（如艾司洛尔）、乌拉地尔等。

**9. 嗜铬细胞瘤**

嗜铬细胞瘤降压和术前治疗首选 α 受体阻滞剂如酚妥拉明、乌拉地尔，还可选用硝普钠，如果存在心律失常和心动过速，可在 α 受体阻滞剂的基础上加用 β 受体阻滞剂。

**10. 急诊应激高血压**

在血压监测的条件下使用可控性高的静脉降压药物，如乌拉地尔、尼卡地平、拉贝洛尔等。

**11. 子痫前期及子痫**

（1）子痫前期患者，需降低血压 ≤ 160/110 mmHg。孕妇并发器官功能损害，则血压应控制在 < 140/90 mmHg，不可低于 130/80 mmHg。

（2）首选拉贝洛尔、肼屈嗪。

**12. 儿童高血压急症**

（1）儿童高血压急症最初的 6 ～ 8 h 降压水平不超过 25%，在随后的 24 ～ 48 h，血压可进一步降低。

（2）首选拉贝洛尔、硝普钠，可选用艾司洛尔、尼卡地平或乌拉地尔。

**13. 老年高血压急症**

应测量直立位血压，以排除直立（体位）性低血压，并评估降压治疗的体位效应。＞60岁老年人的 SBP 目标为降至 150 mmHg 以下，如能耐受，还可进一步降至 140 mmHg 以下，降压速度不宜过快，需遵循高血压急症的总体降压节奏。

**概括 2017 版共识要点如下：**

（1）血压控制并非越快越好，也并非越低越好：高血压急症的处理，要有节奏、有目标地控制血压。快速、平稳降低血压，保护靶器官是选择静脉制剂降压的基本原则。

（2）使用快速、强力减容静脉药物须谨慎：高血压急症治疗初期不宜使用强力的利尿降压药，除非有心力衰竭或明显的体液容量负荷过度。

（3）快速、持久降低血压有技巧：高血压急症经静脉降压治疗后血压达到目标值，且靶器官功能平稳后，应考虑逐渐过渡到口服用药。口服降压药物可依据药代动力学特征选择与静脉用药在一定时间内重叠使用，而不应等待静脉用药撤除后才开始应用。静脉用药停止后，可适当保持静脉通道，以防止血压反弹而需再次静脉使用降压药物。降压药物剂型改变过渡期间应严密监测各项生命体征及靶器官功能变化。

2017 版共识参考了国内和欧美相关指南及共识，并在近年来发表的相关临床试验结果基础上，结合国内临床实际情况编写而成。2017 版共识简明扼要，涵盖高血压常见急症及亚急症不同疾病谱，分别给出了相应的临床快速评估、处理的基本原则以及有效治疗药物的推荐，此外还涉及妇女、儿童等特殊群体的临床情况，适合急诊科各级临床医师参考。

## 参考文献

［1］中国医师协会急诊医师分会，中国高血压联盟，北京高血压防治协会. 中国急诊高血压诊疗专家共识（2017 版）. 中国急救医学，2018，38（1）：1-13.

［2］中国医师协会急诊医师分会. 2010 中国急诊高血压诊疗专家共识. 中国急救医学，2010，30（10）：865-876.

# 第十三章 合并冠心病的高血压

## 第一节 AHA 降压治疗预防和管理缺血性心脏病的科学声明（2007）解读

张新军（四川大学华西医院）

2007 年 5 月 29 日《循环》（*Circulation*）杂志全文发表了由美国心脏协会（AHA）组织相关专家制订的"降压治疗预防和管理缺血性心脏病的科学声明"[1]。该声明基于已发表的冠状动脉粥样硬化性疾病预防与治疗研究的最佳证据，按照循证医学证据推荐的基本原则对合并高血压的冠心病患者血压管理做出科学建议。建议内容涉及降压治疗和冠心病处理的各方面，专家委员会着重针对冠心病血压管理中的几个有争议或未定论的重要问题提出处理建议，如：冠心病患者适宜的血压目标是多少？降压治疗的获益仅仅源于降压本身抑或与所用降压药物种类的特殊作用有关？是否存在对缺血性心脏病（IHD）一级和二级预防具有特殊作用的降压药物？对各种已确诊冠心病临床类型如稳定型心绞痛、非 ST 段抬高型心肌梗死（NSTEMI）或 ST 段抬高型心肌梗死（STEMI）适用何种类型降压药物等等。写作组根据循证医学证据和推荐类别将各项建议的证据等级及推荐类别进行了分类（证据等级：A ～ C，推荐类别：Ⅰ ～ Ⅲ）。

### 一、高血压患者冠心病一级预防的建议

高血压是冠心病主要的独立危险因素。美国成人约有 6500 万高血压患者，另有约相同数量的"高血压前期"人群。鉴于现有流行病学证据显示血压与 IHD 死亡风险的连续相关性，收缩压（SBP）或舒张压（DBP）每升高 20/10 mmHg 可

带来致死性冠状动脉事件风险倍增，理论上在通常血压范围内并不存在明显的与 IHD 风险相关的血压阈值。有效的降压治疗是减少高血压患者冠心病事件风险的重要手段，观察性研究显示在中年人群中 SBP 和 DBP 分别降低 10 mmHg 或 5 mmHg，可预测 50% ～ 60% 卒中和 40% ～ 50% 冠心病死亡风险下降；大型终点研究如 HOPE、SAVE、EUROPA 等显示在合并高血压的冠心病人群中降压治疗对心血管预后的益处。

该声明认为，冠心病一级预防的获益证据主要来自对其主要危险因素防治的研究，其中高血压患者降压治疗至关重要。当前对普通高血压患者的降压目标值推荐是＜ 140/90 mmHg，对于合并糖尿病、慢性肾脏病（CKD）患者建议＜ 130/80 mmHg。对冠心病患者而言，目前尚缺乏有力证据回应对新近或既往罹患冠心病患者适宜的降压目标值。来自近百万人群中位随访近 13 年的资料显示，通常范围内血压水平与心血管预后呈线性相关，即自血压水平 115/75 mmHg 至 185/115 mmHg，SBP 或 DBP 每升高 20/10 mmHg，IHD 死亡风险增加一倍。前瞻性终点研究中值得关注的是 CAMELOT 研究的血管内超声亚组的数据，显示在较低血压水平者（＜ 120/80 mmHg）中冠状动脉内斑块体积的缩小明显大于血压较高组（包括高血压前期和高血压组），因此专家组认为有理由推测具有高危特征的冠心病人群，如合并糖尿病、CKD 或 Framingham 10 年心血管风险≥ 10% 者应采纳较低危人群更为

严格的血压管理目标。该声明建议对已确诊冠心病或其等危症患者、冠心病高危人群的血压控制于< 130/80 mmHg。

降压治疗中过低 DBP 是否会影响冠心病患者心肌有效灌注，即是否存在血压的"J"形曲线是近年来富有争议的问题。该声明认为，从理论上而言，当 DBP 降低超过冠状动脉及其分支对灌注压下降自身调节的最大限度时，将不可避免地影响血流灌注，尤其当血压降低过快时。但由于缺乏直接的临床证据，明确降压治疗在改善冠心病患者心血管预后的前提下 DBP 的"下限"阈值，需要更多的临床研究。早期的流行病学研究和荟萃分析结论并不一致，除 DBP 水平外，受制于相关研究的异质性、患者年龄以及心血管结构损害和病变程度的差异。而临床研究的结果却并未显示降压治疗的"J"形效应。HOT 研究三个预设 DBP 组中，较低 DBP 组（< 80 mmHg）并未增加不良心血管事件发生率，而糖尿病亚组 DBP < 80 mmHg 更有利于减少心脑血管事件；INVEST 研究中，尽管结果显示 DBP < 70 mmHg 与心肌梗死（MI）风险增加有关，但治疗者中 DBP < 70 mmHg 者多集中于老年人、既往有 MI 病史、做过冠状动脉旁路移植（搭桥术）或血管重建、糖尿病、心力衰竭及恶性肿瘤者，而上述人群本身也更容易发生心血管事件；CAMELOT 研究中，受试者基线平均血压 129/77 mmHg，不同治疗组治疗后血压平均下降 5/2 mmHg 并未显示出血压与预后的"J"形现象。鉴于流行病学研究和临床研究的不一致结论，该科学声明专家组对 IHD 降压治疗的"J"形曲线问题做出说明：现有研究证据对 DBP 是否存在"J"形现象的结论不一致，而 SBP 不存在此问题；临床上大部分患者，包括脉压增大或既往有冠心病者，在接受标准降压治疗情况下并未发生与 DBP 降低相关的临床问题；值得注意的是冠状动脉灌注受制于其血流自身调节的下限阈值的观点并未得到证实，因而并不能在冠心病人群中确定 DBP 的"最低安全"水平；降压应缓和，当 DBP 降至 60 mmHg 以下时应十分谨慎，尤其是合并糖尿病或年龄较长者；脉压较大的老年患者降低 SBP 时可能面临过低 DBP（如< 60 mmHg），因此对该类患者降压治疗时应严密观察是否存在与心肌缺血相关的临床表现。

关于冠心病一级预防的治疗，该科学声明对非药物和药物治疗分别进行了论述。生活方式改变有利于降低患者高血压负担，尤其是严格饮食结构调整（DASH）包括限盐措施对血压控制非常有利。戒烟限酒、减轻体重、体育运动、健康饮食等非药物治疗措施对冠心病患者都是适宜的。在药物治疗方面，声明强调降低动脉粥样硬化负担最重要的策略是控制血压，降压药物是否存在降压以外机制发挥抗动脉粥样硬化作用尚不得而知。荟萃分析结果显示对高血压并发症一级预防而言降压比选择药物种类更为重要，加之为达到和维持降压治疗目标值通常需要多种药物联合，因而何种药物应作为降压治疗首选的问题并无实际意义。但作为"强制性适应证"之一的 IHD，降压药物治疗研究则显示出不同种类药物的差异。该声明通过对噻嗪类利尿剂、β 受体阻滞剂、血管紧张素转化酶抑制剂（ACEI）、血管紧张素受体阻滞剂（ARB）、醛固酮受体拮抗剂和钙通道阻滞剂（CCB）等几类药物在冠心病人群中的相关临床研究证据的复习，提出药物治疗的临床推荐建议。

（1）出于冠心病一级预防目的，高血压患者应逐步降压达标。具有以下任何一项者，建议降压目标值< 130/80 mmHg：糖尿病；慢性肾脏病（CKD）；冠心病或冠心病等危症；颈动脉疾病（颈动脉杂音或颈动脉超声及血管造影异常）；周围动脉疾病；腹主动脉瘤；心血管高危患者（Framingham 10 年心血管风险≥ 10%）。无以上各项者，建议降压目标值< 140/90 mmHg（推荐类别Ⅱa，证据等级 B，下同）。

（2）DBP 升高和具有心肌缺血客观证据的冠心病患者，降压速度应缓慢；糖尿病、年龄大于 60 岁的患者 DBP 降至 60 mmHg 以下时应格外谨慎。脉压大的老年患者降低 SBP 时可能导致过低 DBP（< 60 mmHg），临床医生须警惕相关症状和体征，尤其是心肌缺血表现。大于 80 岁的高龄老年人降压治疗可减少卒中风险，但降低冠状动脉事件的作用不明确（推荐类别Ⅱa，证据等级 C）。

（3）就预防心血管事件风险而言，降低高血压患者的血压水平比选择何种药物更重要。当然，有充分研究证据显示 ACEI（或 ARB）、CCB 或噻嗪类利尿剂应作为一线药物选择，当单药治疗未能降压达标时可联用第二种药物。大部分高血压患者均需要 2 种或以上药物方能降压达标，当血压较目标值＞ 20/10 mmHg 时，可考虑初始应用 2 种降压药物。无症状心肌梗死（MI）后患者，β 受体阻滞剂是适宜的二级预防药物，应从 MI 发生后至少应用 6 个月。对有心绞痛症状的患者，β 受体阻滞剂是首选药物（推荐类别 I，证据等级 A）。

## 二、对冠心病不同表现类型患者的血压管理建议

冠心病的主要临床类型包括稳定型心绞痛、急性冠脉综合征（ACS，包括不稳定型心绞痛、NSTEMI、STEMI）和缺血性心力衰竭。该科学声明着重对上述冠心病类型患者的血压管理进行了基于循证研究证据的推荐建议。该建议包括推荐降压目标值、适应证和禁忌证药物、降压治疗中需注意的问题等方面，具有较强的临床实用性。

**1. 对稳定型心绞痛血压管理的建议**

（1）慢性稳定性冠心病的高血压患者，其治疗方案应包括 β 受体阻滞剂（如有既往 MI 病史）、ACEI 或 ARB［合并糖尿病和（或）左心室收缩功能不全］以及噻嗪类利尿剂（推荐类别 I，证据等级 A）。无既往 MI 病史、糖尿病和（或）左心室收缩功能不全者也可考虑上述类别药物的联用（推荐类别 II a，证据等级 B）。

（2）如果 β 受体阻滞剂存在禁忌或导致不可耐受的不良反应，则可用非二氢吡啶类钙通道阻滞剂如地尔硫䓬或维拉帕米代替，但存在左心室收缩功能障碍者除外（推荐类别 II a，证据等级 B）。

（3）如果心绞痛症状或高血压未获控制，则可在 β 受体阻滞剂、ACEI 和噻嗪类利尿剂基础治疗方案之上联用长效二氢吡啶类钙通道阻滞剂。对症状性冠心病患者，可慎重联用 β 受体阻滞剂和非二氢吡啶类钙通道阻滞剂（地尔硫䓬或维拉帕米），但需警惕可能增加显著心动过缓或心力衰竭风险（推荐类别 II a，证据等级 B）。

（4）降压目标值为＜ 130/80 mmHg。如存在心室功能不全，可考虑更低降压目标，如＜ 120/80 mmHg。冠心病患者降压速度应缓慢，DBP 降至 60 mmHg 以下时应特别予以关注。脉压大的老年患者降低 SBP 时可能导致过低 DBP（＜ 60 mmHg），临床

医生须警惕相关症状和体征，尤其是心肌缺血表现（推荐类别 II a，证据等级 B）。

（5）在高血压患者中应用硝酸盐制剂、抗血小板或抗凝药以及降脂药以治疗心绞痛或预防冠状动脉事件没有特别的反指征；但在应用抗血小板或抗凝药物患者中如存在未获控制的严重高血压，则应尽快控制血压以降低出血性卒中的风险（推荐类别 II a，证据等级 C）。

**2. 对不稳定型心绞痛或 NSTEMI 血压管理的建议**

（1）对于不稳定型心绞痛或 NSTEMI，降压初始治疗应包括短效 β₁ 选择性、无内在拟交感活性的 β 受体阻滞剂，通常为静脉给药。后续可给予口服制剂（推荐类别 II a，证据等级 B）。口服 β 受体阻滞剂也可直接作为初始治疗选择（推荐类别 I，证据等级 A）。如患者血流动力学状态不稳定，β 受体阻滞剂的应用应延迟，直至心力衰竭或心源性休克状况稳定。利尿剂可用于控制血压和心力衰竭症状（推荐类别 I，证据等级 A）。

（2）如存在 β 受体阻滞剂应用反指征，则可采用非二氢吡啶类钙通道阻滞剂（地尔硫䓬或维拉帕米）替代，但存在左心室功能障碍者除外。如单用 β 受体阻滞剂不能控制心绞痛症状，可联用长效二氢吡啶类钙通道阻滞剂。噻嗪类利尿剂也可联用于控制血压（推荐类别 I，证据等级 B）。

（3）如患者血流动力学状况稳定，且患者为前壁 MI，持续高血压，存在左心室功能不全、心力衰竭或糖尿病，应使用 ACEI（推荐类别 I，证据等级 A）或 ARB（推荐类别 I，证据等级 B）。

（4）降压目标为＜ 130/80 mmHg。对 DBP 升高的 ACS 患者，降压速度应缓慢，DBP 降至 60 mmHg 以下时应特别予以关注。脉压大的老年患者降低 SBP 时可能导致过低 DBP（＜ 60 mmHg），临床医生须警惕相关症状和体征，尤其是心肌缺血表现（推荐类别 II a，证据等级 B）。

（5）对 ACS 患者而言，存在高血压的情况下没有特别的反指征时应用硝酸盐制剂、抗血小板或抗凝药以及降脂药物。同样，使用抗血小板或抗凝药物的患者如血压未控制则应及时控制血压（推荐类别 II a，证据等级 C）。

### 3. 对 STEMI 血压管理的建议

（1）原则上与不稳定型心绞痛和 NSTEMI 相似。初始治疗包括短效 $\beta_1$ 选择性、无内在拟交感活性的 $\beta$ 受体阻滞剂，通常为静脉给药。可作为硝酸盐制剂之外控制症状的药物（推荐类别 Ⅱa，证据等级 B）。如患者血流动力学状态不稳定，$\beta$ 受体阻滞剂的应用应延迟，直至心力衰竭或心源性休克状况稳定。住院后期可给予口服制剂。口服 $\beta$ 受体阻滞剂也可直接作为初始治疗选择（推荐类别 Ⅰ，证据等级 A）。利尿剂可用于控制血压和心力衰竭症状（推荐类别 Ⅰ，证据等级 A）。

（2）合并高血压的 STEMI 患者，特别是前壁 MI，持续高血压，存在左心室功能不全、心力衰竭或糖尿病时，应及早给予 ACEI（推荐类别 Ⅰ，证据等级 A）或 ARB（推荐类别 Ⅰ，证据等级 B）。有证据表明，ACEI 特别对大面积 MI 后，或既往发生过 MI、心力衰竭和心动过速患者有益。ACEI 和 ARB 应避免联用，因对改善生存并无额外益处却可能增加不良事件风险。

（3）醛固酮受体拮抗剂对合并左心室功能不全或心力衰竭的 STEMI 有益，且可能增加降压作用。应用此类药物需监测血钾水平。血肌酐水平升高（男性 ≥ 2.5 mg/dl，女性 ≥ 2.0 mg/dl）或血钾水平升高（≥ 5.0 mmol/L）者应避免使用（推荐类别 Ⅰ，证据等级 A）。

（4）CCB 类不降低急性 STEMI 患者的死亡率，在左心室功能低下或急性肺水肿患者中可能增加死亡率。长效二氢吡啶类 CCB 可用于 $\beta$ 受体阻滞剂存在禁忌或不足以控制心绞痛症状时，或二者联合用于降压治疗。非二氢吡啶类 CCB 可用于室上性心动过速患者，但应避免用于缓慢性心律失常或左心室功能受损患者（推荐类别 Ⅱa，证据等级 B）。

（5）与不稳定型心绞痛或 NSTEMI 相似，降压目标值为 < 130/80 mmHg；对 DBP 升高的 STEMI 患者，降压速度应缓慢，DBP 降至 60 mmHg 以下时应特别予以关注。脉压大的老年患者降低 SBP 时可能导致过低 DBP（< 60 mmHg），临床医生须警惕相关症状和体征，尤其是心肌缺血恶化的临床表现（推荐类别 Ⅱa，证据等级 B）。

（6）对 STEMI 患者而言，存在高血压的情况下应用硝酸盐制剂、抗血小板或抗凝药以及降脂药物并无特别禁忌。血压未获控制的患者是溶栓治疗的禁忌证，因可能增加颅内出血风险。同样，血压未获控制而正在使用抗血小板或抗凝药物的患者应及时控制血压（推荐类别 Ⅱa，证据等级 C）。

### 4. 对缺血性心力衰竭患者血压管理的建议

（1）合并高血压的心力衰竭（心衰）患者的降压治疗应包括生活方式改良，如限盐，以及严密监测下的运动计划（推荐类别 Ⅰ，证据等级 C）。其他非药物治疗措施与非心衰患者相同。

（2）有证据改善心衰患者预后的药物通常也是降低血压的药物。可用于治疗的药物包括利尿剂、ACEI（或 ARB）、$\beta$ 受体阻滞剂和醛固酮受体拮抗剂（推荐类别 Ⅰ，证据等级 A）。

（3）噻嗪类利尿剂可用于降压治疗和改善容量负荷及其相关症状。对于严重心衰或重度肾功能损害患者，袢利尿剂可用于控制容量负荷，但此种情况下其降压效应不及噻嗪类利尿剂。利尿剂应与 ACEI 或 ARB、$\beta$ 受体阻滞剂联合使用（推荐类别 Ⅰ，证据等级 C）。

（4）研究表明在心衰治疗中 ACEI 与 ARB（坎地沙坦或缬沙坦）有相同疗效。两类药物的降压作用也相似。对血流动力学状况稳定且非 MI 后即刻的患者上述两类药物可一起使用（推荐类别 Ⅰ，证据等级 A）。

（5）在 $\beta$ 受体阻滞剂中，卡维地洛、琥珀酸美托洛尔和比索洛尔可改善心衰预后，也可有效降压（推荐类别 Ⅰ，证据等级 A）。

（6）醛固酮受体拮抗剂螺内酯和依普利酮对心衰患者有益。如患者存在严重心功能不全（NYHA Ⅲ～Ⅳ级，或左心室射血分数 < 40% 伴症状者）治疗方案中应包括该类药物。需要使用保钾利尿剂的患者可用其替代噻嗪类利尿剂。醛固酮受体拮抗剂与 ACEI 或 ARB 联用，或患者存在肾功能障碍时，应严密监测血钾水平。血肌酐水平升高（男性 ≥ 2.5 mg/dl，女性 ≥ 2.0 mg/dl）或血钾水平升高（≥ 5.0 mmol/L）者应避免使用。螺内酯或依普利酮可与噻嗪类利尿剂联用，尤其对难治性高血压患者（推荐类别 Ⅰ，证据等级 A）。

（7）黑人心衰患者（NYHA Ⅲ～Ⅳ级）可考虑在利尿剂、ACEI 或 ARB 以及 $\beta$ 受体阻滞剂基础上联合肼屈嗪 / 单硝酸异山梨酯（推荐类别 Ⅰ，证据等级 B）。其他人群也可能有益，但未获证实。

（8）合并心衰的高血压患者应避免使用非二氢吡啶类 CCB 如维拉帕米和地尔硫草、可乐定、莫索尼定（推荐类别Ⅲ，证据等级 B）。α 受体阻滞剂如多沙唑嗪仅用于其他药物在最大耐受剂量下血压依然未能控制的情况下（推荐类别Ⅱ a，证据等级 B）。

（9）血压控制目标为＜ 130/80 mmHg，适当情况下可考虑进一步将血压降至＜ 120/80 mmHg。对 DBP 升高，同时合并心衰且有心肌缺血证据的冠心病患者，降压速度应缓慢，DBP 降至 60 mmHg 以下时应特别予以关注，尤其当患者合并糖尿病或年龄≥ 60 岁者。脉压大的老年患者降低 SBP 时可能导致过低 DBP（＜ 60 mmHg），临床医生须警惕相关症状和体征，尤其是心肌缺血或心衰症状恶化的临床表现（推荐类别Ⅱ a，证据等级 B）。

综上，2007 年美国 AHA 降压治疗预防和管理缺血性心脏病科学声明的编写专家组通过对当前相关研究文献的分析取舍，提出基于循证医学原则的推荐建议，对高血压患者冠心病一级预防和合并高血压的冠心病不同表现类型患者就降压目标、降压步骤、初始药物及联合方案、治疗注意事项等分别提出了管理建议。对我国患者的临床诊治工作具有一定参考意义。

## 参考文献

[1] Rosendorff C，Black H，Cannon C，et al. Treatment of hypertension in the prevention and management of ischemic heart disease. A scientific statement from the American Heart Association Council for High Blood Pressure Research and the Councils on Clinical Cardiology and Epidemiology and Prevention. Circulation，2007，115：2761-2788.

# 第二节  AHA/ACC/ASH 冠心病患者高血压治疗的科学声明（2015）解读

张新军（四川大学华西医院）

2015 年 3 月 31 日，美国心脏协会（AHA）/美国心脏病学会（ACC）/美国高血压学会（ASH）联合在线发布"冠心病患者高血压治疗的科学声明"[1]。该科学声明是对 2007 年 AHA "降压治疗预防和管理缺血性心脏病的科学声明"[2] 的更新，主要依据该声明发布以来新发表的相关临床研究证据而修订。鉴于新 AHA/ACC/ASH 高血压指南正在制订中，因而该科学声明仅聚焦于高血压治疗对冠心病二级预防的价值。修订该科学声明的意义在于，尽管高血压已明确为冠心病的主要独立危险因素，但针对冠心病患者的适宜降压药物选择仍存争议，且该类患者在接受降压治疗过程中尚有许多策略性问题有待明确：适宜的降压目标是多少？降压获益单纯源于降压本身还是与所用药物的降压外保护作用有关？是否存在对缺血性心脏病（IHD）有确切二级预防作用的降压药物？对冠心病不同表现类型的患者，包括稳定型和不稳定型心绞痛、ST 段抬高和非抬高型心肌梗死以及源于冠心病的心力衰竭患者，适宜的降压药物是什么？等等。该声明

写作委员会在筛选评估已发表的最佳研究证据基础上，对高血压和冠心病治疗策略进行推荐建议的更新。现对该科学声明的重点内容和特点作一解读。

## 一、高血压与冠心病密切相关，血压管理重在预防心血管事件

业已明确，无论年龄、性别或种族，高血压均是冠心病主要的独立危险因素。来自 61 项研究近百万人群的荟萃分析显示，在 115/75 mmHg 至 185/115 mmHg 之间，血压每升高 20/10 mmHg，致死性冠心病事件风险增加 1 倍，且血压与冠心病死亡的绝对危险随年龄增大而增加。近 50 年来，针对高血压的药物治疗显著减少了包括冠心病在内的心血管疾病发病率和死亡率，是高血压管理的主要成效之一。随机临床研究显示，在通常血压范围内收缩压（SBP）或舒张压（DBP）分别降低 10 mmHg 或 5 mmHg，成人卒中和冠心病死亡危险分别下降 50% ～ 60% 和 40% ～ 50%，老年人群获益基本相似。该声明专家委员会认为，除血压

以外、血脂异常、糖尿病、吸烟、肥胖、周围动脉疾病（PAD）、慢性肾脏病（CKD）等均是心血管疾病的独立危险因子，是增加患者心血管事件风险的重要因素。因而在该科学声明中，专家组系统回顾了各项危险因素与冠心病风险关系的证据，探讨了高血压增加冠心病风险的血流动力学、分子生物学、神经内分泌和代谢遗传机制，提出总体心血管风险评估与管理策略，以及降压治疗与控制多重危险因素对冠心病预防的重要价值。

降压临床试验荟萃分析表明，降低血压本身对合并高血压的 IHD 患者其意义大于所应用的降压药物种类。加之多数患者采用降压药物联合治疗，因而难以定论某种药物对预防 IHD 是否优于其他药物。声明专家委员会强调，当前并未明确是否每一类降压药物均存在类效应，以及是否每种药物均应基于研究证据而应用于患者的个体治疗。在降压药物用于冠心病治疗的证据回顾中，该科学声明继续强调 β 受体阻滞剂在冠心病治疗中的基础地位，包括在心绞痛、MI 史和左心室功能障碍患者中的应用，卡维地洛、美托洛尔和比索洛尔可改善合并心衰患者的预后；基于 HOPE（雷米普利）、EUROPA（培哚普利）研究证据，血管紧张素转化酶抑制剂（ACEI）在高危冠心病患者中降低心血管死亡、MI 和卒中的作用明确；ONTARGET 研究显示了 ARB（替米沙坦）与 ACEI（雷米普利）在冠心病患者中预防心血管死亡、减少 MI 和卒中事件的作用相似；VALUE 研究表明 ARB（缬沙坦）在预防心血管复合终点中与 CCB（氨氯地平）有相似的作用；多项 ARB 临床研究显示其在减少 IHD 和脑血管事件、延缓 2 型糖尿病肾脏损害进展中的作用；ALLHAT 和 ASCOT 研究证实 CCB（氨氯地平）与利尿剂（氯噻酮）和 ACEI（赖诺普利）具有相同的心血管事件一级预防作用，其与 ACEI 的联合方案优于 β 受体阻滞剂与利尿剂的联合；CCB 也可作为 β 受体阻滞剂的替代选择应用于心绞痛患者。在冠心病患者中预防心血管事件证据充分的联合降压方案是肾素-血管紧张素系统（RAS）阻滞剂与噻嗪类利尿剂或 CCB 联合。

## 二、冠心病患者的降压目标值更趋理性

该声明专家委员会认为，冠心病患者最适宜的血压目标值尚存争议，合理的推荐建议应基于相关流行病学研究和临床替代终点或随机对照硬终点研究证据，并结合动物实验以及对降压效应"J"形曲线理论的认知进行综合判断而得出。通过对近期流行病学研究、降压替代终点或心血管事件硬终点研究以及对糖尿病、脑血管病和老年患者等特定人群降压目标研究结果的系统回顾，专家组认为，对冠心病患者而言，流行病学和临床研究证据均未支持 SBP 的"J"形曲线效应；临床上大量高血压（包括合并明确心脏疾病）患者在接受标准降压治疗情况下也并未出现较低 DBP 所带来的影响；ACCORD 研究明确显示较低的血压目标值（＜120/80 mmHg）在带来卒中获益的同时并未明显增加冠心病事件风险。多数临床研究将 DBP 控制于 70～79 mmHg 范围是安全的。因此，科学声明提出推荐意见如下：

（1）以心血管事件二级预防为目的，高血压合并冠心病患者合理的降压目标值为＜140/90 mmHg（推荐类别 II a，证据等级 B，下同）。

（2）更低的血压目标（＜130/80 mmHg）对部分冠心病患者、既往 MI 病史、卒中或短暂性脑缺血发作（TIA）、冠心病等危症（颈动脉疾病、周围动脉疾病、腹主动脉瘤）患者可能是合理的（推荐类别 II b，证据等级 B）。

（3）对 DBP 升高且存在明确心肌缺血证据的冠心病患者应缓慢降压，当 DBP 降至＜60 mmHg 时应谨慎，尤其是合并糖尿病或 60 岁以上的患者；脉压增大的老年患者降低 SBP 时可能面临过低 DBP（＜60 mmHg）的风险，临床医生应仔细评估是否存在心肌缺血的症状、体征（推荐类别 II a，证据等级 C）。

此外，专家组建议＞80 岁患者的降压目标为＜150/80 mmHg，尽管这一目标值并无证据支持。

## 三、不同类别冠心病患者的血压管理建议更为细化

科学声明在系统回顾各类降压药物（β 受体阻滞剂、CCB、ACEI、ARB、利尿剂和硝酸盐）

治疗高血压和冠心病临床研究，以及不同类别冠心病患者降压治疗试验证据基础上，分别对稳定型心绞痛、急性冠脉综合征（ACS）、缺血性心力衰竭患者的血压管理给出详细的更新推荐意见。每条推荐建议均根据相应研究结果给出推荐类别和证据等级，供临床参考。

**1. 稳定型心绞痛患者的血压管理建议**

（1）用于高血压合并慢性稳定型心绞痛患者的治疗药物包括：β 受体阻滞剂（用于有 MI 病史者）；ACEI 或 ARB（用于有 MI 病史、左心室收缩功能障碍、糖尿病或 CKD 患者）；噻嗪型或噻嗪样利尿剂（Ⅰ，A）。

（2）无 MI 史、左心室收缩功能障碍、糖尿病或 CKD 合并蛋白尿者也可采用 β 受体阻滞剂、ACEI 或 ARB、噻嗪型或噻嗪样利尿剂的联合治疗（Ⅱa，B）。

（3）如存在 β 受体阻滞剂禁忌证或患者不可耐受，则非二氢吡啶类 CCB（如地尔硫䓬或维拉帕米）可替代之，除非存在左心室功能障碍（Ⅱa，B）。

（4）如果心绞痛或高血压均未获控制，则可在 β 受体阻滞剂、ACEI、噻嗪型或噻嗪样利尿剂基础上加用长效二氢吡啶类 CCB。联合应用 β 受体阻滞剂和非二氢吡啶类 CCB 需谨慎，因可能增加显著心动过缓和心衰风险（Ⅱa，B）。

（5）稳定型心绞痛的降压目标值为 < 140/90 mmHg（Ⅰ，A）。更低的血压目标值（< 130/80 mmHg）对部分冠心病患者、卒中或 TIA 病史、冠心病等危症患者也可考虑（Ⅱb，B）。

（6）高血压患者应用抗血小板或抗凝药物并无特殊禁忌；未控制的严重高血压患者接受抗血小板或抗凝药物时应尽快控制血压，以降低出血性卒中风险（Ⅱa，C）。

**2. ACS 患者的血压管理建议**

（1）无 β 受体阻滞剂禁忌证的 ACS 患者起始降压治疗药物应包含一种短效 β₁ 选择性且无内在拟交感活性的 β 受体阻滞剂（酒石酸美托洛尔或比索洛尔）。β 受体阻滞剂通常口服给药，且应在起病 24 h 内给予（Ⅰ，A）。若患者存在严重高血压或缺血表现，可考虑静脉 β 受体阻滞剂（艾司洛尔）（Ⅱa，B）。存在血流动力学不稳定或失

代偿性心衰的患者应暂缓 β 受体阻滞剂治疗，直至病情稳定（Ⅰ，A）。

（2）高血压合并 ACS 患者可考虑硝酸盐类药物，以降压、改善缺血或肺淤血（Ⅰ，C）。疑为右心室梗死或血流动力学不稳定者应避免使用硝酸盐类。初始治疗首选舌下或静脉制剂，有适应证者可转换为长效剂型。

（3）存在 β 受体阻滞剂禁忌证或不耐受者，如存在缺血症状且无左心室功能不全或心衰表现可应用非二氢吡啶类 CCB 如维拉帕米或地尔硫䓬。经受体 β 受体阻滞剂单药及优化 ACEI 治疗仍不能控制心绞痛或血压者，可加用长效二氢吡啶 CCB（Ⅱa，B）。

（4）前壁 MI、持续高血压、存在左心室功能障碍或心衰以及合并糖尿病者，加用 ACEI（Ⅰ，A）或 ARB（Ⅰ，B）。左心室射血分数保留、无糖尿病的低危 ACS 患者，ACEI 可作为一线降压药物（Ⅱa，A）。

（5）醛固酮受体拮抗剂可应用于已接受 β 受体阻滞剂和 ACEI 治疗的合并左心室功能障碍、心衰或糖尿病的 MI 后患者。应用中应监测血钾水平。血肌酐升高（男性 ≥ 2.5 mg/dl，女性 ≥ 2.0 mg/dl）或血钾升高（≥ 5.0 mmol/L）者禁用（Ⅰ，A）。

（6）合并心衰（NYHA Ⅲ～Ⅳ级）或 CKD 且 eGFR < 30 ml/min 的 ACS 患者首选袢利尿剂。噻嗪类利尿剂可用于血压持续增高且经 β 受体阻滞剂、ACEI 和醛固酮受体拮抗剂治疗未获控制者（Ⅰ，B）。

（7）血流动力学稳定的 ACS 患者血压目标值为 < 140/90 mmHg（Ⅱa，C）。出院时将血压控制于 < 130/80 mmHg 是合理选择（Ⅱb，C）。应缓慢降压，避免 DBP < 60 mmHg 导致冠状动脉灌注下降或加重缺血。

**3. 缺血性心衰患者的血压管理建议**

（1）高血压合并心衰患者的治疗策略应包括血脂、肥胖、糖尿病、吸烟、盐摄入多和运动减少等多种危险因素的综合管理（Ⅰ，C）。

（2）改善射血分数降低心衰患者预后的药物通常也用于降压。应给予 ACEI 或 ARB、β 受体阻滞剂（卡维地洛、琥珀酸美托洛尔、比索洛尔或奈必洛尔）和醛固酮受体拮抗剂治疗（Ⅰ，A）。

（3）噻嗪类利尿剂有助于控制血压和降低容量负荷。严重心衰（NYHA Ⅲ～Ⅳ级）或 eGFR ＜ 30 ml/min 者可换成袢利尿剂，但其降压作用不如噻嗪类。利尿剂应和 ACEI 或 ARB、β 受体阻滞剂联用（Ⅰ，C）。

（4）研究显示 ARB（坎地沙坦和缬沙坦）和 ACEI 在射血分数降低的心衰患者中疗效相当，且均可有效降压（Ⅰ，A）。

（5）醛固酮受体拮抗剂螺内酯和依普利酮对心衰有效，应该用于射血分数＜ 40% 的心衰患者。需使用保钾利尿剂者可用以替代噻嗪类。与 ACEI 或 ARB 联用或存在肾功能不全者应严密监测血钾。血肌酐升高（男性≥ 2.5 mg/dl，女性≥ 2.0 mg/dl）或血钾升高（≥ 5.0 mmol/L）者禁用。醛固酮或依普利酮可与噻嗪类利尿剂联用，尤其是难治性高血压患者（Ⅰ，A）。

（6）射血分数降低的非洲裔心衰（NYHA Ⅲ 或 Ⅳ级）患者，可在利尿剂、ACEI 或 ARB、β 受体阻滞剂方案基础上联用肼屈嗪和硝酸异山梨酯（Ⅰ，A）。

（7）高血压合并射血分数保留心衰患者，建议控制血压（Ⅰ，A）、合并房颤者控制心室率以及减轻肺淤血和外周水肿（Ⅰ，C）。

（8）高血压合并射血分数保留心衰患者可应用 β 受体阻滞剂、ACEI、ARB 或 CCB 以减轻心衰症状（Ⅱb，C）。

（9）在 IHD 患者中，伴急性肺水肿的高血压急症的降压治疗原则与 ST 段抬高或非抬高型心肌梗死患者相同（Ⅰ，A）。如患者血流动力学不稳定，应待心衰稳定后开始治疗。

（10）高血压合并射血分数降低心衰患者应避免应用非二氢吡啶 CCB、可乐定、莫索尼定和肼屈嗪（Ⅲ，B）。仅在其他药物用至最大耐受量仍不能控制血压时应用 α 受体阻滞剂（如多沙唑嗪）。非甾体抗炎药也应慎用（Ⅱa，B）。

（11）降压目标值为＜ 140/90 mmHg，但也可考虑降至＜ 130/80 mmHg。DBP 升高且伴有心肌缺血的冠心病心衰患者，应缓慢降压。脉压增大的老年高血压患者降压治疗应关注过低 DBP（＜ 60 mmHg），临床医生应仔细评估是否存在心肌缺血或心衰恶化的症状体征（Ⅱa，B）。80 岁以上老年患者应检测立位血压改变，避免 SBP ＜ 130 mmHg 和 DBP ＜ 65 mmHg。

综上所述，该科学声明以近年高血压和冠心病临床研究为依据，提出不同类型冠心病降压治疗策略的建议，对血压目标值、优化药物选择和治疗注意事项给予更新推荐，对我国高血压合并冠心病患者的血压管理具有一定参考价值。

## 参考文献

[1] Rosendorff C, Lackland D, Allison M, et al. Treatment of hypertension in patients with coronary artery disease. A scientifc statement from the American Heart Association, American College of Cardiology, and American Society of Hypertension. Hypertension, 2015, 65: 1372-1407.

[2] Rosendorff C, Black H, Cannon C, et al. Treatment of hypertension in the prevention and management of ischemic heart disease. A scientific statement from the American Heart Association Council for High Blood Pressure Research and the Councils on Clinical Cardiology and Epidemiology and Prevention. Circulation, 2007, 115: 2761-2788.

**第三篇**

# 与高血压相关的指南、共识解读与评价

# 第十四章 家庭血压及动态血压监测

## 第一节 ESH家庭血压监测指南（2010）解读与评价

李 燕（上海交通大学附属瑞金医院，上海市高血压研究所）

2011年出版的中国高血压防治指南指出，目前我国人群高血压患病率仍呈增长态势，每10个成年人中就有2人患高血压，估计目前全国高血压患者至少有2亿[1]。但高血压知晓率、治疗率和控制率仍分别低于50%、40%和10%。要提高高血压的知晓率和治疗率，经常测量血压是一个重要方法。2008年卫生部（现国家卫生健康委员会）将全国高血压日的主题定为"在家中测量血压"。随着血压计技术进步和销售途径的多样化，电子血压计正走入千家万户。但据研究调查发现，我国高血压患者中血压计持有率仅为10%～30%，远低于日本等发达国家。国人对电子血压计的准确性存有普遍疑虑，对血压如何正确测量存在很多误区。所以，非常有必要对医生及患者加强血压测量知识的培训。

家庭血压作为诊室血压的一个非常有效的补充，近年来得到许多高血压专家学者的重视。2008年欧洲高血压学会（ESH）血压测量工作组出版了《家庭血压监测指南》，详尽科学地阐明了家庭血压监测的意义和临床运用方法等[2]。但家庭血压监测，和其他医疗诊断技术不同，实施的主体是患者，需要非常强的可操作性。所以，在2010年，ESH血压测量工作组在2008年指南的基础上，出版了一个更为简洁（英文全文仅4页）、便于临床日常操作的指南[3]。该指南从讨论家庭自测血压的优势入手，从设备和袖带的选择、测量条件、监测步骤、监测结果解释等方面描述了专家对家庭血压监测关键问题的指导意见。虽然篇幅不长，但家庭自测血压需要关注的几点问题都有可操作性的答案，对我国制订家庭血压监测指南也有指导意义。个人认为该指南中以下几点内容或特点值得我们关注和讨论。

### 一、强调对患者、医护人员及销售血压计的药师进行关于血压及血压测量知识的培训

虽然目前已经不难从市场上购买到进行家庭血压测量的设备，但仍有较大比例的人对血压及血压测量知识缺乏了解。国内有调查显示，仅有64.4%心内科住院患者测血压前能休息5 min以上，18.9%患者不知道袖带与心脏要处于同一水平，15.6%患者测血压时讲话或活动肢体。我们的高血压专业机构及相关健康教育机构应提供这些培训机会。培训的内容不仅应包括血压计的使用方法、血压测量的规范要求、血压值的记录方法等，还应包括一些关于血压的知识。让患者了解血压波动是人体正常生理现象，不需要过分关注某个偶然的血压低值或高值。

### 二、明确推荐使用上臂式半自动或自动电子血压计，强调设备的合格性

血压准确测量的前提是有一个准确的血压计。由于健康教育知识普及不够，目前我国大多数人仍坚持认为水银柱血压计是唯一准确测量血压的设备。我们必须要同时让广大民众知道，只有由经过专业培训的人利用水银柱血压计，才有可能准确测

...

量血压。一般的非医学专业人士，还是使用经过国际认证的上臂式电子血压计较妥。目前我们较多强调血压计的品牌和型号要经过国际认证，但忽视了另外一方面问题，即重视个体使用血压计的测量准确度验证。有些人发现，尤其是在一些特殊人群中，如老年人、肥胖人群、孕妇等，即使使用了经过国际标准认证的血压计，测得的血压和水银柱血压计测量值仍有很大差别。在该欧洲的简洁指南、日本的家庭自测血压指南和美国的关于家庭血压测量的行动呼吁中，都提出了在患者第一次使用血压计前，最好到专业机构进行血压计准确测量的验证和相关技术培训[4-5]。欧洲高血压学会给出了进行准确性验证的方案，虽然准确性的判断标准还没有得到一致意见，但至少已经有方法可依。日本的指南中给出了具体判断标准，认为应用个体听诊血压值与仪器测量值之间的差值小于 5 mmHg 的仪器是妥当的。我们的高血压专业机构也应对血压计的个体验证方案及判断标准提出建议，并提供这样的技术服务。

## 三、明确给出血压测量的规范动作

血压测量前要休息至少 5 min；30 min 内不吸烟、不进食、不饮用含咖啡因类饮料、不运动；测血压时取坐位，手臂有支撑（比如放在桌上）；袖带放置在肘横纹上 2～3 cm，高度和心脏水平一致；血压测量时安静，不讲话。测量后要立即记录所有血压读数。这些规定动作与我们国内有关的建议是完全一致的。日本的家庭自测血压指南和这个指南要求也大同小异，为了提高依从性，日本指南建议测量前休息时间可缩短为 1～2 min，不能坐位测量血压的时候，也同意以卧位测量，而且强调早晨血压测量最好在排尿后、早餐前和服用降压药物前。

## 四、针对不同情况的患者给出不同的家庭血压监测方案

对初次评估是否有高血压的患者，或评估某种降压治疗方案的疗效时，该指南建议在就诊前连续 3 天，最好连续 7 天，早晚 2 次测量血压，每次连续完成 2 个血压测量。对处于稳定治疗期的患者

建议每周测量 1～2 次血压，但同时指出就这一点专家并没有一致的意见。不同指南虽对一天之内早晚 2 次测量血压基本达成一致，但每次测量应包括连续几个血压读数，并没有一致意见。和欧洲指南建议的每次 2～3 个血压测量不同的是，日本指南更强调依从性，认为每次完成 1 个或 1 个以上血压测量均可。在如何统计分析家庭自测血压上，不同指南间也有差别。欧洲指南推荐将第一天的血压读数去除，计算后 6 天的血压平均值。而日本指南基于其 Ohasama 研究结果，推荐将长期测量的早晨和晚上的第一次血压的平均值作为家庭自测血压值。

## 五、识别白大衣高血压及隐蔽性高血压

诊室血压高，但家庭自测血压正常，可诊断为白大衣高血压。这种类型的高血压心血管风险较低而发展成持续性高血压的风险较大。所以对这种类型的患者专家建议应进行规则的诊室和家庭血压的随访测量。如果患者表现为诊室血压正常而家庭自测血压高的"隐蔽性高血压"，其风险则和持续性高血压相似。对这种诊室血压和家庭自测血压之间的差别现象，进一步的诊断和治疗决策需要更多地依赖诊室外血压测量，如 24 h 动态血压监测或重复进行家庭自测血压测量。

## 六、明确家庭自测血压的适应证和禁忌证

基于家庭自测血压可以提供血压、心率、血压变异等多种信息，该欧洲指南建议在条件许可情况下，所有正在进行降压治疗的高血压患者都应进行家庭血压测量。对正常血压高值患者，或心血管总体风险较高但诊室血压正常患者，或单纯诊室血压高但无靶器官损害的患者都应推荐使用家庭血压监测。治疗依从性比较差的患者、高心血管风险人群及孕妇也应推荐使用家庭血压监测。家庭血压监测的禁忌证主要是合并对血压测量有影响的一些疾病，如心律失常，包括房颤、严重心动过缓等。当然，这些患者的家庭血压监测也可使用听诊法进行。有严重焦虑症的患者、会自行改变治疗方案的患者不建议使用家庭血压监测。这些建议基本

上在中国、欧洲、美国及日本的相关指南中都是一致的。

　　总之，2010 年版 ESH 家庭血压监测指南，更注重实用性，将家庭血压监测的具体细节问题交代得比较清楚，与 2008 年版指南相比，较少阐述原理和临床证据，适于基层医生及患者运用，也值得我国高血压专家、医务人员及患者借鉴。

## 参考文献

［1］刘力生. 2010 中国高血压防治指南. 中华高血压杂志，2011，19：701-743.

［2］Parati G，Stergiou G，Asmar R，et al. ESH Working Group on Blood Pressure Monitoring. European Society of Hypertension guidelines for blood pressure monitoring at home：a summary report of the Second International Consensus Conference on Home Blood Pressure Monitoring. J Hypertens，2008，26：1505-1526.

［3］Parati G，Stergiou G，Asmar R，et al. ESH Working Group on Blood Pressure Monitoring. European Society of Hypertension practice guidelines for home blood pressure monitoring. J Hum Hypertens，2010，24：779-785.

［4］Imai Y，Otsuka K，Kawano Y，et al. Japanese society of hypertension（JSH）guidelines for self-monitoring of blood pressure at home. Hypertens Res，2003，26：771-782.

［5］Pickering T，Miller N，Ogedegbe G，et al. American Heart Association；American Society of Hypertension；Preventive Cardiovascular Nurses Association. Call to action on use and reimbursement for home blood pressure monitoring：a joint scientific statement from the American Heart Association，American Society of Hypertension，and Preventive Cardiovascular Nurses Association. Hypertension，2008，52：10-29.

# 第二节　澳大利亚动态血压监测专家共识（2011）解读与评价

池洪杰（首都医科大学附属北京朝阳医院）　蔡　军（中国医学科学院阜外医院）

　　2011 年英国高血压指南建议，所有诊室血压在 140/90 mmHg 以上怀疑高血压的患者都必须进行动态血压监测（ambulatory blood pressure monitoring，ABPM），对诊室筛查发现的高血压予以确诊。除了诊室血压 ≥ 180/110 mmHg 的重度或 3 级高血压患者，都应该等待 ABPM 的结果才能启动降压药物治疗。该指南强调了 ABPM 对高血压诊断及治疗的指导作用。欧洲高血压学会（ESH）也专门召开了"ABPM 指南研讨会"，共同讨论制订第一部"欧洲 ABPM 指南"，已于 2012 年发布。由此可见，ABPM 在高血压的诊断及治疗领域的地位不断提高。2012 年 2 月《高血压杂志》（*Journal of Hypertension*）上发表了 2011 年澳大利亚 ABPM 专家共识[1]（以下简称：该共识）。该共识全面系统地阐述了 ABPM 的临床应用，旨在进一步指导临床实践。

## 一、与诊室血压相比，动态血压能更准确地反映实际的血压水平，与预后关系更密切

　　三种常见的测量血压的方法是诊室血压、ABPM 及家庭自测血压。血压水平受到活动、体温、情绪及昼夜节律等的影响。各大高血压指南主要依据诊室血压评价患者心血管疾病风险。诊室血压因测量次数过少以至于不能准确地反映真实的血压水平。ABPM 白天每 15 ～ 30 min 测量血压 1 次，夜间每 30 ～ 60 min 测量血压 1 次，通过增加血压测量次数既可以测量活动状态下的血压，也可以测量睡眠中的血压，因而可以更准确地反映一个人整体血压水平。2004 年"西班牙高血压学会动态血压登记研究"共纳入 10 万余例进行 ABPM 的高血压患者，通过对比 ABPM 与诊室测量血压的结果发现，单纯采用诊室血压管理高血压患者既可能低估高血压控制情况，也可能高估血压控制情况，不仅造成大量医疗资源的浪费，也严重不利于患者的健康[2]。

　　该共识指出，与传统的诊室血压相比，ABPM 与临床预后及靶器官损害如左心室肥厚的关系更为密切[3]。大多数研究显示，夜间血压比日间觉醒血压在预测临床预后方面更重要，尤其是夜间血压不降低的患者。夜间非勺型血压可增加卒中、靶器官损害及心血管事件包括死亡的发生风险。非勺型

血压患者应该注意排查有无夜间睡眠呼吸暂停或糖尿病。ABPM 是目前最常用的发现夜间非勺型血压的方法。由此可见，与诊室血压相比，ABPM 相关指标能更好地预测预后。应用 ABPM 指导治疗可实现同样的血压控制而需更少的治疗，可同等程度地减少靶器官损害。

## 二、ABPM 的适应证

（1）怀疑白大衣效应（包括怀疑白大衣高血压）；

（2）怀疑隐蔽性高血压；

（3）怀疑夜间非勺型血压；

（4）心血管事件高危患者；

（5）虽然经适当的降压治疗血压仍未达标（包括老年单纯收缩期高血压）；

（6）已知或怀疑阵发性血压升高；

（7）调整降压药物；

（8）提示直立（体位）性低血压的晕厥或其他症状，而在诊室不能明确；

（9）怀疑或确诊的睡眠呼吸暂停；

（10）妊娠早期高血压。

与血压正常的患者相比，白大衣高血压患者 8 ～ 10 年发生高血压的风险增加 1 倍。白大衣高血压增加空腹血糖受损或糖尿病的发生风险。该共识指出一旦疑诊白大衣高血压，应进行 ABPM，更全面可靠地评价患者血压水平。隐蔽性高血压指的是诊室血压正常，但 ABPM 数值高于正常。诊室监测血压正常（特别是早晨）的主要原因包括夜间饮酒或应用短效降压药，阻塞性睡眠呼吸暂停是另一个重要原因，这种原因引起的高血压大多数可以通过持续正压通气治疗缓解。隐蔽性高血压与高血压一样增加严重心血管事件风险。

ABPM 还有助于评价顽固性高血压日间血压情况及是否存在白大衣效应。据报道，大约 1/4 的顽固性高血压患者其 ABPM 数值正常。ABPM 亦被推荐用于妊娠期高血压患者。

ABPM 的另一个突出优势是可以测量夜间血压，而夜间血压与睡眠血压事实上也不完全一致，在 24 h 血压监测中，夜间血压负荷有着更高的评价意义，夜间血压升高或不下降与显著的靶器官损害、自主神经功能失调或存在阻塞性通气功能

障碍具有一定的相关性。夜间血压不降者即使 24 h ABPM 波动在正常血压水平，但夜间和白天的收缩压 / 舒张压比值每增加 5%，则心血管死亡的危险上升 20%。夜间血压比日间血压相比预测临床预后更准确。理想的血压控制不仅包括日间血压达标，还包括夜间血压得到良好控制（例如，如果夜间血压不下降，可在夜间口服降压药物）。夜间血压过度下降指夜间血压下降大于 20%。该指南指出这也不是一种良性现象。有证据表明这种情况与脑组织低灌注及老年人轻度认知功能受损相关。

## 三、实施 24 h ABPM，提高诊断、治疗高血压的水平

ABPM 的另一个用途是指导临床用药。有足够的证据显示，应用 ABPM 指导临床用药，在减少靶器官损害方面，与诊室血压同样有效，而且药物用量更少[4]。ABPM 还可以显著提高降压治疗的质量，实现平稳控制血压。ABPM 也是血压控制不良的一个敏感指标，并能确定治疗是否在 24 h 内都有效。目前 ABPM 已成为美国食品药品监督管理局（FDA）强制性检测降压药物手段。对于口服降压药物的高血压患者，能否保证 24 h 平稳降压，不能单纯靠诊室血压来确定，ABPM 提供了能定时观察昼夜血压变化的手段，并能更好地反映患者的血压控制情况。与《中国高血压防治指南 2010》相同，澳大利亚成人高血压指南同样定义正常血压为诊室血压＜ 120/80 mmHg。目前澳大利亚成人高血压指南定义高血压为诊室血压≥ 140/90 mmHg，这与 2007 ESH 和欧洲心脏病学会（ESC）高血压管理指南、日本 ABPM 临床应用指南及我国高血压指南中的定义相似。但该共识指出，与血压数值相关的心血管疾病风险是一个连续的变量，并没有一个明确的切点。

该共识的一个突出亮点是明确了与不同级别诊室血压相对应的动态血压阈值，该数据主要依据在澳大利亚进行的一项包括 8575 例高血压患者的前瞻性研究经回归分析得出的结论。这一分级为临床应用 ABPM 指导降压药物的使用提供了依据。例如，如果日间 ABPM 大于 168/105 mmHg，相当于诊室血压大于 180/110 mmHg 的 3 级高血压，根据目前的高血压指南应该在改善生活方式基础上立

即启动药物治疗。研究表明，ABPM 的日间血压数据低于相应的诊室血压[5]。基于 ABPM 的治疗靶目标也低于相应的诊室血压。与当前指南中的治疗靶目标（140/90 mmHg）对应的动态血压数值为 133/84 mmHg。上述阈值的提出对将来应用 ABPM 指导临床实践有重要意义。该共识也提到了动态血压指标中逐渐受到重视的"晨峰高血压""血压和心率变异性""平滑指数""动态动脉硬化指数（ambulatory arterial stiffness index，AASI）"。这些不仅有助于高血压类型的识别和判断，还可更准确地评估动脉硬化的进展程度、评价抗高血压药物的优劣、预测靶器官损害情况及心脑血管并发症的发生风险。虽然有一定的争议，目前认为 AASI 可以反映动脉壁的僵硬度。提出这一概念的基本原理是随着血压由睡眠中的最低值升高到日间的最高值，僵硬的血管收缩压升高的程度高于舒张压。通过 ABPM 获得不同时间的舒张压和收缩压数值，经分析可得出舒张压和收缩压的回归关系，把 AASI 定义为 1 减去舒张压对收缩压的回归斜率。年轻人中 AASI < 0.5，老年人中 AASI < 0.7。多项研究证实 AASI 可有效地预测心血管死亡，与靶器官损害标志相关，资料可从 ABPM 中获得，有重要的临床意义。该共识还指出 ABPM 是一项专门的技术，需要一定的训练、技能及经验。应用中应选择合适的袖带。并对如何评价 ABPM 的质量、检查过程中如何指导患者以及 ABPM 未来的研究方向作了阐述。

总之，ABPM 的优势是可获知更多的血压数据，能实际反映血压在全天内的变化规律。以往，临床医生更关注血压水平而不是血压节律，因此，

ABPM 将带给医生全新的高血压诊断和治疗模式。2011 澳大利亚 ABPM 专家共识提出了 ABPM 的降压治疗靶目标及高血压分级标准，进一步规范了 ABPM 的临床应用。随着全球大规模多中心 24 h 动态血压登记研究结果的公布，相信动态血压必将成为高血压患者新的观察指标和新的治疗靶点。未来将依托 ABPM 设计前瞻性研究探讨血压节律的恢复和预后的转归以及药物和给药方法对恢复夜间高血压患者异常昼夜节律的影响，最大限度地减少靶器官损害和心血管事件。

## 参考文献

[1] Head G，McGrath B，Mihailidou A，et al. Ambulatory blood pressure monitoring in Australia：2011 consensus position statement. J hypertens，2012，30（2）：253-266.

[2] Sierra A，Redon J，Banegas JR，et al. Spanish Society of Hypertension Ambulatory Blood Pressure Monitoring Registry Investigators. Prevalence and factors associated with circadian blood pressure patterns in hypertensive patients. Hypertension，2009，53（3）：466-472.

[3] Mesquita-Bastos J，Bertoquini S，Polonia J. Cardiovascular prognostic value of ambulatory blood pressure monitoring in a Portuguese hypertensive population followed up for 8.2 years. Blood Press Monit，2010，15（5）：240-246.

[4] Staessen JA，Byttebier G，Buntinx F，et al. Antihypertensive treatment based on conventional or ambulatory blood pressure measurement. A randomized controlled trial. Ambulatory Blood Pressure Monitoring and Treatment of Hypertension Investigators. JAMA，1997，278（13）：1065-1072.

[5] Head G，Mihailidou A，Duggan K，et al. Definition of ambulatory blood pressure targets for diagnosis and treatment of hypertension in relation to clinic blood pressure：prospective cohort study. BMJ，2010，340：c1104.

# 第三节　ESH 动态血压监测指南（2014）解读与评价

李　燕（上海交通大学附属瑞金医院，上海市高血压研究所）

动态血压监测（ambulatory blood pressure monitoring，ABPM），作为目前 state-of-art 血压测量技术，已越来越广泛地被应用于高血压的诊断和治疗管理，因为它不仅是鉴别诊断白大衣高血压（white-coat hypertension）及隐蔽性高血压（masked hypertension）的标准方法，还可以全面

反映不同时间段、多种状态下，如日常工作、运动及休息睡眠状态下的血压水平和血压波动特点。2013 年欧洲高血压学会（ESH）血压测量工作组集 34 位各国专家智慧，综合 600 多篇动态血压相关文章的研究证据，发表了 ABPM 专家共识及操作指南[1]。该共识文件长达 38 页，详尽地阐

述了 ABPM 的临床运用及研究进展，可以说是迄今为止对 ABPM 最专业、最完整的论述。但长篇论述毕竟不方便普及应用，一线临床医生需要简洁、直接针对临床问题的指导和建议，为此，缩减为 8 页的动态血压指南（简版指南）于 2014 年 7 月在 ESH 的官方刊物《高血压杂志》（*Journal of Hypertension*）上发表[2]。

2014 简版指南直面临床问题，围绕以下三个方面进行了阐述：①什么样的患者需要做 ABPM？② ABPM 如何操作及报告？③如何在临床提供 ABPM 服务？该简版指南在观点阐述及专家建议上和 2013 年版 ESH ABPM 专家共识及指南并无差别，但查阅更方便，专家建议一目了然，可推广性更强。个人认为，该版指南的以下几个特点值得关注。

## 一、规范白大衣高血压、隐蔽性高血压的诊断名称及诊断标准

鉴别诊断白大衣高血压及隐蔽性高血压是动态血压监测的主要功能之一。既往临床实践及研究中，白大衣高血压及隐蔽性高血压大都基于诊室血压和白天动态血压平均值来诊断，但也有一些研究者采用 24 h 血压平均值替代白天动态血压来诊断，采用的标准不统一。单纯使用白天动态血压来诊断，忽略了夜间血压水平的作用。近年来，多个研究证实夜间血压比白天血压与心血管风险关系更密切[3-4]。一天内任何一个时段血压升高，即使单纯夜间血压升高，心血管风险也显著增加。白大衣高血压，只有当白天和夜间血压都正常，其心血管风险才和血压正常者没有差别[5]。所以，考虑到不能忽略夜间血压的作用，2013 年及 2014 年 ESH 发布的 ABPM 相关指南中，建议用诊室血压和 24 h 血压平均值来诊断白大衣高血压及隐蔽性高血压，替代原来不一致的标准。同时，明确指出"隐蔽性高血压"这个诊断名称只适用于尚未进行降压治疗的患者，对已经降压治疗的患者，如果在诊室外时段血压未控制，可称为"隐蔽性未控制高血压（masked uncontrolled hypertension）"。白大衣高血压也只适用于未进行降压治疗的患者，对已经降压治疗的患者，诊室血压高而 24 h 动态血压正常，可称为"白大衣效应"（white-coat effect）或"白大衣现象"（white-coat phenomenon）。

## 二、明确列出 ABPM 的临床适应证和指征

简版指南明确列出了动态血压监测的 4 个强"指征"：识别白大衣高血压、隐蔽性高血压、异常 24 h 血压节律，及评估降压疗效。也提出了另外 10 个一般指征，包括评估清晨血压及血压晨峰，筛查和随访睡眠呼吸暂停，评估血压变异，评估特殊人群如儿童、青少年、孕妇、老年人及高风险人群的高血压，识别动态低血压，及内分泌性高血压等。列出的指征较多，但偏于说明动态血压监测的目的，并没有列出具体的临床适应证，个人认为临床可操作性并不强。国内很多地区设备和医疗条件严重不足，动态血压监测只能选择有强适应证的患者。我们在近几年动态血压监测的具体实施中，患者一般包括以下五种具体临床情况：①未治疗患者：初次发现血压升高，尤其是多次血压测量不一致，时高时正常，或诊室和家庭自测血压不一致，诊断高血压有困难。②未治疗患者：诊室血压正常，但有症状主诉，或有心脏肥大、微量蛋白尿等靶器官损害指征。③降压治疗患者：为准确评估降压疗效，尤其是当诊室血压和家庭自测血压不一致的时候，可以考虑进行动态血压监测。④诊断真正难治性高血压。⑤评估短时血压变异、昼夜节律等：适合平时血压波动大或合并阻塞性睡眠呼吸暂停综合征（OSAS）的患者。

## 三、规范 ABPM 具体操作及报告的标准及要求

临床上使用的动态血压监测仪必须经过国际认可的方案进行认证，对一些特殊人群，如儿童青少年、孕妇及肥胖者还需要一些特别的验证。动态血压的报告软件最好能兼容多种型号的动态血压监测仪；能描绘出 24 h 血压变化曲线图并标记正常参考值曲线；能显示平均收缩压、舒张压、心率及夜间血压下降比例等。指南中还详细列出了进行动态血压监测的详细步骤规范，比如选择大小合适的袖带，将气囊的中心放在肱动脉上，选择非优势臂佩戴袖带，向患者交代动态血压监测中需要注意的

问题等等；并对用于临床诊断和科研的动态血压数据的质量标准做了明确界定。一个成功的临床动态血压监测需要满足：① 24 h 有效读数大于 70%；②白天和夜间分别多于 20 个和 7 个有效读数。科研用途的动态血压数据还需要满足白天和夜间每小时分别有两个和一个有效读数。白天和夜间时段最好用睡眠时间来定义，当然也可以用固定钟点法定义，如 6：00 到 21：00 定义为白天，21：00 到 6：00 定义为晚上。指南对这些标准进行了界定，对临床规范操作，科研统一标准很有益处。

## 四、讨论 ABPM 的优势和劣势，指导不同血压测量方法的临床运用

指南开篇即列举了 ABPM 的优势和劣势，并用一整页版面用表格方式对比了 ABPM、诊室血压、家庭血压监测三种血压测量的基本特征、诊断阈值、与预后的关系，以及对临床用药的指导作用等。指南指出 ABPM 与家庭血压监测提供的信息互为补充，在临床实践中可以结合使用。家庭血压监测因简便价廉，适合高血压患者的长期血压监测和随访；ABPM 因能准确评估 24 h 血压水平及血压变异，准确鉴别白大衣高血压和隐蔽性高血压，比较适合高血压的初次诊断和评估。这些建议对我们在实践中如何运用不同血压测量方法确实有指导作用。

## 五、提出了 ABPM 在特殊人群中的应用问题

2014 年版指南虽然简短，但仍具体说明了 ABPM 在肥胖患者、房颤患者及儿童和青少年这三类特殊人群中的应用问题。虽然在这些特殊人群中开展 ABPM 存在一些技术上的困难，指南主张仍需在这些人群中积极进行 ABPM，同时开展相关临床研究。对于肥胖患者，可尽量使用扇形大袖带，如果仍难以找到合适的大袖带，可以将袖带绑在前臂，测量血压时将手腕放在心脏水平。对于房颤患者，由于血压变异较大，ABPM 的准确性还

需进一步研究。对于儿童及青少年的 ABPM，一直困扰临床的是缺乏正常值标准。2013 年版 ESH ABPM 专家共识及指南和 2014 年简版指南均根据儿童及青少年研究中血压的分布情况，列出不同身高水平儿童的白天和夜间血压的第 90 和 95 百分位数，作为动态血压的正常值标准供临床使用。同时指出选择合适大小的袖带对儿童及青少年的血压测量至关重要，袖带气囊长度至少要覆盖 80% ～ 100% 的臂围，宽度是臂围的 40%。

总之，2014 年简版指南非常简洁、方便临床医生阅读使用，同时对 ABPM 的临床应用规范做了清晰界定，对推广 ABPM 的临床运用将发挥重要作用，对制订我国的 ABPM 指南也有借鉴意义。

## 参考文献

[1] O'Brien E，Parati G，Stergiou G，et al. European Society of Hypertension Working Group on Blood Pressure Monitoring. European Society of Hypertension position paper on ambulatory blood pressure monitoring. J Hypertens，2013，31：1731-1768.

[2] Parati G，Stergiou G，O'Brien E，et al. European Society of Hypertension Working Group on Blood Pressure Monitoring and Cardiovascular Variability. European Society of Hypertension practice guidelines for ambulatory blood pressure monitoring. J Hypertens，2014，32：1359-1366.

[3] Dolan E，Stanton A，Thijs L，et al. Superiority of ambulatory over clinic blood pressure measurement in predicting mortality：the Dublin outcome study. Hypertension，2005，46：156-161.

[4] Fan H，Li Y，Thijs L，et al. International Database on Ambulatory Blood Pressure In Relation to Cardiovascular Outcomes Investigators. Prognostic value of isolated nocturnal hypertension on ambulatory measurement in 8711 individuals from 10 populations. J Hypertens，2010，28：2036-2045.

[5] Asayama K，Thijs L，Li Y，et al. International Database on Ambulatory Blood Pressure in Relation to Cardiovascular Outcomes（IDACO）Investigators. Setting thresholds to varying blood pressure monitoring intervals differentially affects risk estimates associated with white-coat and masked hypertension in the population. Hypertension，2014，64：935-942.

# 第十五章 心血管疾病预防

## 第一节 欧洲心血管疾病预防指南（2012）解读与评价

胡大一（北京大学人民医院）

2012年9月在欧洲心脏病学会（ESC）年会上发布了新一版《欧洲心血管疾病预防指南（2012）》[1]（简称"2012年版欧洲指南"）。这是一部涵盖生活方式改变与多重危险因素综合控制的心血管一级预防指南，是在以往分别针对高血压、血脂异常、糖尿病和吸烟各个不同危险因素控制指南基础上提出的全面、综合的心血管疾病防控指导原则。

2012年版欧洲指南与2007年版指南[2]最大的区别在于更注重新的科学知识与证据，严格的评级系统使循证建议更加符合临床实践的需要。我们可以从中了解心血管疾病预防的几个关键问题：什么是心血管疾病预防？开展心血管疾病预防的价值所在？哪些人群能从心血管疾病预防中获益？如何开展心血管疾病预防以及开展的时机？谁来实施心血管疾病预防计划？

2012年版欧洲指南写作形式令人耳目一新，纲举目张，一目了然，读起来引人入胜。

2012年版欧洲指南有两点尤其值得我国学习：

（1）把欧洲国家人群分为心血管疾病高危与低危两类，分别使用不同的10年风险评估量表，而不是"one size fits all"（一刀切，无论高矮胖瘦，一码通吃）。我国幅员广大，民族众多，东西部、富裕与贫困地区经济社会发展水平、生活方式和危险因素水平差异很大，但目前还缺乏不同地区的流行病学研究数据与临床研究证据，尚无针对不同地区的心血管疾病预防指南出台。如果采用适用于较高风险人群的量表评估风险较低的人群，可能过高估计实际存在的风险。

（2）对10年心血管疾病绝对危险相对低的人群，如年轻人群，2012年版欧洲指南建议使用相对风险加以评估。如果仅用10年心血管疾病绝对风险评估，这些年轻人群可能意识不到自己的相对风险已比同龄的健康人群高出多倍。因此，相对风险评估有利于促进这些年轻人及早改变生活方式，尤其是戒烟、运动和健康饮食、控制体重。在我国，年轻人群和中青年女性应采用相对风险评估。

2012年版欧洲指南除了强调传统的心血管疾病危险因素评估之外，还关注了：

（1）社会经济状况，尤其是在经济、社会地位较低的人群，心理因素为心血管疾病独立危险因素。本人多年推动"双心"（心脏与心理）服务，对此备受鼓舞。

（2）睡眠呼吸暂停或勃起功能障碍。

2012年版欧洲指南强调，对于常见基因变异的基因筛查不宜用于心血管疾病的危险分层。

2012年版欧洲指南指出，根据量表评估10年风险中等危险程度的人群，可采用颈动脉内膜中层厚度（IMT）、踝臂指数（ABI）或CT扫描钙化积分筛查亚临床病变，避免单纯使用危险评估量表低估中等危险人群中部分人的实际风险程度。

我国的CT扫描技术在大量体检中心使用的适应证过于宽泛，用于低危人群并非个别现象，但对钙化积分的使用重视不够，而在盲目宽泛地使用多层CT冠状动脉显像。

2012年版欧洲指南不但针对传统危险因素，还特别强调多学科合作参与行为干预和心理危险因素干预，一如既往地推荐在临床实践中使用的"5A"

模式（Ask，Advise，Assess，Assist，Arrange）。

欧洲新指南建议，强调多学科合作，综合干预，全科医师发挥主导作用和护士协调模式。这点在我国十分重要。现有的医疗资源高度集中在大城市大医院。门急诊人满为患，大医院的专科医师不堪重负，没有精力从事预防与健康管理，而且这些专科医师更多掌握的是药片、支架和手术技术，对于心理、生活行为方式、生活质量评估和改善的知识与技能缺乏，难以胜任预防与健康管理的角色。提高全科医师的水平，才能真正实现重预防。无论是一级预防、康复或二级预防，经培训的护士均起着重要作用。此外运动医学、营养、精神心理专业人员以及社会工作者、药剂师和患者家属多方参与，形成团队协作，方可实现对患者的综合管理、服务和关爱。对患者本人进行教育，提高其对疾病的自我管理能力也至关重要。总之，只有"去中心化"（decentralize），重构医疗服务结构和模式，才可能落实心血管疾病的预防。

欧洲新指南还特别强调，医生必须采取措施提高患者对预防措施的依从性。注意查找患者依从性不良的原因，加以改进；在临床实践中，注意个体化，找到控制风险推荐的可接受的最小药物剂量；建立长效的监测、评估、反馈机制以不断提升预防的实效。

2012 年版欧洲指南中有 3 点关于用药方面的内容值得我们关注：

（1）只要可耐受，无禁忌证，二甲双胍是一线推荐的降糖药；

（2）他汀用于降低糖尿病患者心血管风险；

（3）对于无动脉粥样硬化证据的糖尿病患者不建议使用阿司匹林。

如同 ESC 其他指南，新的心血管疾病预防指南也有"口袋书"简写版，其中文译本已在第 23 届长城国际心脏病学学术大会上发行。

衷心希望同道们能够认真学习欧洲新指南的经验，把我国心血管疾病的预防工作做得更好、更实。

## 参考文献

［1］ Perk J，De Backer G，Gohlke H，et al. European Guidelines on cardiovascular disease prevention in clinical practice（version 2012）：the Fifth Joint Task Force of the European Society of Cardiology and other societies on cardiovascular disease prevention in clinical practice（Constituted by representatives of nine societies and by invited experts）. Eur Heart J，2012，33：1635-1701.

［2］ Graham I，Atar D，Borch-Johnson K，et al. European Guidelines on cardiovascular disease prevention in clinical practice：executive summary. Fourth Joint Task Force of the European Society of Cardiology and other societies on cardiovascular disease prevention in clinical practice（Constituted by representatives of nine societies and by invited experts）. Eur Heart J，2007，28：2375-2414.

# 第二节　欧洲心血管疾病预防指南（2016）解读与评价

刘　靖（北京大学人民医院）

2016 年 8 月，欧洲心脏病学会（ESC）联合其他学会共同发布新版《欧洲心血管疾病（CVD）预防临床实践指南（2016）》，全文刊载在《欧洲心脏杂志》（*European Heart Journal*）上[1]。该指南为欧洲发布的第 6 版 CVD 预防指南，是在 2012 年指南[2]基础上进行修订，内容涵盖 CVD 预防的定义、获益人群和危险评估、个体和人群水平的干预等。

## 一、何为 CVD 预防？

CVD 预防定义为：在群体或个体水平，综合采取各项干预措施以消除或减少 CVD 及其相关功能障碍产生的影响。

近三十年以来，尽管 CVD 结局较前有所改善，但仍是人群发病和死亡的首要原因。在采取包括控制吸烟等一系列预防措施后，欧洲大陆地区经年龄校正的冠心病发病率开始下降，尤其是高收入地区。当前 CVD 的患病率不到 20 世纪 80 年代的一半。但应该认识到，由于地域发展不均衡持续存在以及肥胖、糖尿病等诸多危险因素的攀升，CVD 的预防仍面临较大压力。

群体水平的疾病预防应从促进健康的行为出发；个体水平（指那些罹患 CVD 风险中到高危，

或已患有 CVD 的人群）的疾病预防，可以通过改变不健康的生活方式（如不健康饮食、运动不足、吸烟）以及控制危险因素来实现。实践表明，消除不健康行为可以减少 80% 的 CVD 以及 40% 的癌症。

过去三十年，半数 CVD 死亡率的减少可归因于群体胆固醇水平、血压和吸烟率的降低。这在部分程度上抵消了其他危险因素的增加，如肥胖和糖尿病（人口老龄化同样增加心血管事件）。因而在群体水平促进健康的生活方式获得了新版指南的推荐。生活方式干预应优先采取或者与药物干预同时进行。限制盐和反式脂肪酸的摄入预防 CVD 的策略具有成本效益。

## 二、如何评估心血管危险?

### 1. 为何评估总体心血管危险?

个体危险因素的聚集是导致动脉粥样硬化的基础，因而当前 CVD 预防指南推荐评估总体心血管危险。CVD 的预防应基于风险，风险级别越高，干预措施越强。例如，胆固醇水平为 7 mmol/L、不吸烟血压正常的女性，其 10 年致死性 CVD 的风险仅为 2%；而胆固醇水平为 5 mmol/L、吸烟、收缩压 180 mmHg 的男性，其 10 年致死性 CVD 风险为 21%。

近期有荟萃分析显示，基线风险较高的个体降压治疗带来的心血管绝对风险下降幅度更大。但进一步分析表明，基线风险较高的个体降压治疗后仍有较大残留风险，推荐进行早期干预。

指南推荐应用 Euro SCORE 评分来估计总体心血管危险。

### 2. 谁将受益于总体心血管危险评估?

疾病筛查包括机会性筛查和系统性筛查，可以识别无症状人群的 CVD 风险。机会性筛查可在个体因其他原因就诊时进行；系统性筛查可作为一般人群体检的一部分，或在有早发 CVD 家族史或家族性高胆固醇血症等心血管危险增加的特定人群中开展。

在策略上，指南不推荐全人群筛查，尤其是在心血管低危人群中进行筛查。因为其在减少心血管事件上并不是特别有效。既往的相关研究显示，采用心血管评分量表筛查高危人群预防 CVD 与全人群筛查具有同等效益，并且可能潜在地节约成本。既往曾有关于筛检的争议，一方面假阳性结果

会导致不必要的关注和药物治疗，另一方面假阴性结果会造成"麻痹大意"甚至不恰当取消或终止生活方式干预。也有文献显示参与心血管危险筛检的人群并未对其造成困扰。如何更为准确地针对特定人群进行筛检，有待于更多研究。

指南推荐系统评估个体心血管危险增加的因素：即伴有早发 CVD 家族史，家族高胆固醇血症，伴有主要心血管危险因素（如吸烟、高血压、糖尿病或血脂水平增高）以及增加心血管危险的合并症。

对于没有已知心血管危险的 40 岁以下男性及 50 岁以下女性指南不推荐评估。

此外，指南建议每 5 年重复评估一次，风险接近治疗阈值的个体可增加评估频次。

### 3. 如何评估总体心血管危险

（1）对于貌似健康的个体，心血管危险是由多重危险因素交织而成，这是总体心血管危险预防的基石。

（2）推荐用 Euro SCORE 评估 10 年致死性 CVD 风险，进行合理决策，避免不必要的或过度治疗。

（3）高危或极高危个体无需再使用危险评分评估风险，应该立即启动对危险因素的干预。

（4）对于年轻个体，较低的绝对风险可以掩盖非常高的相对风险，使用相对风险量表或者计算"风险年龄"（risk age）可能有助于是否进行强化干预的决策。

（5）尽管女性比男性有较低的心血管危险，但她们存在 10 年后的延迟风险。

（6）灵活运用总体危险评估，如果某个危险因素控制难以完美实现，努力尝试干预其他危险因素仍可降低风险。

### 4. 10 年心血管危险评估

SCORE 系统评估 10 年致死性动脉粥样硬化事件（包括冠心病、脑卒中和腹主动脉瘤）的风险。临床中还有包括 Framingham、汇总队列方程、Q risk 等危险评估工具，这些评估工具涵盖致死性和非致死性 CVD 风险。通常，总体（致死性和非致死性）CVD 风险在男性相当于 SCORE（10 年）致死性 CVD 风险的 3 倍，即与 SCORE 10 年致死性 CVD 风险为 5% 的高危人群对应的是 10 年致死性与非致死性 CVD 风险为 15%，但在女性对应的

倍数约为 4（20%），而在老年人群则不足 3。

此外，尽管近年来研究发现了社会经济状况、社交孤立及缺乏社会支持、早发 CVD 家族史、中心性肥胖、CT 冠状动脉钙化积分、颈动脉扫描发现的动脉粥样硬化斑块及踝臂指数（ABI）增加等所谓的"新型危险修正因子"，但其在绝对风险评估及危险分层中的附加作用仍十分有限。

**5. 心血管风险年龄**

多重危险因素聚集个体的风险年龄，是指与其同性别、拥有同级别风险但处于理想危险因素水平的年龄。一个具有某些高危险因素的 40 岁个体，其心血管危险年龄为 60 岁，即等同于 60 岁危险因素处于理想状态（不吸烟，总胆固醇 4 mmol/L，收缩压 120 mmHg）的个体。风险年龄直观易懂，对于绝对风险较低但相对 CVD 风险较高的年轻个体而言，如果不积极采取预防措施，预期寿命会有所下降。

**6. 终身心血管风险**

传统的心血管预测系统评估 10 年心血管事件风险，终身心血管风险预测模型可以同时评估高危个体的短期和长期风险。该模型通过对比其他（非心血管）疾病带来的风险来预测个体余生中的心血管风险。10 年心血管风险通常用于识别最可能在短期药物治疗中获益的个体。由于药物治疗起效迅速，所以通常用于短期（＜10 年）危险评估。但其主要受年龄主导，因此很少有年轻个体，尤其是女性能够达到治疗阈值。而在这些个体中，终身心血管风险评估有可能弥补这一缺陷。

终身心血管风险评估在治疗决策中的作用如何，证据并不充分。由于与非心血管病因进行了比较，一些具有较高死亡风险人群的数据难以解读，更重要的是对于短期风险较低而终身风险较高的年轻个体进行终身预防干预获益的证据并不充分，因而当前并不推荐其作为治疗决策的基础。终身风险的概念同年龄一样，便于临床医生与患者，尤其是绝对风险较低但相对风险较高的个体进行沟通。在这些个体中，尽管并不常规推荐药物治疗，但仍倡导其进行生活方式的干预。

**7. 其他**

指南还有关于"低危、高危和极高危国家"的分类，但明确指出这一定义是人为的。其中低

危国家指按 2012 年数据，在 45 ～ 74 岁年龄段，经年龄校正后的 CVD 死亡率＜225/10 万人（男）和＜175/10 万人（女）的国家，如奥地利、丹麦、芬兰等；而极高危国家 CVD 死亡率为低危国家的两倍以上［450/10 万人（男）和 350/10 万人（女）］，包括亚美尼亚、保加利亚、俄罗斯等。

# 三、如何进行干预？

**1. 运动**

健康的成年人每周至少进行 150 min 中等强度或 75 min 高强度的有氧运动，或等效运动组合。推荐低危个体进行运动，且不需进一步评估。

**2. 戒烟**

识别吸烟者，并反复建议其戒烟，通过随访支持、尼古丁替代疗法、伐尼克兰和苯丙胺单用或联合使用来提供帮助。避免被动吸烟。

**3. 健康饮食与体重管理**

健康饮食应作为所有人预防 CVD 的基石。健康体重者保持体重。超重和肥胖的个体应达到健康体重或力争减重。

**4. 血脂控制**

他汀类药物仍为主要的调脂药物。心血管极高危个体，低密度脂蛋白胆固醇（LDL-C）目标值为＜1.8 mmol/L（＜70 mg/dl），或者 LDL-C 基线水平在 1.8 ～ 3.5 mmol/L（70 ～ 135 mg/dl）时，至少下降 50%；心血管高危个体，LDL-C 目标值为＜2.6 mmol/L（＜100 mg/dl），或者 LDL-C 基线水平在 2.6 ～ 5.1 mmol/L（100 ～ 200 mg/dl）时，至少下降 50%。所有年龄＞40 岁的 2 型或 1 型糖尿病患者，建议用降脂药物（主要是他汀类药物）降低心血管危险。

**5. 血压管理**

年龄＜60 岁的高血压患者，建议血压＜140/90 mmHg；年龄＞60 岁，且收缩压（SBP）≥160 mmHg 的患者，建议将 SBP 降至 140 ～ 150 mmHg；年龄＞80 岁，且起始 SBP ≥160 mmHg 的患者，若身体和精神状态良好，建议 SBP 降至 140 ～ 150 mmHg。

2 型糖尿病患者的血压目标值为＜140/85 mmHg，建议部分患者（如并发症危险增高的较年轻患者）

的血压目标值 < 130/80 mmHg，以进一步降低卒中、视网膜病变和蛋白尿危险；1 型糖尿病患者的血压目标值为 < 130/80 mmHg。

3 级高血压患者，无论心血管危险程度如何，以及心血管极高危的 1 级或 2 级高血压患者，建议药物治疗。

5 大类降压药物（利尿剂、ACEI、钙通道阻滞剂、ARB、β 受体阻滞剂）在降压效果上无显著差异，均可用于降压治疗的初始选择。肾素-血管紧张素-醛固酮系统（RAAS）阻滞剂建议用于治疗合并糖尿病的高血压患者，尤其是在有蛋白尿或微量白蛋白尿时。高血压患者有多种代谢危险因素时，由于 β 受体阻滞剂和噻嗪类利尿剂可增加糖尿病危险，不建议使用。

### 6. 血糖管理

建议大多数非妊娠的 1 型或 2 型糖尿病成年患者的 HbA1c 目标值 < 7.0%，以降低 CVD 及微血管并发症危险。如果患者可以耐受且无禁忌证，在评估肾功能后，建议二甲双胍作为治疗糖尿病的一线用药。

### 7. 无 CVD 患者，不建议抗血小板治疗，因其增加严重出血危险

## 四、何处进行干预?

指南推荐初级保健的全科医生、护士以及保健辅助人员共同参与高危患者的 CVD 预防。

对发生急性事件住院的患者，推荐在院内启动 CVD 预防措施，包括生活方式改变、危险因素管理和用药优化来减少死亡和发病风险。急性冠脉事件或血管重建以及心衰的住院患者，推荐参与心脏康复训练。

2016 欧洲心血管疾病预防指南篇幅长达 67 页，参考文献多达 570 条，内容涵盖了：什么是 CVD 预防？谁从预防中受益？如何进行干预？在何处进行干预？这四个心血管疾病预防的核心问题。指南在心血管风险评估中对常见的评估工具进行了比较，针对不同风险人群应用 10 年及终身心血管危险以及心血管危险年龄的意义进行了详细阐述。强调在群体水平通过健康的生活方式干预预防 CVD，而在高危个体还强调在生活方式干预的基础上控制血脂、血压、血糖等危险因素进一步降低 CVD 风险。指南还对增强预防干预策略的依从性、全科医生及相关人员在 CVD 预防中的作用及工作重点给出了相关建议，对于临床实践具有较高的参考价值。

## 参考文献

[1] Piepoli M, Hoes A, Agewall S, et al. 2016 European Guidelines on cardiovascular disease prevention in clinical practice：the Sixth Joint Task Force of the European Society of Cardiology and other societies on cardiovascular disease prevention in clinical practice（Constituted by representatives of ten societies and by invited experts）. Developed with the special contribution of the European Association for Cardiovascular Prevention & Rehabilitation（EACPR）. Eur Heart J, 2016, 37：2315-2381.

[2] Perk J, De Backer G, Gohlke H, et al. European Guidelines on cardiovascular disease prevention in clinical practice（version 2012）：the Fifth Joint Task Force of the European Society of Cardiology and other societies on cardiovascular disease prevention in clinical practice（Constituted by representatives of nine societies and by invited experts）. Eur Heart J, 2012, 33：1635-1701.

# 第三节　英国心血管疾病预防共识（2014）解读与评价

刘　靖（北京大学人民医院）

2014 年 3 月 25 日，由英国心血管学会（British Cardiovascular Society，BCS）联合英国心血管预防与康复学会（British Association for Cardiovascular Prevention Rehabilitation，BACPR）等 10 个心血管及相关学术团体组成的心血管疾病（CVD）预防英国学会联合会（Joint British Societies，JBS）发布了新的 CVD 预防共识建议（JBS 3），旨在整合有关 CVD 预防的最新临床研究信息，为全科医生及开业医生提供指导[1-2]。早先 JBS 曾分别于 1998 年和 2005 年分别发布过 JBS 1 和 JBS 2 报告。JBS 3 要点如下：

（1）推荐所有人使用 JBS 3 风险计算器评估

10 年 CVD 风险及终身 CVD 风险，但明确的 CVD 患者或特定的高危因素者，如糖尿病史＞40 年、3～5 期慢性肾脏病（CKD）患者、家族性高胆固醇血症（FH）人群除外。

（2）JBS 3 CVD 风险计算器中血脂谱评估采用非空腹血样本的总胆固醇（TC）和高密度脂蛋白胆固醇（HDL-C）进行计算。

（3）非空腹血样本的非 HDL-C（non HDL-C），采用总胆固醇减去 HDL-C，作为降脂治疗目标优于低密度脂蛋白胆固醇（LDL-C）。

（4）明确的 CVD 患者需通过饮食、生活方式干预及药物治疗强化控制 CVD 危险因素，无需再行风险评估。

（5）CVD 高危人群，如糖尿病史＞40 年、3～5 期 CKD、FH 患者需通过饮食、生活方式干预及药物治疗强化控制 CVD 危险因素，无需再行风险评估。

（6）短期（＜10 年）高风险者需给予饮食、生活方式干预及药物治疗。基于 10 年 CVD 风险启动他汀类药物治疗的阈值参见已发布的英国国家临床优化研究所（NICE）指南。

（7）JBS 3 计算器提示可改变的终身风险升高者，应给予饮食、生活方式干预，部分患者启动药物治疗。

JBS 3 涵盖风险评估、危险因素控制预防 CVD 发生（一级预防）及复发（二级预防），现解析如下：

## 一、细化风险评估

（1）不推荐采用无创影像学检测亚临床动脉粥样硬化进行 CVD 一级预防风险评估。其适用人群需进一步研究。

（2）新型生物标志物目前尚不能取代或增强现有的 CVD 一级预防风险评估方法，相关研究仍在进行中。

（3）与血脂和冠状动脉事件相关的常见基因突变的预测能力不及基于表型的预测模型。除家族性高胆固醇血症（FH）筛查外，不推荐将基因突变筛查用于 CVD 一级预防的风险评估。

## 二、生活方式干预

### 1. 吸烟

（1）应采取各种有效措施对人群进行专业戒烟指导。

（2）强调早期戒烟的好处，延迟戒烟效果减弱但仍可显著获益。

（3）应提供行为指导、药物治疗或综合多种有效疗法。

（4）可选用尼古丁替代疗法（NRT）、伐尼克兰或安非他酮进行戒断治疗。

（5）应注意主动吸烟及被动吸烟（二手烟）的风险。

（6）强调孕期戒烟的重要性。

### 2. 饮食

（1）饱和脂肪的摄入量应低于总脂肪摄入量的 10%（最好是摄入瘦肉和低脂乳制品）。

（2）以多不饱和脂肪替代饱和脂肪。

（3）每日摄入五份蔬果。

（4）每周至少摄入两份鱼类。

（5）考虑定期食用全谷类和坚果。

（6）盐的摄入量低于每日 6 g。

（7）男性酒精摄入量每周应低于 21 单位，女性应低于 14 单位。

（8）避免 / 减少摄入：盐和反式脂肪酸含量高的加工肉类或商业化生产的食品；精制碳水化合物，如白面包、精加工的谷物；含糖饮料；热量高但营养含量低的零食，如糖果、蛋糕和薯片。

儿童和青少年的食谱均应遵循上述原则。

### 3. 体育活动和锻炼

（1）增加总体水平的、持续的体育活动、避免久坐对降低 CVD 风险非常重要。

（2）推荐散步、骑自行车等中等强度的有氧运动，每周至少 150 min，每次不低于 10 min，或每周进行 75 min 的剧烈运动，或将两者相结合。

（3）每周至少进行 2 次肌肉力量运动。

### 4. 运动训练

（1）普通人群及 CVD 低危至中危人群：

1）每周应进行 2～3 次中高强度的运动训练，包含热身期和恢复期在内，每次 30～40 min。

2）应选择有氧运动，如步行、骑自行车、慢跑和游泳。

3）训练时间可满足上文建议的每周 150 min。

（2）CVD 患者或 CVD 高危人群：

1）患者需要更结构化的管理，此外，在评估、设定具体目标及危险分层等方面最好由健康运动相关的资深专业人士给出建议。

2）推荐有 CVD 风险者基于工作单位和社区开展运动训练计划。

3）推荐有 CVD 和 CVD 事件者启动心脏康复计划。

## 三、儿童和成人肥胖

（1）儿童和青少年肥胖人群需要多学科方法进行"终身风险"管理，措施包括产后早期干预、童年定期监测体重和家庭辅导。

（2）经过适当的培训，所有医护人员应该能够诊断并评估肥胖，并向适宜的成年患者提供循证支持的减重方法。

## 四、血脂管理

（1）采集非空腹血标本测定 TC 和 HDL-C。JBS 3 风险计算器通过计算这两项指标得出 non HDL-C（TC 减去 HDL-C = non HDL-C），后者有望在临床试验和实践中逐步取代 LDL-C。

（2）所有的高危人群均应接受专业的生活方式指导，以降低 TC 和 LDL-C，升高 HDL-C，降低甘油三酯从而降低其心血管疾病的风险。

（3）推荐以下人群服用降脂药物：明确的 CVD 患者；CVD 极高危人群（年龄＞40 岁的糖尿病患者，CKD 3～5 期患者，家族性高胆固醇血症患者）；10 年 CVD 高风险人群（风险阈值见 NICE 指南）；通过心脏年龄和其他 JBS 3 计算器指标评估为高 CVD 终身风险者，医师和有关人员认为单独改变生活方式不足以降低风险。

（4）推荐他汀类药物，因其能非常有效地减少心血管事件。证据表明，当 LDL-C 水平低于 2 mmol/L 时心血管事件显著减少，且血清 non HDL-C 水平下降。

（5）他汀类药物安全性良好，试验证据显示，该药物对非心血管死亡率或癌症没有影响。服药者患糖尿病的风险略有增加，但胆固醇降低的益处远大于与糖尿病相关的任何风险。如果他汀不耐受，可以采用换药和重新加药的分步疗法。

（6）尽管 HDL-C 水平低可增加 CVD 风险，但目前并无证据支持药物治疗升高 HDL-C 可降低 CVD 风险。

## 五、血压管理

（1）当诊室血压持续升高，如≥ 140/90 mmHg 时，应怀疑高血压。

（2）建议采用动态血压监测（ABPM）以明确诊断（日间血压均值≥ 135/85 mmHg）。

（3）高危人群均应接受专业生活指导，以减免服药需求，或作为药物治疗的补充，并降低 CVD 风险。

（4）诊室血压＞ 160/100 mmHg，24 h ABPM 白天均值或家庭动态血压监测（HBPM）＞ 150/95 mmHg 的患者（高血压 2 级），应接受降压药物。

（5）140/90 mmHg ＜诊室血压＜ 160/100 mmHg，24 h ABPM 或 HBPM ＞ 135/85 mmHg（高血压 1 级）的患者，如伴 CVD、高血压靶器官损害、糖尿病、CKD 以及 JBS 3 计算评估为高 CVD 终身风险者，应接受药物降压。

（6）高血压 1 级且不伴 CVD、高血压靶器官损害、糖尿病、CKD，或根据 JBS 3 计算器评估无 CVD 终身风险高危因素者，应接受生活方式干预，并每年监测血压、进行终身风险评估，以确定后续治疗方案。

（7）降压药物治疗应遵循现有的 NICE 指南（CG 127）：55 岁以下的患者治疗首选血管紧张素转化酶抑制剂（ACEI）；55 岁及以上的患者首选钙通道阻滞剂（CCB）。

（8）大多数患者需联合用药以达到降压目标。

（9）对于不能耐受 CCB、心衰或心衰风险高的患者，首选噻嗪类利尿剂替代 CCB。

（10）如无明确适应证，如心绞痛或慢性心衰，不推荐应用 β 受体阻滞剂。

（11）对于孕妇或计划怀孕的女性，如需降压治疗，应遵循 NICE 指南 CG 107 孕期高血压的建议。

## 六、明确的 CVD 患者

（1）明确的 CVD 患者应积极控制危险因素，包括生活方式干预和基于 NICE 等指南的药物二级预防治疗。

（2）服用他汀类药物应用遵循"越低越好"的原则，控制 non HDL-C < 2.5 mmol/L（相当于 LDL-C < 1.8 mmol/L）。

## 七、心肌梗死（心梗）后

### 1. 抗血小板治疗

（1）推荐心梗后长期应用小剂量阿司匹林（75 ～ 100 mg/d）抗血小板治疗。

（2）如患者不能耐受阿司匹林，可换用氯吡格雷 75 mg/d。

（3）对于急性冠脉综合征的患者，推荐阿司匹林联合普拉格雷、替格瑞洛等强效抗血小板药物的双联抗血小板治疗。

（4）建议心梗后双联抗血小板治疗不少于 12 个月；金属裸支架治疗的患者，双联治疗不少于 1 个月；药物洗脱支架治疗的患者，双联治疗不少于 6 个月。

### 2. 降脂治疗

（1）除非不能耐受或存在禁忌证，所有心梗后患者，不论其初始血脂水平如何，均应接受他汀强化治疗。

（2）控制 non HDL-C < 2.5 mmol/L（相当于 LDL-C < 1.8 mmol/L）。

### 3. β 受体阻滞剂、ACEI/ARB、醛固酮受体拮抗剂

NICE 等指南推荐上述药物用于心肌梗死后的患者。

## 八、脑卒中

### 1. 降压治疗

脑血管病患者的最佳血压水平尚不清楚，但建议维持于 130/80 mmHg 以下。对于显著颈 / 椎基底动脉狭窄的患者，血压下降应平缓。通常在脑血管急性事件后 1 ～ 2 周内开始治疗。

### 2. 降脂治疗

（1）推荐缺血性脑卒中患者在发病 2 周后开始应用他汀类药物治疗；发病前已服药的患者无需中断治疗。

（2）除非伴有冠状动脉疾病等适应证，有出血性脑卒中病史，尤其是血压控制不佳的患者应避免使用他汀类药物。

### 3. 抗栓治疗

（1）不伴有房颤的缺血性卒中患者，按照现行 NICE 指南予以抗栓治疗：

1）急性缺血性卒中后，应立即给予阿司匹林 300 mg/d，2 周后改为氯吡格雷 75 mg/d 长期维持。如有禁忌证或不能耐受氯吡格雷，可选用双嘧达莫缓释片加阿司匹林。如对氯吡格雷和阿司匹林均不能耐受或有禁忌，可单用双嘧达莫缓释片。

2）对于短暂性脑缺血发作（TIA）的患者，可选用双嘧达莫缓释片 200 mg 每日 2 次加阿司匹林 75 ～ 150 mg/d 代替氯吡格雷。如有禁忌或不能耐受阿司匹林，亦可单用双嘧达莫缓释片。

（2）缺血性脑卒中或 TIA，伴有瓣膜或非瓣膜性房颤的患者：

1）应行抗凝治疗，可选用新型口服抗凝药或华法林，如选用华法林，应维持 INR 在 2.5（2.0 ～ 3.0）左右。

2）抗凝前应通过头颅影像学检查排除出血，通常在缺血性卒中发病后 14 天进行抗凝治疗。

除心源性栓塞外，窦性心律的患者不予抗凝。

## 九、周围动脉疾病（PAD）

（1）基于 NICE 指南，PAD 患者应该积极控制危险因素，包括他汀强化治疗和严格控制血压。

（2）应进行糖尿病和慢性肾脏病筛查。

（3）鼓励锻炼，合适的患者应制订锻炼计划。

（4）应予抗血小板治疗，首选氯吡格雷。

（5）除心源性栓塞外，窦性心律的患者不予抗凝。

## 十、糖尿病

### 1. 1 型糖尿病

所有患者应给予专业的生活方式指导。

（1）下列患者需接受他汀类药物治疗：①年龄 ≥ 50 岁的 1 型糖尿病患者；②大多数年龄 40 ～ 50

岁的患者，除外病程＜5年且无其他 CVD 危险因素者；③伴有下列情况的 30～40 岁患者：病程超过 20 年且血糖控制不佳（HbA1c＞9%，即 75 mmol/L），持续蛋白尿（＞30 mg/d）或内生肌酐清除率（eGFR）＜60 ml/min，增殖性视网膜病变，需治疗的高血压、吸烟、自主神经病变，总胆固醇＞5 mmol/L 伴低 HDL-C（男性＜1 mmol/L，女性＜1.2 mmol/L），向心性肥胖，或 CVD 早发（＜50 岁）家族史。④持续性蛋白尿的 18～30 岁患者中，生育期妇女慎用他汀类药物。

（2）血压：应控制在 130/80 mmHg，伴有持续性微量蛋白尿且年龄小于 40 岁的 1 型糖尿病患者应更严格（120 mmHg/75～80 mmHg）；首选 ACEI。

（3）阿司匹林：于 1 型糖尿病患者的 CVD 一级预防无用。

（4）血糖控制：1 型糖尿病患者应接受强化降糖治疗，维持 HbA1c 长期处于 48～58 mmol/L 的水平。

**2. 2 型糖尿病**

所有患者应给予专业的生活方式指导。

（1）降脂治疗：①他汀类药物是最佳且唯一有效的血脂调节剂，可降低 2 型糖尿病患者的 CVD；②无论胆固醇水平如何，40 岁以上的 2 型糖尿病患者均应服用他汀类药物；③糖尿病伴 CVD 的患者，持续性蛋白尿或慢性肾脏病且 eGFR 30～60 ml/min 的患者，及 non HDL-C 未达标的患者均应接受他汀类药物强化治疗；④40 岁以下的 2 型糖尿病患者，如有持续性蛋白尿，eGFR＜60 ml/min，增殖性视网膜病变，需药物治疗的高血压，自主神经病变，也应考虑他汀类药物治疗；⑤无论单药治疗或联合治疗，尚无证据表明贝特类药物可以使 2 型糖尿病患者在心血管方面获益，故在降低 CVD 风险方面不应该常规开具该类药物；⑥独立于降脂作用之外，贝特类药物具有预防和治疗 2 型糖尿病视网膜病变的作用。

（2）降压治疗：①收缩压降至 130 mmHg 左右可使绝大多数 2 型糖尿病患者受益，更低的血压可能减少卒中，但并不会降低冠状动脉事件的发生率；②尽管肾素-血管紧张素（RAS）阻滞剂降低整体死亡率成为一线药物，相较于降压策略及药物选择，血压的下降才是降压治疗降低 CVD 风险的决定性因素；③ACEI/ARB 可减缓蛋白尿的发生和进展，并减少主要肾脏事件；④RAS 阻滞剂（ACEI、ARB）联用或与肾素抑制剂联用将增加心肾事件的发生，故不推荐。

（3）血糖控制：①试验表明，HbA1c 降低约 0.9%（10 mmol/L）时心血管事件减少 10%～15%；②最近的研究发现，青年发病的 2 型糖尿病患者预后较差，需早期强化降糖治疗，并降低所有 CVD 危险因素，而同样的策略则未必适用于老年患者和（或）已有 CVD 的患者；③强化降糖的心血管效应小于他汀类药物治疗或降压治疗。

（4）阿司匹林：小剂量阿司匹林不推荐用于 2 型糖尿病患者 CVD 的一级预防。

# 十一、CKD

（1）CKD 患者可使用 JBS 3 风险计算器来突出增加的 CVD 风险，并指导适当的危险因素干预。

（2）血压

1）3～5 期成人 CKD 患者，不管有无糖尿病，血压均应控制在收缩压＜140 mmHg、舒张压＜90 mmHg。

2）成人 CKD 患者，尿蛋白排泄超过 30 mg/d（相当于白蛋白/肌酐 3 mg/mmol），不管有无糖尿病，治疗目标均应降低为收缩压＜130 mmHg、舒张压＜80 mmHg。

3）3～5 期成人 CKD 患者，所有降压药物均有效。ACEI 或 ARB 应包含在降压方案之中，特别是对于尿蛋白超过 30 mg/d 的患者。

（3）血脂：3～5 期成人 CKD 患者，均应推荐他汀类药物进行降脂治疗。

（4）阿司匹林：不推荐阿司匹林常规用于慢性肾脏病患者的一级预防。

# 十二、慢性炎性疾病

（1）最近的欧洲抗风湿病联盟（EULAR）共识文件明确指出，证据支持类风湿关节炎患者的 CVD 风险增加。

（2）JBS 3 风险计算器中基于类风湿关节炎的存在提出了相应的风险系数。

（3）对于类风湿关节炎患者应强化传统 CVD

危险因素管理，并将 CVD 评分纳入考虑。

（4）采用抗风湿药物优化炎症抑制有助于降低 CVD 风险。

（5）最短时间应用最小有效剂量糖皮质激素可降低 CVD 风险。

（6）使用抗炎药物缓解症状且胃肠道损伤处于常规风险的患者，使用传统的 NSAID 与胃黏膜保护剂优于选择性 COX-2 抑制剂。

（7）有其他自身免疫性疾病的患者应根据临床情况判定在 CVD 风险评估中是否采用附加的系数。

## 十三、慢性阻塞性睡眠呼吸暂停／低通气

（1）所有诊断为阻塞性睡眠呼吸暂停／低通气综合征（OSAHS）的肥胖或超重患者都应该给予生活方式建议以减轻体重。

（2）明显的日间嗜睡和确诊的 OSAHS 患者应该接受持续正压通气（CPAP）治疗。

（3）采用 JBS 3 风险计算器评估此类患者 CVD 危险因素并据此进行管理。

## 十四、实施推荐

（1）所有 CVD 患者均应接受循证的预防／康复项目，强调改善生活方式，管理危险因素并且依从药物治疗。

（2）支持全国范围内的家族性高胆固醇血症筛查项目，包括级联（多代）筛查及专家咨询就诊。

（3）初级保健中应该采用 JBS 3 建议和英国国家卫生署（NHS）健康检查结合的方式，以更好地改善人群生活方式，包括制订针对短期心血管风险较低但终身心血管风险较高者的 CVD 预防策略。

2014 英国 CVD 预防共识建议内容翔实、实用性强。同英国的其他心血管指南一样，该预防共识主要结合英国临床实践的具体情况给出了相应推荐，强调可操作性及费用-效益比。比如不推荐无创影像学亚临床动脉硬化检测进行一级预防风险评估、不推荐广泛使用新型生物学标志物及基因突变筛查的做法即基于此，值得我们深思。强调心血管结局取决于多个危险因素协同作用，而非单一高危险因素。关于终身心血管风险的评估与应用突出了对整个生命周期的风险管理，这是其亮点所在。但有关胆固醇管理采用 non HDL-C 作为主要靶标，而明确废弃 LDL-C 的做法仍有待商榷。特别是既往临床试验多以 LDL-C 作为干预的靶点，而 non HDL-C 尽管涵盖了致动脉粥样硬化血脂谱，但据此干预的临床研究证据匮乏，使得这一推荐的客观性、科学性存疑。

## 参考文献

［1］Deanfield J，Sattar N，Simpson I，et al. Joint British Societies' consensus recommendations for the prevention of cardiovascular disease（JBS3）. Heart，2014，100（suppl 2）：ii1-ii67.

［2］Perk J，Graham I，De Backer G. Prevention of cardiovascular disease：new guidelines，new tools，but challenges remain. Heart，2014，100：675-677.

# 第四节　ACC/AHA 心血管疾病一级预防指南（2019）解读与评价

刘　靖（北京大学人民医院）

2019 年 3 月 17 日，在美国佛罗里达奥兰多召开的第 68 届美国心脏病学会（ACC）科学年会上，ACC 联合美国心脏协会（AHA）共同起草的《2019 ACC/AHA 心血管疾病一级预防指南》正式发布。指南同期在线发表在《循环》（Circulation）及《美国心脏病学会杂志》（JACC）杂志上[1]。

## 一、指南十大要点

（1）预防动脉粥样硬化性血管疾病、心力衰竭和心房颤动最重要的途径，是终身保持健康的生活方式。

（2）医疗保健的"团队模式"（a team-based care approach）是预防心血管疾病的有效策略。临

床医生应评估影响健康的社会决定因素，以提供治疗决策信息。

（3）40～75岁且正在接受心血管疾病预防评估的成人，在启动药物治疗，如降压治疗、他汀类药物或阿司匹林前，应接受10年动脉粥样硬化性心血管疾病（ASCVD）风险评估，并进行临床医生与患者之间的风险讨论。此外还需评估其他风险增强因素以助于对特定个体指导其预防性干预决策，冠状动脉钙化扫描即是如此。

（4）所有成人均应摄入健康的饮食，增加蔬菜、水果、坚果、全谷物、少脂肪植物及动物蛋白、鱼类的摄入，并尽量减少反式脂肪、加工肉类、精制碳水化合物和含糖饮料的摄入。对于超重和肥胖的成年人，建议通过咨询和限制热卡的方式来实现和保持减重。

（5）成人每周应至少进行150 min的中等强度体力活动或75 min的剧烈体力活动。

（6）对于患有2型糖尿病的成人而言，改变生活方式，如改善饮食习惯和实现推荐的运动至关重要。如需药物治疗，二甲双胍是一线治疗，然后考虑钠-葡萄糖协同转运蛋白2（SGLT-2）抑制剂或胰高血糖素样肽-1（GLP-1）受体激动剂。

（7）每次健康检查时均应对所有成人进行烟草使用评估，应帮助那些使用烟草者，并强烈建议其戒烟。

（8）由于缺乏净获益，阿司匹林在常规一级预防中的应用应当减少（"*infrequently*"）。

（9）对于低密度脂蛋白胆固醇升高（LDL-C ≥ 190 mg/dl）、年龄在40～75岁的糖尿病患者，以及经临床医生与患者关于风险讨论后确定有足够高ASCVD风险的患者，他汀类药物治疗是ASCVD一级预防的一线治疗。

（10）建议对所有血压升高或高血压的成人进行非药物干预。需药物治疗者，目标血压通常应< 130/80 mmHg。

## 二、ASCVD预防的总体建议

### 1. 以患者为中心的ASCVD预防途径

（1）建议采用基于团队的医疗保健来控制与ASCVD相关的风险因素。

（2）共同决策应指导关于降低ASCVD风险

最佳策略的讨论。

（3）健康的社会决定因素，应为预防ASCVD的治疗建议提供最佳实施信息。

### 2. 心血管风险评估

（1）对于40～75岁的成年人，临床医生应常规评估传统的心血管危险因素，并使用汇总队列方程（PCE）计算10年ASCVD风险。

（2）对于20～39岁的成年人，至少每4～6年评估一次传统的ASCVD危险因素是合理的。

（3）对于处于临界风险（10年ASCVD风险5%～< 7.5%）或中等风险（10年ASCVD风险≥ 7.5%～< 20%）的成年人，使用额外的风险增强因素来指导预防性干预措施（如，他汀类药物治疗）的决策是合理的。

（4）对于中等风险（10年ASCVD风险≥ 7.5%～< 20%）的成年人或处于临界风险（10年ASCVD风险5%～< 7.5%）的特定成年人，如果基于风险的预防性干预决策（如，他汀类药物治疗）仍不确定，测量冠状动脉钙化积分以指导临床医生与患者的风险讨论是合理的。

（5）对于20～39岁和40～59岁且10年ASCVD风险< 7.5%的成年人，应考虑估算终身或30年ASCVD风险。上述长期风险应当成为生活方式建议及必要时采取适当药物治疗策略沟通的重要理由。

## 三、健康的生活方式

### 1. 饮食与营养

（1）建议增加蔬菜、水果、坚果、全谷物和低脂植物纤维及动物蛋白如鱼类的摄入。

（2）用膳食中的单不饱和脂肪和多不饱和脂肪替代饱和脂肪。

（3）减少胆固醇和钠的摄入。

（4）最大限度地减少加工肉类、精制碳水化合物和含糖饮料的摄入。

（5）避免摄入反式脂肪。

上述措施均有利于降低ASCVD风险。

### 2. 运动和体力活动

（1）成年人应该定期到医疗保健机构进行咨询，以优化生活方式。

（2）成年人每周应至少进行 150 min 的中等强度有氧运动或 75 min 的剧烈有氧运动（或中等强度和剧烈有氧运动的等效组合）。

（3）对于无法达到最低体力活动建议（每周至少 150 min 中等强度有氧运动或 75 min 剧烈有氧运动）的成年人，仍建议适度参加一些中等强度或剧烈的体力活动，即使低于推荐量。

（4）减少成年人的久坐行为可能是合理的。

上述措施有助于降低 ASCVD 风险。

## 四、影响心血管风险的其他因素

### 1. 超重和肥胖

（1）超重和肥胖的个体建议减重以改善 ASCVD 的风险。

（2）建议对超重和肥胖的成年人采取咨询和全面的生活方式干预措施以实现和保持体重下降。

（3）建议每年一次或多次计算体重指数（BMI），以确定需要减重的对象。

（4）测量腰围以确定有较高心脏代谢风险的人群是合理的。

### 2. 2 型糖尿病

（1）对于患有 2 型糖尿病的成年人，建议制订有益于心脏健康的营养计划，以改善血糖控制。如有必要应减重，并改善其他 ASCVD 危险因素。

（2）患有 2 型糖尿病的成年人，每周应至少进行 150 min 的中等强度体力活动或 75 min 的剧烈体力活动。

（3）对于患有 2 型糖尿病的成年人，在确诊后开始使用二甲双胍作为一线治疗和开始生活方式治疗是合理的。

（4）对于患有 2 型糖尿病和有其他 ASCVD 危险因素的成年人，经过最初的生活方式改变和使用二甲双胍治疗后仍需要降糖治疗，启动钠-葡萄糖协同转运蛋白 2（SGLT-2）抑制剂或胰高血糖素样肽 -1 受体（GLP-1R）激动剂治疗可能是合理的。

### 3. 高胆固醇血症

（1）中等风险（10 年 ASCVD 风险 ≥ 7.5% ～ < 20%）的患者，LDL-C 水平应降低 30% 或更多；高危患者（10 年 ASCVD 风险 ≥ 20%），LDL-C 水平应降低 50% 或更多。

（2）中等风险（10 年 ASCVD 风险 ≥ 7.5% ～ < 20%）的成年人，推荐中等强度的他汀类药物降低 ASCVD 风险。

（3）40 ～ 75 岁的糖尿病患者，无论估算的 10 年 ASCVD 风险如何，都应进行中等强度的他汀类药物治疗。

（4）20 ～ 75 岁且 LDL-C 水平 ≥ 190 mg/dl（≥ 4.9 mmol/L）的患者，建议使用最大耐受剂量的他汀类药物。

（5）在有多个 ASCVD 危险因素的成人糖尿病患者中，处方高强度他汀类药物治疗是合理的，目的是将 LDL-C 水平降低 50% 或更多。

（6）中等风险（10 年 ASCVD 风险 ≥ 7.5% ～ < 20%）或处于临界风险（10 年 ASCVD 风险 5% ～ < 7.5%）的特定成年人，如果无法决策治疗，可测量冠状动脉钙化（CAC）分数：如果 CAC 评分为 0，只要没有高危因素（如糖尿病、早发性冠心病、吸烟），停止他汀类药物治疗并在 5 ～ 10 年内重新评估是合理的；如果 CAC 评分为 1 ～ 99，对年龄 ≥ 55 岁的患者启动他汀类药物治疗是合理的；如果 CAC 评分 ≥ 100，或 ≥ 75 百分位，启动他汀类药物治疗是合理的。

（7）临界风险（10 年 ASCVD 风险 5% ～ < 7.5%）的患者，在风险讨论中，如果存在风险增强因素，启动中等强度他汀类药物治疗是合理的。

### 4. 高血压

（1）对于血压升高或高血压的成年人，包括那些需要降压药物治疗的患者，建议进行非药物干预措施以降低血压。措施包括：减轻体重；对心脏健康的饮食模式；减少钠摄入；膳食补钾；增加体力活动；限制酒精摄入。

（2）估算 10 年 ASCVD 风险 ≥ 10%，收缩压（SBP）≥ 130 mmHg 或舒张压（DBP）≥ 80 mmHg 的成年人，建议启动药物治疗。

（3）确诊高血压且 10 年 ASCVD 风险 ≥ 10% 的成年人，建议目标血压 < 130/80 mmHg。

（4）合并慢性肾脏病的高血压患者，建议目标血压 < 130/80 mmHg。

（5）合并 2 型糖尿病的高血压患者，血压 ≥ 130/80 mmHg 时应启动降压药物治疗，治疗目标应 < 130/80 mmHg。

（6）估算 10 年 ASCVD 风险＜10%、SBP ≥ 140 mmHg 或 DBP ≥ 90 mmHg 的成年人，建议开始使用降压药物。

（7）在已确诊的高血压患者中，如果没有增加 ASCVD 风险的其他标志物，目标血压＜ 130/80 mmHg 可能是合理的。

**5. 戒烟**

（1）每次健康检查时都应对所有成年人进行烟草使用评估，并将其烟草使用状况进行记录，作为帮助戒烟的指标。

（2）建议所有使用烟草的成年人戒烟降低 ASCVD 风险。

（3）建议结合行为干预和药物治疗来最大程度地提高戒烟率。

（4）所有成年人和青少年应避免二手烟暴露，以降低 ASCVD 风险。

（5）电子尼古丁运送系统（ENDS）即所谓的电子烟，在气化过程中尼古丁、有害的超细微颗粒及有毒气体可能增加心血管及肺部疾病风险，并有致心律失常和高血压的报道。长期使用还可增加氧化应激及交感张力增高，需引起注意。

**6. 阿司匹林**

关于阿司匹林在 ASCVD 一级预防中的应用，近年来争议不断。随着近期相关临床试验包括在低中危人群中开展的 ARRIVE（Aspirin to Reduce Risk of Initial Vascular Events）、在未发生心血管事件的糖尿病人群中开展的 ASCEND（A Study of Cardiovascular Events in Diabetes），及在老年人群中开展的 ASPREE（Aspirin in Reducing Events in the Elderly）相继揭晓，总体上，在上述人群中阿司匹林一级预防并未显示净获益[2-4]。新版指南在整合信息后，给出了如下推荐：

（1）对于有较高 ASCVD 风险，但出血风险不高的 40 ～ 70 岁人群，可考虑小剂量阿司匹林（每天口服 75 ～ 100 mg）用于 ASCVD 的一级预防。

（2）对于年龄＞ 70 岁的成年人，小剂量阿司匹林（每天口服 75 ～ 100 mg）不应常规用于 ASCVD 的一级预防。

（3）对于出血风险增加的成年人，无论年龄多大，小剂量阿司匹林（每天口服 75 ～ 100 mg）都不应用于 ASCVD 的一级预防。

上述推荐强调阿司匹林在一级预防中的应用取决于缺血事件与出血事件的平衡，以使得接受治疗的患者净获益最大化。

《2019 ACC/AHA 心血管疾病一级预防指南》强调终身保持健康生活方式来预防 ASCVD、心力衰竭及心房颤动；将最新临床试验证据整合到相关诊疗推荐中，包括一级预防中阿司匹林的应用，2 型糖尿病患者新型降糖药物的应用等；同时也结合专家经验推荐积极开展医患讨论，共同进行诊疗决策；风险评估更加细化，分别列出基于 PCE 的边界风险升高、中度风险及高风险等情况用以指导预防干预策略。除此之外，鉴于一级预防的意义在于预防 ASCVD 发生，ACC/AHA 更加重视公众层面健康教育。因而在指南发布的同期，开发出面向公众的以图表形式展现的简化指南。这些内容及形式都值得我们借鉴。

## 参考文献

[1] Arnett D，Blumenthal R，Albert M，et al. 2019 ACC/AHA Guideline on the primary prevention of cardiovascular disease：executive summary：A report of the American College of Cardiology/American Heart Association Task Force on Clinical Practice Guidelines. J Am Coll Cardiol，2019. pii：S0735-1097（19）33876-8.

[2] Gaziano JM，Brotons C，Coppolecchia R，et al. Use of aspirin to reduce risk of initial vascular events in patients at moderate risk of cardiovascular disease（ARRIVE）：a randomised，double-blind，placebo-controlled trial. Lancet，2018，392（10152）：1036-1046.

[3] ASCEND Study Collaborative Group. Effects of aspirin for primary prevention in persons with diabetes mellitus. N Engl J Med，2018，379（16）：1529-1539.

[4] McNeil JJ，Wolfe R，Woods RL，et al. Effect of aspirin on cardiovascular events and bleeding in the healthy elderly. N Engl J Med，2018，379（16）：1509-1518.

# 第十六章　血脂异常与动脉粥样硬化性心血管疾病（ASCVD）预防

## 第一节　ESC/欧洲动脉粥样硬化学会（EAS）血脂异常管理指南（2011）解读与评价

刘　靖　胡大一（北京大学人民医院）

2011年6月28日，欧洲心脏病学会（ESC）和欧洲动脉粥样硬化学会（EAS）联合发布了血脂异常管理指南（以下简称"ESC/EAS 血脂指南"），全文同期在线发表于《动脉粥样硬化》（*Atherosclerosis*）及《欧洲心脏杂志》（*European Heart Journal*）杂志上[1]。该指南汇集并整合了当今血脂及相关领域的流行病学及循证医学的最新证据以及动脉硬化与血脂专家的意见，反映了血脂异常评估与干预治疗的新观点、新动向。指南分为完整版及口袋版（pocket guideline）两种，供全科医师、心血管专科医师及血脂或代谢专家临床决策时参考。

现将新指南中要点总结如下，为临床医师系统管理血脂异常患者提供参考。

## 一、采用 SCORE 系统进行评估，强调心血管总体危险

SCORE 是"系统冠状动脉风险评估"的英文字头缩写，根据年龄、性别、是否吸烟、血压高低结合血脂水平来评估个体的心血管总体危险，用十年内发生致死性心血管事件（心血管死亡）的比例来表示危险度。通过图表快速查对，可以将个体心血管危险分为极高危（十年内心血管死亡危险 > 10%）、高危（5%～10%）、中危（1%～5%）及低危（< 1%）四类。指南明确指出，缺乏活动、肥胖、糖尿病、高密度脂蛋白胆固醇（HDL-C）水平低下、颈动脉硬化、肾功能受损、早发的心血管

疾病家族史等使得个体的心血管风险进一步增加。

## 二、极高危人群纳入对象较为宽泛

（1）通过有创或无创的方法（如冠状动脉造影、核素显像、负荷超声心动图及超声检出颈动脉斑块）确诊的心血管疾病（CVD）患者、陈旧性心肌梗死、急性冠脉综合征（ACS）、冠状动脉血管重建（介入或旁路移植）、其他血管重建、缺血性卒中、周围动脉疾病（PAD）。

（2）2 型糖尿病或 1 型糖尿病伴有靶器官损害，如微量白蛋白尿异常。

（3）中重度慢性肾脏病［GFR < 60 ml/（min·1.73 m²）］。

（4）其他 SCORE ≥ 10% 的情况。

与当前美国国家胆固醇教育计划（NCEP）成人专家组第三套指南（ATP Ⅲ）更新版（2004 年）及《中国成人血脂异常防治指南》（2007 年）相比，稳定性冠心病及等危症、2 型糖尿病、慢性肾脏病，甚至超声检出的颈动脉斑块等均被纳入极高危人群，强调了其预后风险更高。

## 三、明确血脂筛查的适用对象及检测内容

2 型糖尿病、明确的 CVD、高血压、吸烟、肥胖、早发 CVD 家族史、慢性炎性疾病、CKD、血脂异常家族史的患者建议进行血脂谱检查。男性大于

40 岁和女性大于 50 岁者也可考虑进行血脂检查。

总胆固醇（TC）、低密度脂蛋白胆固醇（LDL-C）、甘油三酯（TG）及 HDL-C 仍然是血脂检测的基本项目，用以评估风险。而当存在混合型高脂血症、糖尿病、代谢综合征或 CKD 时，非 HDL-C〔TC 减去 HDL-C，包括 LDL-C、极低密度脂蛋白胆固醇（VLDL-C）等〕或载脂蛋白（Apo）B 为可选的检测项目；某些高危患者及有早发心血管疾病家族史者，可以测定脂蛋白（Lp）a。

## 四、LDL-C 依然是干预的首要靶点，HDL-C 不作为干预靶点

众多的证据显示，LDL-C 升高仍然是导致动脉硬化及冠心病最主要的危险因素，而干预 LDL-C 带来了充分的心血管获益。最近发布的"胆固醇治疗试验协作组"（CTT）荟萃分析显示，LDL-C 每降低 1 mmol/L，冠心病死亡风险降低 20%，其他心源性死亡风险降低 11%，全因死亡风险降低 10%。因而指南仍确定 LDL-C 为调脂治疗的首要靶点。

当无法测定 LDL-C 时，可以将 TC 作为干预的主要靶点。

而非 HDL-C 或 ApoB 可以作为混合型高脂血症、糖尿病、代谢综合征或 CKD 的次级靶点。ApoB 是心血管疾病（CVD）危险因素之一，多项前瞻研究发现 ApoB 对心血管风险的预测价值与 LDL-C 等同，而事后分析表明其作为治疗靶目标比 LDL-C 更优。但不足之处在于，在既往的他汀试验中，并未将其作为主要的治疗指标。因此，指南建议 ApoB 可作为次要治疗指标。

既往比较受关注的指标——高密度脂蛋白胆固醇（HDL-C），尽管与心血管预后呈负相关，但目标值尚不明确且干预获益的证据尚不充分，指南明确建议不作为治疗的靶目标。

## 五、调脂治疗更加积极，目标值更低（表 16-1）

指南明确指出，冠心病及等危症患者以及前面述及的其他极高危患者的 LDL-C 目标值需要控制在 70 mg/dl（1.8 mmol/L）以下，如不能达到该目标值，则 LDL-C 应较基线降低超过 50%；而在 2004 NCEP ATP Ⅲ 中，冠心病及等危症患者的 LDL-C 靶目标值为 100 mg/dl 以下，70 mg/dl 则是可选的目标。相比而言，ESC/EAS 血脂指南显然更为激进。

对于单一危险因素升高如家族型高脂血症或严重高血压患者，以及 10 年致死性心血管疾病风险介于 5% ～ 10% 的高危人群，LDL-C 应降至 100 mg/dl（2.5 mmol/L）以下。

系统性冠状动脉风险评估（SCORE）评分在 1% ～ 5% 之间的中危人群 LDL-C 应 < 115 mg/dl（3.0 mmol/L）。

需要指出的是，由于稳定性冠心病、2 型糖尿病、CKD 以及超声检测的颈动脉斑块患者均被纳入极高危人群，更加严格的 LDL-C 控制（< 70 mg/dl）有助于进一步降低上述患者的预后风险。

## 六、他汀类药物依然是调脂治疗的核心药物

他汀类药物在一级及二级预防研究中显著降低了心血管的发病率及死亡率。基于不断累积的循证证据，指南仍将他汀类药物作为调脂治疗的核心药物。2010 年降脂治疗试验（CTT）荟萃分析结果表明：他汀类药物治疗的心血管获益与基线 LDL-C 水平无关；即使基线 LDL-C < 2 mmol/L，也能从他汀类药物治疗中获益[2]。

要指出的是，不同于其他指南，ESC/EAS 血

表 16-1　2011 ESC/EAS 血脂指南危险分层及 LDL-C 目标值

| 危险程度 | 患者类型 | 目标值 |
| --- | --- | --- |
| 极高危 | CVD、2 型糖尿病、1 型糖尿病合并靶器官损害、中重度 CKD、SCORE 评分 > 10% | < 1.8 mmol/L（70 mg/dl）和（或）LDL-C 下降 > 50% |
| 高危 | 单个危险因素显著升高，5% ≤ SCORE < 10% | < 2.5 mmol/L（100 mg/dl） |
| 中危 | 1% ≤ SCORE < 5% | < 3.0 mmol/L（115 mg/dl） |
| 低危 | SCORE 评分 < 1% | 未推荐 |

脂指南对于高危 / 极高危人群取消了 LDL-C 启动值，如心肌梗死患者无论基线 LDL-C 水平，均应立即启动他汀类药物治疗。

## 七、生活方式的干预不容忽视

超重和肥胖常常导致血脂异常，而降低体重可以改善血脂异常患者的脂代谢紊乱以及其他伴发的危险因子。建议每日 30 min 以上中等强度的运动并使腰围及体重指数保持在适宜的水平。

膳食结构中脂肪的比例需适当（占总热卡的25% ～ 35%），过高意味着饱和脂肪及热卡过剩，而过低则导致维生素 E 及基本脂肪酸摄入不足，导致 HDL-C 功能异常。碳水化合物提供的热卡应占到 45% ～ 55%，鼓励摄入蔬菜、水果、坚果及全麦谷物及其他低糖、富含纤维的食物，含糖软饮料应适当控制，尤其是 TG 已经升高的个体。

在 TG 不高的个体，每日酒精的消耗量男性上限为 20 ～ 30 g，女性为 10 ～ 20 g。戒烟的好处在于降低总体心血管风险，并对 HDL-C 有益。

植物甾醇（1 ～ 2 g/d）可以用于不适宜应用他汀类药物的 TC 及 LDL-C 升高的低危患者。

## 八、特殊人群的调脂治疗受到关注

ESC/EAS 血脂指南对于特殊人群如家族性血脂异常、儿童、妇女、老年人、代谢综合征和糖尿病、ACS 或冠状动脉介入、心力衰竭、心脏瓣膜疾病、自身免疫性疾病、肾脏病、器官移植、PAD、脑卒中、HIV 感染等提出更具针对性的治疗推荐。

### 1. 老年人群

对于明确的老年 CVD 患者，同样推荐他汀类药物治疗。鉴于老年人合并疾病较多，药物代谢水平减低，推荐他汀类药物采用小剂量开始、谨慎地滴定到同年轻人相同的靶目标水平。

### 2. 儿童

控制饮食是儿童血脂异常的主要干预手段。除非是家族性血脂异常，通常不建议给儿童降脂药物。控制饮食并治疗伴随的代谢紊乱是更为安全的策略。

### 3. 妇女

尽管既往完成的降脂试验纳入的多为男性患者，即便是为数不多的纳入女性患者的研究也并未对调脂及心血管结局在两性间的差别进行比较。但在最新的 CTT 汇总分析中，有限的数据显示调脂治疗的获益女性与男性相近，无论一级预防还是二级预防。需注意的是，尽管他汀类药物致畸的证据并非结论性，指南仍强调接受他汀类药物治疗的女性应当避免怀孕。如计划妊娠，他汀类药物应至少停用 3 个月以上，且停药直至哺乳结束。

### 4. 代谢综合征与糖尿病

代谢综合征的患者多有一系列脂质及脂蛋白的异常，如空腹及餐后 TG、ApoB、小而密 LDL 升高及 HDL 和 ApoA 低下。2 型糖尿病和代谢综合征患者均应改善生活方式，小于 40 岁、发病时间较短、LDL-C < 2.5 mmol/L 且无并发症的 2 型糖尿病患者无需使用调脂药物。ESC/EAS 血脂指南对糖尿病调脂治疗更趋积极：合并微量白蛋白尿和肾脏病的 1 型糖尿病患者，无论基线水平，均推荐他汀类药物降低 LDL-C（至少 30%）作为一线治疗；合并心血管疾病、慢性肾脏病，或无心血管疾病但超过 40 岁并存在一个或多个其他心血管危险因素或有靶器官损害的 2 型糖尿病患者，首要目标为 LDL-C < 1.8 mmol/L、非 HDL-C < 2.6 mmol/L、ApoB < 80 mg/dL 作为次要目标；其他 2 型糖尿病患者均推荐将 LDL-C < 2.5 mmol/L 作为首要目标，非 HDL-C 水平为< 3.3 mmol/L、ApoB < 100 mg/dl 作为次要目标。

### 5. ACS

患者的血脂管理基于综合的总体危险因素控制策略，包括生活方式调整、危险因素管理以及应用心脏保护药物。指南推荐，ACS 患者入院 1 ～ 4 天即应启动大剂量他汀类药物治疗，LDL-C 治疗目标值为 1.8 mmol/L 以下。但需警惕大剂量他汀类药物在老年人、肝肾功能损害者及存在与其他药物有相互作用潜在危险患者中的副作用。治疗 4 ～ 6 周需复查血脂，评估治疗达标和用药安全问题，作为调整他汀类药物剂量的依据。

### 6. 冠状动脉介入治疗

既往未接受他汀类药物治疗的稳定型心绞痛和 ACS 患者在经皮冠状动脉介入治疗（PCI）术前短期阿托伐他汀治疗能降低心肌梗死的风险。"阿托伐他汀减少血管成形术后心肌损伤"

（Atorvastatin for Reduction of MYocardial Damage during Angioplasty，ARMYDA）研究发现，接受 PCI 的患者即使术前长期服用他汀类药物控制稳定型心绞痛或 ACS 风险，术前大剂量阿托伐他汀负荷治疗仍能减少围术期心肌梗死[3]。指南建议，即使患者既往长期进行他汀治疗，PCI 术前仍可常规给予负荷剂量他汀干预。

### 7. CKD

ESC/EAS 血脂指南将 CKD 确定为冠心病等危症，降低 LDL-C 有助于降低 CKD 患者的 CVD 风险，因而 LDL-C 也是 CKD 的主要治疗目标，非 HDL-C 可作为混合型高脂血症治疗的次要目标。鉴于他汀类药物对蛋白尿及延缓肾功能减退的有益作用，因此 2～4 期 CKD 患者应考虑使用他汀类药物预防发展为终末期肾病。对中重度 CKD 患者，指南推荐积极的他汀类药物治疗，他汀类药物单独使用或与其他药物联合治疗使 LDL-C < 70 mg/dl（1.8 mmol/L）。CKD 患者的调脂治疗需依据 GFR，优选经肝代谢的他汀类药物（如氟伐他汀、阿托伐他汀、匹伐他汀）以及依折麦布；混合型高脂血症治疗可选用 ω-3 脂肪酸。CKD 1～2 期患者可以耐受常规剂量他汀类药物；3～5 期患者的他汀类药物副作用与用药剂量和血药浓度呈正相关，需调整他汀类药物用量；GFR < 15 ml/（min·1.73 m$^2$）患者要严格控制、小剂量使用他汀类药物，可应用 ω-3 脂肪酸降低甘油三酯。越来越多证据表明，贝特类可升高血清肌酐、同型半胱氨酸而增加心血管疾病风险。非诺贝特不被透析清除，因而不能用于 GFR < 50 ml/（min·1.73 m$^2$）的患者。

### 8. PAD

ESC/EAS 血脂指南将 PAD 确定为冠心病等危症，建议实施冠心病相同的二级预防策略。他汀类药物仍然是调脂治疗的主要药物，并推荐用以降低颈动脉硬化的进展以及预防主动脉瘤形成。

### 9. 脑卒中

现已明确血脂异常与动脉硬化血栓性事件如缺血性脑卒中及 TIA 之间密切关联，而与其他类型的卒中关系不明。众多研究一致证实，调脂治疗对于脑卒中和短暂性脑缺血发作的一级、二级预防发挥着不可取代的重要作用。指南肯定了他汀类药物治疗对脑卒中一级、二级预防的确切获益，具体

建议：对高风险的患者推荐给予他汀类药物治疗达到目标值；对于有其他心血管疾病表现的患者推荐给予他汀类药物治疗；非心源性缺血性卒中或 TIA 患者，均推荐给予他汀类药物治疗。而且，他汀类药物对动脉粥样硬化性血栓所致缺血性脑卒中的获益最大。新近荟萃分析还提示，烟酸单用或与他汀类药物联用更有助于预防脑卒中。

## 九、降脂治疗监测的指标及频度更加明晰

ESC/EAS 血脂指南建议在启动（他汀类药物）降脂治疗前的 1～12 周，至少进行 2 次血脂测定，例外的情况是 ACS 患者应立即给予药物治疗。启动降脂治疗或调整降脂治疗后的 8（±4）周复查血脂直至达到靶目标。达标后可以 1 年复查一次，如果患者依从性差或有其他特殊原因时可以增加复查频次。

肝酶［如谷丙转氨酶（ALT）］应在降脂药物启动前、启动或调整剂量 8 周后进行测定。日后如果肝酶在正常上限的 3 倍以下，则可以每年监测一次。

肌酶（CK）在降脂治疗之前应测定基线值。如果超过正常上限的 5 倍则暂不给予药物治疗，应进一步复查。不建议常规监测肌酶，除非患者有肌痛症状。但在老年人、多种疾病共存或伴有肝、肾疾病时应当注意肌病或 CK 升高的风险。

## 十、肝酶、肌酶异常时的解决方案简洁实用

如果服用（他汀类药物）降脂药物后肝酶升高在正常上限的 3 倍以内，可以继续当前治疗，在 4～6 周后复查。如果超过上限 3 倍以上，则停药或减量并在 4～6 周内复查。当 ALT 恢复正常后仍可考虑在监测的条件下审慎地再次启动治疗。

服用降脂药物后肌酶升高在正常上限 5 倍以内，如果没有肌肉症状可以继续应用，但应告知患者出现肌肉症状及时报告并行 CK 测定；如果存在肌肉症状则应该及时监测症状的严重程度及 CK 水平。如果肌酶升高超过上限 5 倍以上，应立即停药、检查肾功能，每 2 周复查 CK；应除外有无短

暂 CK 升高的其他原因如肌肉过度用力等；如持续升高，则应除外肌病的继发因素如甲状腺功能减退等。

　　总而言之，在 2011 年 ESC/EAS 血脂指南中，强调心血管总体风险、重新定义极高危人群、突显 LDL-C 预后意义、重申他汀类药物的核心地位、倡导更为积极的降脂策略、细化特殊人群的血脂管理是其亮点所在，体现了"以人为本""与时俱进"；而明确血脂异常检查对象及指标、细化特殊人群的血脂管理、明晰调脂治疗中监测及处理流程等则使得该指南更具"实用性"和"可操作性"，值得借鉴。

## 参考文献

[1] ESC/EAS. ESC/EAS guideline for the management of dyslipidemias：the task force of European Society of Cardiology（ESC）and European Atherosclerosis Society（EAS）. Eur Heart J，2011，32：1769-1818.

[2] Cholesterol Treatment Trialists'（CTT）Collaboration. Efficacy and safety of more intensive lowering of LDL cholesterol：a meta-analysis of data from 170000 participants in 26 randomised trials. Lancet，2010，376：1670-1681.

[3] Di Sciascio G，Patti G，Pasceri V，et al. Efficacy of atorvastatin reload in patients on chronic statin therapy undergoing percutaneous coronary interventions：results of the ARMYDA-RECAPTURE（Atorvastatin for Reduction of Myocardial Damage during Angioplasty）randomized trial. J Am Coll Cardiol，2009，54：558-565.

# 第二节　ESC/EAS 血脂异常管理指南（2016）解读与评价

彭道泉（中南大学湘雅二医院）

　　2016 年 8 月 27 日，欧洲心脏病学会（ESC）和欧洲动脉粥样硬化学会（EAS）联合发布了《欧洲血脂异常管理指南》[1]（以下简称 2016 年版 ESC/EAS 血脂指南），该指南是在《2011 ESC/EAS 血脂异常管理指南》（以下简称 2011 年版 ESC/EAS 血脂指南）基础上的更新版。ESC 和 EAS 工作组通过评价现有证据和血脂异常管理中的问题制订相关建议，从而为临床实践中如何通过控制血脂水平来防治心血管疾病（CVD）提供可操作的指导。

## 一、危险分层：更广的极高危人群定义

　　2016 年版 ESC/EAS 血脂指南首先讨论了个体 CVD 总体风险评估的重要性和难度。在极高危人群的定义中，2016 年版 ESC/EAS 血脂指南仍然是所有指南中涵盖人群最广的指南。第一类极高危人群为动脉粥样硬化性心血管疾病（ASCVD）患者，而对 ASCVD 的诊断范围也进行了扩展，除临床诊断的冠心病、缺血性脑卒中、短暂性脑缺血发作（TIA）及周围血管疾病外，还包括冠状动脉造影及超声发现的显著斑块，主动脉瘤也被纳入 ASCVD 的范畴。第二类极高危人群为糖尿病（1 型和 2 型）合并蛋白尿或一项其他危险因素的患者。第三类极高危人群为重度慢性肾脏病（CKD）患者［GFR < 30 ml/（min·1.73 m²）］，与 2011 年版 ESC/EAS 血脂指南［GFR < 60 ml/（min·1.73 m²）］比较，2016 年版 ESC/EAS 血脂指南制订的标准更加严格。第四类极高危人群为系统性冠状动脉风险评估（SCORE）10 年致死性 CVD 风险 > 10% 者。

　　高危患者的定义与其他指南类似，主要包括：单个危险因素显著增高的患者，如总胆固醇（TC）水平 > 8 mmol/L（> 310 mg/dl）（如家族性高胆固醇血症）或血压 ≥ 180/110 mmHg；多数其他糖尿病患者（部分年轻 1 型糖尿病患者可能为中低危）；中度 CKD［GFR 30～59 ml/（min·1.73 m²）］患者；SCORE 10 年致死性 CVD 风险 ≥ 5% 和 < 10% 者。

　　对于无显性 CVD、糖尿病、CKD、家族性高胆固醇血症或个体风险因素处于极高水平的人群，2016 年版 ESC/EAS 血脂指南采用 SCORE 图表估计人群致死性 CVD 的 10 年风险。评估的主要指标包括年龄、性别、吸烟、收缩压及 TC，其中高血压的权重较大，与其他风险评估模型相同，高密度脂蛋白胆固醇（HDL-C）也作为危险评估的

参考指标。SCORE 图表评估的是患者致死性 CVD 风险，如需了解总体（致死和非致死性）CVD 风险，将前者乘以 3（男）或 4（女）即可。

## 二、血脂检测：非空腹低密度脂蛋白胆固醇与空腹低密度脂蛋白胆固醇类似

2016 年版 ESC/EAS 血脂指南对血脂检测做了相应推荐。建议对 40 岁以上男性、50 岁以上和（或）绝经后女性应进行血脂水平的筛查。其中 TC、甘油三酯（TG）、低密度脂蛋白胆固醇（LDL-C）、HDL-C 及非 HDL-C 应作为基线血脂检测的主要内容。对于高 TG 患者，载脂蛋白 B-100（Apo B 100）可作为替代的危险指标。非 HDL-C 作为致动脉粥样硬化脂蛋白的总和，在预测 ASCVD 风险方面优于 LDL-C。尽管采用非 HDL-C 作为靶点的随机对照研究证据少，但在某些情况下如高 TG 和糖尿病患者中非 HDL-C 检测具有可靠性的优势。

此外 2016 年版 ESC/EAS 血脂指南对 Lp（a）的检测意义也进行了推荐，在下列情况下应检测 Lp（a）：早发冠心病患者；家族性高胆固醇血症；有早发冠心病家族史或 Lp（a）升高家族史；尽管优化降脂后仍有 CVD 复发；SCORE 估计 10 年致死性 CVD 风险 ≥ 5% 者。此版 ESC 指南首次提出，在评估危险时，除糖尿病患者外，其他人群的非空腹 LDL-C 与空腹 LDL-C 具有类似的危险预测价值，因此，推荐在一般人群中，可使用非空腹 LDL-C 作为筛查和危险评估指标。该推荐虽然减少了患者就诊时的饮食限制，但对于少数餐后 TG 水平显著升高的患者，非空腹 LDL-C 则与空腹 LDL-C 差异较大，此类人群应检测空腹 LDL-C。

## 三、降脂目标：更严格的 LDL-C 目标，体现强化降脂

尽管 2013 年美国心脏协会（AHA）指南取消了降脂治疗的目标值，但 2016 年版 ESC/EAS 血脂指南仍强调设定降脂治疗目标的必要性和重要性。目标值确定的依据不仅来源于随机对照研究，还包括基础研究、临床观察研究、基因研究及流行病学研究。对于极高危患者继续采用 LDL-C 绝对目标 < 1.8 mmol/L（70 mg/dl）和 LDL-C 相对目标下降 > 50%。尽管目标值的数字与 2011 年版 ESC/EAS 血脂指南相同，但含义有所变化。即在 LDL-C 极高的人群（如 LDL-C > 3.5 mmol/L），应将 LDL-C 降至 1.8 mmol/L 以下，而对于 LDL-C 在 1.8 ～ 3.5 mmol/L 的患者，应将 LDL-C 降低至少 50% 以上。这不同于其他指南目标推荐的含义，既往指南推荐是指对于 LDL-C 极高的患者，降脂治疗不能达到 1.8 mmol/L 目标时，至少降低 LDL-C 50%，而对于 LDL-C 较低的患者，只要达到 1.8 mmol/L 即可接受。因此，2016 年版 ESC/EAS 血脂指南在所有指南中降脂目标最严格，真正体现了强化降脂的理念。该指南同样将非 HDL-C 和 Apo B 100 作为次要目标。

指南还特异举例说明极高危患者的降脂目标：

（1）极高危患者已接受他汀类药物治疗，如果 LDL-C > 1.8 mmol/L（> 70 mg/dl），应继续调整药物达到目标 LDL-C < 1.8 mmol/L（70 mg/dl）。

（2）极高危患者如果 LDL-C 1.8 ～ 3.5 mmol/L（70 ～ 135 mg/dl），未接受药物治疗，应给予降脂治疗，使 LDL-C 降幅至少达到 50%。

（3）极高危患者，如果基线 LDL-C > 3.5 mmol/L（135 mg/dl），未采用药物治疗，应采用降脂药物治疗，使 LDL-C < 1.8 mmol/L（70 mg/dl）。

对于高危患者的 LDL-C 目标值也包括绝对目标 < 2.6 mmol/L（100 mg/dl）和相对目标 > 50% 下降幅度。其数字的含义与极高危患者一致。

中低危人群的 LDL-C 目标值为 < 3.0 mmol/L（115 mg/dl），不同于我国指南推荐的 < 3.4 mmol/L（130 mg/dl）和美国脂质协会指南推荐的 < 2.6 mmol/L（100 mg/dl）。

## 四、生活方式：未明确规定饮食胆固醇摄入量

与其他血脂指南相同，强调生活方式干预是血脂异常防治的基础，生活方式干预包括饮食、运动和体重控制。在饮食控制中强调饱和脂肪酸是对 LDL-C 水平有最大影响的饮食因素。尽管膳食胆固醇与冠心病死亡率呈正相关，但这种关系部分不依赖于 TC 水平。在人类中开展的一些实验研究评估了膳食胆固醇对胆固醇的吸收和脂质代谢的影

响，并显示不同个体间存在明显差异。因此，对于饮食胆固醇没有提出特别的推荐。目前具有多项临床证据证实能预防 CVD 风险的饮食结构包括"控制高血压饮食"（DESH）和"地中海饮食"。

## 五、药物干预：强调降低 CVD 事件与降脂种类无关，与降低 LDL-C 幅度有关

药物治疗以他汀类为首选，他汀类药物的获益证据最为充分。指南强调降低心血管事件的程度与其降低 LDL-C 幅度有关，与他汀类药物的种类无关。他汀类药物研究的荟萃分析显示，LDL-C 每降低 1.0 mmol/L（40 mg/dl），全因死亡率下降 10%，心血管疾病死亡减少 20%，主要冠状动脉事件风险降低 23%，卒中风险降低 17%。一级预防也有类似相对风险下降，只是绝对风险下降较少[2]。

他汀类药物的最常见不良反应为肌肉症状、肝酶水平升高及新发糖尿病。但并不推荐常规监测肌酸激酶和肝酶。血糖升高不应作为他汀类药物减量的理由。他汀类药物的不良反应与剂量和药物相互作用有关，特别是他汀类药物相关肌病与 CYP3A4 代谢药物相互作用相关。

2016 年版 ESC/EAS 血脂指南对依折麦布进行了推荐，当他汀类药物在最大耐受剂量仍无法达到治疗目标，或患者不耐受他汀类药物、具有药物禁忌证时，应将依折麦布作为二线疗法与他汀类药物联用[3]。

PCSK 9 抑制剂具有强大的降低 LDL-C 水平的作用，不论是否已服用其他降脂药物，使用单克隆抗体可将 LDL-C 水平降低约 60%[4-5]。2016 年版 ESC/EAS 血脂指南推荐下列患者可考虑使用 PCSK 9 抗体治疗：总 CVD 风险极高的采用最大耐受剂量一线和二线药物治疗的患者、杂合子家族性高胆固醇血症（以及部分纯合子家族性高胆固醇血症）接受与不接受血浆分离置换治疗的患者、不耐受他汀类药物且 LDL-C 水平一直很高的患者。

## 六、特殊人群：终末期心力衰竭和肾衰竭患者不推荐使用他汀类药物

2016 年版 ESC/EAS 血脂指南对特殊背景人群

的降脂治疗进行了详细描述，包括家族性高胆固醇血症、女性、儿童、老年人、糖尿病、CKD、周围血管疾病、脑卒中等。所有 CVD 高危患者均能从他汀类药物中获益。但对于急性冠脉综合征或择期经皮冠状动脉介入治疗（PCI）患者，仍然推荐 PCI 术前给予大剂量他汀类药物负荷治疗（推荐类别 Ⅱa，证据等级 A），这是 2016 年版 ESC/EAS 血脂指南与近期的其他指南明显不同的推荐，这一推荐也不适合中国患者，因为我国更大样本的相关研究已明确证实围术期负荷量他汀类药物并未改善 PCI 患者的预后。

此外，对接受持续透析治疗且无 ASCVD 的 CKD 患者不推荐使用他汀类药物。也不推荐非缺血性心肌病合并心力衰竭的患者使用他汀类药物，但他汀类药物对上述两类患者并无不利的影响。

总体来说，2016 年版 ESC/EAS 血脂指南再次强调降低 LDL-C 是预防 ASCVD 的关键，仍然坚持推荐降脂治疗需要将 LDL-C 作为目标，对于极高危和高危患者采用更严格的强化降脂目标，推荐降脂治疗以他汀类药物为首要治疗手段，不能达标者提倡联合治疗，包括依折麦布或 PCSK 9 抗体。降脂治疗的临床获益与药物种类无关，与 LDL-C 降低幅度有关。

## 参考文献

［1］ Catapano AL，Graham I，De Backer G，et al. 2016 ESC/EAS Guidelines for the Management of Dyslipidaemias. Eur Heart J，2016，37（39）：2999-3058.

［2］ Cholesterol Treatment Trialists'（CTT）Collaboration. Efficacy and safety of LDL-lowering therapy among men and women：meta-analysis of individual data from 174，000 participants in 27 randomised trials. Lancet，2015，385：1397-1405.

［3］ Cannon C，Blazing M，Giugliano R，et al. Ezetimibe added to statin therapy after acute coronary syndromes. N Engl J Med，2015，372：2387-2397.

［4］ Robinson J，Farnier M，Krempf M，et al. Efficacy and safety of alirocumab in reducing lipids and cardiovascular events. N Engl J Med，2015，372：1489-1499.

［5］ Sabatine M，Giugliano R，Wiviott S，et al. Efficacy and safety of evolocumab in reducing lipids and cardiovascular events. N Engl J Med，2015，727：1500-1509.

# 第三节　国际动脉粥样硬化学会（IAS）血脂异常管理的全球建议（2013）解读与评价

胡大一（北京大学人民医院）

2013 年 7 月，在美国成人胆固醇教育计划新版指南（ATP Ⅳ）迟迟未出，在国内外学术界与临床实践中关于血脂异常的干预存在众多争议，甚至有些混乱之际，以 Scott M.Grundy 教授为主席的国际动脉粥样硬化学会（IAS）血脂异常管理专家组及时发布了 IAS 的血脂异常管理建议[1]（以下简称"IAS 建议"）。

IAS 建议虽未明确定位为一部新的指南，但其指导意义与指南完全等效。参与建议讨论制订者均为这一领域高水平的专家，有明确的代表性和权威性。IAS 建议坚持循证，观点鲜明，有针对性；贴近临床，有实践性；建议汇总分析了 ATP Ⅲ 发表以来血脂异常与动脉粥样硬化领域的新研究和新证据，但文献中绝不引用小样本、替代终点的探索性研究，有显著的创新性。

Grundy 教授曾任美国成人胆固醇教育计划指南专家委员会主席，主持了 IAS 建议的起草。在他领导下，IAS 建议坚守科学家的道德良知，不受商业利益干扰，引领了血脂异常干预与动脉粥样硬化性心血管疾病（ASCVD）防治科学循证道路，保护了公众健康和广大患者利益，令人肃然起敬。IAS 建议没有采用欧美国家指南的证据分级，并不是不重视证据，而是使其读起来更贴近临床。IAS 建议管理高胆固醇血症和血脂异常的目的是降低 ASCVD 风险。ASCVD 不仅包括冠心病，也包括动脉粥样硬化所致缺血性卒中和外周动脉粥样硬化性疾病。ASCVD 为全身性疾病，虽然不同部位动脉粥样硬化的临床表现不同，但其病因、危险因素与发病机制相同，上游预防措施相同，做好 ASCVD 的防控，需相关的多学科形成广泛联盟，共同应对挑战。

IAS 建议分为一级预防和二级预防两个部分。二级预防建议主要基于已有的大量随机对照临床试验（RCT）证据；而针对一级预防的 RCT 相对较少，因此一级预防主要基于多年累积的流行病学、遗传学、基础研究和有限的 RCT 成果。建议明确指出，尽管有关一级预防的 RCT 有限，但支持一级预防的其他方面的综合研究证据是强有力的。

IAS 建议明确反对本本主义和教条主义，强调学习执行建议要注意与不同国家和不同地区的不同人群风险的具体情况相结合，鼓励不同国家、不同地区制订自己的建议或指南，风险水平评估和腰围、体重指数（BMI）标准均应结合国家地区情况。已有自己指南的国家和地区可参考 IAS 建议适当更新自己的指南；尚无自己指南的国家和地区可参考 IAS 建议制订自己的指南。IAS 愿对有需求者提供帮助。IAS 努力协调已存在的指南，便于它们在世界范围内应用。IAS 也表达了一些其他指南中没有的观点。IAS 建议还强调，建议仅对临床医生的实践者提供信息，而不能取代临床医生面对每一个患者的临床决策。

IAS 建议特别指出，由于血脂异常的药物治疗快速进展，诸多指南过分强调药物干预，而不重视甚至忽视生活方式改变干预。IAS 强调，除少数患者有遗传学背景外，ASCVD 主要是不健康生活方式习惯疾病。IAS 建议的主要目的是重新构建生活方式干预与药物干预二者之间的平衡。优先强调生活方式干预；药物干预为次要强调。IAS 建议用巨大篇幅介绍生活方式治疗，内容以健康饮食内容最多，也涵盖身体活动、戒烟限酒，通过饮食、运动平衡来控制代谢综合征的流行。

IAS 建议指出，生活方式干预的主要目的是降低 LDL-C 和非高密度脂蛋白胆固醇（non-HDL-C）。次要目的为降低其他危险因素。ASCVD 的第一位危险因素（甚至可定义为病因）是血脂异常，主要为升高的 LDL-C 和 non-HDL-C 水平。

IAS 建议的最大亮点是把健康生活方式习惯，包括对饮食类型的推荐视为 ASCVD 防治的基石，指出世界上许多健康饮食习惯具有心脏保护作用，健康饮食不仅有益于降低 LDL-C，也有利于其他确定的和新的危险因素控制。

IAS 建议开篇就旗帜鲜明地捍卫了百年胆固醇学说，指出没有胆固醇升高就没有冠心病及其他 ASCVD。只要有 LDL-C 水平显著升高，如家族性高胆固醇血症患者，即使没有吸烟、高血压、糖尿病等任何危险因素，也可在生命的非常早期患心肌梗死；相反如 LDL-C 处于理想水平，即使有其他危险因素，可能发生其他相关疾病，往往不会出现早发的 ASCVD。胆固醇升高是"源"，炎症、氧化应激等都是"流"。预防 ASCVD 的最根本性措施是从生命早期开始保持理想的 LDL-C 水平。

IAS 建议仍坚持危险分层策略，但强调长期或终身风险优于短期（如 10 年）风险，介绍了 50 ～ 80 岁的风险评估方案。

IAS 建议提出应根据风险水平制订血脂异常的干预目标，而非所有高危人群都用一种他汀类药物的最大剂量。建议将 non HDL-C 定为致动脉粥样硬化胆固醇的主要类型；LDL-C 或 non HDL-C 均为致动脉粥样硬化胆固醇；因 Apo B 质控困难和增加成本，优势不突显，不建议选用。

IAS 建议简化了干预目标，设定一级预防 LDL-C 的理想目标为 100 mg/dl（2.6 mmol/L），相应的 non HDL-C 为 130 mg/dl（3.4 mmol/L）。二级预防的 LDL-C 干预目标为 70 mg/dl（1.8 mmol/L），相应的 non HDL-C 为 < 100 mg/dl（2.6 mmol/L）。IAS 建议也指出，人群风险相对较低的国家或其他危险因素的个体，也可采用较宽松的干预目标，即接近理想目标（near optimal level），即 LDL-C 100 ～ 129 mm/dl（26 ～ 33 mmol/L）或 non HDL-C < 130 ～ 159 mg/dl（3.4 ～ 4.1 mmol/L）。

IAS 将至 80 岁的 ASCVD 总体风险分为四层：高危（≥ 45%）、中高危（30% ～ 40%）、中危（15% ～ 29%）和低危（15%）。

不同风险水平人群干预对策如下：

低危：生活方式治疗。

中危：最大程度生活方式治疗，必要时使用降胆固醇药物，首选他汀类药物。

中高危：最大程度生活方式治疗，可考虑降胆固醇药物。

高危：最大程度生活方式治疗，同时使用降胆固醇药物。

不同性别不同人群的家族性高胆固醇血症、

糖尿病合并其他危险因素和慢性肾脏病患者应被视为高危或中高危人群，需要积极干预，常需同时使用降胆固醇药物。如果一位年龄较轻的个体，其较高的长期风险是基于吸烟和高血压，而非高 LDL-C 或 non HDL-C，其一级预防应着力于戒烟和控制高血压，而并非需使用降胆固醇药物。而我国指南将高血压视为其等同于 3 个危险因素。这一建议基于我国流行队列研究的结果，有一定合理性。但针对以 LDL-C 或 non HDL-C 升高为最重要危险因素的 ASCVD 的预防，是否应有所调整，值得考虑。

对中度风险人群，经强化生活方式治疗，大多可实现降低风险的需求；但对 LDL-C 或 non HDL-C 明显升高者，应考虑使用降胆固醇药物。唯一有充分临床研究证据的降胆固醇药物为他汀类药物。他汀类药物是降致动脉粥样硬化胆固醇的一线首选药物。其他药物均为配角，即必要时联合用药的选择。对于不能耐受他汀类药物的患者，可考虑以下方案：①更换不同的他汀类药物；②减少他汀类药物剂量；③隔日用药；④使用替代药物，如依折麦布；⑤强化生活方式治疗。结合我国情况，可用血脂康或血脂康联合依折麦布。我国已用于临床的古巴研发的多廿烷醇及其联合其他药物的方案也值得研究。

ASCVD 二级预防要实现 LDL-C 水平达到 < 70 mg/ml，欧美国家基线 LDL-C 水平明显高于我国患者群，大多需要大剂量他汀类药物干预。有些患者甚至要联合依折麦布等其他降胆固醇药物。而我国的 ACS 患者和糖尿病患者中大多数（80% 左右）的治疗前 LDL-C 水平 < 130 mg/dl，"心脏保护研究"（Heart Protection Stduy，HPS）-2 研究入组中国和欧洲各 1 万多例冠心病或卒中的患者，中国患者使用辛伐他汀 40 mg/d 后，需联合使用依折麦布使 LDL-C 达标的患者数量远远小于欧洲患者；使用辛伐他汀 40 mg/d 同样剂量时，中国患者的肌病和显著肝酶增高发生率均为欧洲患者的 10 倍，程度也更严重；新发糖尿病和糖尿病的并发症均远远多于欧洲患者；联合使用缓释烟酸后的不良反应在中国患者中更为严重。有评论指出，HPS-2 选用了错误剂量和错误人群。综合考虑临床需求、安全隐患与成本效益，在我国 ASCVD 二级预防中

盲目使用大剂量他汀类药物，尤其使用某一种他汀类药物最大剂量是商业利益的引诱与误导。日本冠心病一级预防的试验中使用普伐他汀 10 mg/d，ACS 逆转斑块试验用阿托伐他汀 20 mg/d，均为阳性结果。

DYSIS-China[2] 等研究显示，中国 ASCVD 高危人群 LDL-C 达标的他汀类药物最常用剂量为：瑞舒伐他汀 5 ～ 10 mg/d，阿托伐他汀 10 ～ 20 mg/d，匹伐他汀 1 ～ 2 mg/d，辛伐他汀 20 ～ 40 mg/d，氟伐他汀 40 ～ 80 mg/d，普伐他汀 20 ～ 40 mg/d。

在二级预防中，明显的高甘油三酯血症的患者，包括使用他汀类药物后，LDL-C 已达标，而 Non HDL-C 尚未达标的患者，可考虑加用非诺贝特或缓释烟酸。

ASCVD 二级预防需及早用药，但万万不可忽视强化生活方式治疗，也需加强对血脂异常以外的其他危险因素（在我国戒烟和控制高血压尤为重要）的控制。

我国 ASCVD "前不防、后不管、得了梗死、卒中救治晚"的局面亟待改变。主要问题不是缺少知识与技术，而是需要通过这次医药卫生改革的机遇，重构医疗保健模式，把更多的资源，包括医保付费的机制、医药卫生投资方向和激励惩罚机制转向支持一级预防与康复 / 二级预防。严格限制针对疾病终末期的过度医疗和技术不合理使用，甚至滥用。

我们需加强我国自己的临床研究，尤其是实效研究，提高研究水平。十年前作者提出，我国的循证（Evidence-based）决策第一步是以数据为基础（Data-based）。我们要加强国际合作，借鉴国际的先进经验和科学设计与管理水平，提升我国的临床研究水平。只有有了符合我国 ASCVD 实际情况的研究成果，才能制定和修订我国自己的指南或建议。

## 参考文献

[1] Expert dyslipidemia panel of the International Atherosclerosis Society. An International Atherosclerosis Society Position Paper：Global recommendations for the management of dyslipidemia—Full report. J Clin Lipid，2014，8：29-60.

[2] Zhao S，Wang Y，Mu Y，et al. Prevalence of dyslipidemia in patients treated with lipid-lowering agents in China：results of the Dyslipidemia International Study（DYSIS）. Atherosclerosis，2014，235：463-469.

# 第四节　美国国家胆固醇教育计划成人治疗组（NCEP-ATP）报告评价

刘　靖（北京大学人民医院）

由于不断累积的证据显示胆固醇升高增加冠心病风险，而降低胆固醇可以降低冠心病的发生，美国国立卫生研究院（NIH）下属的国家心、肺和血液研究所（NHLBI）于 1985 年启动了"国家胆固醇教育计划"（NCEP），旨在对公众及医学专业人员开展教育活动。来自医疗保健专业学术机构、健康志愿组织、社区项目组人员及政府代表共同组成了成人治疗组（ATP）。ATP 主要负责开发成人高胆固醇血症诊断、评估与治疗指南。NCEP-ATP 指南自面世以来，在世界范围内产生广泛影响，已经成为临床血脂管理的重要参考文件。

## 一、NCEP ATP 系列指南

（1）1988 年 NCEP ATP 发布了首个指南，即 APT Ⅰ报告[1]。ATP Ⅰ报告将成人胆固醇分为三类：理想水平＜ 200 mg/dl；边界升高 200 ～ 239 mg/dl；升高＞ 240 mg/dl。ATP Ⅰ报告提供了在低密度脂蛋白胆固醇升高（LDL-C ＞ 160 mg/dl）及边界升高（LDL-C 130 ～ 159 mg/dl）且伴有 2 个以上危险因素患者进行冠心病一级预防的策略。饮食治疗是主要的降低胆固醇治疗手段。报告规定了 LDL-C 的水平，在什么水平应开始饮食治疗和治疗的目标；并提供了改变饮食建议的详细指南，如果在强化饮食治疗的 6 个月后，LDL-C 仍超过了规定的水平，则应考虑药物治疗。

（2）1993 年 NCEP ATP 发布了第二版指南，即 ATP Ⅱ报告[2]。ATP Ⅱ报告延续了 ATP Ⅰ报告以 LD-C 为主要降低胆固醇治疗目标的做法。采用基于冠心病风险的治疗策略，即高胆固醇血症合并2个以下危险因素者，LDL-C ＜ 160 mg/dl；合并2个及以上危险因素者，LDL-C ＜ 130 mg/dl；同时增加了在已发生冠心病的患者中强化降低 LDL-C 治疗（二级预防）的建议，明确指出冠心病患者 LDL-C 需降至 100 mg/dl 以下。但对于冠心病一级预防的药物治疗推荐略微谨慎。原因在于已经发表的临床试验并未充分显示降低胆固醇的治疗可以减少全因死亡，尤其是在低危人群中，获益被药物治疗带来的风险及花费所抵消。此外，由于当时关于他汀类药物安全性的一些研究并未达成一致结论，ATP Ⅱ 报告甚至在一些临床情况下推荐优选烟酸或胆酸螯合剂。ATP Ⅱ 报告建议在治疗决策时考虑高密度脂蛋白胆固醇（HDL-C），在初始胆固醇检测时加测 HDL-C。HDL-C ＜ 35 mg/dl 被认为是冠心病危险因素，而 HDL-C ＞ 60 mg/dl 被视为冠心病的保护因素。

（3）2001 年 NCEP ATP 发布了第三版指南，即 ATP Ⅲ 报告[3-4]。在该版指南中，统一使用 LDL-C 作为高血脂患者的心血管疾病诊断、治疗和随访的主要目标。ATP Ⅲ 报告具有如下特色：①将 LDL-C ＜ 100 mg/dl 定义为理想水平；②引入心血管风险和风险评估的概念，以 Framingham 危险分数（10 年冠心病风险）来确定降低胆固醇治疗强度；③引入冠心病"等危症"的概念；④提出改变生活习惯的术语"治疗性生活方式改变"（TLC）；⑤关注代谢综合征并提出相应标准；⑥提出高甘油三酯血症（TG ≥ 200 mg/dl）及代谢综合征患者降低胆固醇治疗的第二靶标为 non HDL-C。

（4）2004 年 NCEP ATP Ⅲ 报告修订：从 ATP Ⅲ 报告发布以来，有"心脏保护研究"（HPS）等5 项他汀类药物的重大临床试验相继揭晓，因而对这些临床试验系统复习后发布了 ATP Ⅲ 修订版报告。修订版最为突出的变化是提出"极高危患者 LDL-C 降至 70 mg/dl 以下是合理的"这一概念。

（5）2013 年 NCEP ATP Ⅳ 无疾而终：ATP Ⅲ 报告修订后数年，NHLBI 成立了 ATP Ⅳ 工作组，并着手启动新版指南的制订工作。随着降低胆固醇临床试验证据的积累，"降脂达标"的理念也发生了转变，即变为基于证据选择适宜的降低胆固醇策略。按照 NHLBI 的要求，新版 ATP Ⅳ 报告将与肥胖、高血压、心血管风险评估等一起构成新的预防指南架构，计划于 2012 年 7 ～ 8 月完成。并且要求遵从"美国医学研究所"（IOM）指南制订规则，即推荐主要基于来自随机对照试验（RCT）的证据。因而仅有 RCT 被纳入。此后，由于各种原因，ATP Ⅳ 报告进展缓慢，一拖再拖。2013 年 6 月，NHLBI 单方面宣布不再开发制订指南，NHLBI 仅负责提供证据综述，临床指南制订工作交由美国心脏病学会（ACC）、美国心脏协会（AHA）等专业学术机构来完成。这些学术机构负责将 NHLBI 的证据综述转变为临床治疗指南。这意味着 ATP Ⅳ 前功尽弃，自动解散，与 NHLBI 分道扬镳。

## 二、NCEP ATP 系列指南"后时代"的血脂管理

ATP 与 NHLBI "分手"的最终结果是血脂管理进入"战国时代"。美国国内各大专业学术团体相继各自推出血脂指南或建议。其中 NHBLI 授权合作的 ACC/AHA 于 2013 年 11 月推出的指南[5]主要聚焦他汀类药物降低胆固醇减少动脉粥样硬化性心血管疾病（ASCVD）并放弃 LDL-C 目标值，这一做法引发广泛争议，美国临床内分泌学家协会（AACE）随即发表声明表示不支持 ACC/AHA 指南。美国脂质学会（NLA）制订的血脂异常管理建议于 2014 年 9 月发布。两部指南性质的文件核心理念一致——降低动脉粥样硬化性心血管疾病（ASCVD）风险，但细节处理存在显著差异，进一步引发混乱与争议。ACC/AHA 更新的胆固醇管理指南于 2018 年 11 月发布，指南最大的变化是重新回归以 LDL-C 为核心的胆固醇管理策略，治疗不再以他汀类药物"独尊"，非他汀类降胆固醇药物如依折麦布、PCSK 9 抑制剂等也获得指南推荐[6]。

血脂指南仍在不断演进中。基于循证医学的原则，理想的指南应当"完全"基于证据，但应当承认，现有的证据远不够"完全"，因而专家的观点仍在发挥作用。此外，在一些有争议的领域，患者应当参与到决策的过程中。这一理念在 2018 新版 ACC/AHA 胆固醇管理指南以及心血管疾病一级预防指南中已经有所体现。不可否认，NCEP ATP 系列指南对于既往血脂管理发挥了重大作用，其中部分理念如"降脂治疗以 LDL-C 为核心"（胆固醇

原则）对于当今血脂管理仍有重要影响。

## 参考文献

［1］Report of the National Cholesterol Education Program expert panel on detection, evaluation, and treatment of high blood cholesterol in adults. Arch Intern Med, 1988, 148: 36-69.

［2］Summary of the second report of the National Cholesterol Education Program（NCEP）expert panel on detection, evaluation, and treatment of high blood cholesterol in adults（Adult Treatment Panel Ⅱ）. JAMA, 1993, 269: 3015-3023.

［3］Expert panel on detection, evaluation, and treatment of high blood cholesterol in adults. Executive summary of the third report of the National Cholesterol Education Program（NCEP）expert panel on detection, evaluation, and treatment of high blood cholesterol in adults（Adult Treatment Panel Ⅲ）. JAMA, 2001, 285: 2486-2497.

［4］National Cholesterol Education Program（NCEP）expert panel on detection, valuation, and Treatment of High Blood Cholesterol in Adults（Adult Treatment Panel Ⅲ）Third report of the National Cholesterol Education Program（NCEP）expert panel on detection, evaluation, and treatment of high blood cholesterol in adults（Adult Treatment Panel Ⅲ）final report. Circulation, 2002, 106: 3143-3421.

［5］Stone N, Robinson J, Lichtenstein A, et al. 2013 ACC/AHA Guideline on the treatment of blood cholesterol to reduce atherosclerotic cardiovascular risk in adults: A report of the American College of Cardiology/American Heart Association Task Force on Practice Guidelines, Circulation, 2014, 129（25 Suppl 2）: S1-S45.

［6］Grundy SM, Stone NJ, Bailey AL, et al. 2018 AHA/ACC/AACVPR/AAPA/ABC/ACPM/ADA/AGS/APhA/ASPC/NLA/PCNA Guideline on the Management of Blood Cholesterol: A Report of the American College of Cardiology/American Heart Association Task Force on Clinical Practice Guidelines. Circulation,2019,139（25）: e1082-e1143.

# 第五节　ACC/AHA 治疗血胆固醇降低成人 ASCVD 风险指南（2013）解读与评价

刘　靖（北京大学人民医院）

2013 年 11 月公布的由美国心脏病学会（ACC）和美国心脏协会（AHA）制订的《治疗血胆固醇降低成人动脉粥样硬化性心血管疾病（ASCVD）风险指南》（以下简称 ACC/AHA 新指南），摒弃了多年以来一直秉承的"降脂达标"的理念，强调降低心血管总体风险（减少 ASCVD 事件），而不是仅关注胆固醇水平。即在生活方式干预的基础上，基于患者风险启动药物治疗，强调在最有可能获益的人群，在保证安全的前提下，采用高强度或中等强度的他汀类药物治疗，以改善患者的长期心血管预后，且只应使用证实可明确降低风险的他汀类药物。这是新指南相较于既往美国国家胆固醇教育计划（NCEP）成人专家组指南（ATP）Ⅰ、Ⅱ、Ⅲ次报告及 ATP Ⅲ 修订版的最大不同之处，这一重大转变终结了美国心、肺和血液研究所（NHLBI）自 1988 年发布的第一部指南（NCEP ATP Ⅰ）中所阐述并之后持续了数十年的建议，即启动降脂药物治疗应有明确的阈值和治疗目标。这一转变也与 ESC/EAS 2011 年发表的血脂异常管理指南显著不同，如前面章节介绍，ESC/EAS 血脂指南强烈推荐以降低低密度脂蛋白胆固醇（LDL-C）水平作为药物治疗的目标[1-4]。

ACC/AHA 新指南一经推出便招来诸多质疑之声。甚至前期一直参与指南制订的美国脂质学会（NLA）公开发表声明，不支持该指南摒弃胆固醇目标值的做法。然而，在喧嚣过后，认真分析 ACC/AHA 新指南所展现的"降低心血管风险"的核心理念，不得不承认，仍具有重要意义。

## 一、降低胆固醇减少 ASCVD 风险的证据主要来自他汀类药物

胆固醇在动脉粥样硬化中起重要作用。既往大量关于他汀类药物的临床试验几乎一致地证实，他汀类药物降低胆固醇可以显著地降低稳定性冠心病、急性冠脉综合征及缺血性卒中患者的血管事件（二级预防），与此同时在未发生上述事件的高血压、糖尿病等患者进行的他汀类药物试验同样证实他汀类药物降低胆固醇可以预防冠心病等血

管事件的发生（一级预防）。自然地，容易将他汀类药物的获益外推到其他可以降低 LDL-C 的药物上。长期以来人们一直假设降低 LDL-C 的药物也可以降低 ASCVD 风险。基于这一假设，先后开展了烟酸、胆固醇吸收抑制剂等非他汀类调脂药物对于高心血管风险、不同血管疾病患者的临床试验。根据目前公布的临床研究结果，这其中的多数临床试验显示非他汀类调脂药物在降低胆固醇的同时并未产生预期的结果，其对胆固醇水平的影响并未转化为降低患者风险的净效应。在降低胆固醇减少 ASCVD 风险的治疗策略中，他汀类药物仍然是不可或缺的主流药物。

## 二、明确他汀类药物治疗的四大类获益人群

推荐 4 类获益人群直接启动不同强度剂量的他汀类药物治疗，即高强度他汀类药物治疗降低 LDL-C 50% 以上，中等强度他汀类药物治疗降低 LDL-C 30% ～ 50%。

（1）临床存在动脉粥样硬化性心血管疾病的患者（如果年龄＜ 75 岁且无禁忌证，推荐高强度他汀类药物治疗）。

（2）原发性 LDL-C 升高≥ 4.9 mmol/L（190 mg/dl）的患者（如果无禁忌证，推荐高强度剂量他汀类药物治疗）。

（3）无动脉粥样硬化性心血管疾病，年龄 40 ～ 75 岁，LDL-C 1.8 ～ 4.9 mmol/L（70 ～ 190 mg/dl）的糖尿病患者（如果无禁忌证，推荐中、高强度剂量他汀类药物治疗）。

（4）无动脉粥样硬化性心血管疾病或糖尿病，年龄 40 ～ 75 岁，LDL-C 1.8 ～ 4.9 mmol/L（70 ～ 190 mg/dl），10 年成人动脉粥样硬化性心血管疾病风险≥ 7.5% 的患者（如果无禁忌证，推荐中、高强度剂量他汀类药物治疗）。

## 三、临床实践中，他汀类药物的使用仍存在问题

在 ACC/AHA 的新指南中，他汀类药物在很大程度上被视为降低风险、而非降低胆固醇的药物。无论初始的 LDL-C 处于何种水平，他汀类药物都能降低风险，所以新指南关注的关键问题是

患者的风险是否高到值得使用他汀类药物，而非 LDL-C 水平是否高到需要治疗。新指南关注患者的绝对风险及潜在获益的程度，这一点非常重要，因为当前他汀类药物有在低危患者中优先使用的倾向。医生往往仅关注胆固醇水平而忽略风险评估，这可能会导致 LDL-C 中度升高的低危患者会被治疗，而 LDL-C 轻度升高的高危患者则可能被忽略。这也是新指南基于心血管风险而非胆固醇水平启动治疗的一个重要原因。而这一问题不但存在于美国，同样也存在于中国的临床实践中，甚至可能更严重。REALITY-China 研究调查了中国 19 个省市、84 个中心的 12 244 例门诊患者，评估其 LDL-C 达标率，以了解当前中国门诊患者的调脂现状。结果显示，中国门诊患者的 LDL-C 达标率仅为 25.8%，更令人关注的是，高危和极高危患者他汀类药物使用的比例不足 45%，LDL-C 达标率仅为 20%，而低危患者达标率近 40%[5]。

## 四、取消胆固醇靶目标的原因在于设定靶目标的证据不足

既往多数降脂大型临床试验验证了使用固定剂量的药物如他汀类药物能够减少特定人群风险的假说。包括在稳定性冠心病或急性冠脉综合征患者中进行的所谓"强化"降脂与"常规"降脂的比较研究多采用两种强度的他汀类药物或两种剂量的他汀类药物，并未预先设定所要达到的胆固醇或 LDL-C 靶目标，在研究过程中无论是两种他汀类药物还是他汀类药物的两种剂量均未进一步滴定或调整剂量，其所检验的是药物，而且是固定剂量的药物。预设胆固醇靶目标值的临床研究十分匮乏，因而胆固醇靶目标设定的临床证据尤其是直接证据不足。值得注意的是，ACC 和 AHA 之前的指南在新的证据出现之后已未再强调血脂治疗目标。然而，由于这些指南并非胆固醇指南，它们提出的有关预防和血脂的建议并未被广泛采纳。

## 五、风险评估工具有变，但可靠性有待检验

与 ATP Ⅲ 指南使用 Framingham 风险评分评估冠心病风险不同，新指南建议使用汇总队列方程（pooled cohort equations）评估 10 年成人动脉粥样

硬化性心血管疾病风险（定义为首发非致死性和致死性心肌梗死、非致死性和致死性卒中）。新的风险评估模式同时评估冠心病和卒中风险，评估的风险因素与 Framingham 评分相比增加了种族和糖尿病。新的成人动脉粥样硬化性心血管疾病风险评估模式，旨在通过更精确地识别成人动脉粥样硬化性心血管疾病高风险人群，使最有可能从他汀类药物治疗中获益的人群得到适宜的治疗。

然而新指南推荐的计算风险和治疗阈值的方法在指南发布之初就受到批评。已有研究团队反映了对此计算方法准确性的顾虑。来自哈佛大学布里格姆妇女医院的 Paul Ridker 和 Nancy Cook 在三项大规模一级预防队列研究中发现，ACC/AHA 指南推荐的新计算方法过高估计了患者的心血管风险 75% ~ 150%。新指南提出的新计算方法的准确性仍有待在不同人群中进一步检验。

总之，ACC/AHA 新指南强调使用充足剂量他汀类药物降低 ASCVD 风险，不再设定靶目标的做法与既往强调的"降脂达标"的理念相向，引发了广泛争议。实际上，"他汀降脂达标"只是途径，而非目的。降低胆固醇、降低 LDL-C 是为最终实现心血管风险下降。

就此而言，在未来降脂治疗的航道上，强调系统降低心血管总体风险，而不以降低胆固醇为目标的做法，既是调整航向，也是回归本源。

需要注意的是，ACC/AHA 新指南制订的证据主要来自以欧美白种人为主要研究对象的随机对照试验，来自亚裔人群的研究很少。其所推荐的高危人群采用高强度他汀治疗（如阿托伐他汀 80 mg/d）对国人是否适宜？其推荐的亚裔人群可考虑中等强度他汀治疗是否有证据、有实效？当前"降脂达标"

的理念是否可完全摒弃？这些问题都需进一步研究。

总之，ACC/AHA 新指南为我们提供了调脂治疗降低 ASCVD 风险的新理念和新动向，但在临床实践中我们不能采用简单的"拿来主义"，套用国外指南治疗中国患者。与此同时在这些新理念、新动向下，如何结合中国证据制订具有中国特色的血脂新指南是值得思考的问题。

## 参考文献

[1] Stone N，Robinson J，Lichtenstein A，et al. 2013 ACC/AHA Guideline on the treatment of blood cholesterol to reduce atherosclerotic cardiovascular risk in adults：A report of the American College of Cardiology/American Heart Association Task Force on Practice Guidelines，Circulation，2014，129（25 Suppl 2）：S1-S45.

[2] Expert panel on detection, evaluation, and treatment of high blood cholesterol in adults. Executive summary of the third report of the National Cholesterol Education Program（NCEP）expert panel on detection, evaluation, and treatment of high blood cholesterol in adults（Adult Treatment Panel Ⅲ）. JAMA, 2001, 285: 2486-2497.

[3] National Cholesterol Education Program（NCEP）expert panel on detection, valuation, and Treatment of High Blood Cholesterol in Adults（Adult Treatment Panel Ⅲ）Third report of the National Cholesterol Education Program（NCEP）expert panel on detection, evaluation, and treatment of high blood cholesterol in adults（Adult Treatment Panel Ⅲ）final report. Circulation, 2002, 106: 3143-3421.

[4] Reiner Z, Catapano AL, De Backer G, et al. ESC/EAS guideline for the management of dyslipidemias: the task force of European Society of Cardiology（ESC）and European Atherosclerosis Society（EAS）. Eur Heart J, 2011, 32.1769-1818.

[5] Gao F, Zhou Y, Hu D, et al. Contemporary management and attainment of cholesterol targets for patients with dyslipidemia in China. PLoS One, 2013, 8: e47681.

## 第六节　EAS 对 ACC/AHA 治疗胆固醇降低成人 ASCVD 风险指南的评价与启示

胡大一（北京大学人民医院）

美国心脏病学会（ACC）/美国心脏协会（AHA）2013 年《治疗血胆固醇降低成人动脉粥样硬化性心血管疾病（ASCVD）风险指南》[1]（简称"ACC/AHA 指南"）公布后，引起广泛争议。我国有关学术机构和专家也对新指南展开了讨论和质疑，意见基本一致，新指南不适用于我国临床实践。

2011 年欧洲动脉粥样硬化学会（EAS）和欧洲心脏病学会（ESC）联合发布的血脂异常治疗

指南结合了欧洲人群风险评估体系和研究证据[2]。此后，EAS 指南专家委员会对 ACC/AHA 指南发表评论，内容比美国三个学（协）会的论述更全面，观点十分明确。

## 一、一级预防过度扩大他汀类药物应用的剂量和范围，带来安全性隐患

ACC/AHA 指南建议，无论低密度脂蛋白胆固醇（LDL-C）水平如何，10 年动脉粥样硬化性心血管疾病（ASCVD）风险达 7.5% 的患者，应使用中等或大剂量他汀类药物治疗。如此之大比例的人群从 40 岁开始需要终身使用较大剂量他汀类药物，必须充分考虑潜在的他汀类药物不良反应的风险。在我国大剂量他汀类药物安全性风险更为严重。在心脏保护研究 2 中，使用相同剂量他汀类药物的中国患者药物不良反应是欧洲患者的 11 倍。与欧美国家相比，我国大剂量他汀类药物成本也是无法承受之重。欧美国家阿托伐他汀 80 mg 与 10 mg 片剂等价，且专利保护期过后，阿托伐他汀 80 mg 片剂仿制品每片仅 0.34 美元，约 2 元人民币。我国阿托伐他汀（商品名：立普妥）20 mg 片剂每片 9.21 元人民币，如每日服用 80 mg，需要 4 片药物，合计为 36.84 元人民币；国产仿制品阿乐（阿托伐他汀）用 8 片，价格相差无几。一种药物使用多片，药物依从性差。

EAS 坚持欧洲应继续使用自己的系统冠心病风险评估（SCORE）量表和欧洲各国根据 SCORE 校正的各自风险评估量表。美国的 10 年风险评估体系不适用于欧洲。

## 二、不同意取消 LDL-C 治疗目标

ACC/AHA 新指南只推荐大中强度两个他汀类药物剂量，而取消了 LDL-C 的治疗目标。EAS 认为，对于每一个患者，ASCVD 风险降低应当个体化，确定 LDL-C 的治疗目标更具有可操作性。

EAS/ESC 建议极高危患者的 LDL-C 治疗目标为 < 1.8 mmol/L（70 mg/dl）；如不能达标可将 LDL-C 从治疗前基线下降 50%。针对 ACC/AHA 推荐在高危患者应用使 LDL-C 下降 50% 的大剂量他汀类药物，EAS/ESC 认为实现 LDL-C 大幅下降是用大剂量他汀类药物，还是他汀类药物与其他药物联合应用，应由临床医生决定。EAS/ESC 认为，虽然 ACC/AHA 可以质疑设定 LDL-C 治疗目标缺少随机对照试验证据，但设定治疗目标是基于可获取数据的推论和对该领域或较大知识和科学库的评估。设置治疗目标是临床上广泛应用的策略。治疗目标是临床实践中至关重要的工具，有益于增强医患沟通，提高患者用药的依从性。

EAS/ESC 血脂指南在欧洲的执行进展良好，更适应欧洲的实际情况。EAS 指南专家委员会最后强调，尽管在降 LDL-C 的方法上，欧美相关学会的认知有明显不同，但对 ASCVD 高危患者应强化降 LDL-C 的认识高度一致。

2014 年全球的所有血脂治疗指南共同将 ASCVD 的预防干预聚焦在 LDL-C 上。他汀类药物治疗获益程度与其降 LDL-C 幅度相关。他汀类药物的多效性，尤其曾炒作很热的抗炎症作用无随机对照试验证据。

另外，EAS 指南专家委员会也提出了 EAS/ESC 与 ACC/AHA 指南的类似之处：①他汀类药物二级预防使用范围从单一的冠心病扩大到 ASCVD，包括了缺血性卒中和外周动脉粥样硬化性疾病。②他汀类药物改善预后主要归因于 LDL-C 的降幅，而非其以外的作用，尤其曾被片面渲染的抗炎症作用。③ ASCVD 越高危的患者越需要强化降 LDL-C。

## 参考文献

[1] Stone N，Robinson J，Lichtenstein A，et al. 2013 ACC/AHA Guideline on the treatment of blood cholesterol to reduce atherosclerotic cardiovascular risk in adults：A report of the American College of Cardiology/American Heart Association Task Force on Practice Guidelines，Circulation，2014，129（25 Suppl 2）：S1-S45.

[2] Ray K，Kastelein J，Boekholdt S，et al. The ACC/AHA 2013 guideline on the treatment of blood cholesterol to reduce atherosclerotic cardiovascular disease risk in adults：the good the bad and the uncertain：a comparison with ESC/EAS guidelines for the management of dyslipidemias 2011. Eur Heart J，2014，35（15）：960-968.

# 第七节　AHA/ACC 胆固醇管理指南（2018）解读与评价

刘　靖（北京大学人民医院）

2018 年 11 月 10 日，在美国心脏协会（AHA）科学年会上，2018 AHA/ 美国心脏病学会（ACC）胆固醇管理指南（简称"AHA/ACC 新指南"）正式发布。AHA/ACC 新指南写作组复习了 1980 年 5 月至 2018 年 8 月的相关研究，结合最新临床研究证据，在 2013 版指南基础上进行了更新[1-2]。AHA/ACC 新指南强调健康生活方式和预防的重要性，在高胆固醇治疗上基于心血管风险对不同人群进行了梳理，强调个体化治疗策略，并对非他汀类降低胆固醇药物如依折麦布、前蛋白转化酶枯草溶菌素 9（PCSK 9）抑制剂等给予了推荐。指南一经发布，便引发了广泛关注。

## 一、新指南十大要点

AHA 将其总结为十大要点，概括如下：

（1）强调所有人都应在整个生命过程中保持心脏健康的生活方式。健康的生活方式可以降低所有年龄段的动脉粥样硬化性心血管疾病（ASCVD）风险。对于年轻人来说，健康的生活方式可以延缓风险因素的发展，这是降低 ASCVD 风险的基础。在 20 ～ 39 岁的年轻人中，终身风险（lifetime risk）评估有助于临床医生与患者间的风险讨论（参见第 6 条），并强调努力改善生活方式。对所有年龄段的人来说，生活方式治疗是代谢综合征的主要干预措施。

（2）在临床 ASCVD 患者中，使用高强度他汀类药物治疗或最大耐受剂量的他汀类药物治疗以降低低密度脂蛋白胆固醇（LDL-C）。LDL-C 水平越低，后续风险降低幅度就越大。使用最大耐受剂量的他汀类药物将 LDL-C 水平降低≥ 50%。

（3）对于极高风险的 ASCVD 患者，使用 70 mg/dl（1.8 mmol/L）的 LDL-C 阈值来考量是否在他汀类药物治疗基础上加用非他汀类药物。极高风险包括：多个严重 ASCVD 事件史或 1 个严重 ASCVD 事件史和多个高风险因素。极高风险的 ASCVD 患者，如果使用最大耐受剂量的他汀类药物治疗后，

LDL-C 水平仍≥ 70 mg/dl（≥ 1.8 mmol/L），加用依折麦布是合理的；如果使用最大耐受剂量的他汀类药物和依折麦布治疗后，LDL-C 水平仍≥ 70 mg/dl（≥ 1.8 mmol/L），加用 PCSK 9 抑制剂是合理的，但长期（＞ 3 年）安全性还不确定，而且基于 2018 年前半年的价格，其成本效益比很低。

（4）对于未计算 10 年 ASCVD 风险的严重原发性高胆固醇血症患者［LDL-C ≥ 190 mg/dl（≥ 4.9 mmol/L）］，可以直接启动高强度他汀类药物治疗而不必计算 10 年 ASCVD 风险。如果 LDL-C 水平仍≥ 100 mg/dl（≥ 2.6 mmol/L），加用依折麦布是合理的。如果在他汀类药物＋依折麦布治疗后，LDL-C 水平仍≥ 100 mg/dl（≥ 2.6 mmol/L），且患者有多种因素会增加后续的 ASCVD 事件风险，可考虑使用 PCSK9 抑制剂，但长期（＞ 3 年）安全性还不确定，而且基于 2018 年前半年的价格，其经济学价值较低。

（5）对于患有糖尿病且 LDL-C ≥ 70 mg/dl（≥ 1.8 mmol/L）的 40 ～ 75 岁患者，可以在不计算 10 年 ASCVD 风险的情况下启动中等强度的他汀类药物治疗。对于风险较高的糖尿病患者，特别是那些有多种危险因素或 50 ～ 75 岁的患者，高强度他汀类药物治疗将 LDL-C 水平降低≥ 50% 是合理的。

（6）对于需要进行 ASCVD 一级预防的 40 ～ 75 岁成年人，应在启动他汀类药物治疗前进行医生-患者间的风险讨论。风险讨论应包括：主要危险因素的评估，如吸烟、血压升高、LDL-C、HbA1C（如有必要），以及计算出来的 10 年 ASCVD 风险；存在风险增强因素（参见第（8）条）；生活方式和他汀类药物治疗的潜在获益；潜在的不良反应和药物间的相互作用；他汀类药物治疗的费用；以及在共同决策中患者的偏好和价值观。

（7）对于无糖尿病、LDL-C 水平≥ 70 mg/dl（≥ 1.8 mmol/L）、10 年 ASCVD 风险≥ 7.5% 的 40 ～ 75 岁成年人，如果讨论后治疗方案支持他汀

类药物治疗，启动中等强度的他汀类药物治疗。存在风险增强因素则支持他汀类药物治疗（参见第（8）条）。如果风险状态不确定，可考虑使用冠状动脉钙化（CAC）评分来提高特异性（参见第（9）条）。如果适宜他汀类药物治疗，将 LDL-C 水平降低 ≥ 30%；如果 10 年风险 ≥ 20%，则将 LDL-C 水平降低 ≥ 50%。

（8）对于无糖尿病、10 年风险为 7.5%～19.9%（中等风险）的 40～75 岁成年人，存在风险增强因素则支持启动他汀类药物治疗（见第（7）条）。风险增强因素包括：早发 ASCVD 家族史；LDL-C 水平持续升高 ≥ 160 mg/dl（≥ 4.1 mmol/L）；代谢综合征；慢性肾脏病；先兆子痫或过早绝经史（年龄 < 40 岁）；慢性炎症性疾病，如类风湿关节炎、牛皮癣或慢性 HIV；高危族群，如南亚人；甘油三酯持续升高 ≥ 175 mg/dl（≥ 1.97 mmol/L）；在特定人群中，载脂蛋白 B ≥ 130 mg/dl、高敏 C 反应蛋白 ≥ 2.0 mg/L、踝肱指数 < 0.9、脂蛋白（a）≥ 50 mg/dl 或 125 nmol/L，尤其是脂蛋白（a）的值较高。对于 10 年风险为 5%～7.5%（临界风险）的患者，存在风险增强因素可能支持他汀类药物治疗。

（9）对于无糖尿病、LDL-C 水平 ≥ 70～189 mg/dl（≥1.8～4.9 mmol/L）、10 年 ASCVD 风险 ≥ 7.5%～19.9% 的 40～75 岁成年人，如果不能确定是否使用他汀类药物治疗，可考虑测量 CAC。如果 CAC 评分为 0，除吸烟者、糖尿病患者和早发 ASCVD 家族史者外，可不用或推迟他汀类药物治疗。CAC 评分为 1～99 支持使用他汀类药物治疗，特别是对于 ≥ 55 岁的患者。对于任何患者，如果 CAC 评分 ≥ 100 Agatston 单位或 ≥ 75 百分位，则表明应进行他汀类药物治疗，除非临床医师-患者的风险讨论结果为推迟治疗。

（10）在启动他汀类药物或调整剂量后的 4～12 周内重复测量血脂，以评估对降 LDL-C 药物和生活方式改变的依从性和有效性，根据需要每 3～12 个月重新测量一次。通过与基线水平相比，用降低的 LDL-C 百分比来定义对生活方式和他汀类药物治疗的有效性。在极高风险的 ASCVD 患者中，如果使用了最大耐受剂量的他汀类药物治疗，LDL-C 水平仍 ≥ 70 mg/dl（≥ 1.8 mmol/L），则加用非他汀类药物（参见第（3）条）。

## 二、对 ACC/AHA 新指南的评价

**1. 新指南不再"唯他汀独尊"，且更加细化**

2013 年版 ACC/AHA 指南，基于既往的证据及认识，强调他汀类药物治疗胆固醇降低 ASCVD 风险。当时认为，包括依折麦布在内的非他汀类药物，心血管获益的证据尚不够充分。而 ACC/AHA 新指南不再像 2013 年版 ACC/AHA 指南"唯他汀独尊"，其原因在于随着非他汀类降胆固醇药物包括依折麦布、PCSCK 9 抑制剂相关临床试验如 IMPROVE-IT、FOURIER、ODDESSY 的揭晓，他汀类药物治疗基础上联合应用非他汀类药物的获益证据不断积累，证据强度也在增加；此外，从临床实践的角度，很多患者即便使用了最大耐受剂量的他汀类药物，其血脂水平和心血管风险依然没有得到有效管理，此时在他汀类药物基础上联合依折麦布或 PCSK 9 抑制剂等非他汀类药物通过进一步降低 LDL-C 可以实现心血管事件的预防。因此，ACC/AHA 新指南体现了"胆固醇理论"的重要性。

另一个值得指出的特点是，ACC/AHA 新指南内容比较丰富，更加细化，罗列了二级预防和一级预防中很多特定的临床情况，几乎涵盖了我们可能遇到的诸多临床问题，针对特定人群的推荐更符合临床实践，也更符合精准医学时代的血脂管理。

**2. 不设立目标值，既在意料之外，又在情理之中**

自 2013 年版 ACC/AHA 指南取消 LDL-C 目标水平以来，争议之声不断。包括美国脂质学会（NLA）等在内的学术团体声称不认同、不支持该版指南的这一观点。中国成人血脂指南（2016）在综合考虑多方意见之后，建议仍保留既往胆固醇及 LDL-C 目标水平。因而，ACC/AHA 新指南关于 LDL-C 的目标水平设定与否的问题备受关注，有人甚至预测 ACC/AHA 新指南可能会做出相应调整。实际上，既往的降脂试验尤其是大样本随机对照试验（RCT），绝大部分都是他汀类药物与安慰剂或高强度他汀类药物和常规强度他汀类药物来对照进行比较，几乎都未预设目标水平来判定终点。所谓"目标血脂水平"不是预先设定的，而是最终的结果。因此，取消或者是不设立目标水平，符合

循证的基本要求。此外，随着研究证据的不断更新，降脂"目标值"在不断下移，是一个不断"移动的目标"（a moving target）。目前已有 LDL-C 降至 55 mg/dl 甚至 30 mg/dl 获益的证据，未来还可能有更低的结果。因此，ACC/AHA 新指南延续 2013 年版 ACC/AHA 指南的做法，暂时不设定目标水平既在意料之外，又在情理之中。

### 3. 基于心血管风险的治疗策略获得推崇

无论是 2013 年版 ACC/AHA 指南还是 ACC/AHA 新指南，贯穿指南的一个核心思想就是应该基于心血管风险决定治疗策略。

一级预防意味着患者既往未发生过事件，无论危险因素是单个还是多因素聚集，其心血管风险通常不会超过或最多接近或等同于已经发生事件的高危人群。一级预防更多是低中危人群，这些人无需使用高强度他汀类药物，临床获益的证据也不充分。而发生过 ASCVD 的二级预防人群，指南推荐高强度他汀类药物治疗，在最大耐受剂量他汀类药物应用之后 LDL-C 仍在 70 mg/dl 以上时，应考虑联合依折麦布和（或）PCSC 9 抑制剂。相应地中国指南结合了既往欧美指南推荐、血脂领域的 RCT 研究证据，以及中国实际情况，进行了综合推荐，这一思路和理念在一定时间内依然有效。

美国指南有关高强度他汀类药物的一些推荐，只是为我们提供了借鉴和参考。在临床实践中，依然需要结合我们自己的指南、专家经验和患者的反应、耐受性以及可接受程度来决定治疗策略。目前专家层面上的观点基本上趋于一致，适宜中国患者的应是中等强度他汀类药物治疗。如果他汀类药物单药治疗后 LDL-C 不能达标，中国专家也认可早期积极联合依折麦布或 PCSK 9 抑制剂。

### 4. 对于冠状动脉钙化积分（CAC）的认识

在特定人群不能确定他汀类药物的获益与风险时，可通过额外增加 CT 评估 CAC 来进一步评估风险、帮助决策，其成本效益比是可接受的。但并非推荐所有患者都接受这一检查来判定患者风险，因为基础风险其实依然取决于传统的危险因素。

CAC 需要注射造影剂进行检测，在我国，患者的耐受性、安全性和检测成本都是需要考量的因素；此外，大部分二级医院未配备冠状动脉螺旋CT 设备，CAC 的可行性大打折扣。因此，美国指南对 CAC 的推荐可以作为参考，可对特定患者做出相关选择，但不建议作为普遍选择进行推广。

### 5. 对于高血压患者血脂管理的思考

尽管美国指南没有单独辟出章节来论述高血压患者的血脂管理，应当看到在新指南也认可高血压是常见的高危因素之一。指南在对于极高危人群的描述中专门指出，高血压和吸烟、糖尿病、严重高胆固醇血症、高龄等一样同属高危因素，在 ASCVD 基础上如伴有上述多重危险因素时，同个体同时存在多个 ASCVD 一样属于极高危人群。在我国，高血压患者的血脂管理应该积极，甚至应该比过去更加积极。

### 6. 关注成本效益比

ACC/AHA 新指南尽管在他汀类药物治疗基础上，推荐可以在 ASCVD 极高危人群中应用非他汀类药物如 PCSK9 抑制剂，但又明确指出，基于 2018 年前半年的市场价格，PCSK9 成本效益比较差。对于在严重家族性高胆固醇血症的患者中应用也是如此。可以看出临床决策中，成本效益比仍然是需要考量的重要因素。过高的价格使得多数患者难以企及、难于坚持，降低胆固醇、降低心血管风险难免成为"空谈"。我国指南不推荐高剂量他汀类药物的一个重要原因也在于此。

总之，概括 AHA/ACC 新指南的特点：首先是与时俱进，将最新临床证据融合到了患者管理中；其次是将心血管风险的管理理念贯穿始终，这要在未来患者管理中加以落实；第三，这部指南总体上更贴近临床、更细化，几乎涵盖了临床可能遇到的各种情况，所以它更加精准；第四，降胆固醇治疗不再"唯他汀独尊"，他汀之外具有明确获益证据的药物也被引入血脂管理策略中，因而有人将之概括为从"胆固醇理论"到"胆固醇原则"，即 ASCVD 风险下降源自胆固醇下降；最后，指南兼顾了患者的依从性和耐受性，特别辟出章节来阐述患者依从性问题。这些特点都值得我们借鉴。

## 参考文献

[ 1 ] Grundy SM，Stone NJ，Bailey AL，et al. 2018 AHA/ACC/AACVPR/AAPA/ABC/ACPM/ADA/AGS/APhA/ASPC/NLA/PCNA Guideline on the Management of

Blood Cholesterol：A Report of the American College of Cardiology/American Heart Association Task Force on Clinical Practice Guidelines. Circulation，2019，139（25）：e1082-e1143.

［2］Stone N，Robinson J，Lichtenstein A，et al. 2013 ACC/ AHA Guideline on the treatment of blood cholesterol to reduce atherosclerotic cardiovascular risk in adults：A report of the American College of Cardiology/American Heart Association Task Force on Practice Guidelines，Circulation，2014，129（25 Suppl 2）：S1-S45.

# 第八节　美国国家脂质协会（NLA）血脂异常管理建议（2014）解读与评价

刘　靖（北京大学人民医院）

2014 年 9 月 15 日，美国国家脂质协会（National Lipid Association，NLA）发布了《以患者为中心的血脂异常管理建议》（以下简称"NLA建议"），建议主要包括六部分内容：①背景和框架；②成人血脂水平筛查和分类；③血脂异常的干预目标；④动脉粥样硬化性心血管疾病（ASCVD）风险评估和基于风险评估的治疗目标；⑤致动脉粥样硬化胆固醇是主要治疗目标；⑥生活方式干预和药物治疗。内容全文刊载于 NLA 官方学术期刊《临床血脂学杂志》（Journal of Clinical Lipidology）上[1]。

自 2013 年 ACC/AHA《治疗血胆固醇减少成人动脉粥样硬化性心血管疾病（ASCVD）风险指南》[2] 发布以来引发很多争议，包括：仅采用随机对照的临床试验证据，未纳入观察性研究结果；严重依赖汇总队列方程评估心血管风险，可靠性存疑；仅推荐他汀类药物，未纳入非他汀类药物；取消了低密度脂蛋白胆固醇（LDL-C）和非高密度脂蛋白胆固醇（non HDL-C）目标值，仅保留 LDL-C 较基线的降幅等。随后作为美国乃至全球血脂领域的专业学术团体——NLA 召集专家小组重新审查了调脂获益的临床证据，并根据随机临床试验和观察性研究的结果制订了新的血脂异常管理建议。2014年 5 月 NLA 推出建议草案，接受评论与建议，随后推出建议的执行概要，9 月发布了完整的建议书。

与 2013 年 ACC/AHA 指南相比，NLA 建议具有如下特点：

- 保留降胆固醇目标值。
- 首推非 HDL-C 作为干预目标。
- 强调生活方式干预的基石地位。
- ASCVD 危险分层方案更加细化。

- ASCVD 低危、中危、高危患者的降胆固醇目标趋同，即非 HDL-C ＜ 130 mg/dl 或 LDL-C ＜ 100 mg/dl。
- 倾向于首选中等强度的他汀类药物治疗，必要时逐渐增加治疗强度。
- 强调 non HDL-C 或 LDL-C 达标，确实难以达标者应自基线降低 50% 作为替代指标。
- 非他汀的其他类型调脂药物并未被排斥在外。

现将其要点解读如下：

## 一、强调以患者为中心

NLA 在正式发布的建议书标题及正文中强调"以患者为中心"，包含两个层面意思：其一，降低 ASCVD 风险，使患者受益；其二，在治疗决策中，要有患者参与，应在启动治疗前与患者充分讨论治疗目标、可减少的 ASCVD 风险以及潜在的副作用、药物相互作用，充分了解并尊重患者意愿。体现出专业学术团体制订临床指南推行"以患者为中心的医疗"（patient-centred care）的基本理念。近年来，欧洲心脏病学会（ESC）及美国诸多心血管专业社团如 NLA 多次在指南中强调 patient-centred care，充分体现"以人为本"的理念，值得借鉴。

## 二、脂蛋白检测繁简皆宜

NLA 建议推荐所有动脉粥样硬化性心血管疾病（ASCVD）患者应该在诊断后立即或尽快进行脂蛋白检测，与 2013 ACC/AHA 指南类似，建议所有 20 岁及以上的成年患者应至少每 5 年进行一次脂蛋白检测。指标至少应包括总胆固醇和高密度脂蛋白胆固醇（HDL-C），以计算 non HDL-C 水平（non HDL-C ＝总胆固醇－ HDL-C），这样的检测无需空腹。如果患者空腹，也可以检测甘油三酯；如果甘油三酯 < 400 mg/dl，可以通过 Friedewald 公式计算 LDL-C 水平 [LDL-C（mg/dl）= TC-（HDL-C ＋ TG/5）]。血脂分类及相应界值见表 16-2。

## 三、传统风险评估指标仍被采用

NLA 建议中传统风险评估指标如 Framingham 分数仍被用以评估 ASCVD 风险：①年龄（男性 ≥ 45，女性 ≥ 55）；②一级亲属有早发冠心病（男性 < 55 岁，女性 < 65 岁）；③当前正在吸烟；④高血压（血压 ≥ 140/90 mmHg 或在接受降压治疗）；⑤高密度脂蛋白水平低（男性 < 40 mg/dl，女性 < 50 mg/dl）。

风险评估重点在于识别高危、极高危人群：

（1）极高危患者：包括临床 ASCVD（急性冠脉综合征，动脉血运重建，短暂性脑缺血发作或卒中，动脉粥样硬化性外周动脉疾病，踝 / 肱指数 < 0.90，或其他常见动脉粥样硬化疾病：冠状动脉粥样硬化、肾动脉粥样硬化、继发于动脉粥样硬化的主动脉瘤、颈动脉斑块伴不小于 50% 狭窄）的患者和具有两个以上 ASCVD 危险因素的糖尿病患者或糖尿病伴并发症（尿白蛋白 / 肌酐比 ≥ 30 mg/g，慢性肾脏病或视网膜病变）的患者。

（2）高危患者定义是具有 3 个及以上 ASCVD 危险因素，糖尿病加一种主要 ASCVD 危险因素和非终末器官损伤，慢性肾脏病 3B 或 4 期，或低密度脂蛋白 ≥ 190 mg/dl。

（3）中危患者是指具有 2 个主要 ASCVD 危险因素（10 年 ASCVD 风险约为 5% ～ 15%）且缺乏高危或极高危潜在因素的患者。

需要指出的是，对于 2 个 ASCVD 主要危险因素的一部分患者，如果出现高危或极高危潜在因素，那么不宜将其完全纳入中危组，宜给予更为积极的治疗方式。潜在因素（风险细化）如下：

- ASCVD 主要危险因素中的严重干扰因素，如每天吸烟多包、早发 CHD 家族病史；
- 亚临床疾病，如冠状动脉钙化（钙化积分 ≥ 300，应纳入高危患者群体）；
- LDL-C ≥ 160 mg/dl 或 non HDL-C ≥ 190 mg/dl；
- 高敏 C 反应蛋白 ≥ 2.0 mg/L；
- 脂蛋白（a）≥ 50 mg/dl；
- 尿蛋白 / 肌酐比 ≥ 30 mg/g。

（4）低危患者指的是具有 1 个或 0 个危险因素的患者。

NLA 建议并不优先推荐也不排斥任何特别的量化风险评估工具，常用风险评估公式，如 2001 年美国 NCEP ATP Ⅲ 的 Framingham 评分 10 年心血管风险 ≥ 10%，或 2013 ACC/AHA 指南汇总队列方程 10 年风险 ≥ 15%（在 2013 年 ACC/AHA 指南为 > 7.5%，此处有所不同），或 Framingham 评分长期 / 终身心血管风险 ≥ 45% 在临床中均可用以定义高危人群。另外，值得关注的是 NLA 建议重视长期 / 终身风险评估。

## 四、注重临床导致血脂升高的继发因素排查

常见导致血脂异常的继发因素见表 16-3。

## 五、血脂干预指标更推崇 non HDL-C，目标值仍保留

NLA 建议推荐 non HDL-C 作为主要目标；如果达到这个目标而 LDL 高于标准，则需采取进一步治疗以降低 LDL。当 non HDL-C 达标，ApoB 可以考虑作为次要目标，因为它通常是剩余风险的标志。

### 1. LDL-C 与 non HDL-C

为降低 ASCVD 风险，LDL-C 与 non HDL-C

表 16-2　血脂分类及相应界值

| | 理想 | 一般 | 临界 | 高 | 过高 |
| --- | --- | --- | --- | --- | --- |
| non HDL-C | < 130 | 130 ～ 159 | 160 ～ 189 | 190 ～ 219 | ≥ 220 |
| LDL-C | < 100 | 100 ～ 129 | 130 ～ 159 | 160 ～ 189 | ≥ 190 |
| 甘油三酯 | < 150 | N/A | 150 ～ 199 | 200 ～ 499 | ≥ 500 |

单位 mg/dl；HDL 低水平：女性 < 40 mg/dl，男性 < 50 mg/dl

表 16-3　致 LDL-C 及甘油三酯升高的因素

| | LDL-C 升高 | 甘油三酯升高 |
|---|---|---|
| 饮食因素 | 正能量平衡、高饱和脂肪酸、高反式脂肪酸、增重、神经性厌食症 | 正能量平衡、高血糖负荷、酗酒、增重 |
| 疾病或代谢紊乱 | 慢性肾脏病、肾病综合征、梗阻性肝病、HIV 感染、自体免疫性疾病、甲状腺功能减退、妊娠、多囊卵巢综合征、绝经过渡期 | 慢性肾脏病、肾病综合征、糖尿病、代谢综合征、HIV 感染、自体免疫性疾病、甲状腺功能减退、妊娠、多囊卵巢综合征、绝经过渡期 |
| 药物因素 | 部分孕酮类药物、合成类固醇、达那唑、异维甲酸、免疫抑制剂、胺碘酮、噻嗪类利尿药、糖皮质激素、噻唑烷二酮类药物、纤维酸类药物、长链 ω-3 脂肪酸 | 口服雌激素、三苯氧胺、雷洛昔芬、类维生素 A、免疫抑制剂、干扰素、β 受体阻滞剂、非典型抗精神病药物、蛋白酶抑制剂、噻嗪类利尿药、糖皮质激素、罗格列酮、胆酸螯合剂、左旋天冬酰胺酶、环磷酰胺 |

等致动脉粥样硬化胆固醇应作为干预的主要指标。LDL-C 是传统意义上的治疗主要指标，NLA 专家组认为 non HDL-C 是一个更为理想的治疗主要指标。主要原因如下：

（1）部分富含甘油三酯的残粒脂蛋白亦可进入动脉管壁，加速动脉粥样硬化进程，这点与 LDL-C 相似。

（2）与 LDL-C 相比，non HDL-C 与 ApoB 的关系更为密切，因此与致动脉粥样硬化颗粒的总负担密切相关。

（3）甘油三酯及 VLDL-C 水平升高反映了肝来源致动脉粥样硬化颗粒，且这些产物致动脉粥样硬化作用更强。

LDL-C 及 non HDL-C 的治疗目标见表 16-4。

**2. ApoB**

作为一项可选性的次级检测指标，ApoB 有其独特的临床意义。

（1）ApoB 与 non HDL-C 关系密切，具有较好的预测作用。

（2）几乎所有致动脉粥样硬化脂蛋白颗粒都含有 ApoB，因此 ApoB 是预测循环致动脉粥样硬化颗粒总数量的直接指标。

（3）ApoB 或可增加 ASCVD 剩留风险（residual risk），他汀等药物仅降低胆固醇水平，而非 ApoB 水平。

如果临床选择 ApoB 作为评估指标之一，那么对于极高危患者，ApoB 水平应控制在小于 80 mg/dl，除此之外，其他患者 ApoB 水平需控制在 90 mg/dl 以下。

**3. 甘油三酯**

除非甘油三酯 ≥ 500 mg/dl，否则甘油三酯本身并不是治疗的目标之一。当甘油三酯处于 200 ～ 499 mg/dl，治疗目标应为 LDL-C 及 non HDL-C；若甘油三酯 ≥ 500 mg/dl，尤其是 ≥ 1000 mg/dl 的患者，应积极治疗高甘油三酯血症以预防胰腺炎。

**4. HDL-C**

尽管 HDL-C 并不是治疗目标之一，但其风险预测价值不容忽视。其水平及结构的变化具有潜在的临床意义。

**5. 代谢综合征**

代谢综合征（采用 NCEP ATP Ⅲ 的标准，具备 3 个或以上的危险因素可判定为代谢综合征，见表 16-5）是 ASCVD 及 2 型糖尿病的独立风险因素。

表 16-4　LDL-C 及 non HDL-C 治疗目标

| 风险水平 | non HDL-C、LDL-C（治疗目标） | non HDL-C、LDL-C（可考虑药物治疗） |
|---|---|---|
| 低危组 | < 130，< 100（mg/dl） | ≥ 190，≥ 160（mg/dl） |
| 中危组 | < 130，< 100（mg/dl） | ≥ 160，≥ 130（mg/dl） |
| 高危组 | < 130，< 100（mg/dl） | ≥ 130，≥ 100（mg/dl） |
| 极高危组 | < 100，< 70（mg/dl） | ≥ 100，≥ 70（mg/dl） |

表 16-5 代谢综合征的判定

| 测量指标 | 临界点 |
| --- | --- |
| 1. 腰围增大 | 男性 ≥ 102 cm，女性 ≥ 88 cm |
| 2. 甘油三酯升高 | ≥ 150 mg/dl |
| 3. HDL-C 降低 | 女性 < 40 mg/dl，男性 < 50 mg/dl |
| 4. 血压升高 | 收缩压 ≥ 130 mmHg 或舒张压 ≥ 85 mmHg |
| 5. 空腹血糖升高 | ≥ 100 mg/dl |

代谢综合征是干预的目标之一，而且很大程度上需要通过生活方式干预，必要时针对具体情况进行药物治疗。

## 六、强调生活方式干预

NLA 建议：低、中 ASCVD 风险，血脂未达标患者进行生活方式干预作为初始的治疗方法（不进行药物治疗）。生活方式干预包括低饱和脂肪酸饮食，至少中等的体育活动，体重指数 ≥ 25 kg/m² 者需要减重，吸烟者需戒烟。营养与运动专家同样鼓励患者通过生活方式改变降低 ASCVD 风险。在患者开始生活方式干预后，至少应每 3 个月重新进行一次临床评估和血脂检测。未达到目标的患者可以考虑"饮食辅助"，包括植物甾醇和纤维补充，而且应强化生活方式干预。若患者在第三次就诊时达到血脂目标，则应在 6 ～ 12 个月期间对患者进行随访。对于血脂未达标的患者，应考虑药物治疗。对于高 ASCVD 风险的患者，初次就诊时就应开始药物治疗，同时进行生活方式干预。具体如图 16-1。

## 七、降脂治疗并不强调高强度他汀类药物的使用

NLA 建议药物治疗起始方式宜选用中、高强度的他汀类药物方案，从而达到降低 ASCVD 风险的治疗目的。

（1）以患者为中心：强调与患者沟通的重要性，同时及时了解患者在治疗期间的不适症状、药物依从性以及个体病情进展。

（2）药物治疗阈值：与 NCEP ATP Ⅲ 相比，NLA 专家组此次下调了药物治疗阈值，这意味着给予更多低危患者初始他汀类药物治疗。

（3）启动药物治疗：中等强度方案 LDL-C 的降低水平应在 30% ～ 50%，如阿托伐他汀 10 ～ 20 mg，氟伐他汀 40 mg（2 次/日）、氟伐他汀 XL80 mg、洛伐他汀 40 mg、匹伐他汀 2 ～ 4 mg、普伐他汀 40 ～ 80 mg、瑞舒伐他汀 5 ～ 10 mg、辛伐他汀 20 ～ 40 mg；高强度方案 LDL-C 的降低水平不小于 50%，如采用阿托伐他汀 40 ～ 80 mg，瑞舒伐他汀 20 ～ 40 mg。

（4）维持治疗：当 LDL-C < 40 mg/dl，如果能够耐受，应继续他汀类药物治疗。

NLA 建议药物治疗应针对每个患者制订高度个体化的方案。例如，低危患者若有明显的家族病史及用药史，则应给予他汀类药物治疗；而对于正在使用多种药物、存在药物相互作用风险的老年患者，则应放弃降脂药物治疗。

他汀类药物应作为主要的初始治疗药物，医

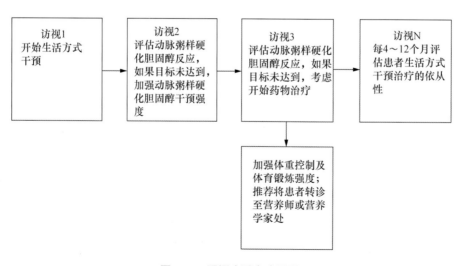

图 16-1 强调生活方式干预

生和患者需要决定起始治疗是否使用高剂量并维持治疗、然后向下滴定直到出现预期效果，抑或开始时使用中等剂量并向上滴定。

## 八、非他汀类调脂药物仍有应用空间

与 2013 ACC/AHA 指南强调他汀类药物尤其是高强度他汀类药物的做法不同，NLA 建议中专门谈到非他汀类调脂药物应用的临床情况，包括：

（1）甘油三酯 ≥ 500 mg/dl 的患者，主要目标是降低甘油三酯以预防胰腺炎（与 2013 ACC/AHA 指南一致）。因而初始治疗应该包括降甘油三酯药物，如贝特类药物、长链 ω-3 脂肪酸或烟酸等。建议指出，甘油三酯水平过高时服用纤维酸类（贝特类）药物或长链 ω-3 脂肪酸药物会升高 LDL-C 水平。但是若长链 ω-3 脂肪酸药物仅含二十碳五烯酸不含二十二碳六烯酸，则不会有上述副作用。初始药物治疗后，应对患者血脂情况做定期监测（每 4 ～ 12 个月），并调整调脂方案以达到预期目标。

（2）对于不能耐受某种他汀类药物的患者应予考虑调整治疗策略，例如：改用另一种他汀类药物、减少每日剂量或每周用药 1 ～ 3 次。采用上述策略仍不能耐受的患者和使用最大剂量他汀类药物仍未能达标的患者应考虑非他汀类药物。结合近期公布的 IMPROVE-IT 试验结果，在他汀类药物基础上联合依折麦布可以进一步降低 LDL-C 并有助于降低 ASCVD 风险。

作为全球知名的血脂领域的专业团体，NLA 在制订建议过程中认真考虑了血脂异常与 ASCVD 风险管理的临床实际，充分吸收了诸如 ACC/AHA、国际动脉硬化学会（IAS）指南或建议的精华，使得 NLA 建议兼具专业性和可操作性，细部处理到位，更加贴近临床，便于在实践中应用。

## 参考文献

[1] Jacobson T，Ito M，Maki K，et al. National Lipid Association recommendations for patient-centered management of dyslipidemia：Part 1-executive summary. J Clin Lipidol，2014，8（5）：473-488.

[2] Stone N，Robinson J，Lichtenstein A，et al. 2013 ACC/AHA Guideline on the treatment of blood cholesterol to reduce atherosclerotic cardiovascular risk in adults：A report of the American College of Cardiology/American Heart Association Task Force on Practice Guidelines，Circulation，2014，129（25 Suppl 2）：S1-S45.

# 第九节　中国胆固醇教育计划（CCEP）血脂异常防治专家建议（2014）解读与评价

刘　靖（北京大学人民医院）

血脂异常是动脉粥样硬化发生、发展的基础。同高血压一样，血脂异常尤其是高胆固醇血症也是动脉粥样硬化性心血管疾病（ASCVD）常见且可以逆转的危险因素。近 30 余年来，我国居民中血脂异常的流行趋势日趋严重，对 ASCVD 的防治形成严峻挑战。中华医学会心血管病学分会曾先后于 1997 年及 2007 年发布《血脂异常防治建议》及《中国成人血脂异常防治指南》，对指导血脂异常的临床防治发挥了至关重要的作用[1-2]。此后，在血脂领域，随着临床流行病学资料的积累以及大型临床试验结果的公布，血脂异常诊断、评估的手段出现了大量更新，治疗的理念发生了显著变化，国际上多个国家及地区的血脂指南相继更新。在更新的血脂异常防治指南正式发布前，为了更好地指导临床血脂异常管理，中国胆固醇教育计划（Chinese Cholesterol Education Program，CCEP）专家组适时组织制订并推出了《2014 年中国胆固醇教育计划血脂异常防治专家建议》，对当前血脂异常防治领域的一些关键问题进行系统阐述，内容涉及诊断与治疗等诸多方面，涵盖 ASCVD 一级预防和二级预防中血脂异常的干预，供临床医生在处理血脂异常相关问题时参考[3]。

概括说来，CCEP 血脂异常防治专家建议具有如下特色：

（1）保留血脂控制目标值；

（2）重视生活方式干预；

（3）强调他汀类药物是调脂治疗的基石，但不排斥非他汀类药物；

（4）摒弃大剂量他汀类药物的应用，推荐中低剂量。

2013 年美国心脏病学会（ACC）和美国心脏学会（AHA）联合发布的《治疗血胆固醇减少成人 ASCVD 风险指南》，放弃了既往美国国家胆固醇教育计划（National Cholesterol Education Program，NCEP）指南设立血脂目标水平的做法，而建议基于风险将低密度脂蛋白胆固醇（LDL-C）较基线降低 30% ～ 50% 或者更多。这一做法在学术界引起广泛争议。该指南制订专家认为，既往的临床试验并未设计对血脂（胆固醇）目标水平进行探索，包括强化降脂与常规降脂的临床试验所看到的两组胆固醇（包括 LDL-C）的差异并非预先设定（pre-specified），因而不能提供最佳目标水平的证据。而之前国际动脉硬化学会（IAS）发布的指南及之后美国国家脂质学会（NLA）发布的指南均保留了 LDL-C 的目标水平。CCEP 专家组经过认真讨论后认为，同高血压、糖尿病一样，血脂异常的诊断标准和治疗目标值的设定主要基于临床流行病学研究、遗传学研究和随机对照研究的数据，而不能单纯依靠随机对照试验，取消目标值的做法在现阶段会大大增加临床操作的难度。因而在 CCEP 建议中仍保留设定 LDL-C 的治疗目标值（表 16-6）。

**表 16-6　ASCVD 一级预防与二级预防降胆固醇治疗的目标值**

| 临床疾患和（或）危险因素 | 目标 LDL-C 水平 |
| --- | --- |
| ASCVD | < 1.8 mmol/L |
| 糖尿病＋高血压或其他危险因素 | < 1.8 mmol/L |
| 糖尿病 | < 2.6 mmol/L |
| 慢性肾脏病（3 期或 4 期） | < 2.6 mmol/L |
| 高血压＋1 项其他危险因素 | < 2.6 mmol/L |
| 高血压＋3 项其他危险因素 | < 3.4 mmol/L |

注：其他危险因素包括年龄（男≥45 岁、女≥55 岁），吸烟，高密度脂蛋白胆固醇＜1.04 mmol/L，体重指数≥28 kg/m²，早发缺血性心血管疾病家族史

2007 年《中国成人血脂异常防治指南》制订过程中充分参考了我国血脂领域的临床研究证据。尽管指南中没有采用 ASCVD 这一名称，但已经将冠状动脉粥样硬化性心脏病（冠心病）和缺血性卒中纳入其中。该指南中高危人群血脂目标水平是 LDL-C < 2.0 mmol/L，而 PROVE-IT 研究的结果也已经显示，即便进行大剂量 80 mg/d 阿托伐他汀治疗也无法使 LDL-C 降至 1.8 mmol/L 以下。此外，我国的指南也是最早设定甘油三酯（TG）治疗目标值（< 1.7 mmol/L）的指南。

在 2007 年指南的基础上，结合流行病学、遗传学和随机对照研究的结果，CCEP 专家组提出了 ASCVD 一级预防的胆固醇目标水平；而二级预防目标水平的设定主要是基于多项随机对照研究以及荟萃分析的结果。此外，出于实用性考虑，明确目标值便于临床医生根据患者基线胆固醇水平选择适宜的药物种类和剂量，保证治疗的有效性的同时最大程度降低治疗相关的不良反应风险和治疗费用，并且设定目标值已经成为广大临床医生所熟悉的广泛应用且行之有效的治疗模式。无证据表明取消目标值具有优势。

2007 年《中国成人血脂异常防治指南》根据有无危险因素与 ASCVD 对血脂异常患者进行危险分层。对于无 ASCVD 的心血管低危、中危、高危患者，我国指南所推荐的 LDL-C 目标值分别为 < 4.1 mmol/L、3.4 mmol/L 和 2.6 mmol/L，与之相应的非 HDL-C 目标值为 LDL-C 目标值＋0.8 mmol/L，超过该值即应启动生活方式干预和（或）药物治疗。

在此基础上，结合"胆固醇理论"以及近年来陆续发表的多项新研究结果，CCEP 专家组提出在一定范围内继续降低 LDL-C 或非 HDL-C 水平可能有助于进一步降低患者心血管风险，在充分权衡药物治疗的获益/风险比以及卫生经济学平衡状态后，可考虑更严格的胆固醇控制。若 LDL-C ≥ 4.9 mmol/L 且无其他危险因素，建议将 LDL-C 降低≥ 50% 作为其目标值。

CCEP 专家组建议充分重视血脂异常的生活方式干预，无论患者心血管危险水平如何，均应进行生活方式治疗指导，并给出了详细建议。

● 控制饮食中胆固醇的摄入。饮食中胆固醇摄入量＜ 200 mg/d，饱和脂肪酸摄入量不超过总热

量的 10%，反式脂肪酸不超过总热量的 1%。

- 增加蔬菜、水果、粗纤维食物、富含 ω-3 脂肪酸的鱼类的摄入。
- 食盐摄入量控制在 < 6 g/d。
- 限制饮酒（酒精摄入量男性 < 25 g/d，女性 < 15 g/d）。
- 增加体力运动。每日坚持 30 ~ 60 min 的中等强度有氧运动，每周至少 5 天。需要减重者还应继续增加每周运动时间。
- 维持理想体质量。通过控制饮食总热量摄入以及增加运动量，将体重指数维持在 < 25 kg/m²。超重或肥胖者减重的初步目标为体质量较基线降低 10%。
- 控制其他危险因素。对于吸烟的患者，戒烟有助于降低 ASCVD 危险水平。

对于 ASCVD 的低、中危患者，强调生活方式治疗，除非患者的 LDL-C 基线水平明显升高，如若必要，部分患者在生活方式干预的基础上仍需降胆固醇药物治疗。对于 ASCVD 的高危和极高危患者应即刻开始他汀类药物治疗，同时应接受生活方式指导。

他汀类药物是被证实可显著改善患者预后的调脂药物，具有充分的临床研究证据。因此，他汀类药物是 ASCVD 防治的首选；其他调脂药物如胆固醇吸收抑制剂等，可作为不能耐受他汀类药物的替代，或单用他汀类药物后 LDL-C 不能达标时的联合用药。

ACC/AHA 指南推荐的他汀类药物剂量不适合我国患者。临床试验显示，我国人群对于大剂量、高强度他汀类药物治疗的耐受性和安全性较差，发生肝毒性、肌肉毒性的风险明显高于欧美国家患者；中等强度他汀类药物治疗可使大多数患者 LDL-C 达标；他汀类药物剂量倍增，降

LDL-C 的效果仅增加 5% ~ 6%；大幅度增加服药片数，患者依从性差，成本效益不合理。因此，不推荐我国患者常规选择大剂量、高强度他汀类药物治疗。

对于应用常规剂量他汀类药物治疗后 LDL-C 仍未达标者，CCEP 建议可在密切监视下增加他汀类药物剂量，或考虑联合应用非他汀类调脂药物。

对于不能耐受常规剂量他汀类药物的患者，CCEP 建议采取如下措施：①更换另一种药代动力学特征不同的他汀类药物；②减少他汀类药物剂量或改为隔日一次用药；③换用其他种类替代药物（如依折麦布）；④进一步强化生活方式治疗；⑤若患者需要使用但不能耐受大剂量他汀类药物治疗，可用中小剂量他汀类药物联合依折麦布。

应当指出，在新版成人血脂指南更新出台之前 CCEP 血脂防治的专家建议的及时发布与推广，弥补了指南更新与临床实践之间的裂隙，对于消除临床医生困惑、指导临床实践具有重要作用。其中对于降胆固醇目标值的保留以及对中等剂量他汀类药物的推荐可谓"有理、有据、有节"。"拨乱反正"又与时俱进，正是 CCEP 在这一特定时期的历史使命。

## 参考文献

［1］中华心血管病杂志编委会血脂异常防治对策专题组.血脂异常防治建议.中华心血管病杂志，1997，25：168-175.
［2］中国成人血脂异常防治指南制订联合委员会.中国成人血脂异常防治指南.中华心血管病杂志，2007，35（05）：390-419.
［3］2014 年中国胆固醇教育计划血脂异常防治建议专家组.2014 年中国胆固醇教育计划血脂异常防治专家建议.中华心血管病杂志，2014，42（8）：633-636.

# 第十节　中国成人血脂异常防治指南（2007）解读与评价

徐成斌（北京大学人民医院）

2007 版《中国成人血脂异常防治指南》（简称"2007 指南"）已在《中华心血管病杂志》正式发表[1]。与 1997 年《血脂异常防治建议》[2]（简称"1997 建议"）相比，内容有大幅度更新。自 1997 建议发表以来，国际上已有众多大规模研究及中国临床研究结果报道，如"中国冠心病二级预防研究"（China Coronary Secondary Prevention Study, CCSPS）；我国大规模长期流行病学调查已积累了 10 年及 20 年资料，且有了分析结果。2007 指南吸取了 2001 年 NCEP ATP Ⅲ 及 2004 年 NCEP ATP Ⅲ 修订的内容。2007 指南专题组成员不仅限于心血管疾病专家，还联合了糖尿病、内分泌代谢及检验学相关的专家，使得 2007 指南不但更具有权威性，而且促进了成人血脂异常的防治在相关领域得以进一步规范和统一。2007 指南内容的显著特点很多，与其他国家的指南亦有所不同，可以说是具有中国特色的成人血脂异常防治指南。

## 1. 最重要的危险因素——高血压

血脂异常危险分层方案将高血压作为最重要的危险因素。因为我国高血压的患病率逐渐升高，最近一次人群调查结果显示成人高血压（≥ 140/90 mmHg）患病率达 18.8%；高血压所致脑卒中成为我国心血管疾病中死亡及致残的首要原因。欧美国家心肌梗死与脑卒中的患病率比值为 1：1.2，而我国则为 1：（4 ～ 8）。即脑卒中明显高于心肌梗死。将高血压作为危险因素，是不无道理的。我国近年糖尿病、代谢综合征、血脂异常、肥胖的人群急剧增加，吸烟人口已占世界吸烟人群的 1/3，致使冠心病以及急性心肌梗死发生率亦迅速升高，这也是邀请相关领域专家参与制订该指南的重要原因。

## 2. 心血管疾病危险的终点——缺血性心脑血管疾病

在我国，缺血性心脑血管疾病为心血管危险的终点，此点与欧美国家以心肌梗死和（或）冠心病死亡、冠状动脉（冠脉）手术等冠状动脉事件为终点亦显著不同，即由上述危险因素引起动脉粥样硬化病变

不局限于冠状动脉，而是扩展到了脑动脉（血管）。

## 3. 血脂异常的流行病学

2007 年以前我国较大规模的人群血脂异常调查主要是两项，即 2004 年卫生部（现国家卫生健康委员会）公布的《我国城乡居民营养、膳食、健康情况 2002 年调查》和北京阜外医院《亚太地区人群血脂情况调查》。我国成人血清胆固醇约 180 mg/dl，甘油三酯升高者（＞ 150 mg/dl）约占 12%，而 HDL-C 平均为 50 mg/dl。由此可见，我国成人普通人群胆固醇较欧美国家平均水平 210 mg/dl 约低 25% ～ 30%，HDL-C 则明显较高。若以胆固醇＞ 240 mg/dl 为高胆固醇血症，则我国人群中胆固醇升高者仅 2.9%，加上边缘性升高者（201 ～ 239 mg/dl）总共只有 7% 左右。2012 年全国调查[3]显示，成人总胆固醇平均为 175 mg/dl，HDL-C 平均为 46 mg/dl，与之前数据接近。这种胆固醇水平较低、HDL-C 较高情况，很可能是我国冠心病死亡较西方国家低的重要原因，亦提示尽管近年我国人群中胆固醇水平急剧上升，但受高胆固醇血症的冲击程度及冲击时间都低于欧美发达国家。从这一特点出发，暂且先不考虑我国人群与白种人遗传基因的差别，亦提示在血脂异常防治中，包括一级预防或二级预防以降低粥样硬化性心血管事件、阻止与逆转动脉内粥样斑块试验、血脂异常（主要是 LDL-C）的切点、高危人群 LDL-C 靶目标值、采取他汀药物剂量及血管事件的终点等诸方面都应体现中国人群自己的特点。我国冠心病二级预防以血脂康（含天然他汀及其他调脂成分）所作的 CCSPS，取得了很好效果，不亚于在西方人群中开展的"胆固醇与事件复发"（Cholesterol And Recurrent Events, CARE）研究。

## 4. 血脂谱中血脂分层切点比较

2007 指南血脂谱中血脂分层切点与 1997 建议比较亦有所不同，血脂分层进一步细化，与美国 ATP Ⅲ 一致。与 1997 建议比较，2007 指南增加了血脂边缘性升高及升高；HDL-C 的合适范围、升高及减低也作了修订，与美国 ATP Ⅲ 标准是一致

的。但美国 ATP Ⅲ 以 HDL-C ＞ 60 mg/dl 为合适范围，而 2007 指南 HDL-C ＞ 60 mg/dl 定为升高，主要因为我国队列研究发现，HDL-C ＜ 40 mg/dl 与 ＞ 60 mg/dl 比较，缺血性心血管疾病危险增加 50%，差异具有统计学意义。

血脂分层切点中，最重要的改变应为胆固醇及 LDL-C，1997 建议中胆固醇 ＞ 220 mg/dl 为升高，而 2007 指南明确将这一标准上移，定义为胆固醇 ＞ 240 mg/dl 为升高；边缘升高由 201 ～ 219 mg/dl，更改为 201 ～ 239 mg/dl。2007 指南中相应的 LDL-C 升高为 ＞ 160 mg/dl，边缘升高为 130 ～ 159 mg/dl，与美国 ATP Ⅲ 完全一致；但 2007 指南无 ATP Ⅲ 中 LDL-C ＞ 190 mg/dl 为极高这一层级；LDL-C 合适范围美国 ATP Ⅲ 为 ＜ 100 mg/dl，我国 2007 指南中为 ＜ 130 mg/dl。2007 指南中胆固醇及 LDL-C 分层的切点确定，不仅便于与美国标准接轨，更主要的是我国自己流行病学队列研究亦显示胆固醇或 LDL-C 升高是冠心病和缺血性脑卒中的独立危险因素之一。队列研究显示胆固醇从 ＜ 140 mg/dl 开始，随着胆固醇升高，缺血性心血管疾病发病危险升高，其关系为连续性并无明显拐点。诊断为高胆固醇血症的切点只能人为确定，胆固醇增到 200 ～ 239 mg/dl 时，缺血性心血管疾病发病危险较胆固醇 ＜ 140 mg/dl 者增高 50% 左右；而胆固醇升高到 240 mg/dl 以上，则缺血性心血管疾病危险为 ＜ 140 mg/dl 者的 2 倍以上，具有统计学意义。因此，2007 指南将胆固醇切点从 1997 建议中的 ＞ 220 mg/dl 上调到 ＞ 240 mg/dl 为升高，201 ～ 239 mg/dl 为边缘性升高。

### 5. 危险评估与心血管疾病

2007 指南中心血管综合危险评估为 1997 建议中所没有的，这包括了冠心病、冠心病等危症、血脂以外的心血管疾病主要危险因素与代谢综合征。其中采纳 2001 年 ATP Ⅲ 内容，又有不同点。如冠心病及等危症中动脉粥样硬化的其他临床表现形式及糖尿病都与 2001 年 ATP Ⅲ 相同，但 2007 指南将血压 ＞ 140/90 mmHg，或正接受降压治疗的患者合并 ＞ 3 项缺血性心血管疾病危险因素者也作为等危症，相当于 ATP Ⅲ 等危症中存在多项危险因素、估计 10 年内患冠心病的危险性 ＞ 20% 的临床情况。对代谢综合征作为心血管疾病综合危险评估的

重视程度似超过 ATP Ⅲ。关于危险评估中包括的其他心血管疾病主要危险因素，与 1997 建议比较，2007 指南将高血压列为主要危险因素首位，将肥胖从其他相关危险因素提升为主要危险因素，冠心病家族史改为早发缺血性心血管疾病家族史，男女年龄有了切点（男性 ＞ 45 岁，女性 ＞ 55 岁），同时明确将高 HDL-C 列为保护因素。

### 6. 高脂血症开始治疗时胆固醇、LDL-C 值与治疗目标值

2007 指南中危险等级分为低危、中危、高危及极高危。低危：10 年危险性 ＜ 5%；中危：10 年危险性 5% ～ 10%；高危：缺血性心血管疾病或缺血性心血管疾病等危症，或 10 年危险性 10% ～ 15%；极高危：急性冠脉综合征，或冠心病合并糖尿病。其分层和含义与 1997 建议已完全不同。由于胆固醇及 LDL-C 切点上调，治疗性生活方式改善及药物治疗开始的胆固醇和 LDL-C 值亦明显上调，所以与 2004 年 ATP Ⅲ 修订版基本相同。考虑药物治疗时，我国 LDL-C 的数值是大于和等于，美国都是大于，但高危患者 LDL-C 即使 ＜ 100 mg/dl 也可启动，中高危者 LDL-C 100 ～ 129 mg/dl 时也可启动。2007 指南中胆固醇、LDL-C 目标值与 ATP Ⅲ 一致，只是极高危采用 LDL-C ＜ 80 mg/dl，而非 2004 年 ATP Ⅲ 中的 LDL-C ＜ 70 mg/dl。

### 7. 极高危人群降低 LDL-C 靶目标值

从 2004 年 ATP Ⅲ 关于近期临床试验含义的报告中，高危人群中分出极高危人群，这类患者是指存在确定的心血管疾病并有下列 4 种情况之一：①多种重要危险因素，尤其是糖尿病；②严重和控制不良的危险因素，尤其是继续吸烟；③代谢综合征的多种危险因素，尤其甘油三酯 ＞ 200 mg/dl ＋ 非 HDL-C ＜ 130 mg/dl 且 HDL-C ＜ 40 mg/dl；④急性冠脉综合征。对极高危人群 LDL-C 可降至 ＜ 70 mg/dl，而高危人群目标值为 LDL-C ＜ 100 mg/dl。2007 指南采纳极高危的概念，但极高危只限于 2 种情况，即急性冠脉综合征和冠心病合并糖尿病。对极高危人群的 LDL-C 靶目标值未采用 ＜ 70 mg/dl，而认为 LDL-C ＜ 80 mg/dl 更符合国际多项临床试验的结果。在 2004 年 ATP Ⅲ 中认为高危或中度高危者已用药物治疗，建议治疗强度应是使 LDL-C 水平下降至少达 30% ～ 40%。近年来在多项阻止斑块

进展和逆转斑块等试验中，认为若要更多降低心血管事件及阻断和（或）逆转斑块，LDL-C 降低幅度应＞40%，最多 LDL-C 下降达 53%，LDL-C 靶目标远低于 100 mg/dl，最低达到 61 mg/dl，即所谓强化降脂（intensive lipid lowering）的一部分概念。2007 指南未引入强化降脂降低 LDL-C 幅度的概念，这些极高危人群降脂幅度、靶目标值的结果都来自欧美人群，尚缺乏我国人群的研究。尽管这些国外科学研究进展对我们有重要借鉴作用，但因存在遗传背景、环境、膳食、生活方式与体质、经济情况等差别，2007 指南采取了谨慎参考的态度。

### 8. 调脂药物的安全性

调脂药物中首选他汀类药物，大量临床试验结果已充分证明他汀类药物为降低冠心病等心血管疾病死亡的最有效调脂药物，并且强化降脂（降LDL-C）及提升 HDL-C 已为逆转动脉粥样硬化提供了明确临床初步证据。众多长期大规模研究证明，他汀类药物治疗是安全的，但并非全无毒副作用。主要毒副作用为肝功能异常及肌肉毒性，极重者可出现横纹肌溶解、急性肾衰竭致死，国内也并非没有。我国乙型肝炎患者众多，肝功能异常也不少，在使用调脂药物时，尤其对高危、极高危患者的早期、强化、长期应用还缺乏自己的资料，使用他汀类药物时需密切监测其毒副作用。2007 指南强调，当前我国调脂领域的问题，最重要的是血脂

异常达标问题（80% 以上从未达标），以及规范使用问题。所以对于血脂异常防治及对高危、极高危患者积极或强化、早期、长期应用他汀类药物时，应权衡效益与风险，并需要我国自己的经验。在药物选择、增加剂量及调脂药物联用（他汀类药物与胆固醇吸收抑制剂或缓释烟酸制剂，甚至贝特类等药物联用）等问题上，需要仔细斟酌。同时也必须对伴随的缺血性心血管疾病其他危险因素认真控制，力求达标及持之以恒。所有上述对缺血性心血管疾病防治措施都必须严格个体化。对于我国这样人口众多的大国，其重要性不言而喻。

总之，2007 指南反映了当时血脂领域国内、国际进展，吸取国际最先进成果，又结合我国国情，不失为具有中国特色。发表后广泛宣传、认真落实，对我国人群防治心血管疾病，大幅度降低心血管疾病致死、致残率起到了重要作用。

## 参考文献

［1］中国成人血脂异常防治指南制订联合委员会. 中国成人血脂异常防治指南. 中华心血管病杂志，2007，35（05）：390-419.
［2］中华心血管病杂志编委会血脂异常防治对策专题组. 血脂异常防治建议. 中华心血管病杂志，1997，25：168-175.
［3］国家卫生和计划生育委员会疾病预防控制局. 中国居民营养与慢性病状况报告（2015 年）. 北京：人民卫生出版社，2015.

# 第十一节　中国成人血脂异常防治指南（2016）解读

李　勇（复旦大学华山医院）

最新一版的《中国成人血脂异常防治指南》于 2016 年 10 月 24 日正式发布，距 2007 年发布的上一版指南已接近十年[1-2]。近十年间，血脂领域无论是临床证据还是药物研发均有进一步更新。在诸骏仁教授和高润霖教授领导下，指南制订专家组以我国流行病学数据及随机对照研究证据为基础，结合我国真实世界临床实践的国情，同时参考国际指南的变迁，修订工作参考了世界卫生组织、中华医学会临床指南制订的标准流程，在指南修订过程中，由国家心血管病中心筹集资金，避免与企业产生利益冲突，历时两年最终制订出了《中国成人血

脂异常防治指南》（2016 修订版）（以下简称"新指南"）。本文旨在对新指南更新要点进行解读。

### 1. 强调胆固醇在致 ASCVD 中的关键作用

胆固醇致动脉粥样硬化性心血管疾病（ASCVD，包括急性冠脉综合征、稳定性冠心病、血运重建术后、缺血性心肌病、缺血性卒中、短暂性脑缺血发作、外周动脉粥样硬化病等）的作用机制早已明确，新指南中仍坚持这点不动摇。胆固醇在冠心病和 ASCVD 发病中具有至关重要的致病性作用，降低血液低密度脂蛋白胆固醇（LDL-C）水平来防控 ASCVD 的心血管风险已达成全球共识。

## 2. 关注总体心血管危险评估

新指南强调，全面评价 ASCVD 总体危险是防治血脂异常的必要前提。首次明确中国人群的胆固醇理想水平是 LDL-C < 2.6 mmol/L。评价个体 ASCVD 总体危险，不仅有助于确定血脂异常患者调脂治疗的策略，也有助于临床医生针对多重危险因素制订出个体化的综合治疗决策，从而最大程度降低患者 ASCVD 总体危险。

在进行危险评估时，已诊断 ASCVD 者直接列为极高危人群；符合如下条件之一者直接列为高危人群：① LDL-C ≥ 4.9 mmol/L（90 mg/dl）；② 1.8 mmol/L（70 mg/dl）≤ LDL-C < 4.9 mmol/L（190 mg/dl）且年龄在 40 岁及以上的糖尿病患者。符合上述条件的极高危和高危人群不需要按危险因素个数进行 ASCVD 危险分层。不具有以上 3 种情况的个体，在考虑是否需要调脂治疗时，应按照图 16-2 所列流程进行未来 10 年 ASCVD 总体发病危险的评估。

## 3. 推荐 LDL-C 作为首要干预靶点

血脂异常尤其是 LDL-C 升高是导致 ASCVD 发生、发展的关键因素。大量临床研究反复证实，

无论采取何种药物或措施，只要能使血清 LDL-C 水平显著降低，就可稳定、延缓或甚至逆转动脉粥样硬化病变，并能显著减少 ASCVD 的发生率、致残率和死亡率。国内外血脂异常防治指南均强调，LDL-C 在 ASCVD 发病中起着核心作用，提倡以降低血 LDL-C 水平来防控 ASCVD 危险。所以，新指南推荐以 LDL-C 为首要干预靶点（推荐类别 I，证据等级 A）。

## 4. 坚持基于 ASCVD 危险设定降脂目标

新指南对不同危险人群推荐了降脂达标值（表 16-7）。同时也特别指出，对极高危患者，LDL-C 基线较高不能达目标值者，LDL-C 应至少降低 50%；若 LDL-C 基线在目标值以内者，仍须将 LDL-C 降低 30% 以上。新指南对 LDL-C 目标值的推荐较 2007 指南更为积极。

## 5. 强调生活方式是治疗基础

新指南强调，血脂异常与饮食和生活方式有密切关系，饮食治疗和改善生活方式是血脂异常治疗的基础措施。无论是否选择药物调脂治疗，都必须坚持控制饮食和改善生活方式（表 16-8）。

符合下列任意条件者，可直接列为高危或极高危人群
极高危：ASCVD 患者
高危：（1）LDL-C ≥ 4.9 mmol/L 或 TC ≥ 7.2 mmol/L
　　　（2）糖尿病患者 1.8 mmol/L ≤ LDL-C < 4.9 mmol/L（或）3.1 mmol/L ≤ TC < 7.2 mmol/L 且年龄≥ 40 岁

不符合者，评估 10 年 ASCVD 发病危险

| 危险因素个数 * | | 血清胆固醇水平分层（mmol/L） | | |
|---|---|---|---|---|
| | | 3.1 ≤ TC < 4.1（或）1.8 ≤ LDL-C < 2.6 | 4.1 ≤ TC < 5.2（或）2.6 ≤ LDL-C < 3.4 | 5.2 ≤ TC < 7.2（或）3.4 ≤ LDL-C < 4.9 |
| 无高血压 | 0～1 个 | 低危（< 5%） | 低危（< 5%） | 低危（< 5%） |
| | 2 个 | 低危（< 5%） | 低危（< 5%） | 中危（5%～9%） |
| | 3 个 | 低危（< 5%） | 中危（5%～9%） | 中危（5%～9%） |
| 有高血压 | 0 个 | 低危（< 5%） | 低危（< 5%） | 低危（< 5%） |
| | 1 个 | 低危（< 5%） | 中危（5%～9%） | 中危（5%～9%） |
| | 2 个 | 中危（5%～9%） | 高危（≥ 10%） | 高危（≥ 10%） |
| | 3 个 | 高危（≥ 10%） | 高危（≥ 10%） | 高危（≥ 10%） |

ASCVD 10 年发病危险为中危且年龄小于 55 岁者，评估余生危险

具有以下任意 2 项及以上危险因素者，定义为高危：
◎ 收缩压≥ 160 mmHg 或舒张压≥ 100 mmHg　　　　◎ BMI ≥ 28 kg/m²
◎ 非 -HDL-C ≥ 5.2 mmol/L（200 mg/dl）　　　　　◎ 吸烟
◎ HDL-C < 1.0 mmol/L（40 mg/dl）

注：*：包括吸烟、低 HDL-C 及男性≥ 45 岁或女性≥ 55 岁。慢性肾脏病患者的危险评估及治疗请参见特殊人群血脂异常的治疗。ASCVD：动脉粥样硬化性心血管疾病；TC：总胆固醇；LDL-C：低密度脂蛋白胆固醇；HDL-C：高密度脂蛋白胆固醇；非 -HDL-C：非高密度脂蛋白胆固醇；BMI：体重指数。1 mmHg = 0.133 kPa

图 16-2　ASCVD 危险评估流程图

表 16-7    不同 ASCVD 危险人群降 LDL-C 或非 -HDL-C 治疗达标值

| 危险等级 | LDL-C | 非 -HDL-C |
| --- | --- | --- |
| 低危、中危 | < 3.4 mmol/L（130 mg/dl） | < 4.1 mmol/L（160 mg/dl） |
| 高危 | < 2.6 mmol/L（100 mg/dl） | < 3.4 mmol/L（130 mg/dl） |
| 极高危 | < 1.8 mmol/L（70 mg/dl） | < 2.6 mmol/L（100 mg/dl） |

表 16-8    生活方式改变基本要素

| 要素 | 建议 |
| --- | --- |
| 限制使 LDL-C 升高的膳食成分 | |
| 　饱和脂肪酸 | <总能量的 7% |
| 　膳食胆固醇 | < 300 mg/d |
| 增加降低 LDL-C 的膳食成分 | |
| 　植物固醇 | 2 ～ 3 g/d |
| 　水溶性膳食纤维 | 10 ～ 25 g/d |
| 总能量 | 调节到能够保持理想体重或减轻体重 |
| 身体活动 | 保持中等强度锻炼，每天至少消耗 200 kcal 热量 |

### 6. 他汀类药物是首选降脂药物

近 20 年来，多项大规模临床试验结果一致显示，他汀类药物在 ASCVD 一级和二级预防中均能显著降低心血管事件（包括心肌梗死、冠心病死亡和缺血性卒中等）危险。他汀类药物已成为防治 ASCVD 最为重要的药物。所以，为了调脂达标，临床应首选他汀类调脂药物（推荐类别 I，证据等级 A）。现有证据反复证实他汀类药物降低 ASCVD 的获益程度与其降低 LDL-C 的幅度呈正相关关系。他汀类药物存在降脂外的多效性，但其临床获益并未被充分证实，我国进行的 ALPACS 研究和 ISCAP 研究均表明，经皮冠状动脉介入治疗（PCI）术前短期使用大剂量阿托伐他汀并未带来临床获益。

### 7. 兼顾疗效及安全是他汀类药物选择的基本原则

他汀类药物适用于高胆固醇血症、混合性高脂血症和 ASCVD 患者。目前国内临床上有洛伐他汀、辛伐他汀、普伐他汀、氟伐他汀、阿托伐他汀、瑞舒伐他汀、匹伐他汀以及具有中国循证医学证据的天然他汀药物血脂康。不同种类与剂量的他汀类药物降胆固醇幅度有较大差异，但任何一种他汀类药物剂量倍增时，LDL-C 进一步降低幅度仅约 6%，即所谓"他汀疗效 6% 效应"。指南推荐中等强度他汀类药物作为中国血脂异常人群的常用治疗药物。

大规模研究广泛证实他汀类药物获益基于其降低 LDL-C 的程度，与他汀类药物种类无关，因此，他汀类药物的选择基于初始剂量下即能大幅降低 LDL-C 水平，兼顾 LDL-C 达标与患者长期依从性的基本原则，指南推荐中等强度他汀类药物作为中国血脂异常治疗的常用药物，降脂不达标可考虑调整剂量，他汀类药物不耐受或不达标可考虑联合其他降脂药。所有他汀类药物在常用剂量能有效降低 LDL-C，可满足中国大部分极高危、高危患者的降脂治疗需要（表 16-9）。

### 8. 他汀类药物不达标或不耐受考虑联合非他汀类药物

新指南还指出，他汀类药物是血脂异常药物治疗的基石，推荐将中等强度的他汀类药物作为中国血脂异常人群的常用药物，如未能达标考虑调整药物剂量或种类，他汀类药物不耐受或胆固醇水平不达标者或严重混合型高脂血症者应考虑调脂药物的联合应用，首先应考虑常规剂量他汀类药物＋依折麦布的联合治疗策略。联合治疗时注意观察调脂药物的不良反应。

### 9. 他汀类药物总体安全性良好

新指南强调，绝大多数人对他汀类药物的耐

表 16-9　他汀类药物降胆固醇强度

| 高强度<br>（每日剂量可降低 LDL-C ≥ 50%） | 中等强度<br>（每日剂量可降低 LDL-C 25% ～ 50%） |
| --- | --- |
| 阿托伐他汀 40 ～ 80 mg | 阿托伐他汀 10 ～ 20 mg |
| 瑞舒伐他汀 20 mg | 瑞舒伐他汀 5 ～ 10 mg |
| | 氟伐他汀 80 mg |
| | 洛伐他汀 40 mg |
| | 匹伐他汀 2 ～ 4 mg |
| | 普伐他汀 40 mg |
| | 辛伐他汀 20 ～ 40 mg |
| | 血脂康 1.2 g |

注 * 阿托伐他汀 80 mg 国人经验不足，须谨慎使用；LDL-C：低密度脂蛋白胆固醇

受性良好，其不良反应多见于接受大剂量他汀类药物治疗者。肝功能异常主要表现为转氨酶升高，发生率约 0.5% ～ 3.0%，呈剂量依赖性。失代偿性肝硬化及急性肝衰竭是他汀类药物应用禁忌证。

他汀类药物相关肌肉不良反应包括肌痛、肌炎和横纹肌溶解。患者有肌肉不适和（或）无力，且连续检测肌酸激酶呈进行性升高时，应减少他汀类药物剂量或停药。

长期服用他汀类药物有增加新发糖尿病的危险，属他汀类效应。他汀类药物对心血管疾病的总体益处远大于新增糖尿病危险，无论是糖尿病高危人群还是糖尿病患者，有他汀类治疗适应证者都应坚持服用此类药物。

他汀类药物治疗可引起认知功能异常，但多为一过性，发生率不高。荟萃分析结果显示他汀类药物对肾功能无不良影响。

总之，新指南结合了我国人群的经济状况、流行病学资料、临床研究最新证据，从临床实践出发，危险分层简洁方便、更适合临床应用，坚持胆固醇理论的基本原则、强调 LDL-C 的核心地位，以他汀类药物为首选治疗，设定目标值，具有很强的可操作性和参考价值，更符合我国国情。

## 参考文献

[1] 中国成人血脂异常防治指南修订联合委员会.中国成人血脂异常防治指南（2016 年修订版）.中华心血管病杂志，2016，44（10）：833-853.
[2] 中国成人血脂异常防治指南制订联合委员会.中国成人血脂异常防治指南.中华心血管病杂志，2007，35（05）：390-419.

# 第十二节　中国成人血脂异常防治指南（2016）评价

胡大一（北京大学人民医院）

《中国成人血脂异常防治指南》（2016 年修订版）（下称"新指南"）是在 2007 年《中国成人血脂异常防治指南》（简称"2007 指南"）的基础上，经过专家团队历时 1 年多辛勤工作的成果[1-2]。

2007 指南的公布对我国血脂异常控制与动脉粥样硬化性心血管疾病（ASCVD）的防控起到了积极的推动作用。近十年来，在这一领域国际、国内的研究和观点发生了巨大变化，血脂指南的更新势在必行。

从 1997 年《血脂异常防治建议》[3] 到 2007年的我国第一部血脂指南，直至这次新指南的制订，指南制订专家组始终坚持以下三个原则：

一是借鉴国际指南的经验，重视中国本土化的研究数据和证据，不迷信、不盲从国外的指南，"穿中国鞋，走中国路"。

二是坚持指南的公益性和科学性，不受各种

商业利益干扰。

三是体现权威性，指南制订过程汇集了这一领域有造诣、有成就的专家，充分发扬科学民主，认真收集评估研究证据，并由国家卫生和计划生育委员会（现国家健康委员会）疾病预防控制局授权发布。

## 一、制订新指南面临的新情况与新挑战

（1）2007 血脂指南主要依据的是我国多年来积累的流行病学研究成果，亮点是根据我们自己数据制订的心血管疾病（包括卒中）的危险分层，尤其鉴于我国缺血性卒中的高发，加大了危险分层中高血压的权重。

当时我国针对 ASCVD 进行血脂异常干预的随机双盲临床研究仅限于血脂康对心肌梗死二级预防的一个研究——"中国冠心病二级预防研究"（CCSPS）。而 2007 年以来，我国国内组织和参与国际的血脂异常干预研究日益增多。仅"心脏保护研究"（HPS 2 THRIVE）一项中欧合作研究中就入组了 12000 余例中国患者。

（2）美国心脏病学会（ACC）和美国心脏协会（AHA）2013 年底发表的关于胆固醇和 ASCVD 新指南，全盘颠覆了美国多年的"成人治疗专家组报告"（ATP）体系，建议取消低密度脂蛋白胆固醇等血脂异常的干预目标，列出 4 类需要使用他汀类药物治疗的人群，推荐大剂量高强度他汀类药物干预，引起了美国脂质学会（NLA）、欧洲心脏病学会（ESC）、欧洲动脉粥样硬化学会（EAS）、国际动脉粥样硬化学会（IAS）和我国这一领域主流学者的一致质疑与反对。

（3）近年来，受商业利益驱动，在我国出现了一系列关于血脂异常干预和 ASCVD 防控的错误观点。最具代表性的是炒作国外小规模、短随访、观察替代终点的探索性研究，片面夸大他汀类药物抗炎作用等降胆固醇主导作用之外的"多效性"，提出在急性冠脉综合征（ACS）和经皮冠状动脉成形术（PCI）围术期突击使用阿托伐他汀 80 mg 的序贯疗法。更值得关注的是，这一错误观点甚至传播到县级医院。

我国新指南高举公益与科学的旗帜，坚持中国的证据特色，既没有跟风 ACC/AHA，也坚决排除和抵制了商业利益的干扰。

## 二、新指南的亮点

（1）不同意 ACC/AHA 指南的建议，明确坚持根据 ASCVD 危险分层设立低密度脂蛋白胆固醇的干预目标值。经过充分讨论与投票表决，建议将 ASCVD 二级预防的低密度脂蛋白胆固醇的干预目标值从 2007 年的 < 2.0 mmol/L（80 mg/dl）降低至 < 1.8 mmol/L（70 mg/dl）。

（2）新指南坚持百年胆固醇理论与定律，排除了片面、过分强调他汀类药物多效性的干扰。

（3）新指南根据我国的数据与证据，强调我国大多数患者不需要，也不能耐受 ACC/AHA 推荐的高强度、大剂量他汀类药物治疗，并明确提出适合我国国情的他汀类药物中、小强度，必要时联合用药的方针。

（4）不把 ACS 与 PCI 适应证单独列出，不建议突击使用高强度、大剂量阿托伐他汀的序贯疗法。

新指南的发表有赖于专家们付出的极大心血。新指南的发布，标志着中国胆固醇教育计划（CCEP）相关共识已经成功完成了历史性的桥接作用。学习新指南，宣传新指南，落实新指南，是我们，包括 CCEP 项目的任务与责任。新指南的发布恰逢在全国卫生与健康大会召开之后，将我国 ASCVD 的群防群控工作推向新阶段和新水平。

## 参考文献

［1］中国成人血脂异常防治指南修订联合委员会.中国成人血脂异常防治指南（2016 年修订版）.中华心血管病杂志，2016，44（10）：833-853.
［2］中国成人血脂异常防治指南制订联合委员会.中国成人血脂异常防治指南.中华心血管病杂志，2007，35（05）：390-419.
［3］中华心血管病杂志编委会血脂异常防治对策专题组.血脂异常防治建议.中华心血管病杂志，1997，25：168-175.

# 第十七章　糖尿病与心血管疾病预防

## ESC/ 欧洲糖尿病研究协会（EASD）糖尿病、糖尿病前期与心血管疾病指南（2013）解读与评价

刘　靖　胡大一（北京大学人民医院）

　　糖尿病在欧洲乃至全球是一个重要的公共卫生问题。2011 年欧洲大约 5 千 2 百万人患有糖尿病，2030 年将增至 6 千 4 百万，并且有一半人口不知道自己患病。此外，还有大量人群处于糖尿病前期状态。糖尿病患者心血管疾病风险增加，60%以上的糖尿病患者罹患并最终死于心血管疾病。在健康人群中筛查糖尿病、在糖尿病患者中进行心血管风险评估，早期诊断、积极干预是减轻疾病负担、减少致死致残的重要策略。

　　2013 年 8 月在荷兰召开的欧洲心脏病学会（ESC）年会上，ESC 和欧洲糖尿病研究协会（EASD）联合发布了《糖尿病、糖尿病前期与心血管疾病指南》[1]（以下简称"欧洲指南"）。欧洲指南针对糖尿病、糖尿病前期患者的心血管风险评估、危险因素控制预防心血管疾病，伴发冠心病、心力衰竭、心律失常、周围动脉疾病时系统管理进行了阐述。重点是糖尿病合并心血管疾病及心血管风险管理。指南注重循证，所有的诊疗推荐均采用 ESC 相关指南普遍采用的证据分级系统，强调"以患者为中心治疗"（patient-centred care），建议采用糖化血红蛋白（HbA1c）结合空腹血糖（FPG）诊断糖尿病并简化心血管风险评估流程，供临床医师制订循证治疗决策时参考。

## 一、欧洲指南的要点（图 17-1）

### 1. 糖尿病诊断简化

　　既往糖尿病诊断多采用世界卫生组织（WHO）标准，采用空腹血糖及餐后血糖结合，其切点（FPG > 7.0 mmol/L 或者餐后 2 h 血糖 > 11.2 mmol/L）主要基于糖尿病微血管并发症视网膜病变发生时的血糖水平。而越来越多的证据显示，糖尿病大血管并发症如冠状动脉事件、脑卒中等在按传统标准诊断糖尿病之前已经存在。美国糖尿病学会（ADA）1997 年、2003 年采用 FPG 诊断糖尿病，在一定程度上增加了诊断的敏感性，有助于早期识别糖代谢紊乱的患者。HbA1c 反映既往 6 ～ 8 周的平均血糖水平，在糖尿病诊断中的价值受到重视。尽管 HbA1c 的可及性及与 FPG 诊断 DM 是否优于餐后 2 h 血糖仍存争议，HbA1c 预测糖尿病存在灵敏度不佳等问题，ADA（2010 年）及 WHO（2011 年）仍相继建议采用 HbA1c 作为糖尿病诊断工具[2-3]。欧洲指南基本采纳了上述标准，建议糖尿病诊断要结合 HbA1c 和 FPG，如果还有疑问，则进行口服糖耐量试验（OGTT）（推荐类别Ⅰ，证据等级 B），可谓"与时俱进"。尤其是对于合并心血管疾病的患者，如果 FPG 和（或）HbA1c 都为非结论性，需要做口服糖耐量试验（OGTT）来确立糖尿病诊断（推荐类别Ⅰ，证据等级 A）。

### 2. 糖尿病筛查因人而异

　　欧洲指南建议将个体纳入到如下三类人群中，即普通人群、糖尿病危险人群（如肥胖、高血压、糖尿病家族史）及心血管疾病人群。对于前二者，建议采用欧洲通行的 FINDRISC 糖尿病风险评估模型（指标包括年龄、体重指数、腰围、体力活

动、纤维膳食、降压治疗与否、既往血糖异常史、糖尿病家族史）估计未来 10 年内糖尿病的发生危险。糖尿病高危人群（未来 10 年糖尿病发生风险 > 30% 及以上）的患者建议采用 OGTT 或 HbA1C 联合 FPG 确定是否存在糖尿病。而对于心血管疾病人群则无需应用 FINDRISC 评估，建议直接采用 HbA1C 和（或）FPG 诊断糖尿病，必要时行 OGTT。

### 3. 心血管风险评估简化

欧洲指南不建议使用为普通人建立的危险评分（SCORE）来评估糖尿病患者的心血管风险（推荐类别Ⅲ，证据等级 C）。糖尿病被视为冠心病等危症，因而诊断糖尿病即为高危，糖尿病伴发危险因素或靶器官损害为心血管极高危（推荐类别Ⅱa，证据等级 C）；在进行糖尿病患者风险分层时，应评估尿白蛋白排泄率（推荐类别Ⅰ，证据等级 B）；在特定的糖尿病高风险患者中，可考虑进行无症状性心肌缺血的筛查（推荐类别Ⅱb，证据等级 C）。

### 4. 重视生活方式改变

鼓励戒烟、经常锻炼、合理膳食。欧洲指南指出，为预防或减轻糖尿病患者体重超重，任何能够减少能量摄入的饮食均给予推荐（推荐类别Ⅰ，证据等级 B）。每日能量摄入中，总脂肪比例 < 35%，饱和脂肪 < 10%，单不饱和脂肪酸 > 10%，每日膳食纤维应 > 40 g（推荐类别Ⅰ，证据等级 A）。不推荐采用维生素及微量元素补充来预防糖尿病及心血管疾病（推荐类别Ⅲ，证据等级 B）。糖尿病患者应每周进行不少于 150 min 的中度以上运动（有氧运动或抗阻训练，两者结合效果更好），以预防及控制糖尿病并预防心血管疾病发生（推荐类别Ⅰ，证据等级 A）。

### 5. 血糖控制个体化

综合考虑年龄、病程、合并症等因素确定个体化控制目标。普通患者建议 HbA1c 降至接近正常（< 7%），以减少微血管并发症（推荐类别Ⅰ，证据等级 A）及心血管疾病（推荐类别Ⅱa，证据等级 C）。对于年轻、无心血管疾病、新诊断的糖尿病患者，建议 HbA1c 控制更低（< 6% ~ 6.5%），但不能以低血糖或其他不良反应为代价。而年长、有心血管疾病、病程长的糖尿

病患者，为避免低血糖带来的风险，HbA1C 目标范围应更加宽松（< 7.5% ~ 8%）。牺牲生活质量为代价的强化血糖控制并未带来心、眼获益，但低血糖发生率大大增加。对于 1 型糖尿病，推荐基础餐时胰岛素联合频繁的血糖监测（推荐类别Ⅰ，证据等级 A），2 型糖尿病则优先选择二甲双胍（推荐类别Ⅱa，证据等级 B）。

### 6. 血压控制目标上调

强调糖尿病患者的血压控制的重要性在于其可大大减少心血管事件的发生（推荐类别Ⅰ，证据等级 A）。与 2013 ESC/ESH 高血压指南一致，糖尿病患者血压目标上调为 < 140/85 mmHg（推荐类别Ⅰ，证据等级 A）。合并慢性肾脏病（CKD）伴显性蛋白尿时收缩压 < 130 mmHg。对于伴有蛋白尿和（或）存在 CVD 高风险的患者，推荐使用血管紧张素转化酶抑制剂（ACEI）或血管紧张素Ⅱ受体阻滞剂（ARB），但二者联用并不增加获益，且可能增加不良反应风险。推荐采用药物联合治疗实现血压控制（推荐类别Ⅰ，证据等级 A），但对代谢存在不利影响的药物，如利尿剂联合 β 受体阻滞剂，应该避免用于高血压合并代谢疾病的治疗。

### 7. 推荐他汀类药物用于血脂控制

血脂异常是糖尿病患者的主要危险因素之一，应积极治疗。推荐使用他汀类药物，极高危患者 LDL-C 目标值 < 1.8 mmol/L（70 mg/dl）或较基线降低至少 50%（推荐类别Ⅰ，证据等级 A）。高危患者 LDL-C 目标值为 < 2.5 mmol/L（100 mg/dl）（推荐类别Ⅰ，证据等级 A）。戒烟、加强锻炼、减轻体重、减少快速吸收类碳水化合物的摄入，这些亦是增加 HDL-C 水平并有积极临床效果的措施。

### 8. 抗血小板治疗策略有所调整

既往一些地区（北美）建议对糖尿病患者服用阿司匹林进行冠心病一级预防。但欧洲指南重新评价阿司匹林相关研究后，并未发现其对冠心病事件的预防作用，因而不建议对心血管低危的糖尿病患者使用阿司匹林进行一级预防。对于合并冠心病的高危人群，根据 ESC 关于稳定性冠心病和急性冠脉综合征指南建议，二级预防可使用抗血小板药物。对于阿司匹林不耐受人群，推荐采用氯吡格雷作为替代（推荐类别Ⅰ，证据等级 B）。

### 9. 优化药物治疗优先，血管重建旁路移植（搭桥）优于介入

既往对于糖尿病合并稳定性冠心病患者血管重建与药物治疗孰优孰劣曾有争议，临床研究显示糖尿病患者冠状动脉病变弥漫，介入术后易发生再狭窄，隐静脉搭桥易发生闭塞，血管事件发生率高。"2型糖尿病搭桥血管成形重建血管试验"（BARI 2D）的结果回答了上述问题。2368名糖尿病合并冠心病患者随机进入血管重建［包括冠状动脉旁路移植（CABG）或经皮冠状动脉介入（PCI）］组或优化药物治疗（OMT）组。随访5年期间死亡、心肌梗死或卒中复合终点在血管重建组（12%）与OMT组（12%）未见显著差别。CABG亚组无主要不良心脑事件（MACE）率高于OMT组（78% vs. 70%，P < 0.05），但生存率无差别（86% vs. 84%，P = 0.33）。PCI亚组由比CABG亚组较轻的CAD患者构成，PCI亚组与OMT组间MACE和生存率无显著差异。在随后的随访中，分配到OMT的患者38%因症状接受了至少一次血管重建术，相应比例在血管重建组为20%，表明最初的OMT保守策略在未来5年节省了约80%的介入治疗。总体而言，除了特定情况如左主干狭窄 ≥ 50%，前降支近端狭窄或三支病变伴左心室功能受损外，与药物治疗相比，糖尿病患者冠状动脉血管重建并不能改善生存率[4]。欧洲指南认可BARI 2D的研究结果，对于合并稳定性冠心病（CAD）且无大面积缺血或无严重冠状动脉病变（非左主干或前降支近端病变）的患者，推荐先行OMT（包括充分应用β受体阻滞剂、ACEI或ARB、他汀类药物、抗血小板药物及适宜的血糖控制等）（推荐类别Ⅱa，证据等级B）。关于血管重建的策略，欧洲指南对于存在冠状动脉多支或复杂病变（SYNTAX评分 > 22）的患者，推荐进行CABG，而非PCI，前者有助于改善无主要心血管事件生存（推荐类别Ⅰ，证据等级A）。PCI仅限于非复杂病变（SYNTAX评分 ≤ 22）需血管重建控制症状时作为CABG的替代（推荐类别Ⅱb，证据等级B）。如果患者选择PCI重建血管，医生应充分告知CABG的长久获益。2012年公布的"糖尿病患者未来血管重建评估：多支病变的最佳治疗"（FREEDOM）研究为欧洲指南推荐稳定性冠心病多支血管病变患者血管重建时首选CABG提供了新证据[5]。1900名糖尿病合并多支冠状动脉疾病患者随机接受药物洗脱支架（DES）PCI或CABG（动脉桥为主）治疗，随访2 ~ 5年（中位数3.8年）。所有患者均接受当前OMT以控制低密度脂蛋白胆固醇、收缩压和糖化血红蛋白。主要终点为全因死亡、非致死性心肌梗死或非致死性卒中的复合终点。患者平均年龄为63.1（±9.1）岁，其中29%为女性，83%有三支血管疾病。结果发现主要终点事件在PCI组为26.6%，CABG组为18.7%（P = 0.005）。CABG组心肌梗死发生率显著降低（6% vs. 13.9%，P < 0.001），全因死亡也有所减少（10.9% vs. 16.3%，P = 0.049），但卒中发生率增加，PCI组为2.4%，CABG组为5.2%（P = 0.03）。FREEDOM研究为糖尿病合并复杂冠状动脉病变患者进行血管重建时CABG、PCI孰优孰劣的问题划上了句号：在OMT基础上CABG的远期预后优于PCI，尤其是降低了死亡和心肌梗死发生率。结合既往完成的糖尿病血管重建方式比较的研究，如BARI、CARDia、SYNTAX亚组的结果，欧洲指南做出了上述推荐。欧洲指南还指出，若需行PCI，建议使用DES而非金属裸支架，以减少再狭窄导致的靶血管二次血管重建（推荐类别Ⅰ，证据等级A）。对于ST段抬高型心肌梗死，在推荐的时间内直接PCI优于溶栓（推荐类别Ⅰ，证据等级B）。糖尿病合并冠心病行冠状动脉造影或PCI时，若服用二甲双胍，应注意监测肾功能，但常规停用二甲双胍的做法缺乏科学证据支持。若出现肾功能恶化，必要时停用48 h，待肌酐水平恢复至基线时再用（推荐类别Ⅰ，证据等级C）。欧洲指南对细节处理的建议值得借鉴。从上述糖尿病合并冠心病的治疗选择中，总体上应掌握"药物优先于血管重建，CABG优先于PCI"的原则，这一点值得国内同道深思。

### 10. 合并其他心血管疾病的治疗参照相关指南

合并收缩性心力衰竭的治疗强调ACEI（不耐受时用ARB）、β受体阻滞剂联用（推荐类别Ⅰ，证据等级A），症状仍不能控制（NYHA Ⅱ ~ Ⅳ级）、LVEF ≤ 35%的患者推荐加用醛固酮受体拮抗剂（推荐类别Ⅰ，证据等级A）。在此基础上，尤其是使用耐受剂量的β受体阻滞剂症状持续且

心率超过 70 次 / 分时，可以加用伊伐布雷定（推荐类别 Ⅱb，证据等级 B）。另外心力衰竭患者尽量避免使用噻唑烷二酮类降糖药物，以免因水钠潴留而加重心力衰竭（推荐类别 Ⅲ，证据等级 B）。糖尿病患者中心房颤动较为常见，因而建议在糖尿病患者中进行心房颤动筛查（推荐类别 Ⅱa，证据等级 C）。当合并心房颤动时，建议服用华法林或其他抗凝药物，如达比加群、利伐沙班或阿派沙班（推荐类别 Ⅰ，证据等级 A），但需采用 HAS-BLED 进行出血风险的评估（推荐类别 Ⅱa，证据等级 C）。糖尿病易合并周围动脉疾病，需每年进行筛查，并建议采用踝臂指数（ABI）筛查下肢动脉疾病（推荐类别 Ⅰ，证据等级 C）。

### 9. 强调以"患者为中心治疗"

欧洲指南推荐以患者为中心，强调患者优先和目标范围内共享控制和决策（推荐类别 Ⅰ，证据等级 C）。结合患者年龄、种族、性别、生活方式、临床表现、治疗反应等制订个体化治疗目标与策略。建议采用多学科团队模式，通过以患者为主导的认知行为策略（包括目标设置、自我监测、支持与反馈等），改变生活方式、实现自我管理（推荐类别 Ⅰ，证据等级 B）。

## 二、欧洲指南对中国糖尿病患者心血管疾病预防的启示

糖代谢异常与心血管疾病关系密切。2013 年 JAMA 公布的大型流行病学调查结果显示，我国（18 岁及以上）成人糖尿病估测患病率为 11.6%，近 1.1 亿人。然而有证据显示，国内医师对于血糖代谢异常与心血管疾病的交互作用的重视不足，大量心血管疾病合并糖代谢异常患者未被检出，糖尿病患者的心血管风险未予以系统评价。欧洲指南的发布为中国糖尿病、糖尿病前期人群的心血管疾病预防带来了启示。

### 1. 多学科协作，参与糖尿病及糖尿病前期人群的心血管风险管理

糖尿病是系统性疾病，累及全身大血管及微血管，常合并多种代谢异常，预后不良。多学科、跨专业协作，共同参与制订心血管风险管理策略，有利于从整体到细节多层面把控糖尿病发生、发

展，改善糖尿病预后。这也应当成为未来制订中国糖尿病、高血压等慢性非传染性疾病管理策略的基本模式。

### 2. 以循证为基础，简化、优化、标准化糖尿病筛查及心血管风险评估流程

欧洲指南制订过程中充分评价、利用糖尿病及相关领域新近临床研究证据，参考相关指南或共识建议与意见，做出相应推荐。同时结合欧洲糖尿病、心血管疾病的流行趋势，从人群水平制订出简化、优化、标准化的筛查与评估流程。我国慢性疾病指南也逐渐采用了欧美普遍采用的证据分级系统，在未来更新过程中，需重新评价证据，尤其是中国证据，结合中国慢性疾病流行病学现状及国情制订兼具指导价值与可实施性的指南与共识。

### 3. 以患者为中心，制订个体化评估与治疗策略

整合最佳证据、专家经验及患者意愿进行决策，这一过程体现了循证医学的精髓。欧洲指南不但给出了整体战略建议，在细节处理上也值得国内同道参考。如针对人群特征的差异化糖尿病筛查以及根据患者临床特征的个体化血糖控制目标与策略等是"以人为本""以患者为中心"的最佳体现。

## 参考文献

［1］Rydén L，Grant PJ，Anker S，et al. ESC Guidelines on diabetes，pre-diabetes，and cardiovascular diseases developed in collaboration with the EASD：the Task Force on diabetes，pre-diabetes，and cardiovascular diseases of the European Society of Cardiology（ESC）and developed in collaboration with the European Association for the Study of Diabetes（EASD）. Eur Heart J，2013，34（39）：3035-3087.

［2］American Diabetes Association. Diagnosis and classification of diabetes mellitus. Diabetes Care，2010，33（Suppl1）：s62-s69.

［3］World Health Organization（WHO），Abbreviated report of a WHO consultation. Use of glycated hemoglobin（HbA1c）in the diagnosis of diabetes mellitus.2011. http：//www.who.int/diabetes/publications/diagnosis_diabetes2011/en/index.html.

［4］Frye RL，August P，Brooks MM，et al. A randomized trial of therapies for type 2 diabetes and coronary artery disease. N Engl J Med，2009，360：2503-2515.

［5］Farkouh ME，Domanski M，Sleeper LA，et al. Strategies for multi-vessel revascularization in patients with diabetes. N Engl J Med，2012，367：2375-2384.

附:

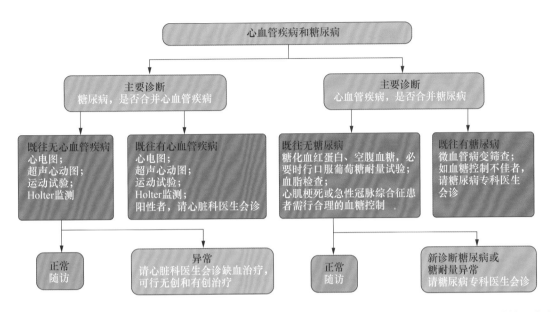

图 17-1 2013 年《ESC/EASD 糖尿病、糖尿病前期与心血管疾病指南》中初诊为糖尿病或心血管疾病合并糖尿病患者的心血管疾病管理流程

# 第四篇

# 高血压相关大型临床试验解读与评价

# 第十八章 ACCOMPLISH（收缩期高血压患者联合治疗避免心血管事件）试验

## 第一节 ACCOMPLISH 试验介绍

刘 靖（北京大学人民医院）

2008 年 3 月，在第 57 届美国心脏病学会（ACC）年度会议上，"收缩期高血压患者联合治疗避免心血管事件"（Avoiding Cardiovascular Events in Combination Therapy in Patients Living with Systolic Hypertension，ACCOMPLISH）试验正式公布，最终结果发表在《新英格兰医学杂志》（New England Journal of Medicine）上[1]。

ACCOMPLISH 试验是一项多中心、前瞻、随机、双盲、对照研究，共纳入美国和欧洲约 550 个中心 11 506 名心血管事件高风险的高血压患者，是一项以心血管事件发病率和死亡率为终点、比较两种初始采用单片复方制剂（SPC）联合治疗的研究[2]。2007 年 10 月，随访 36 个月时的中期分析结果显示已达到预先设定的疗效终点，研究提前终止。

### 一、试验对象

#### 1. 入选标准

年龄 60 岁以上的高心血管风险的高血压患者，收缩压 ≥ 160 mmHg 或接受降压治疗，具有心、肾疾病或靶器官损害（包括既往有冠心病、心肌梗死或血管重建史，脑卒中，肾功能不全，周围动脉疾病，左心室肥厚或糖尿病）；55 ~ 59 岁的高血压患者，应具有上述 2 个或以上的心、肾疾病或靶器官损害的证据。

#### 2. 排除标准

心绞痛发作，有症状的心力衰竭或左心室射血分数 < 40%，1 个月内心肌梗死、急性冠脉综合征

或血管重建，3 个月内的脑卒中，重度高血压，难治性高血压，继发性高血压，伴发其他重症、残疾或神经系统疾病等导致研究无法实施的临床情况。

### 二、试验设计

#### 1. 设计原则

多中心、前瞻、随机、双盲、活性治疗对照。

#### 2. 干预方案

受试者经过 2 周初筛期后，适合的患者被随机分入两个起始 SPC 联合治疗组：贝那普利 20 mg/ 氨氯地平 5 mg 组和贝那普利 20 mg/ 氢氯噻嗪 12.5 mg 组。目标血压，按照 JNC 7：普通患者 < 140/90 mmHg，糖尿病、慢性肾脏病患者 < 130/80 mmHg。4 周之后如血压未达标，两组 SPC 中贝那普利的剂量均调整为 40 mg。为控制血压，12 周时可以调整为贝那普利 40 mg/ 氨氯地平 10 mg 或贝那普利 40 mg/ 氢氯噻嗪 25 mg。此后可酌情加用 β 受体阻滞剂、α 受体阻滞剂、可乐定、螺内酯等非研究类型的降压药物。此后每 6 个月随访 1 次，观察期 5 年。

#### 3. 终点事件

（1）主要终点：首次发生的复合心血管事件（包括非致死性心肌梗死、非致死性卒中、因不稳定型心绞痛住院、冠状动脉血运重建、心搏骤停复苏与心血管死亡）。

（2）次要终点

1）非死亡性复合心血管事件：主要终点除外

致死性事件。

2）复合心血管事件：包括心血管死亡、非致死性心肌梗死、非致死性脑卒中。

## 三、试验结果

### 1. 入选人群的基线特征

自 2003 年 10 月至 2005 年 5 月，共筛选 13 782 名患者，最终来自美国、瑞典、挪威、丹麦及芬兰的 548 个中心的 11 506 名患者被纳入研究。5744 名患者被分配入贝那普利 20 mg/ 氨氯地平 5 mg 组，5762 名患者被分配入贝那普利 20 mg/ 氢氯噻嗪 12.5 mg 组。

ACCOMPLISH 试验的受试者平均年龄 68.4 岁，其中女性占 39.5%，49.9% 受试者体重指数（BMI）在 30 kg/m² 以上，平均 BMI 31 kg/m²，60.5% 患有糖尿病，23.3% 患者有心肌梗死病史，13% 既往有脑卒中。几乎所有受试者均接受降压治疗（97%），入选时有 78% 使用血管紧张素受体阻滞剂（ARB），67% 使用他汀类药物，63% 使用抗血小板治疗，其中 74% 曾应用 2 种及以上降压药物治疗，但基线时血压达到目前 JNC 7 的达标建议（＜ 140/90 mmHg）的患者仅占 37%。

### 2. 血压结果

基线时两组血压水平接近。贝那普利 / 氨氯地平组血压为 145.3/80.1 mmHg，贝那普利 / 氢氯噻嗪组为 145.4/80.0 mmHg。

治疗 6 个月后，所有患者血压水平均显著下降，从 145.3/80.1 mmHg 降至 132.5/74.3 mmHg（$P < 0.001$），达标率为 73%。基线有 60% 的受试者收缩压 ≥ 140 mmHg，治疗 6 个月后有 18.5% 的患者收缩压 ＜ 120 mmHg，46.9% 的患者收缩压 ＜ 130 mmHg。

随访结束时，贝那普利 / 氨氯地平组血压降至 131.6/73.3 mmHg，贝那普利 / 氢氯噻嗪组血压降至 132.5/74.4 mmHg，贝那普利 / 氨氯地平组多降低 0.9/1.1 mmHg。

以 ＜ 140/90 mmHg 为准，贝那普利 / 氨氯地平组血压控制率为 75.4%，贝那普利 / 氢氯噻嗪组为 72.4%。

### 3. 终点事件

主要终点：复合心血管事件在贝那普利 / 氨氯地平的联合治疗组较贝那普利 / 氢氯噻嗪联合治疗组显著降低达 20%。

其他终点：心肌梗死、冠状动脉血运重建、非死亡性复合终点事件、复合心血管事件加心力衰竭住院、心血管死亡加心肌梗死加卒中等事件在贝那普利 / 氨氯地平组均显著低于贝那普利 / 氢氯噻嗪组（见表 18-1）。

### 4. 安全性数据（见表 18-2）

患者对治疗的整体耐受性尚可。由于不良事件导致的停药在贝那普利 / 氨氯地平联合治疗组

表 18-1　两组终点事件比较

| 终点事件 | 事件数（%） | | 相对风险 | 95% 可信区间 |
| --- | --- | --- | --- | --- |
| | 贝那普利 / 氨氯地平 | 贝那普利 / 氢氯噻嗪 | | |
| 复合心血管事件 | 552/5744（9.6%） | 679/5762（11.8%） | 0.80 | ［0.72 ～ 0.90］ |
| 心血管死亡 | 107/5744（1.9%） | 134/5762（2.3%） | 0.80 | ［0.62 ～ 1.03］ |
| 致死性和非致死性心肌梗死 | 125/5744（2.2%） | 159/5762（2.8%） | 0.78 | ［0.62 ～ 0.99］ |
| 致死性和非致死性脑卒中 | 112/5744（1.9%） | 133/5762（2.3%） | 0.84 | ［0.66 ～ 1.08］ |
| 不稳定型心绞痛住院 | 44/5744（0.8%） | 59/5762（1.0%） | 0.75 | ［0.51 ～ 1.10］ |
| 冠状动脉血运重建 | 334/5744（5.8%） | 386/5762（6.7%） | 0.86 | ［0.75 ～ 1.00］ |
| 心搏骤停复苏 | 14/5744（0.2%） | 8/5762（0.1%） | 1.75 | ［0.74 ～ 4.17］ |
| 非死亡性复合心血管事件 | 494/5744（8.6%） | 592/5762（10.3%） | 0.83 | ［0.73 ～ 0.93］ |
| 心血管死亡、心肌梗死、卒中 | 288/5744（5.0%） | 364/5762（6.3%） | 0.79 | ［0.68；0.92］ |
| 全因死亡 | 236/5744（4.1%） | 262/5762（4.5%） | 0.90 | ［0.76 ～ 1.07］ |
| 充血性心力衰竭住院 | 100/5744（1.7%） | 96/5762（1.7%） | 1.04 | ［0.79 ～ 1.38］ |
| 复合心血管事件加心力衰竭住院 | 617/5744（10.7%） | 738/5762（12.8%） | 0.83 | ［0.74 ～ 0.92］ |

表 18-2　两组不良反应数据

| 不良反应 | 事件数（%） | | 相对风险 | 95% 可信区间 |
|---|---|---|---|---|
| | 贝那普利 / 氨氯地平 | 贝那普利 / 氢氯噻嗪 | | |
| 头晕 | 1189/5744（20.7%） | 1461/5762（25.4%） | 0.82 | ［0.76 ～ 0.87］ |
| 外周水肿 | 1792/5744（31.2%） | 772/5762（13.4%） | 2.33 | ［2.16 ～ 2.51］ |
| 干咳 | 1177/5744（20.5%） | 1220/5762（21.2%） | 0.97 | ［0.90 ～ 1.04］ |
| 血管性水肿 | 53/5744（0.9%） | 34/5762（0.6%） | 1.56 | ［1.02 ～ 2.40］ |
| 高钾血症 | 34/5744（0.6%） | 33/5762（0.6%） | 1.03 | ［0.64 ～ 1.67］ |
| 低钾血症 | 3/5744（0.1%） | 17/5762（0.3%） | 0.18 | ［0.05 ～ 0.60］ |
| 低血压 | 142/5744（2.5%） | 208/5762（3.6%） | 0.68 | ［0.55 ～ 0.85］ |

为 13.4%，在贝那普利 / 氢氯噻嗪联合治疗组为 14.3%。退出研究的比例在两组分别为 15.1% 和 15.4%。严重的不良事件发生率不足 2%，药物相关的严重不良事件发生率不足 1%。

## 四、试验结论

在心血管高风险的高血压患者中，贝那普利 / 氨氯地平联合治疗降低心血管事件优于贝那普利 / 氢氯噻嗪的联合治疗。

## 参考文献

［1］ Jamerson K，Weber M，Bakris G，et al. Benazepril plus amlodipine or hydrochlorothiazide for hypertension in high-risk patients. N Engl J Med，2008，359：2417-2428.

［2］ Jamerson K，Bakris G，Wun C，et al. Rationale and design of the avoiding cardiovascular events through combination therapy in patients living with systolic hypertension（ACCOMPLISH）trial：the first randomized controlled trial to compare the clinical outcome effects of first-line combination therapies in hypertension. Am J Hypertens，2004，17：793-801.

# 第二节　ACCOMPLISH 试验解读与评价

刘　靖（北京大学人民医院）

"收缩期高血压患者联合治疗避免心血管事件"（ACCOMPLISH）试验是一项大型前瞻性、随机、活性药物对照研究，共纳入 11 000 余名具有心血管事件高风险的高血压患者，是迄今为止规模最大、以心血管事件发病率和死亡率为终点的比较两种初始即采用单片复方制剂（SPC）联合治疗策略的研究[1-2]。ACCOMPLISH 研究历时 3 年，因结果显示初始采用血管紧张素转化酶抑制剂（ACEI）和钙通道阻滞剂（CCB）的 SPC 联合治疗心血管获益超越 ACEI 与利尿剂的联合而提前终止，其研究结果在《新英格兰医学杂志》发表，对于其后来高血压的治疗策略产生了深远影响。对 ACCOMPLISH 试验的深入解读与评价，有助于了解血压管理新进展，开拓新思路，助力血压管理的临床实践。

## 一、初始联合达标率高

在 ACCOMPLISH 试验入组时，几乎所有患者都接受过多种高血压药物治疗，而仅有 37% 的患者血压达标，即低于指南所设定的标准 140/90 mmHg。基线时两组血压水平接近。贝那普利 / 氨氯地平组血压为 145.3/80.1 mmHg，贝那普利 / 氢氯噻嗪组为 145.4/80.0 mmHg。

治疗 6 个月后，所有患者血压水平均显著下降，从 145.3/80.1 mmHg 降 至 132.5/74.3 mmHg（$P$ ＜ 0.001），且该值接近美国高血压 JNC 7 指南所建议的糖尿病或慢性肾脏病患者更为严格的目标血压 130/80 mmHg。与基线有 60% 的受试者收缩压 ≥ 140 mmHg 相比，治疗 6 个月后有 18.5% 的患者收缩压 ＜ 120 mmHg，46.9% 的患者收缩压

< 130 mmHg。总体上，6 个月时 73% 的患者达到了血压控制目标。其中纳入的美国高血压患者血压控制率超过 78%，纳入的北欧高血压患者尽管在治疗期间血压下降幅度较大，但血压控制率为 62%，低于美国患者，原因可能在于其基线血压控制率较低（21% *vs.* 44%，$P < 0.0001$）。糖尿病患者和慢性肾脏病患者的血压控制率分别达到 43% 和 40%。对 6 个月时血压控制未达标的患者进行分析发现，其中有 61% 的患者药物未达到最大剂量，提示在这部分患者中，血压控制率尚有提升的空间。另外，分析显示年龄、性别和种族对血压控制没有明显影响[3]。

试验结束时，以 < 140/90 mmHg 为准血压总达标率，在贝那普利 / 氨氯地平组为 75.4%，贝那普利 / 氢氯噻嗪组为 72.4%，其中 50% 的患者仅使用试验药物（未进一步联合其他药物）。

ACCOMPLISH 试验结果提示，以肾素血管紧张素系统（RAS）阻滞剂为基础联合 CCB 或利尿剂治疗作为初始治疗是更为积极有效的血压管理策略，为今后高血压治疗指南的修订提供了有力的证据。ACCOMPLISH 试验近 80% 的血压控制率在高血压大规模、多中心、随机对照临床试验中属于较高水平，在一定程度上得益于初始即采用联合方案。在当前的临床实践中，多数临床医生处理高血压仍习惯从单药开始，在未能达标的情况下再加用不同种类药物以进一步降压。既往的高血压临床试验，也多是单药起始，未控制时按方案叠加其他药物或滴定初始药物剂量。但是单药治疗的达标率通常仅为 30% ～ 40%。ACCOMPLISH 试验显示初始联合治疗可以使 7 成以上的患者血压得到有效控制，与入组前患者尽管接受高血压单药或多种药物治疗，但血压控制率不到 40% 形成鲜明对比。直接比较起始联合与单药治疗的研究不多，"阿利吉仑和氨氯地平联合作为高血压初始治疗策略"（Aliskiren and the Calcium Channel Blocker Amlodipine Combination as an Initial Treatment Strategy for Hypertension，ACCELERATE）研究是一项比较初始联合治疗与单药治疗对血压控制率影响的研究[4]。该研究采用多中心、随机、双盲、活性药物对照，1247 例受试者随机进入阿利吉仑 150 mg 和氨氯地平 5 mg 联合治疗或各自单药治疗组，共 3

组。8 周时联合治疗组血压控制率近 63%，而两个单药治疗组仅 40% 左右。8 周后所有组剂量加倍，治疗 16 周时，联合治疗组血压控制率为 79%，仍远高于单药组（48% ～ 60%）。16 周后所有受试者均接受阿利吉仑 300 mg 和氨氯地平 10 mg 联合治疗。24 周时，尽管所有受试者都接受了联合治疗，初始联合组仍有 1.4 mmHg 的降压优势（$P = 0.059$）表明早期联合治疗血压控制更好，且能将早期达标的优势长期维持。

另外，ACCOMPLISH 试验不但采用初始联合方案，更重要的是初始采用 SPC。作为联合治疗的一种形式，SPC 具有自由联合所不具备的优势，比如依从性增加，有更好的费用-效益比等，SPC 可以显著提高血压控制水平，这一点在同期的其他研究中也有所体现。"简化治疗干预控制高血压"（Simplified Treatment Intervention To Control Hypertension，STITCH）研究结果显示，SPC 起始治疗较单药加量或自由组合等常规治疗方案显著提高患者血压达标率（64.7% *vs.* 52.7%，$P = 0.026$）[5]。表明起始采用 SPC 联合降压治疗是一种更理想的抗高血压治疗方案。

既往的高血压指南，如 2007 欧洲高血压指南、JNC 7 等推荐 2 级高血压患者起始采用联合治疗，而 ACCOMPLISH 试验纳入人群基线血压仅为 145/80 mmHg，为 1 级的高危高血压患者，研究结果显示这组人群起始联合治疗血压控制率高，患者耐受性好。ACCOMPLISH 试验为推动 1 级高危高血压患者初始采用联合治疗（包括采用 SPC）提供了试验证据。

## 二、优化组合获益更大

ACCOMPLISH 试验首次比较了两种联合治疗方案作为初始治疗对收缩期高血压高危患者心血管事件和死亡的影响，结果显示 ACEI 贝那普利与 CCB 氨氯地平联合治疗较贝那普利与利尿剂氢氯噻嗪的联合治疗方案进一步降低心血管事件与死亡的联合终点（如致死性心肌梗死、致死性脑卒中、心脏性猝死），相对风险显著下降达 20%。

目前临床上众多高血压患者虽然接受药物治疗但血压却不能完全达标，长期暴露在心血管事件高发的风险中。血压控制情况和达标速度是影响患者预后的一个因素。联合降压药物治疗的最终目的并非只是为了血压数值的降低，更是为了减轻或防止高血压患者各种心、脑、肾等靶器官损害，从而最大幅度降低各种心血管事件的危险，延长患者的生命和提高患者的生活质量。既往多项研究发现，RAS 阻滞剂 ACEI 和血管紧张素受体阻滞剂（ARB）除了能有效降低血压外，还能最终减少心血管疾病的发病率和死亡率。因此，优化的联合降压药物治疗以 RAS 阻滞剂为基础，即治疗策略中包括至少一种 RAS 阻滞剂，如 ACEI 或 ARB。如 2011 年的英国高血压指南（NICE）就推荐 A＋C（D）的联合方案，即 ACEI（或 ARB）＋CCB（或利尿剂）。在 2007 年的欧洲高血压指南中，A＋C 或 A＋D 均为优化的联合方案。

　　然而临床实践中，针对 A＋C 和 A＋D 这两种优化组合方案"孰优孰劣"一直争论不休。ACCOMPLISH 试验为这一问题的解答提供了一定的证据。正如 ACCOMPLISH 的主要研究者 Kenneth Jamerson 教授在 ACC 会议新闻发布中所言，"该结果显示了在更好地管理高血压高危患者的预后、降低心血管事件发生率和死亡率方面，ACEI 贝那普利与 CCB 氨氯地平的联合治疗方案要优于贝那普利与利尿剂氢氯噻嗪的联合治疗方案，这为今后高血压治疗指南的更新提供了有力的依据"。

　　值得注意的是，ACCOMPLISH 试验纳入的是美国及北欧的高血压患者，以白种人为主。人种的差异带来的药动学和药效学的差异值得关注，更重要的是以 RAS 抑制剂为基础的联合方案是否适用于中国的高血压患者需要大样本临床试验来证实。2007 年启动的"中国高血压干预效果"（China Hypertension Intervention Efficacy，CHIEF）试验，就对 A＋C 和 C＋D 的初始联合方案在血压控制及心血管预后改善方面进行了比较，这一研究结果已于 2013 年 6 月在欧洲高血压学会（ESH）会议上公布，显示 A＋C 与 C＋D 初始联合控制血压和改善预后同样有效，为中国高血压患者提供了优化联合方案。

## 参考文献

［1］Jamerson K，Weber M，Bakris G，et al. Benazepril plus amlodipine or hydrochlorothiazide for hypertension in high-risk patients. N Engl J Med，2008，359：2417-2428.

［2］Jamerson K，Bakris G，Wun C，et al. Rationale and design of the avoiding cardiovascular events through combination therapy in patients living with systolic hypertension（ACCOMPLISH）trial：the first randomized controlled trial to compare the clinical outcome effects of first-line combination therapies in hypertension. Am J Hypertens，2004，17：793-801.

［3］Jamerson K，Bakris G，Dahlöf B，et al. Exceptional early blood pressure control rates：the ACCOMPLISH trial. Blood Press，2007，16：80-86.

［4］Brown M，McInnes G，Papst C，et al. Aliskiren and the calcium channel blocker amlodipine combination as an initial treatment strategy for hypertension control（ACCELERATE）：a randomised，parallel-group trial. Lancet，2011，377：312-320.

［5］Feldman R，Zou G，Vandervoort M，et al. A simplified approach to the treatment of uncomplicated hypertension：a cluster randomized，controlled trial. Hypertension，2009，53：646-653.

# 第十九章 ACTIVE（氯吡格雷和厄贝沙坦预防心房颤动患者血管事件）试验

## 第一节 ACTIVE-I 试验介绍

刘　靖（北京大学人民医院）

"氯吡格雷和厄贝沙坦预防心房颤动患者血管事件"（Atrial Fibrillation Clopidogrel Trial with Irbesartan for Prevention of Vascular Events，ACTIVE）试验旨在比较不同的抗栓策略（抗凝与双联抗血小板）以及降压治疗（与安慰剂对照）对心房颤动（房颤）患者血管事件的影响。

该研究由 3 项独立交互试验组成。将适合且愿意接受华法林抗凝治疗的房颤患者纳入 ACTIVE-W 试验，比较氯吡格雷加阿司匹林与华法林的疗效，结果表明，与氯吡格雷＋阿司匹林比较，华法林可以使脑卒中风险降低 42%。将不适合或不愿意接受华法林治疗的患者纳入 ACTIVE-A 试验，比较阿司匹林加安慰剂与阿司匹林加氯吡格雷的疗效，结果表明，与阿司匹林＋安慰剂对照比较，氯吡格雷＋阿司匹林可以降低主要血管事件或心血管原因死亡风险达 11%。除了这两个研究外，研究者还将接受标准抗凝或抗血小板治疗的患者随机分入厄贝沙坦治疗组（目标剂量 300 mg/d）或安慰剂治疗组，以观察阻断肾素血管紧张素系统（RAS）和降低血压是否可以降低脑卒中、心肌梗死、血管原因死亡及心力衰竭住院风险，即 ACTIVE-I 试验[1-3]。本章介绍其中的 ACTIVE-I 试验。

### 一、入选标准

持续性、阵发性或永久性房颤合并至少一项心血管高危因素：年龄 ≥ 75 岁、原发性高血压、脑卒中史、一过性脑缺血发作史、非中枢神经系

统血栓、左心室射血分数 < 45%、周围血管疾病、55 ～ 74 岁伴糖尿病或冠心病。

### 二、排除标准

已经使用血管紧张素受体阻滞剂，不适宜或既往不能耐受该类药物的患者排除在外。

### 三、研究终点

主要终点包括两个：①首次出现的卒中、心肌梗死或血管性死亡的联合终点；②首次出现卒中、心肌梗死、血管性死亡或心力衰竭住院的联合终点。

次要终点包括心力衰竭住院、基线窦性心律患者的房颤复发、房颤再入院、脑血管事件及系统性栓塞等。

### 四、研究结果

该研究入选 9016 例收缩压 ≥ 110 mmHg 的患者，来自 33 个国家 639 个中心，99.5% 的患者完成了 4 年多的随访。两组患者基线资料匹配：平均年龄为 70 岁，女性患者占 39%，永久性、持续性及阵发性房颤分别占 65%、15% 及 20%，CHADS$_2$评分均为 2 分，近 15% 患者发生过卒中、短暂性脑缺血发作或系统性栓塞，超过 30% 患者有心力衰竭，超过 85% 患者有高血压史，其中 ACEI、β受体阻滞剂、利尿剂的使用比例均超过 50%，入选时平均血压 138/82 mmHg。

在平均 4.1 年的观察期间，厄贝沙坦治疗组收缩压和舒张压比基线分别下降 6.84 mmHg 和 4.51 mmHg；安慰剂组分别下降 3.93 mmHg 和 2.63 mmHg，厄贝沙坦治疗组比安慰剂组多下降收缩压 2.91 mmHg、多下降舒张压 1.88 mmHg。心肌梗死、脑卒中、血管原因死亡的联合终点在两组之间没有差异（均为 5.4%/ 年，HR 0.99，95% CI 0.91 ~ 1.08，$P$ = 0.85），加上因心力衰竭住院事件后，厄贝沙坦治疗组联合终点事件发生率有较小幅度下降，但差异无统计学意义（7.3%/ 年 *vs.* 7.7%/ 年，HR 0.94，95% CI 0.87 ~ 1.02，$P$ = 0.12）。在单独比较因心力衰竭住院事件时，发现厄贝沙坦治疗组因心力衰竭住院率降低 14%（2.7%/ 年 *vs.* 3.2%/ 年，HR = 0.86，95%CI：0.76 ~ 0.98，$P$ = 0.018）。厄贝沙坦组脑卒中、非中枢神经系统栓塞和短暂性脑缺血发作发生率降低约 13%（2.9% *vs.* 3.4%，HR = 0.87，95%CI：0.78 ~ 0.98，$P$ = 0.024）。因心血管疾病

住院次数和住院天数在厄贝沙坦组显著低于对照组（P 均小于 0.01）。患者对厄贝沙坦的耐受性与安慰剂相似。

## 五、研究结论

厄贝沙坦并未减少房颤患者的心血管事件。

## 参考文献

［1］ The ACTIVE Writing Group. Clopidogrel plus aspirin versus oral anticoagulation for atrial fibrillation in the Atrial fibrillation Clopidogrel Trial with Irbesartan for prevention of Vascular Events（ACTIVE W）: a randomised controlled trial. Lancet，2006，367: 1903-1912.

［2］ The ACTIVE Investigators. Effect of clopidogrel added to aspirin in patients with atrial fibrillation. N Engl J Med，2009，360: 2066-2078.

［3］ The ACTIVE I Investigators. Irbesartan in patients with atrial fibrillation. N Engl J Med，2011，364: 928-938.

# 第二节 ACTIVE-I 试验解读与评价

刘 靖（北京大学人民医院）

心房颤动（房颤）是临床上常见的心律失常，显著增加致死率和致残率，其中血栓栓塞所致的缺血性卒中是房颤患者致残和致死的主要原因。房颤栓塞的预防非常重要，国内外指南一致推荐对于高危（CHADS$_2$ 或 CHA$_2$DS$_2$-VASc 评分 2 分以上）的房颤患者进行以华法林为主的抗凝治疗以降低血栓栓塞的风险。相对而言，心力衰竭则是房颤常见但易被忽视的并发症。研究发现，房颤患者心力衰竭相对风险的增加远高于卒中相对风险的增加（3.4 *vs.* 2.5），心力衰竭及反复住院带来的生活质量下降和花费不容忽视[1]。高血压是卒中及心力衰竭常见的危险因素，既往大量随机对照研究显示降压治疗可以显著降低非房颤患者的卒中及心力衰竭等事件。而高血压也是房颤常见的危险因素及伴发疾病，研究发现，超过半数的老年房颤患者合并高血压。肾素血管紧张素系统（RAS）阻滞剂（如 ACEI 或 ARB）可以有效降低血压，同时有研究显示该类药物可以改善心房的机械及电重构，对房颤患者有益[2]。然而降低血压尤其是通过 RAS 阻滞

剂降低血压能否减少房颤患者的卒中及心力衰竭等血管事件尚不得而知，值得研究。

"氯吡格雷和厄贝沙坦预防心房颤动患者血管事件"-I（ACTIVE-I）试验旨在观察厄贝沙坦阻断肾素血管紧张素系统（RAS）、降低血压是否可以减少接受标准抗凝或抗血小板治疗房颤患者的脑卒中、心肌梗死、血管原因死亡及心力衰竭住院风险。研究纳入 9016 例平均血压 138/82 mmHg 的房颤患者。在 4 年的干预随访期间，厄贝沙坦 300 mg 治疗比安慰剂收缩压多下降近 3 mmHg，心肌梗死、脑卒中、血管原因死亡的联合终点在两组间没有差异。加上因心力衰竭住院事件后，厄贝沙坦治疗组联合终点事件发生率呈现下降趋势。因心力衰竭住院事件，厄贝沙坦治疗组较安慰剂组降低 14%，差异具有统计学意义。厄贝沙坦组脑卒中、非中枢神经系统栓塞和短暂性脑缺血发作较安慰剂组降低约 13%，差异具有统计学意义。因心血管疾病住院次数和住院天数在厄贝沙坦组也显著减少（与安慰剂比较 $P$ 均小于 0.01）[3]。

ACTIVE-I 是第一项评估抗高血压药物降低房颤患者心脑血管事件发生和死亡风险作用的临床研究。尽管主要终点事件在两组之间并未见到差异，但厄贝沙坦显著降低了房颤患者心力衰竭住院及脑血管事件与非系统性栓塞，显示出降低血压在房颤患者血管事件预防方面具有一定益处和潜在治疗价值。

**1. 在 ACTIVE-I 试验中，主要终点未达到预期结果的原因是什么？**

从试验设计的角度进行分析，该研究纳入的高血压、房颤患者已经充分使用 ACEI、β 受体阻滞剂、利尿剂等抗高血压药物，基线血压不高（138/82 mmHg），在此基础上进一步联合 ARB 降压获益空间不大。研究设计时预期主要终点发生率为 7%，实际为 5.4%；预期第二主要终点发生率 11%，实际为 7.7%。事件实际发生率不足，影响统计结果。其次，在 ACTIVE-I 设计之初，研究者对于 ACEI 联合 ARB 双重 RAS 阻滞过分乐观，在 ACEI 基础上加用 ARB（厄贝沙坦靶剂量 300 mg）增加了低血压及肾灌注不足的风险，低血压发生率 2.8% vs. 1.4%（127 例 vs. 64 例）。与之相类似，ONTARGET 研究同样发现足量雷米普利与替米沙坦联用较单药治疗显著增加了低血压和肾缺血事件的发生。

另外，对主要终点事件的进一步分析发现，尽管厄贝沙坦使得心力衰竭住院显著减少，但是主要终点中其他组成部分如卒中和心肌梗死没有显著减少，稀释了总的结果。

**2. 为什么总的卒中事件没有减少？**

房颤患者发生的卒中，大部分（2/3 以上）是由于心房内血栓栓子脱落导致的脑栓塞，有别于与高血压相关的其他类型卒中如脑动脉硬化血栓形成或脑出血等。前者主要获益于充分的抗凝治疗；而后者可以分别通过抗血小板治疗或系统血压下降来预防[4]。在 ACTIVE-I 试验中可以看到厄贝沙坦治疗后缺血性卒中的出血转化及原发性出血性卒中复合终点事件显著减少（分别为 6 例 vs. 19 例及 39 例 vs. 65 例，P 均小于 0.01），缺血性及出血性卒中在厄尔沙坦组也呈现出少于安慰剂组的趋势。显示出厄贝沙坦降低血压对非栓塞性脑卒中的潜在预防价值。

其次，ACTIVE-I 试验的患者在充分抗凝/抗血小板、良好血压控制和 RAS 阻滞治疗情况下，卒中发生率已经充分降低，通过厄贝沙坦治疗进一步降低的空间有限。

**3. 在大规模临床试验中，次要终点究竟有何价值？**

毫无疑问，主要的预设终点是临床研究重要结论的来源。但对于大样本临床研究而言，次要终点仍具有一定的价值。通常情况下，次要终点采用比主要终点更多的事件或系主要终点的各组成部分，能够揭示主要终点无显著性差异时的研究结果，或者揭示主要终点显著性差异的产生来源，因而对于解读试验结果以及进一步研究也有重要意义。

**4. ACTIVE-I 试验对房颤患者系统管理的启示**

房颤是成人常见的心律失常，来自"中国卒中筛查项目"的数据显示，2014—2015 年间 40 岁以上成人房颤总体标化的患病率为 2.31%[5]。既往对于房颤患者的管理，主要强调两个方面，即节律、心率的控制以及血栓栓塞的预防。通过电复律、胺碘酮、β 受体阻滞剂等抗心律失常药物以及华法林等抗凝药物的合理应用，已经显著改善了房颤患者的症状，减少了缺血性卒中的发生。近年来研究发现，心力衰竭是房颤常见且被忽略的并发症。有研究表明，高血压患者合并房颤时，卒中相对风险增加近 3 倍（2.82），而心力衰竭住院风险增加近 5 倍（4.96）。提示在房颤患者的系统管理中，需重视心力衰竭等血管事件的预防。

高血压是房颤常见的危险因素及伴发疾病，同时也是心力衰竭等血管事件的危险因素和致病因素，血压尤其是收缩压的有效下降可以显著降低心力衰竭的发生率。ACTIVE-I 试验中，相对于安慰剂，厄贝沙坦治疗使得心力衰竭住院率降低 14%，首次证实房颤患者的系统血压下降也可以减少心力衰竭等血管事件。单纯的抗凝或抗血小板治疗并不能改善房颤患者的心功能，更不能有效预防心力衰竭发生。既往的研究表明，厄贝沙坦抑制 RAS、降低血压，减少心房及心室重塑，减少后续房颤的发生及复发，且呈剂量依赖性。在 ACTIVE-I 试验中厄贝沙坦显著减少房颤患者心力衰竭住院次数及天数，具有潜在的药物经济学价值。

此外，在 ACTIVE-I 试验中厄贝沙坦减少了房颤患者在抗凝 / 抗血小板治疗时原发或继发脑出血的发生（相对风险下降 40%，$P = 0.01$）。对于接受抗栓治疗的房颤患者而言，相对积极的降压治疗可以显著减少出血性卒中的发生，抗栓治疗的获益一定程度上得以保持。

ACTIVE-I 试验显示 RAS 阻滞剂降低血压对房颤患者的心脑血管具有潜在的保护作用。与 ACTIVE-W、ACTIVE-A 试验共同构成的 ACTIVE 系列研究是对房颤患者治疗策略的有益探索，其结果对于房颤患者规范抗凝、不能耐受华法林抗凝治疗患者的双联抗血小板治疗及通过降压减少心力衰竭及栓塞事件提供了直接证据，为临床医生面对真实世界患者进行临床决策提供了重要参考。

## 参考文献

［1］Stewart S，Hart C，Hole D，et al. A population-based study of the long-term risks associated with atrial fibrillation：20-year follow-up of the Renfrew/Paisley study. Am J Med，2002，113：359-364.

［2］The Heart Outcomes Prevention Evaluation study investigators. Effects of an angiotensin converting enzyme inhibitor，ramipril，on cardiovascular events in high risk patients. N Engl J Med，2000，342：145-153.

［3］The ACTIVE I Investigators. Irbesartan in patients with atrial fibrillation. N Engl J Med，2011，364：928-938.

［4］Wachtell K，Lehto M，Gerdts E，et al. Angiotensin II receptor blockade reduces new-onset atrial fibrillation and subsequent stroke compared to atenolol. The Losartan Intervention for End Point Reduction in Hypertension（LIFE）study. J Am Coll Cardiol，2005，45：712-719.

［5］Wang X，Fu Q，Song F，et al. Prevalence of atrial fibrillation in different socioeconomic regions of China and its association with stroke：Results from national stroke screening survey. Int J Cardiol，2018，271：92-97.

# 第二十章　ALLHAT（降压与降脂预防心肌梗死试验）

## ALLHAT 解读与评价

胡大一（北京大学人民医院）

"降压与降脂预防心肌梗死试验"（Antihypertensive and Lipid-Lowering Treatment to Prevent Heart Attack Trial，ALLHAT）是一项大规模对比不同类型抗高血压药物对预后终点影响的随机、双盲、多中心临床试验，结果内容丰富，引人关注[1]。ALLHAT回答了一些抗高血压治疗的重要问题，并提出了更多的研究热点。

ALLHAT 由美国国立卫生研究院（NIH）组织，在北美的 623 个中心，主要在社区医疗机构实施，共入选了 42418 例轻至中度老年（平均年龄67 岁）并至少有一个其他心血管危险因素的高血压患者。患者被随机分入以下四个药物治疗组：①利尿剂——氯噻酮（12.5 ~ 25 mg/d）；②钙通道阻滞剂——氨氯地平（2.5 ~ 10 mg/d）；③血管紧张素转化酶抑制剂（ACEI）——赖诺普利（10 ~ 40 mg/d）；④ α 受体阻断剂——控释多沙唑嗪（1 ~ 8 mg/d）。2000 年提前终止了多沙唑嗪组，因为该组的心血管事件，主要是充血性心力衰竭较其他治疗组多，其对终点的效果不可能优于对比的传统抗高血压药物利尿剂，这是基于疗效而非安全性的原因。保留下的 33 357 例患者完成试验，平均随访 4.9 年，整个试验历时 8 年。

ALLHAT 注意入选了以往试验重视程度不够的患者群，如女性患者（15658，47%）、糖尿病患者（12063，36%）和美国黑人（10702，35%）。以往的评价抗高血压药物前瞻临床试验多以复合的心血管事件（包括心肌梗死与脑卒中）为主要预后终点，ALLHAT 的主要终点为致死性冠心病和非致死性心肌梗死。众所周知，传统抗高血压药物治疗降低脑卒中危险程度与预期程度一致，而对心肌梗死危险降低仅为预期程度的一半。新型抗高血压药物在众多临床替代终点方面优于传统药物，它们在减少冠心病事件中能否优于传统药物正是ALLHAT 想要回答的问题之一。

ALLHAT 的结果表明，2956 例试验入选者发生了主要终点事件，三组间无显著差异（氯噻酮组11.5%、氨氯地平组 11.3% 和赖诺普利组 11.4%），这一结果在不同性别、有无糖尿病和不同种族亚组间高度一致。预先设定的四个重要的次要终点（总死亡率、致死或非致死性脑卒中、联合的冠心病事件和联合的心血管疾病事件）在氯噻酮与氨氯地平两组间无显著差异。总死亡率和联合的冠心病事件在赖诺普利与氯噻酮组之间无显著差异，但赖诺普利对于减少另外两个次要终点（脑卒中和联合的心血管疾病事件）的作用不如利尿剂。6 年中诊断的心力衰竭在氨氯地平组与赖诺普利组显著多于氯噻酮组，分别增多 38% 和 19%。

ALLHAT 充分证明了严格控制高血压的重要性。抗高血压药物对心血管疾病事件预后的影响主要来自有效的血压下降，HOPE 与 LIFE 试验提示的可能存在的药物降压以外的有益作用是在充分控制血压的前提下获取的。尽管利尿剂在血钾、血糖水平和新发的糖尿病方面不利影响均有所增多，但在所有有关预后的主要和次要终点上均不差于氨氯地平或赖诺普利。应充分肯定并重视 ACEI 对减轻糖尿病以及肾、心血管的保护作用，但由于赖诺普利组对血压的控制差于氯噻酮（2～4 mmHg 血压控制差别），尤其在黑人亚组，其对部分预后终点的减少程度不如氯噻酮。

因为试验设计的原因，随机入赖诺普利组的患者不允许联合使用利尿剂可能是该组血压控制不满意的原因之一。此外，ACEI 对老年人或黑人的降压效果不如对年轻或白人患者好。在大规模临床试验中，2～4 mmHg 的血压控制差别对心血管事件，尤其是脑卒中可能有显著性影响。

ALLHAT 表明有效控制高血压的困难性。即使在北美较发达的社区医疗体系中，在有对患者的系统观察与随访的临床试验期间，对血压的控制远未令人满意，尤其不能充分控制收缩压的增高，未能跳出"60/90"的"极限"（收缩压降至＜140 mmHg 的达标率 60% 左右，舒张压降至＜90 mmHg 的达标率 90% 左右）。

随着全世界人口老龄化的趋势加快，老年单纯收缩压增高的患者急剧增多，已成为并将继续成为高血压防治的严峻挑战。ALLHAT 中为将血压降至＜140/90 mmHg，63% 的患者需要联合使用两种或更多不同种类的抗高血压药物。因此"鸡尾酒"（cocktail）策略对高血压的干预势在必行，而小剂量噻嗪类利尿剂在"鸡尾酒"策略中几乎必不可少，它显著增加降压疗效，而不增加成本，极少增加副作用，不增多有关预后的不良事件。虽然人们对钙通道阻滞剂与利尿剂联合使用是否有相加或协同作用有疑虑，但在临床试验与临床实践中，这种联合极为常见或难以避免，尽管糖尿病合并高血压的患者应更多首选 ACEI 或血管紧张素 II 受体阻滞剂，但要将这些患者的血压降至＜130/80 mmHg 的水平，单一使用上述药物的有效率很低，联合使用小剂量利尿剂不但必要，而且安全。固定剂量复方制剂与分别服用多种不同剂量与剂型的药物相比，有利于提高患者长期服药的顺从性，从而提高降压效果。

1995 年以来 Furberg 等根据病例对照研究与不同设计水平和规模的试验荟萃分析提出老的钙通道阻滞剂可能增加心肌梗死、消化道出血或癌症的风险。根据至 1998 年发表的有关新的长效钙通道阻滞剂的前瞻临床试验荟萃分析，Furberg 仍坚持 1995 年的观点[2]。ALLHAT 显示，在主要终点与预先设计的各个次要终点以及对肾功能影响、癌症和消化道出血各个方面，钙通道阻滞剂均不多于传统利尿降压药物，对长效钙通道阻滞剂的安全性终于有了循证医学的答案。

对于在氨氯地平与赖诺普利治疗组诊断的心力衰竭多于氯噻酮的结果的解释应当慎重。① ALLHAT 中无安慰剂对照；②诊断心力衰竭缺乏特异性的症状和体征；③利尿剂对水钠的排出，可能掩盖或延迟一些心力衰竭的诊断；④钙通道阻滞剂的常见副作用是水肿，并且在 PRAISE 试验中，氨氯地平对总死亡率无不良影响，而"肺水肿"比安慰剂组增多；⑤所有三个非利尿剂组，包括 ACEI 组，诊断的充血性心力衰竭均多于氯噻酮；⑥心力衰竭不是 ALLHAT 预先设计的预后终点，仅为一个次要预后终点的部分。因此，没有证据说明钙通道阻断剂、ACEI 或 α 受体阻断剂增加了高血压患者心力衰竭的危险。

由于 ALLHAT 设计时，尚无血管紧张素 II 受体阻滞剂的临床应用，因此未能评价这类重要的新型抗高血压药物。就抗高血压治疗对心肌梗死危险的降低程度而言，包括 LIFE 试验评价的血管紧张素 II 受体阻滞剂为基础的干预结果和 ALLHAT 结果都未能显示其超出 β 受体阻滞剂和利尿剂已获取的效果。

进一步降低心肌梗死的风险，应强调多重危险因素的综合控制，"他汀类"等调脂药物的规范应用有十分重要的意义。

## 参考文献

[1] The ALLHAT officers and coordinators for the ALLHAT collaborative research group. Major outcomes in high-risk hypertensive patients randomized to angiotensin-converting enzyme inhibitor or calcium channel blocker vs diuretic: The Antihypertensive and Lipid-Lowering Treatment to Prevent Heart Attack Trial（ALLHAT）. JAMA，2002，288：2981-2997.

[2] Pahor M，Psaty BM，Alderman MH，et al. Health outcomes associated with calcium antagonists compared with other first-line antihypertensive therapies: a meta-analysis of randomised controlled trials. Lancet，2000，356：1949-1954.

# 第二十一章　ASCOT（盎格鲁−斯堪的纳维亚心脏结局试验）

## 第一节　ASCOT 介绍

刘　靖（北京大学人民医院）

"盎格鲁−斯堪的纳维亚心脏结局试验"（Anglo Scandinavian Cardiac Outcome Trial，ASCOT），是欧洲一项大规模、多中心、前瞻性、随机、活性药物对照的降压联合降脂的终点研究，旨在比较以氨氯地平为基础的治疗（必要时联合培哚普利）比以阿替洛尔为基础的治疗（必要时联合苄氟噻嗪）心血管获益是否存在差异；同时，其中部分入选人群还比较了阿托伐他汀降脂治疗与安慰剂对照对血清总胆固醇正常或轻度升高的高血压患者心血管获益是否存在差异[1-2]。

### 一、研究设计

ASCOT 采用前瞻、随机、开放标记、盲终点（PROBE）的设计。

### 二、研究对象

#### 1. 入选标准

年龄在 40 ~ 79 岁的高血压合并 3 项及以上其他心血管危险因素的患者，经治高血压患者要求收缩压大于 140 mmHg 和（或）舒张压大于 90 mmHg，初治高血压患者则要求收缩压大于 160 mmHg 和（或）舒张压大于 100 mmHg。心血管危险因素包括：心电图或超声心动图检测的左心室肥厚、心电图检测的其他特定异常、2 型糖尿病、周围动脉疾病、卒中或短暂性脑缺血发作病史、男性、年龄超过 55 岁、微量白蛋白尿或蛋白尿、吸烟、总胆固醇 /HDL-C 之比 ≥ 6、早发冠心病家族史等。

#### 2. 排除标准

既往心肌梗死病史、正在治疗的心绞痛、3 个月内的脑血管事件、空腹血糖升高 > 4.5 mmol/L、有心力衰竭、未控制的心律失常，或常规筛查中发现的其他血液及生化异常。

### 三、研究方案

符合条件的患者被随机分组，以氨氯地平为基础的治疗组患者在服用氨氯地平 5 ~ 10 mg 的基础上，按血压达标的需求加用培哚普利 4 ~ 8 mg（$n = 9639$），以阿替洛尔为基础治疗组在服用阿替洛尔 50 ~ 100 mg 的基础上，按血压达标的需求加用苄氟噻嗪 1.25 ~ 2.5 mg 及钾盐（$n = 9618$）。在随机分组后 6 周、3 个月、6 个月及其后每 6 个月随访一次，根据血压是否达标进行抗高血压药物剂量加量直至达到目标血压（糖尿病患者 < 140/90 mmHg，非糖尿病患者 < 130/80 mmHg）。每年进行一次空腹血糖、血脂测定及尿常规分析。

### 四、研究终点

一级终点：非致死性心肌梗死（包括无症状心肌梗死）和致死性冠心病的联合终点。

二级终点：全因死亡，所有卒中，一级终点排除静息性心肌梗死，所有冠状动脉事件，所有心血管事件和血运重建术，心血管死亡，致死和非致死性心力衰竭等。

三级终点：静息性心肌梗死，不稳定型心绞

痛，慢性稳定型心绞痛，周围动脉疾病，危及生命的心律失常，新发糖尿病，肾功能损害进展，及特定亚组的主要终点和总心血管事件和介入等。

此外，还对其他两项联合终点进行了事后分析（post-hoc analysis）。一个是心血管死亡，非致死性心肌梗死和卒中的联合终点，主要是为了利于与其他重要的高血压试验比较。另一指标是主要终点加冠状动脉血运重建联合终点，主要是由于在ASCOT研究的主要指标确定以来，介入治疗已越来越多地被应用于冠心病患者心肌梗死的预防。

## 五、研究结果

ASCOT研究于1998年2月至2000年5月入选患者，计划5年完成。研究共入选了19 257例高血压患者，氨氯地平为基础治疗组9639例患者，阿替洛尔为基础治疗组9618例患者。3年中期分析结果显示降压联合降脂治疗可显著减少冠心病事件及脑卒中的发生，出于伦理的考虑，2002年9月2日ASCOT独立指导委员会决定提前终止该研究中降脂治疗分支的研究。同年10月至11月，所有降脂治疗组中患者完成最后一次随访后，均接受降脂治疗，给予阿托伐他汀10 mg每日一次，直至2005年初降压分支研究按原方案完成。2004年10月，ASCOT-BPLA数据安全监察委员会根据阿替洛尔为基础治疗组比氨氯地平为基础治疗组已有显著较高的心血管病死亡率和总死亡率的结果，建议试验提前终止。ASCOT-BPLA专家指导委员会采纳了该建议，尽管主要终点事件数量只有903

例，尚未能达到统计学显著性差异，试验于2004年12月中止对照治疗，2005年6月结束了整个试验的随访。共收集到18 965名患者完整的终点信息（99%）。

### （一）ASCOT降脂治疗分支研究的主要结果

**1. 患者的基线特征**

两组基线资料匹配，具有可比性。其中女性患者约占19%，白种人近95%，吸烟者约1/3，既往卒中及TIA者约10%，糖尿病者近1/4，心电图或超声心动图诊断的左心室肥厚人群近14%，心血管危险因素的数目平均3.7个。基线时，阿托伐他汀组和安慰剂组血胆固醇及低密度脂蛋白胆固醇无显著差别，分别为5.5 mmol/L和3.4 mmol/L。

**2. 血脂的变化**

随访1年时，与安慰剂组比较阿托伐他汀组总胆固醇及低密度脂蛋白胆固醇分别下降了大约1.3 mmol/L和1.2 mmol/L（相对降低了24%和35%），甘油三酯约降低0.3 mmol/L（相对降低17%）；随访3.3年时总胆固醇及低密度脂蛋白胆固醇分别下降了1.0 mmol/L和1.0 mmol/L（相对下降了19%和29%），甘油三酯降低14%，高密度脂蛋白胆固醇在两组的浓度变化不大。阿托伐他汀治疗组低密度脂蛋白胆固醇水平在随访结束时达2.32 mmol/L（85 mg/dl），远低于既往冠心病一级预防要求的血脂水平。

**3. 终点事件（见表21-1）**

（1）主要终点：随访3.3年后终止时，阿托伐

表 21-1　ASCOT 降脂治疗分支研究结果（阿托伐他汀 10 mg/d vs 安慰剂）

| 终点 | 阿托伐他汀 % | 安慰剂 % | ARR % | RRR % | NNT | P 值 |
|---|---|---|---|---|---|---|
| 1° 致死性 CHD & 非致死性 MI | 1.9（100事件） | 3.0（154事件） | 1.1 | 36 | 91 | 0.0005 |
| 2° 总 CVD 事件 & 操作 | 7.5 | 9.5 | 2.0 | 21 | 50 | 0.0005 |
| 2° 总冠状动脉事件 | 3.4 | 4.8 | 1.4 | 29 | 72 | 0.0005 |
| 2° 非致死性 MI 加致死性 CHD* | 1.7 | 2.7 | 1.0 | 37 | 100 | 0.0005 |
| 2° 全因死亡率 | 3.6 | 4.1 | 0.5 | 12 | NS | 0.1649 |
| 2° CVD 死亡率 | 1.4 | 1.6 | 0.2 | 13 | NS | 0.5066 |
| 2° 致死性 & 非致死性卒中 | 1.7 | 2.4 | 0.7 | 29 | 143 | 0.0236 |
| 2° 致死性 & 非致死性心力衰竭 | 0.8 | 0.7 | — | — | — | 0.5794 |
| 3° 慢性稳定型心绞痛 | 0.6 | 1.1 | 0.5 | 45 | 200 | 0.0135 |

*不包括静息MI；1°=主要终点；2°=次要终点；3°=三级终点；ARR=绝对风险降低；CHD=冠心病；CVD=心血管疾病；MI=心肌梗死；NS=非显著性；NNT=1例患者获益的需治人数；RRR=相对风险降低

他汀治疗组与安慰剂组相比，主要终点（非致死性心肌梗死与致死性冠心病）事件的发生率显著降低达 36%（$P = 0.0005$）。

（2）次要终点：所有心血管事件包括需血管重建术减少 21%，所有冠状动脉事件减少 29%，除外无症状心肌梗死的主要终点事件减少 38%，致死性、非致死性脑卒中下降 27%。总死亡率非显著性降低 13%，心血管死亡率非显著性减少 10%，致死性及非致死性心力衰竭非显著性增加 13%。

（3）三级终点：无症状心肌梗死非显著性减少 18%、不稳定型心绞痛呈现非显著性减少 13%；周围动脉疾病非显著性增加 2%、新发糖尿病非显著性增加 15%、进展为肾功能不全非显著性增加 29%、致命性心律失常发生率非显著性增加 2.3 倍；慢性稳定型心绞痛显著减少 41%。

### 4. 安全性

严重不良事件及肝酶异常的比例在阿托伐他汀组与安慰剂组相比无显著性差异。阿托伐他汀组有一例非致死性横纹肌溶解，该名男性患者有重度饮酒及近期发热病史。

## （二）降压治疗分支研究（ASCOT-BPLA）的主要结果（表 21-2）

### 1. 患者的基线特征

两组患者的基线临床特征无显著差别，男性（77%）白人（95%）为主，平均年龄 63 岁，平均体重指数（BMI）29 kg/m²，平均总胆固醇 5.9 mmol/L，平均基线坐位血压 164/95 mmHg。约 80% 的患者已接受降压治疗，36% 的患者接受 ≥ 2 种降压药物的治疗。

### 2. 血压的变化

总体来看，将两组患者资料合并，试验过程中全部患者的血压由平均 164.0/94.7（标准差 18.0/10.4）mmHg 降低到平均 136.9/78.3（16.7/9.8）mmHg，即平均降低 26.6/16.6（21.7/11.5）mmHg，试验结束时有 10070（53%）例患者血压（收缩压及舒张压）达标，其中糖尿病患者达标率为 32%（1646/5109），无糖尿病的患者为 60%（8424/14034）。在用药 2 年的时间点上，两类患者血压达标的比例分别为 21%（965/4675）和 49%（6452/13065）。整个试验期间氨氯地平治疗组血压数值均低于阿替洛尔

组，差异最大（5.9/2.4 mmHg）的时间是随机化后 3 周，试验期间的平均差异为 2.7/1.9 mmHg。最后一次随访时，氨氯地平组和阿替洛尔组的平均血压分别为 136.1/77.4（15.4/9.5）mmHg 和 137.7/79.2（17.9/10.0）mmHg，即血压分别平均降低了 27.5/17.7（21.1/11.3）mmHg 和 25.7/15.6（22.3/11.6）mmHg。

### 3. 终点事件

（1）一级终点事件：与阿替洛尔治疗组相比，氨氯地平治疗组一级终点事件非致死性心肌梗死（包括无症状心肌梗死）和致死性冠心病减少 10%（RR = 0.90，95%CI 0.79 ～ 1.02，$P = 0.105$），差异没有达到统计学意义。

（2）二级终点事件：氨氯地平组所有二级终点事件（致死性和非致死性心力衰竭除外）与阿替洛尔组相比都显著降低，差异有显著性意义。包括非致死性心肌梗死（除外无症状心肌梗死）和致死性冠心病减少 13%，总冠心病事件减少 13%，总心血管事件和血运重建减少 16%，全因死亡减少 11%，心血管死亡减少 24%，致死性和非致死性卒中减少 23%。全因死亡的差异主要是由心血管死亡的显著降低引起的，而两组非心血管死亡并无显著性差异（氨氯地平治疗组、阿替洛尔治疗组分别为 475 例和 478 例死亡）。

（3）三级终点事件：相比于阿替洛尔组，氨氯地平组患者不稳定型心绞痛相对风险减少 32%，周围血管疾病减少 35%，新发糖尿病减少 30%，肾功能损害减少 15%，均有统计学显著性差异。总心血管事件和血运重建终点显示氨氯地平组明显占优势，且在各预先设定的各亚组均呈现出一致的结果。

事后分析确定的心血管死亡、心肌梗死和卒中联合终点事件，氨氯地平组较阿替洛尔组减少 16%，主要终点与冠状动脉血运重建联合终点减少 14%。

### 4. 安全性和耐受性

25%（4760/19257）的患者因不良事件终止治疗，组间无显著性差异。因严重不良事件而退出试验的受试者比例氨氯地平治疗组明显少于阿替洛尔治疗组［2%（162/9639）vs. 3%（254/9618），$P < 0.0001$］。发生率大于 5% 及组间差异超过 1% 的不良事件如表 21-3 所示。

表 21-2 ASCOT-BPLA 试验资料

| | 氨氯地平为基础治疗组<br>*n* = 9639 | 阿替洛尔为基础治疗组<br>*n* = 9618 |
|---|---|---|
| **人口统计学和临床特点** | | |
| **性别** | | |
| 男性 | 7381（77%） | 7361（77%） |
| 女性 | 2258（23%） | 2257（23%） |
| **年龄（岁）** | 63.0（8.5） | 63.0（8.5） |
| ≤ 60 | 3558（37%） | 3534（37%） |
| > 60 | 6081（63%） | 6084（63%） |
| 目前吸烟情况 | 3168（33%） | 3109（32%） |
| 收缩压（mmHg） | 164.1（18.1） | 163.9（18.0） |
| 舒张压（mmHg） | 94.8（10.4） | 94.5（10.4） |
| 心率（次 / 分） | 71.9（12.7） | 71.8（12.6） |
| 体重指数（BMI）（kg/m²） | 28.7（4.6） | 28.7（4.5） |
| 总胆固醇（mmol/L） | 5.9（1.1） | 5.9（1.1） |
| LDL-C（mmol/L） | 3.8（1.0） | 3.8（1.0） |
| HDL-C（mmol/L） | 1.3（0.4） | 1.3（0.4） |
| 甘油三酯（mmol/L） | 1.8（1.0） | 1.9（1.0） |
| 血糖（mmol/L） | 6.2（2.1） | 6.2（2.1） |
| 肌酐（μmol/L） | 98.7（16.6） | 98.7（17.0） |
| **既往史** | | |
| 卒中或短暂性脑缺血病史 | 1050（11%） | 1063（11%） |
| 糖尿病 | 2567（27%） | 2578（27%） |
| 左心室肥厚 | 2091（22%） | 2076（22%） |
| 房颤 | 117（1%） | 113（1%） |
| 左心室肥厚以外的其他心电图异常 | 2206（23%） | 2249（23%） |
| 周围血管疾病 | 586（6%） | 613（6%） |
| 其他相关的心血管疾病 | 533（6%） | 486（5%） |
| **基础用药治疗情况** | | |
| 之前的降压治疗 | | |
| 无 | 1841（19%） | 1825（19%） |
| 1 种药物 | 4280（44%） | 4283（45%） |
| ≥ 2 种药物 | 3518（36%） | 3510（36%） |
| 降脂治疗 | 1046（11%） | 1004（10%） |
| 使用阿司匹林 | 1851（19%） | 1837（19%） |

表 21-3　ASCOT-BPLA 不良事件

| | 氨氯地平为基础治疗组 n = 9639 | 阿替洛尔为基础治疗组 n = 9618 | P 值 |
|---|---|---|---|
| 心动过缓 | 34（0.4%） | 536（6%） | < 0.0001 |
| 胸痛 | 740（8%） | 849（9%） | 0.0040 |
| 咳嗽 | 1859（19%） | 782（8%） | < 0.0001 |
| 腹泻 | 377（4%） | 548（6%） | < 0.0001 |
| 头晕 | 1183（12%） | 1555（16%） | < 0.0001 |
| 呼吸困难 | 599（6%） | 987（10%） | < 0.0001 |
| 湿疹 | 493（5%） | 383（4%） | 0.0002 |
| 勃起功能障碍 | 556（6%） | 707（7%） | < 0.0001 |
| 疲劳 | 782（8%） | 1556（16%） | < 0.0001 |
| 关节肿胀 | 1371（14%） | 308（3%） | < 0.0001 |
| 嗜睡 | 202（2%） | 525（5%） | < 0.0001 |
| 外周水肿 | 2188（23%） | 588（6%） | < 0.0001 |
| 四肢发凉 | 81（1%） | 579（6%） | < 0.0001 |
| 眩晕 | 642（7%） | 745（8%） | 0.0039 |

## 参考文献

[1] Sever P, Dahlof B, Poulter N, et al. Prevention of coronary and stroke events with atorvastatin in hypertensive patients who have average or lower-than-average cholesterol concentrations, in the Anglo-Scandinavian Cardiac Outcomes Trial-lipid lowering arm (ASCOT-LLA): a multicenter randomised controlled trial. Lancet, 2003, 361: 1149-1158.

[2] Dahlof B, Sever P, Poulter N, et al. Prevention of cardiovascular events with an antihypertensive regimen of amlodipine adding perindopril as required versus atenolol adding bendroflumethialzide as required, in the Anglo-Scandinavian Cardiac Outcomes Trial-blood pressure lowering arm (ASCOT-BPLA): a multicenter randomised controlled trial. Lancet, 2005, 366: 895-906.

# 第二节　ASCOT 解读与评价

刘　靖（北京大学人民医院）

## 一、ASCOT 研究解读

盎格鲁-斯堪的纳维亚心脏结局试验（Anglo Scandinavian Cardiac Outcome Trial，ASCOT），是欧洲一项大规模降压联合降脂的终点研究，旨在比较"新"的降压药物（氨氯地平必要时联合培哚普利）治疗组是否比传统降压治疗组（阿替洛尔必要时联合苄氟噻嗪）有更大的心血管获益；同时，其中部分入选人群还比较了阿托伐他汀降脂治疗与安慰剂对照对血清总胆固醇正常或轻度升高的高血压患者是否有更多心血管获益。ASCOT 研究于1998 年 2 月至 2000 年 5 月入选患者，计划 5 年完成，在 3 年后的中期分析结果显示降压联合降脂治疗可显著减少冠心病事件及脑卒中的发生，出于伦理的考虑，2002 年 9 月 2 日 ASCOT 独立指导委员会决定提前终止该研究中降脂治疗分支的研究。同年 10 月至 11 月，所有降脂治疗组中患者完成了最后一次随访后，均接受降脂治疗，给予阿托伐他汀10 mg 每日一次，直至 2005 年初降压分支研究按原方案完成[1-2]。

ASCOT 研究采用前瞻、随机、开放标记、盲终点（PROBE）的设计，共计纳入了 19 342 名患者进入降压治疗分支研究（BPLA），患者被随机分配进入氨氯地平必要时联合培哚普利治疗组或阿替洛尔必要时联合苄氟噻嗪治疗组；其中 10 305 名非空腹血清总胆固醇 ≤ 6.5 mmol/L、未用过他汀类或贝特类药物治疗的患者进入降脂治疗分支研究（LLA），患者随机分入阿托伐他汀组及安慰剂组。入选患者年龄在 40 ~ 79 岁，女性 1942 名，占 18.8%，白人占 94%，血压平均 164/95 mmHg，体重指数平均 28.6 kg/m$^2$，血清总胆固醇平均值 5.51 mmol/L，低密度脂蛋白胆固醇平均值 3.4 mmol/L，高密度脂蛋白胆固醇平均值 1.3 mmol/L，甘油三酯平均值 1.7 mmol/L，空腹血糖平均值 6.2 mmol/L，血肌酐平均值 99.0 μmol/L。同时要求至少有以下心血管疾病危险因素中的 3 个，即左心室肥大、2 型糖尿病、周围动脉疾病、卒中或 TIA 病史、男性、55 岁以上、微量白蛋白尿或蛋白尿、吸烟、血浆总胆固醇 /HDL-C ≥ 6、早发冠心病家族史。排除标准包括心肌梗死史、心绞痛常规治疗中、3 个月内有脑血管事件、甘油三酯 ≥ 4.5 mmol/L、心力衰竭、未控制的心律失常或常规检查中发现其他重要的临床血液学或生化异常。所有患者均在统一指南下接受治疗。降压治疗的目标值要求 2 型糖尿病患者 < 130/80 mmHg，非糖尿病患者 < 140/90 mmHg。

　　试验的主要终点是致死性冠心病和非致死性心肌梗死的复合终点，次要终点包括无症状心肌梗死外的致死性冠心病和非致死性心肌梗死、致死性和非致死性脑卒中、总死亡率、心血管死亡率、致死性和非致死性心力衰竭、所有冠心病事件、所有心血管事件和血管重建术。第三终点包括无症状心肌梗死、不稳定型心绞痛、慢性稳定型心绞痛、外周动脉血管疾病、威胁生命的心律失常、糖尿病的进展、肾损伤的进展。

　　ASCOT 降脂治疗分支研究在随访 3.3 年后提前结束，最初选定的 10 305 例患者中获得最后数据的达 98.8%（10 186 例）。研究整个过程中，阿托伐他汀组和安慰剂组血压控制水平接近，在随访结束时平均水平分别为 138.3/80.4 mmHg 和 138.4/80.4 mmHg。基线时，阿托伐他汀组和安慰剂组血胆固醇及低密度脂蛋白胆固醇无显著差别，分别为 5.5 mmol/L 和 3.4 mmol/L；随访 1 年时，与安慰剂组比较阿托伐他汀组总胆固醇及低密度脂蛋白胆固醇分别下降了大约 1.3 mmol/L 和 1.2 mmol/L（相对降低了 24% 和 35%），甘油

三酯约降低 0.3 mmol/L（相对降低 17%）；在研究结束时（随访 3.3 年）总胆固醇及低密度脂蛋白胆固醇分别下降了 1.0 mmol/L 和 1.0 mmol/L（相对下降了 19% 和 29%），甘油三酯降低 14%，高密度脂蛋白胆固醇在两组的浓度变化较小。研究结束时 87% 原先给予阿托伐他汀的患者仍然服用他汀类药物，而安慰剂组 9% 的患者已经被要求开始服用他汀类药物。

　　ASCOT 降脂治疗分支研究的主要终点事件，即非致死性心肌梗死和致死性冠心病在阿托伐他汀组比安慰剂组显著降低 36%（危险比 0.64，95% 可信区间：0.50 ~ 0.80，P = 0.0005）。在进一步的分析中发现，主要终点事件的获益，并不受基线胆固醇水平影响。以总胆固醇水平中间值为界线进行分组，即总胆固醇 ≤ 5.6 mmol/L 组及 > 5.6 mmol/L 组，两组主要终点危险比分别为 0.65（P = 0.015）和 0.63（P = 0.012）；如按基线总胆固醇水平 < 5.0 mmol/L、5.0 ~ 5.99 mmol/L、≥ 6.0 mmol/L 分组，则三组主要终点危险比分别为 0.63（P = 0.098）、0.62（P = 0.011）和 0.69（P = 0.084）。

　　ASCOT 降脂治疗分支研究的次要终点中，所有心血管事件包括需血管重建术减少 21%，所有冠状动脉事件减少 29%，除外无症状心肌梗死的主要终点事件减少 38%，致死性、非致死性脑卒中减少 27%；总死亡率非显著性降低 13%。心血管死亡率未见显著性减少。他汀类药物对心力衰竭或心血管死亡率等次要终点及许多三级终点的效应与安慰剂相比并无显著差异，慢性稳定型心绞痛除外。此外，一项事后分析（post-hoc analysis）发现，与安慰剂比较，阿托伐他汀可显著降低冠心病事件相对危险，获益在治疗的 30 天内就已显现，治疗 3 个月时最为显著。冠心病危险降低一直保持到研究结束（100 个事件 vs. 154 个事件，P = 0.001），但趋势分析显示没有统计学意义（P = 0.12）。而阿托伐他汀降低卒中危险在治疗的 30 天时开始显现，这种获益贯穿整个研究期间并一直保持到研究结束。在 2 年的随访中可以观察到阿托伐他汀与安慰剂之间危险比始终存在显著性差异。这种预防冠心病和卒中事件所表现出的时间进程上的差异提示，阿托伐他汀预防冠心病和卒中事件的作用机制可能不同。

ASCOT 降压治疗分支研究在随访 5 年后，数据安全监察委员会鉴于阿替洛尔为基础治疗组比氨氯地平为基础治疗组显示有更高的心血管疾病死亡率和总死亡率而提前终止该研究，2005 年 6 月整个试验的随访结束时共收集到 18965 名患者完整的终点信息，占入选受试者的 99%。主要终点事件实际发生的数量（903 例）低于预期，未能达到统计学显著性差异。试验过程中患者的血压自基线 164.0/94.7 mmHg 平均降低 26.6/16.6 mmHg，试验结束时 53% 的患者收缩压及舒张压达标，其中糖尿病患者达标率为 32%，无糖尿病的患者为 60%。整个试验期间氨氯地平治疗组血压数值均低于阿替洛尔组，随机化后 3 周差异达到最大（5.9/2.4 mmHg），试验期间的平均差异为 2.7/1.9 mmHg。末次随访时，两组血压降幅的平均差异为 1.8/2.1 mmHg。

ASCOT 降压治疗分支研究的主要终点事件在氨氯地平治疗组比阿替洛尔治疗组减少 10%（危险比 0.90，95% 可信区间 0.79 ~ 1.02，$P = 0.105$），差异没有达到统计学意义。

ASCOT 降压治疗分支研究几乎所有的次要终点事件在氨氯地平治疗组较阿替洛尔治疗组均显著下降，差异有显著性意义。包括非致死性心肌梗死（除外无症状心肌梗死）和致死性冠心病减少 13%，冠状动脉事件减少 13%，总的心血管事件和血运重建减少 16%，全因死亡减少 11%，心血管死亡减少 24%，致死性和非致死性卒中减少 23%。全因死亡的差异主要是由心血管死亡的显著降低引起的，而非心血管死亡两组并无显著性差异。

ASCOT 降压治疗分支研究的三级终点事件如不稳定型心绞痛在氨氯地平组比阿替洛尔治疗组显著性减少 32%，周围血管疾病减少 35%，新发糖尿病减少 30%，肾功能损害减少 15%。总心血管事件和血运重建终点在预设各亚组间均显示氨氯地平组获益更大且呈现出一致性。此外，在事后分析确定的心血管死亡、心肌梗死和卒中联合终点事件方面，氨氯地平组较阿替洛尔组减少 16%，主要终点与冠状动脉血运重建联合终点减少 14%。两组患者因不良事件终止治疗的比例没有显著性差异。因严重不良事件终止治疗的比例在氨氯地平治疗组更低。

# 二、ASCOT 研究评价

ASCOT 研究是高血压领域的一项重大研究，其降压、降脂治疗采用 2×2 析因设计，纳入具有代表性的高血压合并多重危险因素患者，样本量大，参与中心多，其结果为高危高血压患者的心血管风险尤其是冠心病风险管理提供了关键信息，对推动相关指南的更新和临床实践产生了重大影响。

（1）降压治疗获益，新药组合超越老药组合：ASCOT 降压治疗分支研究是第一个真正意义上的对比新型降压药物联合治疗（钙通道阻滞剂＋血管紧张素转化酶抑制剂）和传统药物联合治疗（β受体阻滞剂＋利尿剂）两种策略的临床试验，结果显示新药组合在血压控制，血脂、血糖、血钾代谢指标改变和减缓肾功能受损等诸多方面都优于传统组合。与传统药物组合对比，新药组合全面减少了冠心病事件，脑卒中、心血管死亡，总死亡率和新发生的糖尿病。应强调这种优势性差别是在传统降压药物与安慰剂或不治疗对比具有明确降低脑卒中与心肌梗死的前提下获取的。

（2）降脂治疗获益，"颠覆"传统观念：ASCOT 降脂治疗分支研究中患者基线总胆固醇（TC）水平≤ 6.5 mmol/L，基于当时的血脂指南，属于胆固醇水平正常和轻度偏高的水平。按照一级预防的要求，尚未达到启动药物治疗的水平。ASCOT 降脂治疗分支研究中给予阿托伐他汀积极干预、进一步降低胆固醇仍显示可以获得额外的显著益处。对 ASCOT 降脂治疗分支研究的进一步分析显示，基线 TC < 5.0 mmol/L，5.0 ~ 6.0 mmol/L 与 > 6.0 mmol/L 的人群获益呈现出一致性。提示起始治疗的"门槛"（阈值）下调、目标水平降低，可使患者得到进一步获益。这对于当时相对"保守"的降脂观念提出了重大挑战，此后的美国国家胆固醇教育计划（NCEP）第三次成人专家组指南（ATP Ⅲ）的更新版本中，可看到基于 ASCOT 及同期其他研究做出了重大调整。即对于心血管高危人群，包括高血压合并 3 个及以上的危险因素（类似于 ASCOT 入选人群），可将 LDL-C 降至 2.6 mmol/L 以下甚至更低。ASCOT 研究还对高血压患者的心血管风险评估产生了重大影响。其主要研究者指出应该注意患者总体心血管风险程度的评估，而不是单一考虑基线胆固醇水平，如果患者有高血压和其他 3 个危险因素，即使血脂"正常"或轻度升高，也已经属于心血管风险高危人群。此外 ASCOT 降脂治疗分支研究提前近 2 年结束仍显示出阿托伐他汀降低心脑血管事件的强效。ASCOT 降脂治疗分支研究中阿托伐他汀的用量是 10 mg/d，其降脂的基线水平较既往其他他汀干预试验中的基线水平都低，而降脂效力相当，心血管事件的降低比其他他汀类药物干预的一级预防试验发生得更早。在 WOSCOPS 研究中，40 mg 普伐他汀减低总胆固醇和低密度脂蛋白胆固醇水平分别为 20% 和 26%，并且在 4.9 年随访后才得到非致死性心肌梗死和致死性冠心病下降 31% 的结果；而在 AFCAPS/TEXCAPS 试验中，安慰剂校正后的总胆固醇和低密度脂蛋白胆固醇一年下降了 18% 和 25%，同样主要终点发生率在 5.2 年后下降了 40%。在 ASCOT 降脂治疗分支研究中，阿托伐他汀治疗在最初 30 天内已可见冠心病事件风险显著下降，效应在治疗 3 个月时最为显著且危险降低一直保持到研究结束。降低卒中危险在阿托伐他汀治疗的 30 天后开始显现并且获益在整个研究期间一直保持且具有统计学显著差异。当然，由于研究早期的事件数目非常少，因此对于统计数据的意义我们还需谨慎解释。这一结果究竟是偶然获得还是由于阿托伐他汀强大的降脂外（如抗炎症）作用，尚难以确定。但无论机制如何，ASCOT 降脂治疗分支研究所显示的阿托伐他汀在合并多重危险因素的高血压患者中所带来的显著获益仍给既往血脂管理的理念带来了巨大的冲击。

（3）降压联合降脂，进一步降低心血管风险：降压是降低事件的基础。对既往完成的临床试验进行的汇总分析一致地显示，降低血压可以显著减少心血管事件。收缩压 10 mmHg 的下降，可使脑卒中风险降低 38%，而冠心病风险仅降低 16%，只有根据流行病学数据预测的二分之一，因此如何进一步降低高血压患者的冠心病事件发生率一直是心血管研究中的重要问题。血脂异常，尤其是胆固醇的升高是动脉粥样硬化及冠心病发生发展的病理基础，因而降低胆固醇的治疗有可能成为减少冠心病事件，尤其是高血压患者降压治疗后进一步减少冠

心病事件的重要策略。ASCOT 降脂治疗分支研究即是第一个评价在"基线总胆固醇水平无明显升高"（基于当时相关指南）的高血压患者降压联合使用他汀类药物降脂的前瞻、随机、双盲、安慰剂对照试验，其结果显示，降压联合使用他汀类药物（阿托伐他汀常规剂量 10 mg/d），不但明显减少脑卒中（相对风险下降 27%），更是显著减少冠心病事件（相对风险下降 36%）。如果根据 ASCOT 结果，与传统的单纯降压策略（阿替洛尔／苄氟噻嗪联合安慰剂）相比，采用优化的降压联合他汀降脂方案（氨氯地平／培哚普利联合他汀类药物）获益更大，可以使非致死性心肌梗死和冠心病死亡风险减少 48%、致死和非致死性脑卒中减少 44%。ASCOT 降脂治疗分支研究为高血压患者降压联合降脂进一步减少冠心病事件提供了范例，降压联合降脂成为降低冠心病风险的重要策略。这一策略在后续更新的众多高血压指南中被予以积极的推荐。

（4）临床试验转化，促进药物研发：对 ASCOT 降压治疗及降脂治疗分支研究的进一步分析发现，与安慰剂相比，阿托伐他汀与以氨氯地平为基础的降压方案联合治疗降低冠心病风险的幅度比阿托伐他汀与以阿替洛尔为基础的降压方案联合治疗更大，非致死性心肌梗死及冠心病死亡风险分别降低 53% 和 16%。提示阿托伐他汀与氨氯地平还具有协同效应，产生了"1＋1＞2"的作用。这一巨大获益使得降压联合降脂的理念更加深入，并促成了由氨氯地平与阿托伐他汀组成的单片复方制剂 CADUET（多达一）研发上市，为众多高血压患者进一步降低冠心病风险提供了治疗选择。

ASCOT 研究是高血压患者进一步降低心血管风险的重大突破。降压联合他汀类药物降脂治疗对减少高血压患者心肌梗死、脑卒中、心血管事件较单纯降压治疗带来显著的额外益处。我国高血压患病者已超过 2 亿，近半数合并血脂异常，对此类患者积极启动降压联合降脂治疗将显著改善患者预后，极大程度地降低心血管疾病负担[3]。

## 参考文献

［1］ Dahlof B，Sever P，Poulter N，et al. Prevention of cardiovascular events with an antihypertensive regimen of amlodipine adding perindopril as required versus atenolol adding bendroflumethialzide as required, in the Anglo-Scandinavian Cardiac Outcomes Trial-blood pressure lowering arm (ASCOT-BPLA): a multicenter randomised controlled trial. Lancet, 2005, 366: 895-906.

[2] Sever P, Dahlof B, Poulter N, et al. Prevention of coronary and stroke events with atorvastatin in hypertensive patients who have average or lower-than-average cholesterol concentrations, in the Anglo-Scandinavian Cardiac Outcomes Trial-lipid lowering arm (ASCOT-LLA): a multicenter randomised controlled trial. Lancet, 2003, 361: 1149-1158.

[3] 刘靖. 高血压患者的血脂管理: 箭在弦上, 不得不发. 中华高血压杂志, 2015, 23: 1006-1007.

# 第二十二章　CHIEF（中国高血压干预效果）试验

## 第一节　CHIEF 试验介绍

刘　靖（北京大学人民医院）

"中国高血压干预效果"（China Hypertension Intervention Efficacy，CHIEF）试验（又名"高血压综合防治研究"）是近年来在我国开展的一项大规模的高血压临床试验。CHIEF 采用 PROBE（prospective，randomized，open-label，blinded-endpoints），即前瞻、随机、开放标签、盲终点设计，是国际上第一个初始采用低剂量钙通道阻滞剂（CCB）联合血管紧张素 II 受体阻滞剂（ARB）与 CCB 联合利尿剂比较、以心血管事件驱动的临床研究。与此同时 CHIEF 试验还观察了降压联合小剂量他汀类调脂治疗及不良生活方式强化的综合干预策略对高血压患者血压达标和心血管事件的影响，以期用循证医学模式评估和总结出适宜中国推广的改善血压控制、降低心血管风险的综合治疗策略[1-2]。CHIEF 试验历时 5 年，2013 年 6 月在欧洲高血压学会（ESH）的年度会议上 CHIEF 试验的主要结果公布。

### 一、研究目的

（1）评价初始 CCB 联合 ARB 与 CCB 联合利尿剂对中国高血压患者主要心血管事件的影响。

（2）评价小剂量他汀类药物与常规处理对于胆固醇水平正常的高血压患者心血管事件的影响。

（3）评价强化生活方式干预与常规生活方式处理对高血压患者心血管事件的影响。

### 二、研究对象

#### 1. 入选标准

同时具备以下 4 项条件者方可进入研究：

（1）原发性高血压患者；

（2）年龄 50 ～ 79 岁；

（3）伴有一项或一项以上心血管危险因素；

（4）有提供知情同意的能力。

心血管疾病发生的危险因素包括以下一项或几项者：有脑卒中病史、有心肌梗死史、稳定型心绞痛、周围血管疾病、2 型糖尿病、超重或肥胖、血脂异常、早发心血管疾病家族史、吸烟、左心室肥厚等。

#### 2. 排除标准

继发性高血压、急性心脑血管事件发作、伴有严重肝或肾脏疾病或有研究药物禁忌证等。

### 二、研究方法与流程

本研究为全国多中心 PROBE 设计的临床研究。导入期停用降压药 2 周，门诊复查坐位血压 140 ～ 179/90 ～ 109 mmHg 者进入随机期。按 2×2 析因方式分配随机号码。将全部患者随机分入降压分支，分别采用氨氯地平＋复方阿米洛利（阿洛利＋氢氯噻嗪）的方案或氨氯地平＋替米沙坦的方案；所有患者中血总胆固醇水平 4.0 ～ 6.1 mmol/L 的患者随机进入降脂分支：分别采用辛伐他汀（10 mg/d）调脂治疗或常规治疗。氨氯地平＋复方阿米洛利组初始用氨氯地平 2.5 mg 和复方阿米洛利半片（含阿米洛利 1.25 mg，氢氯噻嗪 12.5 mg），每日一次。氨氯地平＋替米沙坦组初始用氨氯地平 2.5 mg 和替米沙坦 40 mg，每日一次。随机后第 2 周、4 周、8 周门诊各随访一次，根据血压目标及耐受性调整药品及剂量。8 周血压未达标的可加用其他合适的降压药（见图 22-1）。

## 三、研究终点

主要终点：复合的主要心血管事件（包括非致死性卒中、非致死性心肌梗死、心血管死亡）。

次要终点：总心血管事件；冠心病、脑卒中、心肌梗死、心血管死亡、夹层动脉瘤、心力衰竭、总死亡、新发房颤、新发糖尿病等。

其他指标：血压变化，血压控制率（收缩压 < 140 mmHg 和同时舒张压 < 90 mmHg），眼底变化，简易精神状态检查（MMSE）评分变化，心电图变化，生活质量变化，生活方式变化——限盐、减重，增加运动量，提高戒烟率，提高高血压知识认知率。

## 四、研究结果

全国共计 180 家协作医疗单位参加研究，自 2007 年 10 月第一例患者入组，2008 年 10 月完成最后一例患者随机化，共有随机受试者 13 542 例，9913 例患者进入降脂分支研究。2011 年 12 月 31 日停止随机治疗。

### 1. 患者的基线特征

随机分配到氨氯地平＋复方阿米洛利联合治疗组 6776 例，氨氯地平＋替米沙坦联合治疗组 6766 例。两组患者基线临床特征相似。氨氯地平＋复方阿米洛利和氨氯地平＋替米沙坦组平均年龄均为（61.5±7.7）岁，男性均占 48%；60 岁以上老年人均占 50%；两组未治疗的高血压患者均占 8%；单药治疗血压未达标的均为 46%，正在联合治疗的比例在两组均为 45%。两组患者伴发心血管危险因素均相近：脑血管疾病病史占 19%，冠心病病史占 12%，血脂异常占 42%，糖尿病占 19%，正在吸烟占 19%。

### 2. 治疗前后血压水平变化

随机时氨氯地平＋复方阿米洛利和氨氯地平＋替米沙坦组血压为（157.3±10.8）/（93.1±8.0）mmHg 和（157.0±10.7）/（93.2±8.0）mmHg，随机治疗后第 2 周、4 周、8 周、12 周、48 周和 96 周与随机时比较，氨氯地平＋复方阿米洛利组血压分别下降 17.0/8.2 mmHg、21.4/10.5 mmHg、24.0/12.1 mmHg、25.6/12.7 mmHg、27.0/14.0 mmHg 和 27.4/14.3 mmHg；氨氯地平＋替米沙坦组血压分

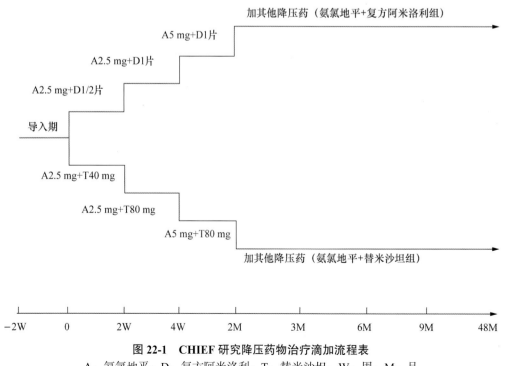

**图 22-1　CHIEF 研究降压药物治疗滴加流程表**
A：氨氯地平；D：复方阿米洛利；T：替米沙坦；W：周；M：月

别下降 17.1/9.0 mmHg、21.1/10.9 mmHg、24.1/12.6 mmHg、25.5/13.4 mmHg、26.9/14.3 mmHg 和 27.1/14.5 mmHg。48 个月研究结束时，氨氯地平＋复方阿米洛利组和氨氯地平＋替米沙坦组血压分别为 131.1/78.4 mmHg 和 130.5/78.4 mmHg，较基线显著下降 26.2/14.7 mmHg 和 26.5/14.8 mmHg。

随机治疗 2 周时氨氯地平＋复方阿米洛利与氨氯地平＋替米沙坦组血压控制率（血压＜140/90 mmHg）分别为 42.7% 和 45.2%；第 4、8、12 周时血压控制率分别为 57.9% 和 58.5%，72.1% 和 72.6%，78.1%

和 78.9%。96 周时两组血压控制率分别为 87.5% 和 86.1%，48 个月时分别为 85.7% 和 86.8%，两组之间血压控制率无显著性差异（见图 22-2）。

### 3. 安全性

二组药物相关的不良反应发生率较低，因各种原因停用研究药物者约为 5%，氨氯地平＋复方阿米洛利组为 5.21%，氨氯地平＋替米沙坦组为 4.97%，组间比较差异无显著性。整体上两组治疗方案患者对药物耐受性及治疗依从性良好（具体停药原因见表 22-1）。

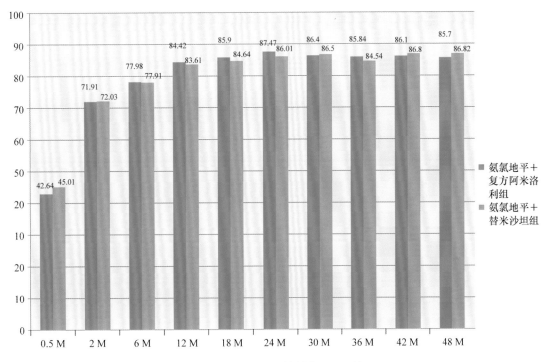

图 22-2　两组血压控制率。M：月

表 22-1　具体停药原因

|  | 氨氯地平＋复方阿米洛利 | 氨氯地平＋替米沙坦 |
|---|---|---|
| 头晕头痛 | 12 | 20 |
| 咳嗽 | 1 | 4 |
| 低血钾 | 2 | 1 |
| 外周水肿 | 29 | 26 |
| SBP ＞ 200 或 DBP ＞ 120 mmHg | 3 | 1 |
| 失访 | 36 | 44 |
| 撤出知情同意书 | 66 | 60 |
| 研究者意愿 | 27 | 21 |
| 其他 | 177 | 159 |
| 合计 | 353（5.21%） | 336（4.97%） |

SBP：收缩压；DBP：舒张压

**4. 终点事件**

（1）主要终点：非致死性脑卒中，非致死性心肌梗死，心血管死亡的复合终点事件共发生 349 例次，其中脑卒中 258 例，心肌梗死 56 例，心血管死亡 78 例。氨氯地平＋复方阿米洛利组与氨氯地平＋替米沙坦组主要终点事件发生率分别为 2.4% 与 2.7%，$P = 0.21$，差异无显著性。

（2）次要终点：

1）脑卒中：氨氯地平＋复方阿米洛利组 1.7%，氨氯地平＋替米沙坦组 2.1%，$P = 0.14$。

2）心肌梗死：氨氯地平＋复方阿米洛利组、氨氯地平＋替米沙坦组均为 0.4%。

3）心血管死亡：氨氯地平＋复方阿米洛利组 0.5%，氨氯地平＋替米沙坦组 0.7%，差异无显著性。

4）总死亡：氨氯地平＋复方阿米洛利组 1.4%，氨氯地平＋替米沙坦组 1.7%，差异无显著性。

此外，基于收缩压水平 150 mmHg 上、下，年

龄 60 上、下，男、女，吸烟与否，有、无糖尿病及血脂异常等进行亚组分析，主要终点事件发生率在两组间亦无差别。

**5. 结论**

以小剂量钙通道阻滞剂为基础的联合治疗方案对改善中国高血压患者血压控制率及降低心血管事件有益。

## 参考文献

[1] Wang W, Ma L, Zhang Y, et al. The combination of amlodipine and angiotensin receptor blocker or diuretics in high risk hypertensive patients: rationale, design and baseline characteristics. J Hum Hypertens, 2011, 25: 271-277.

[2] Ma L, Wang W, Zhao Y, et al. Combination of amlodipine plus angiotensin receptor blocker or diuretics in high-risk hypertensive patients: a 96-week efficacy and safety study. Am J Cardiovasc Drugs, 2012, 12: 137-142.

# 第二节　CHIEF 试验解读与评价

刘　靖（北京大学人民医院）

## 一、CHIEF 试验的背景

高血压是常见的心血管疾病，也是导致心、脑、肾损害及血管事件重要而且可以控制的危险因素。当前在我国，高血压发病率高，知晓率、控制率低，遏制高血压及相关危险因素（如血脂异常、肥胖），探寻适宜国人的高血压有效治疗方案和管理策略刻不容缓。

我国为高盐饮食地区，高盐饮食对钙通道阻滞剂（CCB）的降压作用影响较少。我国既往完成的高血压随机、对照临床试验如"中国收缩压高血压试验"（Syst-China）和"上海尼非地平降压试验"（STONE）及"非洛地平降低血管事件"（FEVER）试验一致发现应用 CCB 治疗高血压患者可显著减少脑卒中，而脑卒中是我国高血压患者主要的心脑血管并发症，发生率远高于心肌梗死。既往的临床研究及临床实践表明，中国高血压患者对 CCB 的治疗反应较好，不良反应少，耐受性佳。血管紧张素 II 受体阻滞剂（ARB）是相对较新的

降压药物，与传统降压药物如利尿剂等相比，降压疗效接近，耐受性好，近年来应用不断增长。然而，其在国人高血压患者中的获益如何尚缺乏大规模临床试验评价。

CHIEF 试验是卫生部（现国家卫生健康委员会）和科技部重点支持的研究项目，获得国家"十一五"科技支撑，是近期国内开展的最大规模的高血压综合干预的临床研究。CHIEF 试验选择氨氯地平作为基础降压药物，在此基础上联合 ARB 替米沙坦或利尿剂阿米洛利/氢氯噻嗪的复方制剂。与此同时还进行了小剂量他汀类药物调脂及生活方式强化干预对中高心血管风险的中国高血压患者预后影响的研究，因而是一项高血压综合干预与管理的大型研究项目。研究自 2007 年 10 月起始，2008 年 10 月完成患者入组，共纳入 13500 余例高血压患者。研究历时 5 年，涉及全国 180 个临床中心，分布在 23 个省、市、自治区，包括辽宁、北京、上海、内蒙古、山东、河南、陕西、新疆、湖南、湖北、广东、福建、安徽、江西、江苏等

地区。研究覆盖地域较广，参加患者具有代表性。CHIEF 试验由医学科学院阜外医院牵头，临床试验设计、组织、管理、协调、质量控制均较为规范[1-2]。

## 二、CHIEF 试验的意义

### 1. 降压是降低事件的基础

既往曾有大量研究针对药物所谓"降压以外的获益"进行探索，多数研究及大型荟萃分析显示，决定试验人群获益的主要因素在于血压下降本身。即血压下降的幅度比采用何种药物或策略更为重要。目前指南推荐且临床常用的 5 大类降压药物，在常规剂量范围内降压幅度接近，在临床试验的荟萃分析中也显示减少心血管事件的作用类似。因而众多高血压指南明确指出"降低血压是减少心血管事件的基础"。CHIEF 试验证实，初始无论采用氨氯地平＋利尿剂还是氨氯地平＋ARB，在血压降幅接近时，主要心血管事件，包括复合事件及脑卒中、心肌梗死等单独血管事件发生率无差别，再一次验证了"降压是减少心血管事件的基础"这一论断的正确性及在中国高血压患者中的适用性。

### 2. 以 CCB 为基础联合利尿剂或 ARB 安全有效

CHIEF 试验采用 CCB 氨氯地平为基础的联合治疗方案，分别加用利尿剂复方阿米洛利或 ARB 替米沙坦，治疗 2 周时两组血压即较基线下降了近 20/10 mmHg，治疗 4 ～ 12 周，血压稳定下降超过 20/10 mmHg。48 个月研究结束时，两组血压基线显著下降近 30/15 mmHg。同时两组方案整体耐受性良好，因不良反应停药的比例仅为 5%。

上述结果验证了 CCB 联合利尿剂或联合 ARB 在中国高血压患者中的有效性与安全性。我国为高盐饮食地区，高盐饮食对 CCB 的降压作用影响较少。既往国内完成的大型高血压随机临床试验如 Syst-China 和 STONE 及 FEVER 试验均表明，应用 CCB 治疗高血压患者可明显降低脑卒中事件的发生。中国高血压患者对 CCB 的治疗反应较好，副作用少。氨氯地平是长效 CCB，多项大型临床研究显示长期应用可减少心血管事件。目前氨氯地平的国产制剂生产企业众多，价格相对低廉。此外 CHIEF 试验中的其他药品如复方阿米洛利、替米沙坦亦为国产。其中复方阿米洛利包含阿米洛利

2.5 mg（保钾利尿剂）及氢氯噻嗪 25 mg（排钾利尿剂），二者合用降压疗效确切、不良反应少。替米沙坦是长效 ARB，半衰期长，有助于控制清晨高血压，不良反应少，耐受性佳。本研究初始用小剂量联合治疗，取得很好的降压效果。

CHIEF 试验中采用的 CCB 联合利尿剂或联合 ARB 安全有效，适宜在今后高血压治疗中推广。基于这两种联合方案的单片复方制剂（SPC）的开发有助于提高血压管理的效率。

### 3. 初始联合达标率高

同既往多数高血压研究采用单药起始，再进一步联合药物不同，CHIEF 试验设计之初就确定采用初始药物联合治疗的策略。CHIEF 试验入选对象平均血压 157/93 mmHg，多数为心血管中危或高危患者。按照试验流程，在导入期结束后的最初 2 周，直接进入小剂量氨氯地平（2.5 mg）＋小剂量复方阿米洛利（阿米洛利 1.25 mg ＋氢氯噻嗪 12.5 mg）治疗或小剂量氨氯地平（2.5 mg）＋小剂量替米沙坦（40 mg）治疗，两组在 2 周时血压控制率超过 40%，意味着初始小剂量药物联合降压策略能让近半数高血压得到有效控制。

而随后按流程调整剂量，在治疗 8 周时血压控制率超过 70%，治疗 4 年，两组血压控制率均达到 85%，进一步证实初始联合治疗在国人高血压患者中的中、远期达标率高。

### 4. 为优化的联合策略再添新证

包括欧洲、中国、日本等国家、地区的高血压指南曾推荐不同药物联合治疗高血压，基于大型临床试验及荟萃分析的结果，提出所谓优化的联合降压方案，如肾素血管紧张素系统（RAS）阻滞剂（包括 ACEI 与 ARB）联合利尿剂或 CCB 等。既往完成的初始联合的降压方案对比的临床试验——"收缩期高血压联合治疗减少心血管事件"（ACCOMPLISH）发现，初始采用 ACEI 贝那普利联合氨氯地平的 SPC 比贝那普利联合氢氯噻嗪的 SPC 血压控制更佳，并显著减少复合心血管事件，推动了 RAS 阻滞剂联合 CCB 降压方案在临床实践中的应用[3]。CCB 联合利尿剂的方案虽然也是上述指南推荐的优化联合降压方案，但这一组合获益的证据较早，另外前期国内开展的 FEVER 试验尽管采用了 CCB 联合利尿剂，但两组均采用利尿剂

作为基础治疗，实际上是 CCB 与安慰剂的比较。因而 CCB 联合利尿剂与当前的"流行组合"RAS 阻滞剂联合 CCB 孰优孰劣缺乏直接证据。

而 CHIEF 试验充分显示 CCB 联合利尿剂与 CCB 联合 ARB 在降压、减少血管事件方面同样有效，耐受性良好。从而为 CCB 联合利尿剂这一优化联合策略再添循证医学证据。与此同时，CCB 联合利尿剂相对低廉的成本使得这一联合策略在中国高血压管理中应用的价值凸显，值得政府、学术团体决策时考量。

**5. 降压联合降脂进一步减少血管事件**

CHIEF 试验是首个在国内开展的对高血压伴心血管危险因素患者联合降压、调脂治疗和生活方式干预的综合防治研究。中国有 2.66 亿高血压患者，近 2 亿血脂异常患者，约半数高血压患者合并血脂异常，相当一部分人群（CHIEF 试验中为73%）的胆固醇水平处于 4.0～6.1 mmol/L。他汀类药物调脂组治疗后血总胆固醇水平较常规对照组下降。生活方式干预组的限盐、戒烟、运动等指标有所改善。

CHIEF 试验所采用的综合干预策略具有良好的推广应用前景，可使广大高血压患者受益：提高血压达标率，控制高血压及其他心血管危险因素，进一步降低心血管风险。有助于从整体上遏制心血管疾病的增长态势。

总之，降压、调脂、生活方式干预的策略在 CHIEF 试验中得到充分验证，为中国高血压患者的综合管理提供了充足证据，在近期中国高血压指南的修订中，应充分采纳、利用 CHIEF 试验的证据，为中国高血压患者提供循证推荐。

## 参考文献

[1] Wang W, Ma L, Zhang Y, et al. The combination of amlodipine and angiotensin receptor blocker or diuretics in high risk hypertensive patients: rationale, design and baseline characteristics. J Hum Hypertens, 2011, 25: 271-277.

[2] Ma L, Wang W, Zhao Y, et al. Combination of amlodipine plus angiotensin receptor blocker or diuretics in high-risk hypertensive patients: a 96-week efficacy and safety study. Am J Cardiovasc Drugs, 2012, 12: 137-142.

[3] Jamerson K, Weber M, Bakris G, et al. ACCOMPLISH trail investigators. Benazepril plus amlodipine or hydrochlorothiazide for hypertension in high-risk patients. N Engl J Med, 2008, 359: 2417-2428.

# 第二十三章 FEVER（非洛地平降低事件）研究

## 第一节 FEVER 研究介绍

张宇清（中国医学科学院阜外医院，国家心血管病中心）

"非洛地平降低事件"（Felodipine Events Reduction，FEVER）研究是我国在 1996—2005 年国家"九五"至"十五"期间完成的高血压治疗研究，为高血压患者血压控制目标这一重大问题的探索提供了重要的循证依据[1-2]。

FEVER 研究使用非洛地平与安慰剂对照，目的在于将血压分别控制在收缩压 140 mmHg 上下，观察两组对于高危的高血压患者致死性和非致死性脑卒中发生的影响，另外还要观察心血管并发症如心肌梗死、心力衰竭和猝死发生的差异。

FEVER 研究是一项随机、双盲、安慰剂对照、多中心的大规模临床试验。符合入选条件的患者服用双氢克尿噻（氢氯噻嗪）6 周，将血压降至收缩压（SBP）140 ～ 180 mmHg 和（或）舒张压（DBP）90 ～ 100 mmHg 之间，以后随机分为两组，分别在服用小剂量双氢克尿噻的基础上加用非洛地平或安慰剂。随访至少 3 年。退出的患者将进一步随访，进行意向治疗（intention-to-treat）分析。

### 一、研究对象

#### 1. 入选标准

已确诊和新确诊的原发性高血压患者（血压 160/95 mmHg）10 000 例，需符合以下条件：

（1）年龄 50 ～ 79 岁，男女不限。

年龄 50 ～ 60 岁者，需有以下情况至少一种（a）：①至少 6 个月前患心肌梗死；②至少 6 个月前患脑卒中；③稳定型心绞痛（WHO 标准）；

④心功能不全（NYHA Ⅱ级）；⑤周围动脉缺血性疾病；⑥曾患短暂性脑缺血发作（TIA）；或有以下心血管危险因素中两种（b）：①男性；②当前吸烟者（1 支 / 日以上，连续 1 年以上）；③ 1 年内血清总胆固醇＞ 220 mg/dl 或长期服用降血脂药物；④控制良好的糖尿病（空腹血糖＜ 180 mg/dl）；⑤有左心室肥厚的病史；⑥蛋白尿，定性（＋）及以上或定量 300 mg/d 以上；⑦超重（BMI ＞ 27 kg/m$^2$）。

年龄 61 ～ 79 岁者，只需具备以上因素（a）项或（b）项中之一即可。

（2）已经接受抗高血压治疗的高血压患者，可根据研究者的意见，改用双氢克尿噻 12.5 mg/d。

（3）未经治疗的高血压患者，收缩压 160 ～ 210 mmHg 和（或）舒张压 95 ～ 115 mmHg。在入选时和入选前 2 周，至少有非同日 2 次血压值在上述范围内。

#### 2. 排除标准

（1）既往 6 个月内患心肌梗死或脑卒中。

（2）继发性高血压。

（3）严重的心脏瓣膜疾病、心肌病、不稳定型心绞痛，冠心病经 PCTA 或冠状动脉旁路移植术者。

（3）血肌酐＞ 2 mg/dl。

（4）痛风。

（5）控制不良的糖尿病（尽管用药，空腹血糖≥ 180 mg/dl）。

（6）恶性肿瘤。

（7）严重肺部疾病。

（8）严重肝脏疾病。

（9）现服用各种类固醇激素患者。

（10）对于一线药物过敏或有禁忌证。

（11）不易随访者或不合作者。

## 二、研究方法

前瞻、随机、双盲、平行对照研究。

本研究计划所需样本量为 10 000 例，进入随机治疗，随访至少 3 年（30 000 人年），双侧假设每 1000 人年发生 14 例致死和非致死性脑血管事件，钙通道阻滞剂可减少 25% ～ 30% 脑血管事件的发生，显著性为 5%，把握度为 80%。本研究的治疗至少持续 3 年，直至发生 400 例主要终点事件。

### 1. 观察导入期（6 周）

所有患者必须经过此阶段，并随访 3 次，即第 2、4、6 周末。在此期间停用一切降压药，服用双氢克尿噻（HCTZ）12.5 mg/d，共 6 周。在第 6 周，DBP 90 ～ 100 mmHg 和（或）SBP 140 ～ 180 mmHg 的病例可入选，给予非洛地平 5 mg/d，或相对应的安慰剂。如果血压不在上述范围内，不能入选。

### 2. 随机治疗期

随机入选后，所有患者被分为利尿剂＋非洛地平组和利尿剂＋安慰剂组。随机入选后 6 个月内每月随访一次，以后每 3 个月随访一次，直至结束。

如果血压控制不理想（DBP > 95 mmHg 或 SBP > 160 mmHg），可根据情况短暂加用双氢克尿噻 12.5 mg 和氨苯蝶啶 50 mg，一旦血压降至上述标准以下，尽快停用所加药物，恢复原来的治疗。在此期间，至少每月随访一次，连续三次，如加用以上药物后，血压仍高，可加用除钙通道阻滞剂以外的其他降压药物，一旦血压下降，尽快停用所加药物，恢复原来的治疗。至少每月随访一次，连续三次。

### 3. 临床及实验室检查

入选前观察期内服双氢克尿噻 4 周末体检并做下列检查：

身高（m）、体重（kg）、计算体重指数（kg/m²）、心率；十二导联心电图；血尿常规：血红蛋白、尿常规（蛋白、沉渣物镜检）；生化指标：血脂（TC、TG、HDL）、肌酐、尿酸、血钾、空腹血糖；其他内、外科的处理将根据主管医生自己的判断进行。

被观察的患者可以接受其他任何必要的内、外科的治疗，包括必要时的抗高血压治疗。

### 4. 药品提供

非洛地平：山西康宝生物制品股份有限公司；双氢克尿噻：天津力生制药厂。

## 三、观察终点

### 1. 主要终点

由脑血管疾病导致的死亡；非致死性脑卒中（出血性、缺血性或不明原因）。

### 2. 次要终点

（1）心血管事件：①心血管疾病导致的死亡；②非致死性脑卒中；③非致死性心肌梗死；④出现主动脉夹层动脉瘤；⑤心力衰竭需要用其他利尿药、血管扩张剂或其他治疗药物；⑥需进行 PTCA 或冠状动脉旁路移植术；⑦周围血管疾病需进行外科血管手术。

（2）肾功能恶化（血肌酐 > 4 mg/dl）。

（3）心脏事件：①冠心病所致的死亡；②非致死性心肌梗死；③心力衰竭所致的死亡；④心力衰竭需要用其他利尿药、血管扩张剂或其他治疗药物；⑤需进行 PTCA 或冠状动脉旁路移植术。

（4）全因死亡。

（5）恶性肿瘤和新发糖尿病事件也作为研究终点进行评估。

## 四、研究结果

共有 9800 例患者被随机入选，有 2 个中心 89 例患者整体未纳入统计分析，共计 9711 例患者进入意向治疗分析（患者基线资料详见表 23-1）。其中 30 例（0.3%）患者失访。总计随访了 31842 人年，其中 85.9% 的患者在研究结束时仍在服用随机研究药物。

在非洛地平和安慰剂组分别有 33.9% 和 42.3% 加用其他降压药物（P < 0.001，详见表 23-2）。非洛地平组的血压从随机前的 154.2/91.0 mmHg 降至研究结束时的 137.3/82.5 mmHg，安慰剂组由

表 23-1　患者基线情况

| | 非洛地平组（ $n = 4841$ ） | 安慰剂组（ $n = 4870$ ） |
|---|---|---|
| 男性（%） | 2983（61.8） | 2937（60.5） |
| 年龄（岁） | 61.5（7.1） | 61.5（7.2） |
| 体重指数（kg/m²） | 26.2（3.4） | 26.3（3.3） |
| 筛选时 SBP（mmHg） | 158.7（17.6） | 158.9（17.3） |
| 筛选时 DBP（mmHg） | 92.4（9.6） | 92.7（9.6） |
| 筛选时心率（次 / 分） | 76.7（9.2） | 76.7（9.4） |
| 随机时 SBP（mmHg） | 154.2（12.2） | 154.4（12.0） |
| 随机时 DBP（mmHg） | 91.0（7.2） | 91.3（7.1） |
| 随机时心率（次 / 分） | 76.4（8.2） | 76.3（8.3） |
| 筛选时接受抗高血压药物治疗者（%） | 4304（89.2） | 4318（89.0） |
| **危险因素或疾病** | | |
| 吸烟者（%） | 1442（29.8） | 1384（28.5） |
| 高胆固醇血症（%） | 1187（24.5） | 1181（24.3） |
| 糖尿病（%） | 546（11.3） | 695（14.3） |
| 左心室肥厚（%） | 521（10.8） | 548（11.3） |
| 蛋白尿（%） | 95（2.0） | 100（2.1） |
| BMI > 27 kg/m²（%） | 1997（41.3） | 1948（40.3） |
| 脑卒中病史（%） | 685（14.2） | 753（15.5） |
| 心肌梗死病史（%） | 102（2.1） | 81（1.7） |
| 心绞痛病史（%） | 646（13.3） | 672（13.8） |
| 心功能不全病史（%） | 298（6.2） | 316（6.5） |
| 周围血管疾病病史（%） | 21（0.4） | 27（0.6） |
| 短暂性脑缺血发作病史（%） | 487（10.1） | 517（10.7） |

表 23-2　研究期间抗高血压药物和其他药物的应用

| | 非洛地平（ $n = 4827$ ）（%） | 安慰剂（ $n = 4854$ ）（%） | $P$ 值 |
|---|---|---|---|
| 一直服用 HCTZ 12.5 mg | 3969（82.2） | 3903（80.4） | < 0.003 |
| 随机药物 | 4145（85.9） | 4168（85.9） | 0.805 |
| 未加用降压药物 | 3193（66.1） | 2801（57.7） | < 0.001 |
| 加用降压药物 | | | |
| 　利尿剂 | 610（12.6） | 962（19.8） | < 0.001 |
| 　β 受体阻滞剂 | 354（7.3） | 427（8.8） | 0.008 |
| 　α 受体阻滞剂 | 10（0.2） | 28（0.6） | 0.004 |
| 　ACEI | 809（16.8） | 1265（26.0） | < 0.001 |
| 　ARB | 45（0.9） | 55（1.1） | 0.325 |
| 　其他钙通道阻滞剂 | 583（12.1） | 622（12.8） | 0.263 |
| 　其他降压药物 | 263（5.5） | 394（8.2） | < 0.001 |
| 阿司匹林 | 530（11.0） | 535（11.0） | 0.931 |
| 他汀类药物 | 32（0.7） | 40（0.8） | 0.354 |

154.4/91.3 mmHg 降至 142.5/85.0 mmHg。两组间血压差异为 4.2/2.1 mmHg（详见表 23-3）。

主要终点事件（致死和非致死性脑卒中）非洛地平组与安慰剂组比较减少 27%，次要终点事件中，心血管事件减少 27%、所有心脏事件减少 35%、冠状动脉事件减少 32%、全因死亡率下降 31%、心血管疾病死亡率下降 32%、癌症发生率降低 36%。两组新发生糖尿病者无显著差异（见图 23-1）。

在不良反应方面，两组不良反应发生率都很低，非洛地平组的面红、踝部水肿的发生率明显高于安慰剂组，而安慰剂组疲倦的发生率高于非洛地平组。两组头晕、头痛、心悸的发生率无显著差异（见表 23-4）。

非洛地平与安慰剂组诊疗前后实验室参数的变化，组间比较无显著性差异（见表 23-5）。

**表 23-3　基线时和研究结束时血压变化**

| 血压分组 | 基线时 | | | 研究结束时 | | |
|---|---|---|---|---|---|---|
| （mmHg） | 非洛地平 4827 *n*（%） | 安慰剂 4854 *n*（%） | *P* 值 | 非洛地平 4827 *n*（%） | 安慰剂 4854 *n*（%） | *P* 值 |
| 收缩压 | | | | | | |
| ＜ 140 | 279（5.8） | 284（5.9） | 0.87 | 2676（55.4） | 2126（43.8） | ＜ 0.001 |
| 140 ～ 159 | 2811（58.2） | 2819（58.1） | 0.89 | 1914（39.7） | 2218（45.7） | ＜ 0.001 |
| 160 ～ 179 | 1633（33.8） | 1655（34.1） | 0.80 | 229（4.7） | 466（9.6） | ＜ 0.001 |
| 180 | 104（2.2） | 96（2.0） | 0.54 | 8（0.2） | 44（0.9） | ＜ 0.001 |
| 舒张压 | | | | | | |
| ＜ 90 | 1256（26.0） | 1298（26.7） | 0.41 | 3813（79.0） | 3407（70.2） | ＜ 0.001 |
| 90 ～ 99 | 3024（62.7） | 3026（62.3） | 0.74 | 933（19.3） | 1307（26.9） | ＜ 0.001 |
| 100 ～ 109 | 535（11.1） | 522（10.8） | 0.60 | 77（1.6） | 125（2.6） | ＜ 0.001 |
| 110 | 12（0.2） | 8（0.2） | 0.36 | 4（0.1） | 15（0.3） | 0.011 |

**表 23-4　治疗期间不良反应**

| 不良反应 | 非洛地平（*n* = 4841） | 安慰剂（*n* = 4870） | *P* 值 |
|---|---|---|---|
| 头晕 | 174（3.6） | 203（4.2） | 0.151 |
| 面红 | 66（1.4） | 9（0.2） | ＜ 0.001 |
| 头痛 | 68（1.41） | 61（1.26） | 0.581 |
| 心悸 | 56（1.16） | 49（1.01） | 0.544 |
| 疲倦 | 31（0.64） | 51（1.05） | 0.037 |
| 踝部水肿 | 49（1.0） | 18（0.37） | ＜ 0.001 |

**表 23-5　实验室检查**

| 指标 | 非洛地平 | | | 安慰剂 | | |
|---|---|---|---|---|---|---|
| | 基线时（*n* = 4827） | 结束时（*n* = 4110） | *P* | 基线时（*n* = 4854） | 结束时（*n* = 4155） | *P* |
| 血红蛋白（g/L） | 137.1（15.9） | 138.1（15.8） | 0.002 | 137.2（16.05） | 138.3（15.9） | ＜ 0.001 |
| 血糖（mmol/L） | 5.42（1.18） | 5.59（1.23） | ＜ 0.001 | 5.48（1.25） | 5.60（1.24） | ＜ 0.001 |
| 总胆固醇（mmol/L） | 5.36（1.20） | 5.21（1.02） | ＜ 0.001 | 5.33（1.16） | 5.21（0.97） | ＜ 0.001 |
| 甘油三酯（mmol/L） | 1.71（0.80） | 1.75（0.79） | 0.010 | 1.72（0.80） | 1.75（0.76） | 0.057 |
| 钾（mmol/L） | 4.24（0.51） | 4.17（0.47） | ＜ 0.001 | 4.24（0.51） | 4.18（0.47） | ＜ 0.001 |
| 肌酐（μmol/L） | 93.1（23.7） | 90.7（23.4） | ＜ 0.001 | 92.6（23.8） | 90.6（23.4） | ＜ 0.001 |
| 尿酸（μmol/L） | 303.8（85.0） | 301.8（88.3） | 0.085 | 305.6（86.0） | 301.9（89.5） | 0.021 |

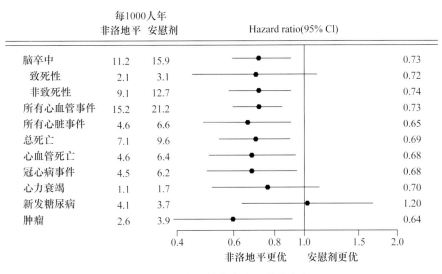

图 23-1　主要终点和次要终点事件

## 五、结论

对于中危的中国高血压患者，在双氢克尿噻的基础上加用小剂量非洛地平即便仅产生收缩压/舒张压 4/2 mmHg 的微小差别，也可带来多数心血管事件的显著减少。由于非洛地平与安慰剂组最终 SBP 分别在 140 mmHg 以上和 140 mmHg 以下，研究结果为指南推荐的血压目标提供了证据支持，尽管研究人群并非全部由糖尿病及既往发生心血管疾病的人群组成。

## 参考文献

[1] Liu L，Zhang Y，Liu G，et al. The Felodipine Event Reduction（FEVER）Study：a randomized long-term placebo controlled trial in Chinese hypertensive patients. J Hypertens，2005，23（12）：2157-2172.

[2] Kjeldsen S，Westheim A，Os I. More heat to support aggressive blood pressure lowering：the FEVER study. J Hypertens，2005，23（12）：2145-2146.

# 第二节　FEVER 研究解读与评价

张宇清（中国医学科学院阜外医院，国家心血管病中心）

从 20 世纪中叶开始，国内外陆续开展了多项心血管危险因素的队列研究，确立了高血压与心脑血管疾病的关联性，不同地区和人群的结果也具有一些差异。"东方脑卒中与冠心病协作研究"结果表明在东亚黄种人中血压与心血管事件的发生率之间的相关性高于澳洲以白种人为主的研究结果，尤其是血压水平与脑卒中的关联性在东亚人群中更强，提示积极控制高血压可以减少以脑卒中为主的心血管事件的发生率。

在当时，关于长期服用钙通道阻滞剂的安全性也受到关注，原因是回顾性分析发现钙通道阻滞剂可增加高血压和缺血性心脏病患者发生心肌梗死的危险性。在中国，大约 1/3 以上的患者服用钙通道阻滞剂，因此钙通道阻滞剂的安全性问题也受到广泛关注。

20 世纪 80 年代，在我国进行的两个用钙通道阻滞剂作为初始治疗用药的前瞻性临床试验，即"上海硝苯地平治疗老年高血压临床试验"（STONE）研究和"中国老年收缩期高血压临床试验"（Syst-China）表明，在降低脑卒中的发生和死亡方面，钙通道阻滞剂有明显的作用，且对于冠心病并无不良作用。但当时的研究所设定的降压目标（收缩压＜150 mmHg）高于多数高血压指南所推荐的目标值水平（收缩压＜140 mmHg），虽然指南如此推荐该目标，但按照当时的治疗目标，进一步降压对于预后指标的影响对除糖尿病以外的患者是否有利，仍然缺乏证据支持，所以也需要进行大规模的前瞻性临床试验加以验证。

"非洛地平降低事件"（FEVER）研究即采用钙通道阻滞剂非洛地平与安慰剂对照，旨在观察将血压分别控制在收缩压 140 mmHg 上、下，对于中危的高血压患者脑卒中及相关终点的影响[1]。FEVER 研究结果显示，非洛地平组与安慰剂组相比，即使是两组血压只有 4/2 mmHg 差异，非洛地平组的主要终点——脑卒中及卒中相关死亡率也显著下降，进一步说明了东方人血压与卒中发生有密切关联；虽然在东方人血压与心脏事件的关联性不如卒中，但所有的心脏事件发生率也明显下降。结果还提示，即使只有较小的血压差异，也能使心血管危险较小的患者受益。FEVER 研究进一步证实将血压严格控制在指南推荐达标范围内的重要性，尤其是曾有糖尿病或心血管事件的患者。与单用氢氯噻嗪比较，小剂量钙通道阻滞剂与氢氯噻嗪组合，不仅降压效果好，而且患者耐受性提高。此外，非洛地平组癌症发生率明显下降的结果，并不支持以往有学者认为钙通道阻滞剂使癌症发生风险增加的观点。

FEVER 研究的主要报告于 2005 年在欧洲高血压学会（ESH）官方刊物《高血压杂志》（Journal of Hypertension）上发表之后，多次被欧洲高血压指南引用。此后 FEVER 陆续发表了一些事后分析文章，进一步分析不同亚组人群降压的疗效差异结果。

2010 年 FEVER 研究亚组分析采用 2 种分层标准：首先按照基线有无心血管疾病史（CVD）和糖尿病，分为 CVD 阳性组（$n = 4111$）、阴性组（$n = 5600$）、糖尿病组（$n = 1241$）和非糖尿病组（$n = 8470$）；其次根据 2010 年中国高血压指南标准，以 10 年 CVD 发病率 < 15% 为切点，分为低危组和高危组。结果显示，对于 CVD 阴性、非糖尿病及低危亚组患者，非洛地平缓释片分别显著降低致死和非致死性卒中风险达 36%、27% 和 34.4%，而对于 CVD 阳性、糖尿病及高危亚组患者，非洛地平缓释片组的卒中发生率虽下降，但差异无统计学意义。结果显示，无 CVD 史、糖尿病史的患者及低危高血压患者接受抗高血压治疗后预防卒中的疗效显著，提示血压管理越早预防卒中疗效越好。

2011 年 FEVER 研究亚组分析评价了合并不同心血管危险因素对血压和终点事件的影响。结果显示，对于无合并症、Ⅰ级（SBP < 153 mmHg）或老年（> 65 岁）高血压患者，尽管非洛地平治疗组较安慰剂组血压仅降低 4/2 mmHg，但可带来减少心血管事件、心血管死亡和全因死亡风险约 2/3 的获益。随着血压升高，老年患者发生心脑血管疾病的风险显著增加，相对于其他国家，我国老年患者的卒中更值得关注。回顾过去研究大部分认为老年人群目标血压值都为 SBP 150 mmHg 左右，FEVER 研究的突破在于，此次亚组分析显示，大于 65 岁的老年患者从较低血压中仍获益显著，可显著降低卒中风险达 44%[2]。此次研究分析被 2013 ESH/ESC 指南引证，提出老年人可考虑 < 140/90 mmHg 的目标血压以有效降低卒中和心血管事件风险。

## 参考文献

［1］Liu L, Zhang Y, Liu G, et al. The Felodipine Event Reduction（FEVER）Study：a randomized long-term placebo controlled trial in Chinese hypertensive patients. J Hypertens, 2005, 23（12）：2157-2172.

［2］Zhang Y, Zhang X, Liu L, et al. Is a systolic blood pressure target < 140 mmHg indicated in all hypertensives? Subgroup analyses of findings from the randomized FEVER trial. Eur Heart J, 2011, 32（12）：1500-1508.

# 第二十四章 HOPE（心脏结局预防评估）3 试验

## HOPE 3 试验解读与评价

刘 靖（北京大学人民医院）

2016 年 4 月，在美国心脏病学会（ACC）年度会议上公布了"第 3 次心脏结局预防评估"（Heart Outcome Prevention Evaluation-3，HOPE 3）试验的结果，该试验历时 5.6 年，为心血管中危人群采用降压、降脂及降压联合降脂的策略降低心血管风险提供了新的证据。该项试验共计三篇论文同步在线发表在《新英格兰医学杂志》（New England Journal of Medicine）上[1-3]。

### 一、HOPE 3 试验

HOPE 3 试验采用 2×2 析因设计，旨在探讨既往无心血管疾病史、心血管中危人群（10 年心血管风险 10%）采用单片复方制剂（SPC）降压、他汀类药物降脂或降压降脂联合治疗能否降低主要不良心血管事件（MACE）风险。该试验分别比较坎地沙坦（16 mg）/氢氯噻嗪（12.5 mg）与安慰剂、瑞舒伐他汀（10 mg）与安慰剂，以及降压降脂联合治疗与双安慰剂对受试者心血管死亡、心肌梗死、脑卒中等心血管终点事件发生率的影响。该试验共纳入 12705 例受试者，入选标准为：女性＞60 岁或男性＞55 岁，并伴至少一项下述危险因素：腰臀比≥0.90（男）或 0.85（女），吸烟，HDL-C＜1.0 mmol/L（男）或＜1.3 mmol/L（女），空腹血糖受损或糖耐量受损或仅需饮食控制的糖尿病，早期肾功能异常，早发冠心病家族史。排除确诊动脉粥样硬化性心血管疾病的患者或对试验用药有禁忌证者。主要复合终点有二：第一主要复合

终点为心血管死亡、非致死性心肌梗死、非致死性卒中（HOPE 试验终点）；第二主要复合终点为复合终点基础上加上复苏成功的心搏骤停、心力衰竭和动脉血运重建。平均随访 5.6 年。

在降压治疗试验部分，受试者基线血压为 138.1/81.9 mmHg，随访期间活性药物治疗组血压较安慰剂组降低 6.0/3.0 mmHg。两组第一主要复合终点事件发生率分别为 4.1% 和 4.4%（P = 0.40）。第二主要复合终点发生率分别为 4.9% 和 5.2%（P = 0.51）。该试验根据基线收缩压预设三个亚组，即基线血压≤131.5 mmHg 亚组、131.6～143.5 mmHg 亚组、基线血压＞143.5 mmHg 亚组。在基线血压＞143.5 mmHg 亚组（高血压患者，实际平均血压 154.1 mmHg），接受降压药物治疗第一主要复合终点和第二主要复合终点的发生率分别为 4.8% 和 5.7%，显著低于安慰剂组（分别为 6.5% 和 7.5%，P 值分别为 0.02 和 0.009）。而另外两个非高血压的亚组人群（平均血压 137.6 mmHg 及以下）降压获益不显著。这一结果提示，对于未合并心血管疾病、心血管风险处于中危水平、平均血压＜140 mmHg 的受试者，应用坎地沙坦 16 mg/ 氢氯噻嗪 12.5 mg 降压治疗不能降低主要复合终点事件风险。但在平均血压 150 mmHg 以上的高血压人群，坎地沙坦联合氢氯噻嗪降压治疗仍可显著降低心血管终点事件发生率。

在降脂治疗部分，受试者基线 LDL-C 水平为 3.31 mmol/L，在随访结束时瑞舒伐他汀治疗

组 LDL-C 水平较安慰剂组降低 26.5%（降低至 2.6 mmol/L 以下）。两组患者第一主要复合终点事件发生率分别为 3.7% 与 4.8%（P = 0.002），第二主要复合终点发生率分别为 4.4% 与 5.7%（P < 0.001）。他汀类药物治疗显著降低了无心血管疾病的中危受试者心血管死亡、心肌梗死、脑卒中等复合事件的发生率。进一步的分析显示，无论基线血压、血胆固醇及 C 反应蛋白水平及种族如何，他汀类药物的上述获益具有一致性。

在降压联合降脂部分，对坎地沙坦 / 氢氯噻嗪＋瑞舒伐他汀、坎地沙坦 / 氢氯噻嗪＋安慰剂、瑞舒伐他汀＋安慰剂、安慰剂＋安慰剂进行了比较。结果显示，降压联合降脂治疗第一主要复合终点和第二主要复合终点发生率分别为 3.6% 和 4.3%，显著低于双安慰剂组（分别为 5.0% 和 5.9%，P 值分别为 0.005 和 0.003）。降压联合降脂治疗可使主要终点降低约 30%。单纯降脂治疗和单纯降压治疗第一主要复合终点发生率分别为 3.8% 和 4.6%（P = 0.1），第二主要复合终点发生率分别为 4.4% 和 5.5%（P = 0.04）。在降压降脂联合治疗中，相对于双安慰剂的治疗，心血管死亡、心肌梗死、脑卒中的相对风险显著下降近 30%；其中在高血压人群（基线血压＞ 143.5 mmHg 亚组，实际平均血压 154.1 mmHg）中显著下降超过 40%，非高血压人群中非显著性下降近 20%。高血压患者降压联合降脂治疗可能带来更多获益。

## 二、对降压部分的评价与思考

血压升高在动脉粥样硬化的发生、发展中发挥至关重要的作用。现已明确，高血压是导致冠心病、脑卒中及慢性肾脏病最为常见且可控制的危险因素，降压治疗显著地减少了冠心病、脑卒中的发生（一级预防）。同降胆固醇治疗一样，降压治疗被国内外诸多指南推荐用于一级预防。

然而回顾现代关于血压及降压治疗在心肌梗死、脑卒中等心血管事件一级预防中作用的认识，也曾经历过两个重要阶段：

第一阶段（20 世纪 60 年代之前）：人们认为高血压是心脏功能良好的表现。甚至在当时 Paul Dudley White 教授的专著《心脏病学》中也曾描述高血压是心脏功能良好的"代偿"表现。因而出现了美国富林克林·罗斯福总统在 Bethesda 海军医院及临终前收缩压近 300 mmHg 时，仍显示"健康状况良好"的医学记录，罗斯福总统之后死于脑出血。此后人们逐渐认识到高血压可能是导致脑出血、心肌梗死的危险因素。因而也开展了诸如交感神经切除术来治疗高血压。然而，限于治疗手段的匮乏，高血压在一级预防中的作用未被确认。

第二阶段（20 世纪 60 年代之后）：随着噻嗪类利尿剂的问世，人们发现利尿剂可以有效降低血压，更重要的是在随后一系列与安慰剂对照的临床试验中（如退伍军人管理局试验、医学研究委员会试验等）证实利尿剂降低血压可以显著减少心血管事件甚至死亡。此后开发的一系列降压药物在随机临床试验中证实可以显著减少心肌梗死、脑卒中等心血管事件。因而逐渐确立了在高血压人群中降压预防心脑血管事件发生——一级预防的理念，并在随后的高血压指南加以推荐并在临床中实施。

降压治疗在高血压人群一级预防中作用显著似乎是"不争"的事实。然而 HOPE 3 试验降压分支的"阴性"结果却引发了降压治疗在心血管"一级预防"中是否有效的争议。该研究发现，既往无心血管疾病、心血管风险处于中等水平（中危，10 年主要心血管风险 10%）的人群采用坎地沙坦联合氢氯噻嗪降压治疗未降低复合终点事件发生率。

然而，认真分析 HOPE 3 试验，对于 HOPE 3 试验降压分支"阴性"的结果，仍需辩证看待。该试验根据基线收缩压预先设定了三个亚组，即基线血压 ≤ 131.5 mmHg 亚组、131.6 ～ 143.5 mmHg 亚组及血压＞ 143.5 mmHg 亚组。在基线血压＞ 143.5 mmHg 高血压亚组（平均血压 154.1 mmHg），降压治疗相对安慰剂组第一主要复合终点和第二主要复合终点相对风险显著降低 26% 和 24%。而基线收缩压在 140 mmHg 之下的另外两个亚组人群降压获益不显著，甚至非显著性增加主要心血管事件的发生。

这一结果清晰地表明，对于未合并心血管疾病、心血管风险处于中危水平的高血压人群，坎地沙坦联合氢氯噻嗪降低血压仍可显著降低心血管终点事件。

实际上，近期关于高血压患者降压预防事件的汇总分析也清晰地显示在基线风险与 HOPE 3 试验人群接近（5 年心血管风险 6.5%）、平均收缩压155 mmHg 左右的高血压患者中，通过积极降压治疗使血压下降 4.6/3.0 mmHg 可以使主要心血管事件发生率降低 18%。

近期在心血管高危人群中开展的"收缩期血压干预试验"（Systolic Pressure Intervention Trial，SPRINT）显示将 10 年主要心血管风险 > 20%、基线血压在 140/80 mmHg 左右的高血压患者（已经接受平均近 2 种降压药物治疗）的血压进一步控制在 120 mmHg 以下带来了心血管复合终点事件发生率的显著下降，甚至心血管死亡及全因死亡均有不同程度的减少。

而前述的荟萃分析显示，基线心血管风险处在与 SPRINT 受试者相近的高危水平（5 年心血管风险 12% 以上）的高血压患者通过降压治疗使收缩压下降 6 ~ 7 mmHg 可以带来更大程度的心血管风险下降，绝对风险降低的幅度随基线风险水平的增加而增加。

上述结果表明，对于高血压患者，尤其是处于心血管中、高度危险者，降压治疗带来的获益显著。

当然，对于未发生心血管事件的心血管低危人群，降压治疗的获益存在不确定性。既往的降压临床试验，很少纳入心血管低危的高血压患者，因而对于此类患者，降压治疗的获益并不明确，指南对于此类患者的降压治疗的推荐存在分歧。欧洲高血压学会 2013 年指南建议对于心血管低危的轻度高血压患者首先进行生活方式的干预，数月后无效再考虑启动药物治疗；而 JNC 8 指南并未推荐危险分层，建议 < 60 岁收缩压 > 140 mmHg 或 > 60 岁收缩压 > 150 mmHg 即启动降压治疗。而对于心血管低危的非高血压患者的降压临床试验更是屈指可数。早期完成的"高血压预防试验"（Trial of Preventing Hypertension，TROPHY）发现，正常高值血压的受试者接受坎地沙坦降压治疗显著减少了高血压的发生，但由于样本量小，随访时间短，未能提供减少心血管事件的证据。正在进行中的"中国正常高值血压研究"（Chinese High-normal Blood Pressure Study，CHINOM）纳入 5 年心血管风险 < 5%，血压水平处于正常高值的受试者，探索采用小剂量替米沙坦、吲达帕胺、复方利血平或安慰剂干预对于心肌梗死、脑卒中及心血管死亡的影

响。此次 HOPE 3 试验降压部分的预设亚组分析显示，血压水平处于下三分之一及中间三分之一分位（实际平均收缩压分别为 122.2 mmHg 及 137.6 mmHg），心血管风险相对较低（5.6 年随访期间，安慰剂组主要心血管事件率分别为 2.9% 及 3.8%）的受试者降压治疗并未减少心肌梗死、卒中及心血管死亡等"硬"终点事件，甚至纳入心力衰竭、血管重建等"软"终点的复合事件也未减少，即平均收缩压 < 140 mmHg、5 年心血管风险 < 5% 的人群接受降压治疗并未降低主要心血管事件发生率。

因而，综合目前临床试验的证据，在一级预防的策略中，针对高血压人群，降压治疗依然有效，但应当限定在心血管中、高危人群中。

## 三、对降脂部分的评价与思考

胆固醇在动脉硬化（atherosclerosis，AS）及动脉硬化性心血管疾病（atherosclerotic cardiovascular diseases，ASCVD）的发生发展过程中发挥至关重要的作用。降低胆固醇的药物，尤其是他汀类药物在已经罹患冠心病（包括稳定性冠心病及急性冠脉综合征）的患者中开展的大样本临床随机对照试验（RCT）中已经证实可以显著降低心肌梗死发生率及复发率，甚至包括心血管死亡在内的复合终点事件发生率均有不同程度的降低。在冠心病的等危症如脑卒中、糖尿病患者中开展的 RCT 同样证实他汀类药物在二级预防中的作用。

在 HOPE 3 试验降脂治疗部分，既往未发生心血管事件，心血管风险处于中危的受试者，接受小剂量瑞舒伐他汀相对于安慰剂显著降低了复合心血管事件发生率，且获益与基线血压、血胆固醇、C反应蛋白水平及种族无关，显示出在 ASCVD 一级预防中，他汀类药物获益的一致性。

受试者基线的 LDL-C 在 3.4 mmol/L 左右，经过瑞舒伐他汀 10 mg 治疗后降至 2.6 mmol/L，这一结果也支持近期血脂指南关于心血管中危人群 LDL-C 降至 2.6 mmol/L 的推荐。

## 四、对降压联合降脂部分的评价与思考

高血压是最为常见的慢性非传染性疾病（non-communicable disease，NCD），全球近 40% 的成年

人罹患高血压。无论在中国还是美国，高血压是门诊就诊中最为常见的诊断。高血压的并发症如冠心病、脑卒中等导致的死亡占全球心血管疾病死亡的半数。如何实施有效的血压管理已成为公共卫生领域的一个重要问题。

血压和心血管风险之间具有完整的证据链。流行病学研究发现了血压水平（110/70 mmHg 以上）与心血管发病与死亡风险之间的线性关系，干预试验证实降压治疗可以显著地降低主要心血管事件的风险。基于证据，国内外的高血压指南均强调——"降压是降低事件（风险）的基础"。

近期降压治疗试验协作组（Blood Pressure Lowering Treatment Trialists' Collaboration，BPLTTC）对 11 项涉及近 52000 人的降压药物与安慰剂或强化与常规降压对照治疗高血压的临床试验进行荟萃分析，根据基线时心血管风险分为四组，所纳入患者基线时 5 年心血管风险分别为 6.0%、12.1%、17.7% 和 26.8%。平均随访 4 年期间，包括卒中、心肌梗死、心力衰竭或心血管死亡在内的主要心血管事件在四组相对风险下降幅度相近，然而绝对风险下降幅度随着基线风险增加而增加。即高危人群降压获益更大。

然而，降压并非血压管理的全部。荟萃分析清晰地显示，降压治疗显著降低了高血压患者的卒中风险，但冠心病事件发生率下降程度不多。更为重要的是，尽管降压治疗大幅降低了高危人群的心血管风险，但此类人群的剩留心血管绝对风险依然较高。

如何进一步降低风险？在心血管风险的构成中，除了血压之外，胆固醇无疑是最为重要的危险因素。早先的"盎格鲁-斯堪的纳维亚心脏结局试验"（Anglo-Scandinavian Cardiac Outcome Trial，ASCOT）已经为高危高血压患者降低心血管风险提供了范例，即降压联合降脂（胆固醇）大幅度降低血管事件发生率。HOPE 3 试验为心血管中危人群的风险管理提供了新的证据。

对 HOPE 3 的降压降脂部分的进一步分析表明，在心血管风险中危的受试者（无论是否有高血压）降压联合降脂治疗较单纯降压治疗显著减少了心血管死亡、心肌梗死、脑卒中等复合心血管事件。在基线血压 > 143.5 mmHg 的高血压患者（平均血压为 154.1 mmHg）中降压联合降脂较单纯降压也进一步降低了主要复合心血管事件的相对风险。

既往高血压指南主要聚焦于血压目标水平及降压治疗策略，对高血压患者的降脂尤其是他汀类药物治疗强调不多。有研究表明，他汀类药物降低胆固醇的治疗还有助于血压控制。对 40 项他汀类药物与安慰剂或其他调脂药物的随机对照试验（无论有无高血压）的荟萃分析发现他汀类药物治疗可以使收缩压（SBP）下降 2.62 mmHg（95% CI － 3.41 ～－ 1.84；$P < 0.001$），舒张压（DBP）下降 0.94 mmHg（95% CI － 1.31 ～－ 0.57；$P < 0.001$）。对纳入高血压患者的试验荟萃分析显示，他汀类药物治疗的降压效应更显著，SBP 下降 3.07 mmHg（95% CI － 4 ～ 2.15），舒张压 DBP 下降 1.04 mmHg（95% CI － 1.47 ～－ 0.61）。HOPE 3 试验的结果表明高血压患者在降压的基础上联合小剂量他汀类药物治疗还可以显著降低高血压患者的血管事件，是继 ASCOT 之后的又一范例，为高血压患者的血脂管理进一步提供了证据。

近期有学者根据我国高血压、高脂血症等心血管危险因素的流行病学及人口老龄化趋势估计，未来 15 年内将新增心肌梗死 7500 万例，脑卒中 1.2 亿例，心血管死亡 3900 万例；而有效降压、降脂治疗将使上述血管事件减少近 1/4，节约医疗花费超过 9000 亿美元。

尽管降压联合降脂治疗获益巨大，但在真实世界中，高血压患者的血脂管理仍严重滞后，需求远未被满足。为此近期笔者曾两次在学术期刊上撰文建议在高血压患者中积极开展血脂管理，以降低剩留风险[4-5]。

HOPE 在英文中为"希望"之意，2016 ACC 会议上公布的 HOPE 3 试验为我们提供了在心血管中危人群以及高血压患者中他汀类药物治疗获益的新证据，带来了积极的胆固醇管理进一步降低心血管风险的新理念与新希望。高胆固醇血症在冠心病等血管事件的发生发展过程中的作用明确，因而对异常血脂，尤其是胆固醇的管理应当成为以降低心血管风险为主要目标的高血压综合管理策略中合乎逻辑、不可或缺的重要组成部分。

# 参考文献

［1］Lonn E，Bosch G，Lopez-Jaramillo P，et al. Blood-pressure lowering in intermediate-risk persons without cardiovascular disease. N Engl J Med，2016，374（21）：2009-2020.

［2］Yusuf S，Bosch G，Dagenais J，et al. Cholesterol lowering in intermediate-risk persons without cardiovascular disease. N Engl J Med，2016，374（21）：2021-2031.

［3］Yusuf S，Lonn E，Pais P，et al. Blood-pressure and cholesterol lowering therapy in persons without cardiovascular disease. N Engl J Med，2016，374（21）：2032-2043.

［4］刘靖.高血压患者的血脂管理：箭在弦上，不得不发.中华高血压杂志，2015，23（11）：1006-1007.

［5］刘靖.再论高血压患者的血脂管理：拨云见日，希望重现——对 HOPE 3 试验的思考（一）.中华高血压杂志，2016，24（7）：616-618.

# 第二十五章 LIFE（氯沙坦干预降低高血压终点事件）研究

## 第一节 LIFE 研究介绍

刘 靖（北京大学人民医院）

2002 年 3 月，在美国第 51 届心脏病学院（ACC）年会上，"氯沙坦干预降低高血压终点事件研究"（Losartan Intervention for Endpoint Reduction in Hypertension Study，LIFE 研究）公布，最终结果于同年 5 月在《柳叶刀》（the Lancet）杂志上发表[1]。

LIFE 研究是一项多中心、前瞻、随机、双盲、对照临床试验。共纳入来自欧、美 7 个国家的 9193 名合并左心室肥厚（left ventricular hypertrophy，LVH）的高血压患者，是一项比较以血管紧张素 II 受体阻滞剂（ARB）氯沙坦或以 β 受体阻滞剂阿替洛尔为基础的治疗、以心血管事件发病率和死亡率为终点的临床研究[2]。

### 一、研究对象

#### 1. 入选标准

55 ～ 80 岁（男女不限）的高血压患者，收缩压在 160 ～ 200 mmHg 和（或）舒张压 95 ～ 115 mmHg，有心电图 LVH 证据［Cornell 电压时间乘积＞2440 mV·ms 或 Sokolow-Lyon 电压（振幅）＞38 mm］。

#### 2. 排除标准

继发性高血压，血压过高（在导入期收缩压＞200 mmHg，或舒张压＞115 mmHg），近 6 个月内发生过脑卒中或心肌梗死，心绞痛需要 β 受体阻滞剂或钙通道阻滞剂治疗，心力衰竭或左心室射血分数（LVEF）≤ 40%，血肌酐＞160 μmol/L 或孤立肾，主动脉狭窄压力阶差＞20 mmHg 及其他禁忌情况。

### 二、试验设计

#### 1. 设计原则

多中心、前瞻、随机、双盲、双模拟、活性药物对照。

#### 2. 干预方案

经 2 周安慰剂导入期后，适宜患者随机纳入到氯沙坦为基础的治疗和阿替洛尔为基础的治疗组中。氯沙坦及阿替洛尔均从 50 mg/d 起始，8 周后血压未控制则联用氢氯噻嗪 12.5 mg/d，16 周时如血压仍未控制则氯沙坦及阿替洛尔剂量加倍至 100 mg/d，24 周时如血压仍未控制可以联用 ARB、血管紧张素转化酶抑制剂（ACEI）、β 受体阻滞剂以外的降压药物，此后每 6 个月随访 1 次，观察期 5 年。

#### 3. 研究终点

（1）主要终点：心血管死亡、脑卒中、心肌梗死的联合终点。

（2）次要终点：心血管死亡，脑卒中、心肌梗死、全因死亡、心力衰竭住院、心电图左心室肥厚的逆转；冠状动脉或外周血管重建术及新发糖尿病等单独事件。

### 三、研究结果

#### 1. 入选人群的基线特征

自 1995 年 6 月第 1 例患者入组至 2001 年 9

月研究结束，共计纳入来自瑞典、挪威、丹麦、芬兰、冰岛、英国及美国的 945 个社区中心的 9193 名患者，平均年龄 66.9 岁，平均血压 174/98 mmHg，平均心率 74 次 / 分。其中氯沙坦组 4605 例，阿替洛尔组 4588 例。基线时两组患者年龄、性别分布、血压、体重指数、心率、心电图 LVH 的两个参数（Cornell 乘积与 Sokolow-Lyon 电压）均无差别。纳入患者中，吸烟者在两组分别为 16% 和 17%，糖尿病者在两组中均为 13%，冠心病者分别为 17% 和 15%，脑血管疾病者在两组中均为 8%，Framingham 危险分数均为 22%，组间无差别。

### 2. 血压的变化

基线时两组血压接近，氯沙坦组为 174.3/97.9 mmHg，阿替洛尔组为 174.5/97.7 mmHg。经过 4.8 年降压治疗，氯沙坦组平均血压为 144.1/81.3 mmHg，阿替洛尔组为 145.4/80.9 mmHg。与同基线时相比，氯沙坦组和阿替洛尔组分别下降 30.2/16.6 mmHg 和 29.1/16.8 mmHg，组间血压差异无显著性。

### 3. 终点事件（见表 25-1）

（1）主要终点：在 4.8 年随访期间，心血管死亡、脑卒中、心肌梗死的联合终点事件共计发生 1096 例，在氯沙坦组 508 个事件，发生率为 27.9%/ 千人 · 年，阿替洛尔组 588 个事件，发生率为 27.9%/ 千人 · 年，氯沙坦组相对风险显著降低 14%（95% CI 0.77 ～ 0.96，$P = 0.021$）。

（2）次要终点：心血管死亡在氯沙坦组发生 204 例，阿替洛尔组 234 例，在氯沙坦组相对风险非显著性下降 13%（95% CI 0.72 ～ 1.04，$P = 0.206$）。

脑卒中在氯沙坦组发生 232 例，阿替洛尔组 309 例，在氯沙坦组相对风险显著降低 25%（95% CI 0.63 ～ 0.88，$P = 0.001$）。

心肌梗死在氯沙坦组发生 198 例，阿替洛尔组 188 例，在氯沙坦组相对风险非显著性增加 5%（95% CI 0.86 ～ 1.28，$P = 0.491$）。

新发糖尿病在氯沙坦组发生 241 例，阿替洛尔组 319 例，在氯沙坦组显著性减少 25%（95% CI 0.64 ～ 0.89，$P = 0.001$）。

## 四、研究结论

在同等降压的前提下，氯沙坦比阿替洛尔能更多避免心血管疾病发病率和死亡率，且耐受性更好。氯沙坦治疗获益似乎超越降压本身。

## 参考文献

［1］Dahlöf B，Devereux R，Kjeldsen S，et al. Cardiovascular morbidity and mortality in the Losartan Intervention For Endpoint reduction in hypertension study（LIFE）：a randomised trial against atenolol. Lancet，2002，359：995-1003.

［2］Dhlöf，B，Devereux，RB，de Faire，U et al. The Losartan Intervention For Endpoint reduction（LIFE）in Hypertension Study：rationale，design，and methods. Am J Hypertens，1997，10：705-713.

表 25-1　LIFE 研究终点事件

| 终点事件 | 事件数（%） | | 相对风险 | 95% CI |
| --- | --- | --- | --- | --- |
| | 氯沙坦 | 阿替洛尔 | | |
| 心血管死亡，脑卒中，心肌梗死 | 508/4605（11.0%） | 588/4588（12.8%） | 0.86 | ［0.77 ～ 0.96］ |
| 心血管死亡 | 204/4605（4.4%） | 234/4588（5.1%） | 0.87 | ［0.72 ～ 1.04］ |
| 脑卒中 | 232/4605（5.0%） | 309/4588（6.7%） | 0.75 | ［0.63 ～ 0.88］ |
| 心肌梗死 | 198/4605（4.3%） | 188/4588（4.1%） | 1.05 | ［0.86 ～ 1.28］ |
| 总死亡 | 383/4605（8.3%） | 431/4588（9.4%） | 0.89 | ［0.78 ～ 1.01］ |
| 心绞痛住院 | 160/4605（3.5%） | 141/4588（3.1%） | 1.13 | ［0.90 ～ 1.41］ |
| 心力衰竭住院 | 153/4605（3.3%） | 161/4588（3.5%） | 0.95 | ［0.76 ～ 1.18］ |
| 血运重建 | 261/4605（5.7%） | 284/4588（6.2%） | 0.92 | ［0.78 ～ 1.08］ |
| 心搏骤停复苏 | 9/4605（0.2%） | 5/4588（0.1%） | 1.79 | ［0.60 ～ 5.35］ |
| 新发糖尿病 | 241/4605（5.2%） | 319/4588（7.0%） | 0.75 | ［0.64 ～ 0.89］ |

# 第二节 LIFE 研究解读与评价

刘　靖（北京大学人民医院）

"氯沙坦干预降低高血压终点事件研究"（LIFE 研究）是一项由研究者发起的前瞻、多中心、随机、双盲、活性药物对照，以复合心血管事件驱动的临床试验。该试验纳入了 9193 例有心电图左心室肥厚证据的高血压患者，平均年龄 67 岁，随机采用血管紧张素 II 受体阻滞剂（ARB）氯沙坦或 β 受体阻滞剂阿替洛尔为基础的治疗方案。经过近 5 年随访，氯沙坦组与阿替洛尔组血压分别下降 30.2/16.6 mmHg 和 29.1/16.8 mmHg。氯沙坦组的主要复合终点事件（脑卒中、心肌梗死和心血管死亡）较阿替洛尔组显著下降，相对风险减少 14%（11% vs. 12.8%，$P = 0.021$）。除此之外，氯沙坦组致死性和非致死性脑卒中相对风险减少 25%（$P = 0.001$），新发生的糖尿病减少 25%（$P = 0.001$）。总的不良反应事件、药物有关的不良反应事件或严重不良反应事件导致的治疗中止率在氯沙坦组都显著低于阿替洛尔组。LIFE 的主要结果在 2002 年美国心脏病学院（ACC）年度会议上公布，并在《柳叶刀》（the Lancet）杂志上发表[1]。

LIFE 研究是一项具有里程碑意义的临床试验，其结果对"传统"的降压药物与降压治疗策略提出了挑战。深入解读 LIFE 研究的背景与结果，评价 LIFE 研究的临床意义，有助全面理解 LIFE 研究，在临床实践中转化、应用 LIFE 研究的成果，也有助于开拓思路，对今后设计、开展临床研究有所帮助。

## 一、LIFE 研究的背景

在 LIFE 研究之前，降压药物的临床试验，无论是钙通道阻滞剂（CCB）还是血管紧张素转化酶抑制剂（ACEI）等一些"新兴"的降压药物，多是同"传统"的降压药物如利尿剂和 β 受体阻滞剂进行比较，在大样本研究中并未显示出"新药"优于"老药"。因而后两者依然是高血压患者预防心血管疾病发病与死亡的"金标准"。

20 世纪 90 年代中期，第一个血管紧张素 II 受体阻滞剂（ARB）氯沙坦应用于临床，此后相继有缬沙坦、厄贝沙坦、替米沙坦等不同 ARB 上市。此类药物降压持久、平稳，不良反应少，患者耐受性极佳，获得临床医生的关注与认可。然而，ARB 这一全新的降压药物与临床上已广泛使用的利尿剂、β 受体阻滞剂相比，在心血管疾病预防方面的价值尚缺乏大规模临床试验的评价。

与此同时，在控制血压之外人们开始关注靶器官损害的评估与预防。左心室肥厚（LVH）是高血压心脏损害的常见表现形式，可以预测心血管疾病发病及死亡风险。临床判定 LVH 通常采用心电图和超声心动图。前者多根据心电图左心导联的电压负荷来反映 LVH，临床上多采用 Sokolow-Lyon 电压标准诊断 LVH：$S_{V_1} + R_{V_5}$ 或 $R_{V_6} > 38$ mV；后来又开发出 QRS 波电压和时间的乘积（Cornell 乘积）标准来判定 LVH：$(R_{aVL} + S_{V_3}) \times$ QRS 时限 $> 2440$ mV·ms。心电图诊断 LVH 便捷易行，但敏感度不高，检出率偏低。超声心动图一直被视为诊断 LVH 的"金标准"，通过二维超声测量的室间隔、左心后壁及游离壁等部位的厚度及间接计算的左心室质量指数（left ventricular mass index，LVMI）可以反映 LVH，具有特异性强、敏感度好、检出率高等优势，但限于条件及成本，临床应用尚不普遍。心电图判定 LVH 尽管敏感度稍差，但临床研究发现，其对心血管预后的预测价值不低。有人对 Framingham 研究中的心电图数据进行分析，结果发现心电图 QRS 波电压（反映 LVH）最高百分位数或严重 ST 段压低（反映心肌缺血）者随访期间心血管事件风险是 QRS 波电压最低百分位数或 ST 段正常者的 3 ~ 5 倍，此外长期随访中随着 QRS 波电压降低和 ST 段压低改善，心血管风险下降近 50%。

在早先的一些小样本研究中，ACEI 及 ARB 氯沙坦逆转 LVH 的作用优于利尿剂及 β 受体阻滞剂，显示出改善心血管预后方面具有潜在价值，但仍有待于大样本临床对照试验证实。

基于此，由研究者发起、默克公司资助开展

了 LIFE 研究，以传统的降压药物 β 受体阻滞剂阿替洛尔为基准，旨在确定 ARB 氯沙坦是否具有降压以外改善 LVH、降低心血管疾病发病率和死亡率的作用。

## 二、LIFE 研究的临床意义

### 1. 降压药物"头对头"（head-to-head）比较显示心血管获益不同

20 世纪 80 年代之后，随着 CCB、ACEI 等新型降压药物的出现，相继开展了其与利尿剂、β 受体阻滞剂等传统药物"头对头"比较的临床研究及临床试验。然而令人遗憾的是，与小样本的临床研究结果不同，大规模的临床试验，包括"卡托普利预防项目"（The CAPtopril Prevention Project，CAPPP）、"瑞典老年高血压试验 -2"（Swedish Trial in Old Patients with Hypertension-2，STOP-2）等研究并未显示 ACEI、CCB 等新药在改善心血管预后方面优于利尿剂、β 受体阻滞剂等传统药物，使得人们对新药的应用热情有所减退。阿替洛尔是世界上使用最广泛的 β 受体阻滞剂之一，在与安慰剂对照的研究中显示可降低高血压患者的心血管事件的风险。LIFE 研究通过大样本、长程随访证实，以氯沙坦为基础的治疗比以阿替洛尔为基础的治疗能够更大程度降低心脑血管事件发生率。在 LIFE 研究中，不仅复合的心脑血管事件发生率有所下降，脑卒中的相对风险也下降达 25%，显示出氯沙坦在预防卒中方面具有阿替洛尔无可比拟的优势。LIFE 研究是首个证实不同降压药物心血管获益不同的大规模临床试验，具有里程碑意义。大样本临床试验荟萃分析已经证实，降压是降低心血管事件的前提与基础，提示"降压很重要"；LIFE 研究的结果表明，选择不同的降压药物，患者的预后大不相同，即"如何降低血压也很重要"。LIFE 研究的结果也重新燃起新、老降压药物比较的希望之火，后续相继开展了大量新、老降压药物或不同新型降压药物"头对头"比较的大型临床试验。

### 2. 降压药物"头对头"比较显示对 LVH 逆转作用有差异

LIFE 研究首次在大规模临床试验中证实，ARB 氯沙坦相对于 β 受体阻滞剂阿替洛尔，逆转 LVH 的作用更显著。无论采用 Sokolow-Lyon 电压标准还是采用 Cornell 乘积标准来判定，氯沙坦改善 LVH 的作用均显著优于阿替洛尔。

而 LVH 逆转的临床意义在 LIFE 研究的事后分析中进一步验证：与心电图 LVH 进展的患者相比，LVH 较轻的患者，最后经超声心动图证实左心室质量大小（绝对值）逐渐降低，表明 LVH 真正得到了逆转。更重要的是，LIFE 研究中经心电图判定 LVH 逆转者，心血管疾病发病率和死亡率也明显降低，尤其是心源性死亡相对于未逆转者显著减少[2-3]。使得逆转 LVH，降低心血管事件这一逻辑获得了大样本临床试验的证据支持，也使得逆转 LVH 成为高血压治疗的新靶点之一。

### 3. 降压药物"头对头"比较显示对新发糖尿病影响有差别

新发糖尿病（new onset diabetes）是 LIFE 研究预设的三级终点事件之一。既往的临床试验很少将新发糖尿病作为终点事件。LIFE 研究首次在大规模临床试验中证实，ARB 氯沙坦相对于 β 受体阻滞剂阿替洛尔，显著减少了新发糖尿病的出现，相对风险降低 25%。近年来人们开始关注高血压患者的代谢风险，尤其是合并肥胖的高血压患者多有胰岛素抵抗，容易发生糖、脂代谢紊乱。已经有临床研究显示，高血压患者发生糖尿病的风险较血压正常者增高 2 倍以上。同时，高血压患者伴存的糖、脂代谢紊乱显著增加后续发生 2 型糖尿病以及心血管事件的风险。因而在降压药物的选择中，已经有小样本对照研究及荟萃分析显示，利尿剂、β 受体阻滞剂的应用相对于安慰剂或 CCB、ACEI 有可能增加血糖紊乱。LIFE 研究的结果提示，ARB 能够降低新发糖尿病的相对风险。目前对于究竟是 ARB 减少了新发糖尿病，还是 β 受体阻滞剂增加了新发糖尿病尚有争论。从机制上来看，ARB 能够改善胰岛素抵抗，增加胰岛素敏感性，因而能够改善血糖；而 β 受体阻滞剂减少胰岛素分泌，增加肝糖输出，降低周围组织（骨骼肌）对葡萄糖的摄取与利用，因而有可能使血糖恶化并掩盖低血糖症状。尽管 LIFE 研究尚不能消除上述分歧，但提示在高血压的临床试验中，应关注糖代谢紊乱，新发糖尿病应作为药物临床试验观察的终点指标。

此外，LIFE 研究的糖尿病亚组分析发现，氯沙坦治疗比阿替洛尔显著减少了糖尿病患者的复合心血管事件（24.5%，$P = 0.031$），同时显著降低心血管死亡，相对风险下降36.6%（$P = 0.028$），心脏性猝死的相对风险也显著降低达51%（$P = 0.027$）。

上述结果表明，ARB氯沙坦的治疗不但可以降低LVH高血压患者的代谢风险，同时在已经发生糖代谢紊乱（糖尿病）的患者中还可以显著减少心源性死亡，给患者带来了更大程度的保护。

### 4. 降压药物"头对头"比较，新药胜出

LIFE研究通过严格对照和长程随访证实了ARB氯沙坦为基础的治疗在降低心脑血管事件、逆转LVH等方面的心血管获益超越β受体阻滞剂阿替洛尔，在减少新发糖尿病等代谢异常的风险方面也显示出显著的优势。与此同时，LIFE研究还证实ARB氯沙坦长期治疗高血压具有较低的不良反应发生率，患者的依从性好，包括心动过缓、肢体发冷与性功能障碍等发生率以及血尿酸增高幅度均低于阿替洛尔，因各种原因导致的治疗中止的比例也低于阿替洛尔。高血压药物治疗过程中的不良反应是令患者难以坚持治疗的重要因素，开发、应用新的疗效确切、不良反应少、耐受性好的药物有助于提高血压达标率，改善群体血压控制水平。在LIFE研究"头对头"比较中，新药ARB全面胜出，为新型降压药物的推广应用提供了充分的临床证据。

### 5. "降压以外的获益"再受关注

LIFE研究中，氯沙坦与阿替洛尔治疗组的最终收缩压相差0.9 mmHg，舒张压相差1.3 mmHg。两组间获益的差别很难用1 mmHg左右的血压差异来解释。既往对大型临床试验的荟萃分析发现，收缩压2 mmHg的差异，在老年高血压患者中脑卒中发生率相差可达6%。LIFE研究中，如此小的收缩压差异难以解释氯沙坦治疗组脑卒中相对风险降低25%的优势。既往小样本临床研究曾发现不同降压药物在降压相同或相近情况下，一些血管事件发生率存在一定差异，因而提出所谓"降压以外的获益"。但在随后的大型荟萃分析中，不同类型的降压药物总体心血管获益相差不大。尤其是脑卒中，在不同荟萃分析中一致地呈现血压依赖性降低或增加，即血压升高，脑卒中风险增加；血压降低，脑

卒中风险下降。LIFE研究在几乎相同的降压前提下脑卒中获益相差如此显著，再次引发了人们对于"降压以外的获益"的关注。

### 6. 联合利尿剂血压控制率提高

在LIFE研究中，无论是氯沙坦组还是阿替洛尔组，使用初始50 mg剂量能使血压有效控制的比例不超过10%，绝大多数患者需倍增剂量或联合包括利尿剂在内的其他降压药物。这一结果提示，单药尤其是起始剂量对于高危高血压患者治疗作用有限。根据试验结束时的用药统计，氯沙坦组66%的患者联合了其他降压药物，而阿替洛尔组61%的患者联合了其他药物，其中绝大多数是氢氯噻嗪。表明在心血管高危的高血压患者的治疗中，联合治疗不可或缺。ARB与利尿剂的联合治疗不但可以有效降低血压，提高血压控制率，更为重要的是这一联合策略比β受体阻滞剂与利尿剂的联合可以产生更大程度的心血管保护效应与事件下降。LIFE研究也因此而成为众多高血压指南推荐ARB＋利尿剂——这一所谓"优化"联合策略的重要证据来源。

## 三、LIFE研究的卫生经济学评价

Dahlof等运用LIFE研究的结果，对欧洲联盟的15个成员国中符合LIFE试验的纳入和排除标准的高血压伴左心室肥厚的患者（$n = 780$万）进行预测指出，与阿替洛尔相比，采用氯沙坦治疗5.5年内可避免12.5万人遭受第一次脑卒中。在美国，大约有390万例符合LIFE研究入选标准（55岁或以上，患高血压和左心室肥厚，无充血性心力衰竭）的患者；其中270万例没有糖尿病。如果假设这些人与LIFE研究中阿替洛尔组的患者有同样的发生心血管事件的概率，血压控制到同样水平，以氯沙坦治疗4.8年将带来如下益处：少发生7万例心血管患病事件或死亡，少发生6.6万例首次卒中，少发生5.4万例新出现的糖尿病[4]。Boersma等根据按荷兰卫生保健费用计算的相关指标估算了脑卒中后的终身费用，并依据LIFE研究指出，与阿替洛尔相比，采用氯沙坦治疗可降低卒中危险，虽然药物费用支出稍高，但总体支出减少，因而更具药物经济学价值[5]。

# 参考文献

[ 1 ] Dahlöf B，Devereux R，Kjeldsen S，et al. Cardiovascular morbidity and mortality in the Losartan Intervention For Endpoint reduction in hypertension study（LIFE）：a randomised trial against atenolol. Lancet，2002，359：995-1003.

[ 2 ] Okin P，Devereux R，Liu J，et al. Regression of electrocardiographic left ventricular hypertrophy predicts regression of echocardiographic left ventricular mass：the LIFE study. J Hum Hypertens，2004，18：403-409.

[ 3 ] Okin P，Devereux R，Jern S，et，al. Regression of electrocardiographic left ventricular hypertrophy during antihypertensive treatment and the prediction of major cardiovascular events. JAMA，2004，292：2343-2349.

[ 4 ] Dahlof B，Burke T，Krobot K，et al. Population impact of losartan use on stroke in the European Union（EU）：projections from the Losartan Intervention For Endpoint reduction in hypertension（LIFE）study. J Hum Hypertens，2004，18（6）：367-373.

[ 5 ] Boersma C，Carides G，Atthobari J，et al. An economic assessment of losartan-based versus atenolol-based therapy in patients with hypertension and left-ventricular hypertrophy：results from the Losartan Intervention For Endpoint reduction（LIFE）study adapted to The Netherlands. Clin Ther，2007，29：963-971.

# 第二十六章　PRIME（厄贝沙坦发病率和死亡率评估项目）研究

## PRIME 研究解读与评价

刘　靖（北京大学人民医院）

糖尿病是不断增长、威胁公众健康的公共卫生问题。截至 2011 年，我国糖尿病患病人数接近 1 亿，潜在的糖耐量异常（IGT）人群已超过 1 亿。2 型糖尿病的转归较差，60%～70% 的患者最终将发生心血管事件，甚至死亡。此外约 40% 的 2 型糖尿病患者将发生糖尿病肾病。在 2 型糖尿病，尤其是糖尿病肾病的治疗策略中，对于肾素血管紧张素系统（RAS）抑制剂（包括 ACEI 和 ARB）已积累了丰富的证据。

"厄贝沙坦发病率和死亡率评估项目"（the Program for Irbesartan Mortality and Morbidity Evaluation，PRIME）是 RAS 抑制剂在糖尿病肾病治疗中的一项重要研究，由 2 项子研究构成。其中一项为"厄贝沙坦治疗 2 型糖尿病合并微量白蛋白尿"（Irbesartan in Patients with Type 2 Diabetes and MicroAlbuminuria，IRMA 2）研究，另外一项称之为"厄贝沙坦糖尿病肾病试验"（Irbesartan Diabetic Nephropathy Trial，IDNT）[1-2]。IRMA 2 研究针对微量蛋白尿到显性蛋白尿阶段，IDNT 则关注大量白蛋白尿到终末期肾病进展，因而 PRIME 研究涵盖了 2 型糖尿病所致肾病全程。深入解读 PRIME 研究，解析 RAS 抑制剂在糖尿病肾病进程中的保护效应，有助于在临床实践中针对高血压伴糖尿病患者中肾保护制订优化的干预策略。

## 一、IRMA 2：ARB 延缓糖尿病肾病进程，剂量大保护作用更强

IRMA 2 研究目的有两个，探索 RAS 系统抑制剂，尤其是 ARB 厄贝沙坦能否预防或延缓 2 型糖尿病肾病早期患者由微量白蛋白尿进展至显性蛋白尿；其次，比较临床常用降压药物，如 RAS 系统抑制剂、钙通道阻滞剂（CCB），以及其他对照药物治疗能否延缓 2 型糖尿病肾病发展至显性蛋白尿阶段，甚至降低心血管事件发生率。本研究并非仅是一项安慰剂对照试验，而且探索了 RAS 抑制剂（厄贝沙坦）足剂量与常规剂量相比能否带来更加强大的肾保护效应。

研究纳入了 590 名轻中度高血压合并 2 型糖尿病及微量白蛋白尿的患者，经 5 周筛选导入期后随机分入安慰剂对照组、厄贝沙坦 150 mg 治疗组及厄贝沙坦 300 mg 治疗组，随访 2 年。对照组采用除 ACEI、ARB 或二氢吡啶类钙通道阻滞剂之外的降压药物，以保证观察期间 3 组患者血压能够达到相似水平。主要终点为从微量白蛋白尿的进展至显性蛋白尿（连续 2 次尿蛋白排泄率超过 200 μg/min 或尿蛋白超过 300 mg/d、与基础值相比增加 30% 以上）的时间。

治疗期间内 3 组患者血压控制无显著差异，包括其中采用动态血压监测评价的患者。与对照组相比，150 mg/d 厄贝沙坦可延缓由微量白蛋白尿发展至显性蛋白尿的时间；将厄贝沙坦剂量增高至

300 mg/d 可使显性蛋白尿的发生风险降低 70% 以上（图 26-1），差异有统计学意义。本研究所呈现的证据表明，在同等程度降压的前提下，300 mg/d 足剂量厄贝沙坦治疗显著延缓了由微量白蛋白尿发展至显性蛋白尿的进程。次要终点方面，安慰剂组患者尿蛋白排泄率与基线水平相比降低了 2%，150 mg/d 及 300 mg/d 厄贝沙坦治疗组尿蛋白排泄率分别较基线降低 24% 和 38%，与安慰剂组相比均达到显著的统计学差异（$P < 0.001$）。并且 300 mg/d 足剂量厄贝沙坦使更多患者的尿蛋白排泄率恢复到正常水平。观察期内 3 组间不良反应包括因此而中止试验的比例无显著差别。厄贝沙坦组主要心血管事件较对照组也有降低趋势。IRMA2 研究证实在 2 型糖尿病合并轻中度高血压患者中，300 mg/d 足量厄贝沙坦具有明确的独立于降压效应之外的肾保护作用。

## 二、IDNT：大剂量 ARB 降低终末期肾病及心力衰竭事件风险

在世界范围内，由于糖尿病的流行，因糖尿病肾病导致的终末期肾病患者占有较高比例，而终末期肾病患者死亡率显著增高。寻找合理的治疗策略来降低终末期肾病发生率，是 IDNT 设计的宗旨。该研究纳入 1715 名高血压且伴显性蛋白尿（> 900 mg/d）的 2 型糖尿病患者。5 周导入期后随机分入安慰剂对照组，厄贝沙坦 150 ~ 300 mg/d 组，氨氯地平 5 ~ 10 mg/d 组。对照组患者仍采用非 RAS 抑制剂、非 CCB 类降压药物治疗。研究首要终点为肾脏病终点事件［包括肌酐水平倍增、终末期肾病（进展至需透析、肾移植、肌酐水平超过 6 mg/dl）以及全因死亡］的时间。同时，研究也观察了 3 种治疗方案对于糖尿病肾病患者（尤其是进入后期的糖尿病肾病患者）心血管事件发生的情况。总体而言，IDNT 在实现相同程度降压前提下，观察 RAS 抑制剂、CCB 及安慰剂（其他降压药物治疗）对于此类患者肾及心血管预后的影响。

基线患者平均年龄为 59 岁，男性比例超过 60%，体重指数、血压、糖化血红蛋白水平均高于 IRMA2 研究人群水平，因此该人群心血管风险显著高于 IRMA2 研究。此外 IDNT 研究中患者糖尿病病程更长，近 30% 患者有心脑血管事件病史，70% 有微血管病变，这也是在糖尿病进展到一定阶段之后，几乎所有的患者都要经历的自然病程。

4 年随访期间，厄贝沙坦或氨氯地平为基础降压治疗组血压控制与对照组相同。厄贝沙坦和氨氯地平治疗组平均联合药物为 3 种，对照组为 3.3 种。首要终点方面，厄贝沙坦显著降低终末期肾脏病事件风险，相对风险较氨氯地平下降 23%，较对照组下降 20%（图 26-2），差异均具有统计学显著性。其他肾脏终点方面，厄贝沙坦 300 mg/d 组患者的尿白蛋白排泄率与基线水平相比降幅超过 30%，显著高于氨氯地平组 6% 和对照组 10% 的

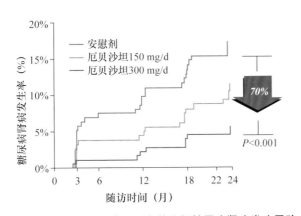

图 26-1　高剂量厄贝沙坦更有效降低糖尿病肾病发病风险

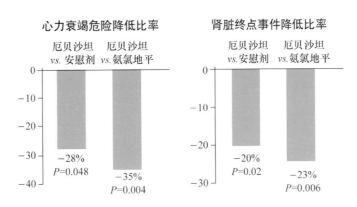

图 26-2　与氨氯地平相比，厄贝沙坦更有效降低心力衰竭和肾脏终点事件

降幅。该结果提示，2 型糖尿病大量白蛋白尿阶段，采用 RAS 抑制剂厄贝沙坦治疗依然可以实现显著的尿蛋白改善。IDNT 结果表明，与氨氯地平 10 mg/d 以及对照组同等降压前提下，足量厄贝沙坦（300 mg/d）可以显著降低终末期肾脏病事件的发生率。其获益明显优于 CCB，以及其他非 CCB、非 RAS 抑制剂类降压药的治疗。

心血管事件的发生率是 IDNT 的次要终点之一。3 组患者心力衰竭发生时间及风险不同。与氨氯地平组相比，厄贝沙坦组患者进展为心力衰竭的时间明显延长，心力衰竭的相对风险下降超过 35%，差异具有统计学显著性；与对照组相比，相对风险下降近 30%（图 25-2）。因此在 2 型糖尿病后期、尤其是糖尿病肾病显性蛋白尿阶段，采用厄贝沙坦进行干预治疗能够比氨氯地平更加明显地延缓心力衰竭的发生。

整个研究期间，3 组早期血肌酐升高、因药物不良反应而停用试验药物事件发生率均无明显差别。且厄贝沙坦组每 1000 天不良反应发生率显著低于氨氯地平组，甚至低于对照组。结果提示糖尿病肾病进展到显性蛋白尿阶段，患者对 300 mg/d 厄贝沙坦治疗耐受性良好。

IDNT 表明在同等降压的前提下，与非 RAS 抑制剂、非 CCB 治疗方案相比，300 mg/d 厄贝沙坦显著延缓糖尿病肾病的进展速度；与 CCB 类药物相比，300 mg/d 厄贝沙坦显著降低肾脏终点事件及进展为心力衰竭的风险，降低幅度超过 20%，患者对厄贝沙坦的耐受性良好。

基于上述研究结果，2007 年 3 月厄贝沙坦在国内获批用于治疗合并高血压的 2 型糖尿病肾病，成为唯一拥有此适应证的 ARB。

为评价厄贝沙坦在中国糖尿病伴白蛋白尿患者中的疗效与安全性，国内也开展了一项多中心随机双盲对照研究，结果表明厄贝沙坦 300 mg/d 可有效降低 2 型糖尿病伴白蛋白尿患者的尿白蛋白排泄率，且耐受性和安全性良好。

## 三、ARB 足量是高血压伴糖尿病患者肾保护的关键

PRIME 研究结果表明 300 mg/d 足量厄贝沙坦可有效延缓合并高血压的 2 型糖尿病肾病患者由微量白蛋白尿进展为显性蛋白尿阶段。一旦发生显性蛋白尿，启动厄贝沙坦治疗同样可降低终末期肾病事件风险。无论是 IRMA 2 研究还是 IDNT，300 mg/d 足量厄贝沙坦的肾脏获益（包括早期获益和晚期获益）都是建立在同等降压的基础之上，因此可以认为厄贝沙坦具有独立于降压作用之外的保护效应[3]。换言之，在传统药物治疗的基础上加用足量厄贝沙坦（300 mg/d）将为 2 型糖尿病肾病患者带来确切的获益。在未来，这种治疗策略应该被用于更多的 2 型糖尿病肾病患者。

## 参考文献

[1] Lewis E，Hunsicker L，Clarke W，et al. Collaborative Study Group：Renoprotective effect of the angiotensin receptor antagonist irbesartan in patients with nephropathy due to type 2 diabetes. N Engl J Med，2001，345：851-860.

[2] Parving H，Lehnert H，Brochner-Mortensen J，et al. Irbesartan in Patients with Type 2 Diabetes and Microalbuminuria Study Group：The effect of irbesartan on the development of diabetic nephropathy in patients with type 2 diabetes. N Engl J Med，2001，345：870-878.

[3] Ravera M，Ratto E，Vettoretti S，et al. Prevention and treatment of diabetic nephropathy：The Program for Irbesartan Mortality and Morbidity Evaluation. J Am Soc Nephrol，2005，16：S48-S52.

# 第二十七章　ROADMAP 研究（奥美沙坦预防糖尿病微量白蛋白尿的随机研究）

## ROADMAP 研究解读与评价

富华颖　李广平（天津医科大学第二医院）

### 一、研究的背景和目的

糖尿病肾病是终末期肾病的越来越常见原因，肾功能不全及肾功能恶化的发展速度与患者血压密切相关。在糖尿病肾病患者和存在微量白蛋白尿和蛋白尿的 3 期或 4 期慢性肾脏病患者中均发现存在肾素－血管紧张素系统的过度激活。血管紧张素转化酶抑制剂（ACEI）和血管紧张素受体阻滞剂（ARB）能够延缓肾小球滤过率（GFR）的减低和降低白蛋白排泄率。ACE 抑制剂能够抑制延缓同时患有高血压和 2 型糖尿病、正常肾功能、尿蛋白正常患者尿微量白蛋白的出现[1]。而在糖尿病病程早期应用 ARB 是否能够同样获益尚不明确时，奥美沙坦预防糖尿病微量蛋白尿的随机研究（Randomised Olmesartan and Diabetes Microalbuminuria Prevention Study，ROADMAP 研究）为我们做出了解答[2-3]。

该试验目的是在患有 2 型糖尿病且至少有一种其他心血管疾病风险因素的患者中，随机给予奥美沙坦酯（40 mg/d）或安慰剂，并被允许使用 ACEI 或 ARB 以外的其他抗高血压药，使血压控制于 < 130/80 mmHg，观察 ARB 治疗是否能够延缓或预防尿白蛋白正常的 2 型糖尿病患者出现微量白蛋白尿。

### 二、研究的设计与结果

ROADMAP 研究是一项在欧洲开展的随机、双盲、安慰剂对照的多中心临床 3b 期试验。欧洲 19 个国家 262 个中心参与了此项试验。试验包括了 4447 名（男性 2052 例，女性 2395 例，年龄 18 ～ 75 岁）患有 2 型糖尿病且至少有一种其他心血管疾病风险因素的患者。分为两组：一组接受奥美沙坦（40 mg，1 次 / 日），另一组接受安慰剂治疗，中位随访时间 3.2 年。根据需要，可以额外使用抗高血压药物（血管紧张素转化酶抑制剂或 ARB 除外）将血压降至 130/80 mmHg 以下。主要的终点是首次出现微量白蛋白尿的时间，次要终点是肾和心血管事件的发生时间。

结果显示，与安慰剂对照组比较，奥美沙坦治疗组患者的目标血压即血压 < 130/80 mmHg 达标率接近 80%，而安慰剂组为 71%；奥美沙坦治疗组患者的门诊测量血压值比安慰剂组低 3.1/1.9 mmHg。奥美沙坦治疗组中，8.2%（2160 例可评估患者中有 178 例）患者出现微量白蛋白尿，而安慰剂组中为 9.8%（2139 例患者中有 210 例）；奥美沙坦治疗组首次出现微量白蛋白尿的时间延后了 23%（微量蛋白尿发生的风险比为 0.77，95% 可信区间为 0.63 ～ 0.94，$P = 0.01$）。奥美沙坦治疗组比安慰剂组发生非致死性心血管事件的患者略少，发生率分别为 3.6%（2232 例患者中有 81 例）和 4.1%（2215 例患者中有 91 例），但是发生致死性心血管事件的人数较多，分别为 15 例（0.7%）和 3 例（0.1%），$P = 0.01$。出现这种差异部分是因为在有冠心病史的患者中，奥美沙坦治疗组患者的心

血管病死亡率（2.0%，564 例患者中有 11 例）高于安慰剂组患者（0.2%，540 例患者中有 1 例），$P = 0.02$。

## 三、研究的相关问题

ROADMAP 研究已经证明，奥美沙坦能显著地预防或延缓糖尿病患者微量白蛋白尿的发生，但值得关注的是预料之外的发现，即奥美沙坦组因心血管事件（心脏病或猝死）死亡的数量较安慰剂组高（15 vs. 3，$P = 0.01$）。分析奥美沙坦组心血管事件高于安慰剂组的主要原因，可能是在奥美沙坦治疗组中致命的心肌梗死（5 vs. 0）和心脏性猝死（7 vs. 1）例数较多，而大部分心血管原因死亡发生在 1104 例原有冠心病的亚组患者中。进一步的探索性分析显示，在原有冠心病的患者中，其收缩压处于最低四分位数和收缩压降低值处于最高四分位数者有更高的因心血管事件死亡发生率。因此，在一些高风险患者过多地降低血压可能增加死亡危险性，这一发现与"J 型曲线效应"是一致的。J 型曲线现象为血压控制低于某一水平而临床终点事件增加的现象。另外，还不能排除是奥美沙坦的直接效应。

## 四、研究的意义和临床应用指导

ROADMAP 研究是证明奥美沙坦是否可以减少 2 型糖尿病患者微量白蛋白尿发生的一项一级预防临床试验，其结果表明在 4000 多例糖尿病患者中，阻断肾素-血管紧张素系统可通过血压依赖和非血压依赖的作用减少糖尿病患者出现微量白蛋白尿。与许多研究结果相似，应用 ARB、ACEI 的获益已超越了单纯血压控制，特别是在糖尿病、微量白蛋白尿或慢性肾脏病患者中。而最有可能在 ARB 治疗中获益患者的基线特征为：治疗前收缩压 ≥ 135 mmHg；血糖控制良好（糖化血红蛋白 ≤ 7.3 mg/dl）；较低水平的肾功能［估测肾小球滤过率 < 84 ml/（min·1.73 m²）］以及尿白蛋白/肌酐比值 > 4。ROADMAP 研究结果与 RASS 研究（Renin-Angiotensin System Study） 和 DIRECT（Diabetic Retinopathy Candesartan Trials） 研究结果不同，RASS 研究和 DIRECT 研究均未得出 ACEI 和 ARB 对 1 型糖尿病和 2 型糖尿病患者尿微量白蛋白的发生起有益作用的结论。但在这两项研究中入选患者的基线收缩压水平较低，分别为 133 mmHg（DIRECT 研究）和 120 mmHg（RASS 研究）。因此，总体来说似乎基线血压越高，抑制肾素血管紧张素系统获益越大。

ROADMAP 研究中患者心血管疾病（CVD）事件的发生率很低，这表明降血压可能降低 CVD 的发生风险。然而，ROADMAP 研究并未能证实 ARB 可降低糖尿病患者的心血管疾病转归风险。此外，与安慰剂组相比，奥美沙坦显著降低了患者的血压，同时明显增加了低血压的发生率。动物实验表明当冠状动脉灌注压低于 40 ～ 50 mmHg，冠状动脉血流即明显减慢，故低血压可能是奥美沙坦组患者因心血管事件死亡率较高的原因之一。提示对有潜在心血管危险的患者应避免过度降低血压（低于 120/70 mmHg）。

## 参考文献

[1] Ruggenenti P, Fassi A, Ilieva AP, et al. Preventing microalbuminuria in type 2 diabetes. N Engl J Med, 2004, 351: 1941-1951.
[2] Grassi G. The ROADMAP trial: olmesartan for the delay or prevention of microalbuminuria in type 2 diabetes. Expert Opin Pharmacother, 2011, 12（15）: 2421-2424.
[3] Haller H, Ito S, Izzo JL Jr, et al. Olmesartan for the delay or prevention of microalbuminuria in type 2 diabetes. N Engl J Med, 2011, 364（10）: 907-917.

# 第二十八章　SYMPLICITY HTN-3（Symplicity 导管消融治疗顽固性高血压第 3 次试验）

## 第一节　SYMPLICITY HTN-3 介绍

刘　靖（北京大学人民医院）

SYMPLICITY HTN-3 试验是一项多中心、前瞻性、单盲、随机、假手术对照试验，旨在评价肾去交感神经手术（RDN）治疗顽固性高血压的安全性及有效性。该试验共招募 535 名严重顽固性高血压患者，按照 2∶1 进行分组，分别进行双侧肾去神经支配疗法或假手术治疗。2014 年美国心脏病学会（ACC）年度会议上 SYMPLICITY HTN-3 研究结果公布，同时在《新英格兰医学杂志》（NEJM）在线发表[1-2]。

### 一、入选标准

（1）研究对象：18 ～ 80 岁的成人。

（2）受试者已接受 3 种或以上最大耐受剂量的降压药物治疗，其中之一须为利尿剂。上述药物在入选前 2 周即开始应用，且需维持至少 6 个月。

（3）首次筛查及随后的确认访视时诊室收缩压（SBP）≥ 160 mmHg（血压每次测量三遍，取平均值）。

### 二、排除标准

（1）估算肾小球滤过率（eGFR）< 45 ml/（min·1.73 m$^2$）。

（2）动态血压监测（ABPM）24 h 平均 SBP < 135 mmHg。

（3）1 型糖尿病患者。

（4）睡眠呼吸暂停除了需要夜间呼吸支持外，还需要长期氧疗或机械通气［如气管切开，持续气道正压通气（CPAP），双相气道正压通气（BiPAP）］。

（5）原发性肺动脉高压。

（6）妊娠或计划妊娠。

### 三、研究方案

受试者随机进入 RDN 组及假手术组，按照 2∶1 分配。RDN 组在肾动脉造影后采用 Medtronic 公司 Symplicity RDN 消融导管进行双侧肾动脉内膜射频消融，假手术组仅进行肾动脉造影。受试者不知晓是被分配至 RDN 组还是假手术组，血压评估由专人进行，其也不知晓患者分组情况（临床试验注册码：NCT01418261）。

### 四、研究终点

（1）主要终点：诊室 SBP 自基线至治疗 6 个月时下降幅度（与假手术组相比，RDN 组需多降低 5 mmHg 以上）。

（2）次要终点：24 h 动态 SBP 自基线至治疗 6 个月时下降幅度。

（3）安全性终点：1 个月时出现复合死亡、终末期肾脏病、栓塞导致终末期器官损伤、肾动脉或其他血管并发症或高血压危象，或者 6 个月时新发肾动脉狭窄超过 70%。

## 五、主要结果

自 2011 年 10 月至 2013 年 5 月来自美国 88 个医疗中心的 1441 名受试者中最终有 535 例患者被纳入研究。受试者平均年龄 57 岁，男性占 60%，近 70% 为白人，45% 合并 2 型糖尿病，9%eGFR < 60 ml/（min·1.73 m²）。受试者平均服用 5 种降压药物（其中 4 种达到最大剂量），近 100% 患者服用氢氯噻嗪或其他利尿剂，9 成以上服用血管紧张素转化酶抑制剂（ACEI）或血管紧张素受体阻滞剂（ARB），近 1/4 服用螺内酯。6 个月时所有两组受试者服用的降压药物的数量与种类同基线时无显著改变。

RDN 组 6 个月内 SBP 自基线平均下降 14.13 mmHg，假手术组 SBP 下降 11.74 mmHg，两组相差 2.39 mmHg，未达到统计学显著性差异。

24 h 动态 SBP 结果显示，RDN 组患者平均血压下降 6.75 mmHg，假手术组为 4.79 mmHg，相差 1.96 mmHg，也未达到统计学显著性差异。

RDN 组有 5 例发生主要不良事件，假手术组为 1 例。与假手术组相比，RDN 组任何原因死亡、终末期肾脏病、栓塞事件及肾动脉或血管并发症的复合终点发生率无差异。

## 六、结论

SYMPLICITY HTN-3 结果显示，顽固性高血压患者经 RDN 治疗 6 个月后，与假手术组患者相比，SBP 并未呈现显著下降。

### 参考文献

[1] Bhatt D，Kandzari D，O'Neill W，et al. SYMPLICITY HTN-3 Investigators. A controlled trial of renal denervation for resistant hypertension. N Engl J Med，2014，370（15）：1393-1401.

[2] Kandzari D，Bhatt D，Sobotka P，et al. Catheter-based renal denervation for resistant hypertension：rationale and design of the SYMPLICITY HTN-3 Trial. Clin Cardiol，2012，35：528-535.

# 第二节　SYMPLICITY HTN-3 评价与思考

蒋雄京（中国医学科学院阜外医院，国家心血管病中心）

顽固性高血压通常是指在调整生活方式的基础上，同时使用最佳剂量的包括利尿剂在内的 3 种不同类别的降压药物治疗后，血压仍不能达标。基于上述标准的真正顽固性高血压患者的患病率在不同人群中有很大变异。总体而言，接受规范治疗的高血压患者中 5%～10% 达到顽固性高血压的定义标准。

至今关于顽固性高血压的治疗一直专注于降压药物阻断各种可能导致血压升高的机制，包括使用低剂量螺内酯作为四线治疗。然而这些措施仍难以解决部分顽固性高血压。近年来，经皮导管为基础的肾去交感神经术（RDN）为顽固性高血压患者带来了新希望。其基本原理是通过插入肾动脉的射频导管释放能量，透过肾动脉的内、中膜选择性毁坏外膜的肾交感神经纤维，从而达到降低肾交感神经活性，阻断交感神经过度兴奋在维持高血压尤其是顽固性高血压过程中的作用。一项原理证明研究（SYMPLICITY HTN-1）以及随后进行的随机疗效研究（SYMPLICITY HTN-2）和荟萃分析表明经皮导管为基础的 RDN 有显著降低诊室血压的效果。自 SYMPLICITY HTN-2 试验结果发表后，新闻媒体、医学界、医疗器械生产企业及广大高血压患者对这项技术的未来充满期待。

SYMPLICITY HTN-3 是一项多中心、前瞻性、对患者设盲的随机对照研究，样本量 535 例，治疗组与对照组按 2:1 随机；对照组仅接受肾动脉造影检查，治疗组使用美敦力 Symplicity 消融导管系统进行 RDN 治疗，要求所有患者维持基线药物 6 个月。2014 年 4 月《新英格兰医学杂志》发表了该研究的结果：Symplicity 消融导管系统治疗顽固性高血压患者安全，但未达到预期的主要临床终点［即二组间随机后 6 个月诊室收缩压和 24 h 动态血压监测（ABPM）较基线的变化差异无统计学意义］[1]。这项结果引起巨大反响，阴性结果到底是由于治疗理念、治疗环节抑或治疗器械导致？明确这些问题对于未来开展 RDN 的临床研究至关重要。因此，有必要对目前 RDN 研究存在的问题和 SYMPLICITY HTN-3 后时代 RDN 的研究方向做一评述，以期为该技术未来的研究提供参考。

## 一、治疗理念：肾交感神经兴奋性的检测是否需要进一步夯实？

虽然交感神经过度激活是高血压发病的重要机制及干预靶点之一，但原发性高血压的发生和维持涉及多种机制，针对任何单一机制的药物或技术不可能彻底治愈高血压。因此，不应对 RDN 抱有过高的不切实际的期望，药物治疗仍是高血压治疗的基石，不要奢望一劳永逸地摆脱药物治疗。

人体交感神经末梢到处存在，肾交感神经升高血压的作用有多大？所有顽固性高血压是否均与肾交感神经过度兴奋有关？目前 RDN 治疗顽固性高血压的入选标准是否简化了交感神经兴奋导致高血压发生的机制？

RDN 的目的在于抑制肾交感神经过度兴奋，因此，需要寻找能在术前评估肾交感神经是否存在过度兴奋的方法及鉴别手段。例如，若患者存在心率加快、代谢亢进，仅凭临床表现很难确定是否存在交感神经过度兴奋，因为心功能障碍、缺氧、甲状腺功能亢进、贫血等均可导致心率加快。临床上需要更客观的手段评估肾交感神经是否过度兴奋。24 h 儿茶酚胺的代谢总量、肾去甲肾上腺素溢出率和直接测量肌肉交感神经放电频率都是可考虑的方法，但应用繁琐，临床可操作性及推广性受到质疑，需探索更合理有效和简便的方法评估肾交感神经兴奋在顽固性高血压患者发病过程中是否发挥了重要作用。同时，其他升高血压的代偿机制或全身交感神经反馈机制可能影响 RDN 的疗效，使其降压效果不能持久，然而目前尚缺乏评估这些反馈机制在 RDN 术后调节作用的研究，这将是未来研究的重点之一。

总之，RDN 只是阻断肾交感神经的支配，对于引起并维持血压升高的其他机制并无治疗作用，该方法主要适用于肾交感神经过度兴奋引起的高血压，尤其是多种降压药不能有效控制的高血压，但不可能彻底治愈高血压，部分顽固性高血压患者如

果不存在肾交感神经过度兴奋，就会出现对该技术完全无反应，但目前的入选标准并不具备预测肾交感神经过度兴奋的能力。

譬如 SYMPLICITY HTN-1 和 HTN-2 研究 12 个月随访时，13% ～ 21% 的患者收缩压下降不足 10 mmHg[2]，我们既往研究亦发现 7.1% 的患者 1 年随访时对 RDN 治疗无反应。SYMPLICITY HTN-3 的亚组分析提示年龄 < 65 岁和非黑人行 RDN 可能有效，难以提出其他合适的 RDN 入选标准。因此，我们需要找到评估肾交感神经兴奋性的可靠方法，明确肾交感神经的兴奋性与高血压的关联程度，以此作为入选 RDN 的关键标准，并且要即刻评估 RDN 手术是否成功，还要探讨其他升高血压的反馈机制在 RDN 术后的代偿程度。只有做好了这些奠基性的研究，才能科学优化 RDN 的入选标准，确切预测 RDN 的降压疗效，准确评估 RDN 手术是否成功，真正确立 RDN 的治疗理念，使之成为有坚实科学基础的治疗方法。

## 二、治疗环节：规范化是否有问题？

目前已发表的 RDN 临床前动物实验资料尚不详尽，RDN 前后肾交感神经的生理、生化、组织解剖的改变，以及肾交感神经损伤后中远期效应尚未完全明了，致使术者进行 RDN 治疗存在一定盲目性。RDN 涉及很多学科：高血压专科医生负责对顽固性高血压的鉴定、入选和随访，并确保患者的配合和治疗依从性，这些对结果有重大影响；影像学专家负责对肾动脉解剖进行评估，确保入选患者的解剖适合行 RDN 并指导消融导管的操作；介入医师则负责对导管的操作及并发症的处理，其经验直接影响消融是否成功。只有各个治疗环节都达到标准才能保证治疗过程完美，判断手术是否有效。RDN 作为一项新兴技术，且尚处于探索阶段，需积累一定的临床经验（术前患者的筛查和评估、肾动脉造影和 RDN 手术操作、围术期管理及术后随访等）。

参加 SYMPLICITY HTN-3 研究的多数医院并无 RDN 经验，这是 SYMPLICITY HTN-3 研究结果遭到质疑的原因之一。因此，进行 RDN 临床研究的单位应对 RDN 的各个环节加以规范：首先要有评估顽固性高血压的合格专业团队和核心实验

室，同时对从事 RDN 技术操作的介入医生有准入要求。各参加 RDN 研究的医院伦理委员会或相应的管理部门应严格监管本单位的 RDN 治疗工作。总之，只有在相关临床规范的指导下，保证 RDN 实施的各个环节都达到标准，才能保证治疗过程完美，使 RDN 疗效得到客观科学的评估。

## 三、治疗器械：去肾神经效果是否有问题？

SYMPLICITY HTN-3 研究使用的 Symplicity 导管系统是目前应用最广泛的 RDN 专用设备，但该器械存在一些不足：导管仅有单个电极，每次只能对一个部位进行消融，手术耗时较长；如肾动脉迂曲，则头端贴壁较难，且很难保证对肾动脉壁进行 360° 的螺旋形消融；因为射频能量为低功率，虽然安全性好，但穿透深度受限，可能难以损伤深部的交感神经。因此，器械因素也是 SYMPLICITY HTN-3 研究结果受到质疑的一个原因[3]。

需要指出的是，目前国内外有些单位采用心脏射频消融的大头导管进行 RDN，其导管直径为 5～8F，射频能量为 15～40W，头端形状为心腔内操作设计，如此高能量在很小的肾动脉内传递，可能造成肾动脉内膜大面积损伤，从而引起急性血栓或肾动脉狭窄，该做法有很大危险，实不可取。因此，研发机构除进一步完善单极肾动脉消融专用导管系统的设计外，开发其他更安全、更方便、更有效消融的 RDN 器械，提高消融的效果是器械研发领域的未来方向。目前已报道的获得 CE mark 批准的 RDN 器械包括 Vessi x V2 系统、Paradise 系统、Oneshot 消融系统和 Enlig HTN 系统等均有各自特点和初步临床验证结果。不同的消融设备可能具有不同的消融效果，将对临床结果产生不同的影响。

## 四、总结与展望

针对目前 SYMPLICITY HTN-3 研究的有限信息，以下观点供大家讨论：

（1）在 SYMPLICITY HTN-3 研究人群，RDN 治疗并未比假手术组带来更多的降压效果，但需要更多的类似研究证实。

（2）SYMPLICITY HTN-3 结果阴性可能有多种原因：①RDN 理念无效，②特定设备无效，③病例入选标准无效，④RDN 操作无效导致技术失败。在未获得更多研究和具体分析结果前不能确定原因。

（3）目前这项技术在没有获得充分的循证医学证据以前，不应在临床推广使用，而是要开展规范化、科学化的临床研究，确保结果的科学性和可信性。

（4）不能因为 SYMPLICITY HTN-3 结果阴性，就全盘否认其他已有的 RDN 研究结果，进而否定这项技术。

今后的研究设计要考虑：

（1）试验设计是否存在问题？（患者年龄、入排标准、主要 / 次要终点、假手术组等）。

（2）今后要实施什么样的试验才更具有科学性和合理性？

（3）如何在试验的设计上体现 RDN 疗效与肾交感神经活性改变这一核心问题？

研究需要着重解决的问题：

（1）评估肾交感兴奋度的检测方法。

（2）临床适应证的选择。

（3）判定 RDN 手术成功的即刻指标。

（4）长期安全性和疗效。

总之，RDN 作为一种抑制交感神经过度激活、降低血压的一种新方法，可能有潜在的临床应用前景。但仍有许多问题尚不明了，积极稳妥地开展相关的临床研究很有必要。

## 参考文献

[1] Bhatt D，Kandzari D，O'Neill W，et al. SYMPLICITY HTN-3 Investigators. A controlled trial of renal denervation for resistant hypertension. N Engl J Med，2014，370（15）：1393-1401.

[2] Bakris G，Townsend R，Flack J，et al. SYMPLICITY HTN-3 Investigators. 12-month blood pressure results of catheter-based renal artery denervation for resistant hypertension：the SYMPLICITY HTN-3 trial. J Am Coll Cardiol，2015，65（13）：1314-1321.

[3] Kandzari D，Bhatt D，Brar S，et al. Predictors of blood pressure response in the SYMPLICITY HTN-3 trial. Eur Heart J，2015，36（4）：219-227.

# 第二十九章 SPRINT（收缩期血压干预试验）

## SPRINT 解读与评价

刘 靖（北京大学人民医院）

关于血压的目标值问题一直以来存有争议。尽管包括"JNC 8"在内的众多指南建议将多数高血压患者的收缩期血压控制在 140 mmHg 以下，但更低的目标水平（如 120 mmHg 以下）是否更好尚不得而知。"收缩期血压干预试验"（Systolic Blood Pressure Intervention Trial，SPRINT）试图回答这一问题。

这一由美国国立心、肺和血液研究所（NHLBI）主导的多中心、随机对照研究，共纳入来自美国及波多黎各的 102 个中心的 9361 例 50 岁以上收缩压 ≥ 130 mmHg 且至少包括一项其他危险因素，如：临床型或亚临床型心血管疾病（CVD）、慢性肾脏病 [ 估算肾小球滤过率（eGFR）20 ～ 59 ml/（min·1.73 m²）]、Framingham 评分 10 年心血管风险 ≥ 15% 或 75 岁以上老年患者。既往有糖尿病、脑卒中、大量蛋白尿、终末期肾病 [ eGFR < 20 ml/（min·1.73 m²）]、充血性心力衰竭及多囊肾等继发性高血压的患者则被排除在外。受试者被随机分配入强化降压组或标准降压组，收缩压目标水平分别为 < 120 mmHg 或 < 140 mmHg。为达到此目标，可以根据患者的具体情况任意选择降压药物，如噻嗪类利尿剂、血管紧张素转化酶抑制剂（ACEI）、血管紧张素 II 受体阻滞剂（ARB）及钙通道阻滞剂等。主要复合终点包括首次发生心肌梗死、非心肌梗死的急性冠脉综合征、卒中、急性失代偿性心力衰竭或心血管死亡；次级终点包括上述复合终点中的单个事件、全因死亡率以及主要终点事件与全因死亡的联合终点。该研究计划随访 4 ～ 5 年，预期于 2018 年结束。在中期分析时，因强化降压组患者获益显著，研究于 2015 年 8 月提前终止，实际平均随访 3.26 年。9 月 11 日《纽约时报》（the NEW YORK Times）对这一研究进行了专门报道，引发全球热议；11 月 9 日在奥兰多召开的美国心脏协会（AHA）年度科学大会上，SPRINT 研究结果在最新临床试验（Late Breaking Clinical Trials）单元设立专场进行发布，吸引了众多专业人士的目光，受到广泛关注。其内容在《新英格兰医学杂志》（New England Journal of Medicine）上同步在线发表[1]。

SPRINT 入选患者的平均年龄 68 岁，近 30% 为 75 岁以上的高龄患者，女性占 35%，还有近 40% 的少数族裔（非洲裔、西班牙裔）患者，具有一定的代表性。既往有心血管病史的占 20%，总体平均的 10 年 Framingham 心血管风险在 20% 以上，属于高危人群。基线的平均血压为 140/78 mmHg，超过 90% 患者在入选时服用降压药物，平均使用 1.8 种。研究结果显示，整个随访期间强化降压组平均使用降压药物的数量为 2.8 种，较标准降压组多增加 1 种；两组患者实际平均收缩压分别为 121.5 mmHg 与 134.6 mmHg，达到预设目标；主要复合终点事件发生率分别为 5.2% 与 6.8%，终点事件曲线在 1 年时即开始分离，随后差异逐渐扩大，强化降压组事件减少 25%（HR = 0.75；95% CI 0.64 ～ 0.89，$P < 0.001$）。单个终点中，心力衰

287

竭发生率分别为 1.3% 与 2.1%（HR = 0.62，95% CI，0.45 ～ 0.84，$P$ = 0.002），心血管死亡率分别为 0.8% 与 1.4%（HR = 0.57,95% CI,0.38 ～ 0.85，$P$ = 0.005）。全因死亡率分别为 3.3% 与 4.5%，强化降压组相对风险降低 27%（HR = 0.73；95% CI，0.6 ～ 0.9，$P$ = 0.003）。其他终点如心肌梗死、急性冠脉综合征及卒中的发生率两组间均无统计学显著性差异。严重不良反应事件发生率两组间也无显著性差异（38.3% vs. 37.1%，$P$ = 0.25）。

总体而言，SPRINT 充分显示出更加积极的血压管理策略和更低的血压目标水平，能让心血管高危的高血压（非糖尿病）患者获益更多。4678 例强化降压组患者与 4683 例标准降压组患者发生主要终点事件数量分别为 243 例与 319 例，意味着在为期 3.26 年的随访期间，强化降压治疗减少了 76 次事件。为避免 1 例出现主要复合事件的需治人数（NNT）为 61。强化降压组死亡 155 例，标准降压组死亡 210 例，NNT = 83。在该研究中，最终入选患者的基线血压水平为 140/80 mmHg 左右，这意味着血压水平不太高但存在心血管高危因素的患者，可以通过积极的血压管理策略如多种药物联合应用来减少后续的心血管事件甚至心血管死亡及全因死亡。在上述强大的心血管获益的事实面前，既往基于生理机制、观察性研究和临床试验的事后分析所得出的冠心病事件 "J 曲线" 的推论可谓 "土崩瓦解"，在该研究中心肌梗死、急性冠脉综合征等冠心病事件在强化降压治疗组并不高于标准治疗组，即便是在既往有 CVD 的患者中复合事件的发生率在强化组也并未见显著性增加，至少在收缩压控制在 120 mmHg 时并未见到。

当然，积极的血压管理也并非 "百利而无一害"。在 SPRINT 研究中，低血压、急性肾损伤等事件的发生率在强化降压组仍高于标准治疗组，但跌倒致损伤的发生率相差无几。上述不良事件尚不足以抵消积极降压带来的心血管获益，在临床实践中可以通过加强监测、适时调整予以规避。值得注意的是，75 岁以上的老年患者获益更加显著而不良事件发生率与 75 岁以下组相当，基线血压不高（如 ≤ 132 mmHg）、无 CVD 和 CKD 病史、男性患者获益均大于对应人群，直立（体位）性低血压

的发生率在强化治疗组更低。这些结果与既往的一些研究不同甚至相悖，还需进一步分析并在临床实践中予以慎重考虑。

自美国 "2014 年成人高血压管理循证指南"（简称 "JNC 8"）公布以来，关于将糖尿病、CKD 等高危人群及老年人群血压调整至更为宽松的目标水平所带来的争议之声不绝于耳，甚至 "JNC 8" 指南委员会的部分成员在指南发布之后又在《内科学年鉴》（Annals of Internal Medicine）上发表评论，对指南有关上调老年高血压降压目标水平的内容提出保留意见。来自 AHA 等机构的专家也纷纷对调高血压目标水平带来的潜在影响表示担忧：即更多患者的血压可能 "无需" 治疗或得不到有效控制，从而使得过去数十年来通过严格血压控制取得的 "成果" ——心脑血管事件发生率下降，向着相反的方向发展[2]。SPRINT 的结果无疑又为 "强化血压管理" 理念的支持者增加了重磅砝码。

无独有偶，在 2015 年 AHA 会议 SPRINT 公布之前的 3 天，《柳叶刀》（the Lancet）在线发表了一项涉及 19 项随机对照试验、近 45 000 例高血压患者的荟萃分析的结果，显示在心血管高危的高血压患者中强化降压治疗比非强化降压治疗显著地降低主要复合血管事件的发生，主要的不良事件及由于不良事件导致的药物中断治疗在强化降压治疗组并未显著增多[3]。与《新英格兰医学杂志》上发表的 SPRINT 可谓 "异曲同工"。在 SPRINT 公布 1 个月后，笔者在《中华高血压杂志》上撰写的述评中曾提到："可以预见的是，SPRINT 必将对未来的血压管理策略以及高血压治疗模式产生深远的影响。一个不可回避的问题是，在日后血压管理指南的修订过程中，无论是美国还是中国，都需重视并认真审阅包括 SPRINT 在内的临床证据与信息，为临床医生及其所服务的患者制订相应的推荐"[4]。在随后的 2016 年加拿大、澳大利亚高血压指南均基于 SPRINT 对高危、甚至 75 岁以上的老年高血压患者给出了强化降压的积极建议。而 2017 年美国高血压指南中更是基于 SPRINT 更改了高血压患者的降压目标水平，甚至诊断标准也因此而下调，尽管仍存有争议，但 SPRINT 在高血压领域的影响可见一斑。

# 参考文献

［1］ The SPRINT Research Group. A randomized trial of intensive versus standard blood-pressure control. N Engl J Med，2015，373：2103-2116.

［2］ 刘靖."美国高血压预防、检测评估与治疗联合委员会第 8 次报告"解析. 中华高血压杂志，2014，22：218-221.

［3］ Xie X，Atkins E，Lv J，et al. Effects of intensive blood pressure lowering on cardiovascular and renal outcomes：updated systematic review and meta-analysis. Lancet. DOI：10.1016/S0140-6736（15）00805-3.

［4］ 刘靖. 血压管理：向更低目标水平迈进！——来自收缩压干预试验的启示. 中华高血压杂志，2015，23（12）：1125-1126.

# 第三十章 SPS 3（皮质下小卒中二级预防试验）

## 第一节 SPS 3 介绍

刘 靖（北京大学人民医院）

2013 年 2 月，在召开的国际卒中大会（ISC）上，"皮质下小卒中二级预防试验"（Secondary Prevention of Small Subcortical Strokes Trial，SPS 3）公布了血压分支的初步结果，该试验发现，降低收缩压至 130 mmHg 以下可使既往已患卒中患者再发卒中风险降低近 20%。在同年 6 月召开的欧洲卒中大会（ESC）上，进一步公布了 SPS 3 血压分支的结果，并在线发表在《柳叶刀》（the Lancet）杂志上[1]。

### 一、试验概述

阿司匹林是卒中二级预防的标准药物，但在阿司匹林的基础上联用氯吡格雷对于卒中复发的预防作用是否优于阿司匹林并不明确。此外，既往的临床试验早已证实，降低血压可预防脑卒中，但预防复发性脑卒中的最佳目标水平尚不得而知。SPS 3 是由加拿大英属哥伦比亚大学发起，美国国立卫生研究院（National Institute of Health，NIH）下属的国家神经疾病与卒中研究所（National Institute of Neurological Disorder and Stroke，NINDS）协作，北美、拉美及西班牙等多国参与的一项临床试验。该试验分为两个部分：第一部分为随机对照试验（randomized control trial，RCT），主要比较近期发生腔隙性脑卒中的患者联用阿司匹林和氯吡格雷与单用阿司匹林（加安慰剂）对于卒中复发及认知功能的影响；第二部分为开放标签（open label）研究，既往半年内发生过符合磁共振成像（MRI）

定义的腔隙性卒中的患者被随机分配至高目标值（130 ～ 149 mmHg）降压治疗组和低目标值（小于 130 mmHg）降压治疗组。旨在比较强化降压与常规降压对于腔隙性脑卒中患者卒中复发及认知功能的影响有无差异。其中第一部分的结果已于 2012 年 8 月发表在《新英格兰医学杂志》（New England Journal of Medicine，NEJM），该部分结果显示，对于近期发生腔隙性脑卒中的患者，在阿司匹林的基础上联用氯吡格雷同单用阿司匹林相比并不能进一步减少卒中复发及认知功能下降[2]。本章重点介绍血压分支研究，主要观察脑卒中复发风险的下降情况。

### 二、资金支持

美国国立卫生研究院国家神经疾病与卒中研究所（NIH-NINDS）。临床试验注册码：NCT 00059306（ClinicalTrials.gov）。

### 三、试验对象

**1. 纳入标准**

皮质下缺血性小卒中或短暂性脑缺血发作（TIA）。入选标准基于 TOAST 标准，并需要经头颅磁共振（MRI）证实。需满足如下所有标准：

（1）过去 6 个月内有腔隙性脑卒中临床症状持续超过 24 h。

（2）无皮质功能障碍的症状与体征，如失语、失用、失认、失写、同侧视野缺损等。

（3）自批准的实验室可靠图像证实无同侧颈动

脉狭窄≥50%，存在半球性皮质下小卒中（S3）。

（4）无需要抗凝或其他特殊治疗的心源性栓塞的主要风险。允许纳入初级保健医师不予以抗凝治疗的心源性栓塞低风险患者。

（5）皮质下TIA，且有磁共振弥散加权成像（DWI）相应病灶。

（6）MRI证实的皮质下小卒中：①存在皮质下小卒中的影像学证据，如DWI或表观弥散系数（ADC）影像；②无皮质卒中及大的皮质下卒中（近期及远期）。

**2. 排除标准**

（1）致残性卒中（改良Rankin分数≤4）。

（2）既往颅内出血（除外外伤）或出血性卒中。

（3）年龄＜30岁。

（4）出血风险较高（如胃肠道或生殖泌尿道出血反复发作、活动性溃疡等）。

（5）预期需长期使用抗凝药物（如复发性深静脉血栓）或其他抗血小板药物。

（6）既往皮质卒中（经临床或神经影像学诊断），或既往皮质或视网膜TIA。

（7）既往行一侧颈动脉内膜剥脱术。

（8）肾功能不全，GFR＜40ml/（min·1.73m²）。

（9）阿司匹林或氯吡格雷不耐受或禁忌（包括血栓性血小板减少症，INR延长）。

（10）Folstein迷你精神状态评估分数＜24（根据年龄及受教育程度调整）。

（11）有不能行MRI的临床情况。

（12）妊娠妇女或有生育能力但未采取有效避孕措施的女性。

（13）地理或社会因素无法参与研究。

（14）不能或不愿意提供知情同意。

（15）不能依从治疗或不愿意接受频繁临床访视。

（16）同时参加其他研究性药物或器械的试验。

（17）患有其他可能导致卒中的疾病（如夹层、血管炎、易栓症、药物滥用等）。

## 四、试验终点

**1. 主要终点**

从基线到所有卒中事件（包括缺血性卒中及颅内出血）复发的时间。

**2. 次要终点**

（1）认知功能下降率。

（2）TIA发生率。

（3）急性心肌梗死发生率。

（4）非中枢神经系统血栓栓塞。

（5）死亡（血管及非血管源性）。

## 五、试验结果

**1. 入选人群的基线特征**

研究自2003年3月至2011年4月，共纳入美国和加拿大等81所机构3020例患者，平均年龄为63岁，一半患者为白人。1519人分入高目标值降压治疗组，1501人分入低目标值降压治疗组，两组患者纳入研究时平均基线血压水平分别为145/80 mmHg和144/78 mmHg。两组患者入组时平均服用的降压药的数量分别为1.8和1.7。两组患者中患其他疾病的患者比例均衡，如高血压（两组均为75%），糖尿病（两组分别为36%和37%）。

**2. 血压结果**

随访1年后，高目标值降压治疗组的平均收缩压为138（95% CI 137～139）mmHg，而在低目标值降压治疗组为127（95% CI 126～128）mmHg。两组患者平均服用的降压药的数量分别为1.8和2.4。随访结束时，两组患者服用噻嗪类利尿剂、血管紧张素转化酶抑制剂/血管紧张素受体阻断剂、β受体阻滞剂的比例分别为54% *vs.* 78%、35% *vs.* 38%、60% *vs.* 28%。

**3. 终点事件**

在为期平均3.7年的随访后，研究发现低目标值降压治疗组有125例患者发生卒中（年发生率为2.3%），高目标值降压治疗组患者有152例患者发生卒中（年发生率为2.8%）（HR 0.81，95% CI 0.64～1.03；P = 0.08）。这一结果未能达到"传统"的统计学显著性差异（P值小于0.05），但仍显示出较低的血压目标水平有减少卒中事件的趋势。致残或致死性脑卒中（HR 0.81，0.53～1.23，P = 0.32）以及由心肌梗死或血管性死亡组成的复合终点事件的发生率在低目标值降压治疗组均未显著降低。脑出血的发生率在低目标值降压治疗组显著降低，相对风险下降63%（HR 0.37，0.15～0.95，

$P = 0.03$）。治疗相关的严重不良事件罕见。

## 六、试验结论

尽管卒中事件减少不显著，SPS 3 结果支持近期腔隙性脑卒中的患者收缩压目标水平控制在 130 mmHg 以下有可能带来获益。

## 参考文献

[1] SPS3 Study Group. Blood-pressure targets in patients with recent lacunar stroke：the SPS3 randomised trial. Lancet，2013，382（9891）：507-515.

[2] SPS3 Investigators. Effects of clopidogrel added to aspirin in patients with recent lacunar stroke. N Engl J Med，2012，367（9）：817-825.

# 第二节  SPS 3 解读与评价

刘  靖（北京大学人民医院）

卒中患者的最佳目标血压尚不清楚。2013 年 6 月欧洲卒中大会上公布的"皮质下小卒中二级预防"（SPS 3）血压分支研究即是对这一问题的探讨。

SPS 3 试验采取了 2×2 设计，分别探索氯吡格雷与阿司匹林联用与阿司匹林单用对于腔隙性脑卒中患者卒中复发的影响；同时探索不同目标血压水平对腔隙性脑卒中患者卒中复发的影响，研究结果于 2012、2013 年先后发表在 New England Journal of Medicine 及 the Lancet 杂志上[1-2]。本文主要对血压部分进行评价。

SPS 3 研究自 2003 年 3 月至 2011 年 4 月纳入居住在北美、拉丁美洲及西班牙且近期发生过腔隙性脑卒中的受试者。受试者随机分为两组，收缩压控制目标分别为 130 ～ 149 mmHg，及 130 mmHg 以下。主要终点观察卒中的复发风险。

研究发现，卒中复发风险在低目标收缩压组中无显著降低，致死、致残性卒中的发生风险在低目标收缩压组也未见显著降低。但是脑出血的发生风险在低目标收缩压组显著降低。

研究者认为，尽管卒中复发风险并未显著降低，但研究结果仍然支持在新近出现腔隙性脑卒中的患者中，将收缩压的控制目标定在 130 mmHg 以下可能带来临床获益。

毫无疑问，SPS 3 是一项重磅临床研究。其对腔隙性脑卒中患者最佳目标血压的探索，临床意义重大。尽管如此，若从研究设计、质量控制及结果等方面考量，对 SPS 3 试验仍需谨慎解读、客观评价。

首先，该试验血压部分并非随机双盲试验，而是随机、开放（open label）研究，即研究者及患者均知晓其治疗分组。因此，受试者关于卒中复发知情与提示、研究者对于卒中复发及其他主要血管事件的确定与报告均可能产生偏倚。

其次，试验随访期间两组均有近 5% 的受试者未达到既定的血压目标值，使得强化降压对于预防卒中复发效应的信度大打折扣。

第三，该试验近 3% 的受试者失访，另外 3% 的受试者提前结束随访。这些都将会对最终的结果造成影响。

第四，该试验设计时预估 3 年卒中复发为 21%，而实际在 3.7 年随访期间卒中复发率仅为 11%，因而可能对统计结果造成影响。可能的原因有两方面：由于既往缺乏可信的关于腔隙性脑卒中复发的数据，因而预估数据本身可能高估；卒中后二级预防措施实施得力，使得实际事件率下降。

SPS 3 是由加拿大英属哥伦比亚大学发起，美国国立卫生研究院（NIH）支持的研究。SPS 3 血压分支研究结果公布后，同年已启动的加拿大高血压教育计划（CHEP）2014 版指南委员会对该研究进行了循证评估后认为，强化降压增加患者、家庭及医疗保健支出但获益不显著、甚至有潜在危害，不适宜且不符合药物经济学。因而并未采纳其结论，即仍维持既往卒中后血压控制目标（收缩压 < 140 mmHg）的推荐，不建议强化降压[3]。

综上，基于 SPS 3 血压分支的结果，尚不足以推荐在腔隙性脑卒中的患者中强化血压控制。在更多的证据出现之前，收缩压 < 140 mmHg 仍然是这类患者血压管理的基本目标。临床医生应当结合临床证据、经验及患者意愿选择适当的血压管理策略。

# 参考文献

［1］ SPS3 Investigators. Effects of clopidogrel added to aspirin in patients with recent lacunar stroke. N Engl J Med, 2012, 367（9）: 817-825.

［2］ SPS3 Study Group. Blood-pressure targets in patients with recent lacunar stroke: the SPS3 randomised trial. Lancet, 2013, 382（9891）: 507-515.

［3］ Dasgupta K, Quinn R, Zarnke K, et al. The 2014 Canadian Hypertension Education Program recommendations for blood pressure measurement, diagnosis, assessment of risk, prevention, and treatment of hypertension. Can J Cardiol, 2014, 30（5）: 485-501.

# 第三十一章 VALUE（缬沙坦降压长期应用评估）试验

## 第一节 VALUE 试验介绍

刘 靖（北京大学人民医院）

"缬沙坦降压长期应用评估"（Valsartan Antihypertensive Long-Term Use Evaluation，VALUE）试验是一项多中心、双盲、随机对照临床研究。旨在验证在血压控制相同的情况下，血管紧张素Ⅱ受体阻滞剂（ARB）缬沙坦比长效钙通道阻滞剂（CCB）氨氯地平能更好地降低心源性疾病发病率及死亡率。研究结果于 2014 年 6 月发表在《柳叶刀》（the Lancet）上[1]。

### 一、研究设计

多中心、随机、双盲、活性药物对照试验。

### 二、研究对象

#### 1. 入选标准

50 岁以上的高危高血压患者，包括既往有心血管疾病（包括确诊的冠心病、脑血管疾病或周围动脉闭塞性疾病或左心室肥厚等），或没有心血管疾病但高血压之外存在至少 3 个危险因素（包括男性、50 岁及以上、糖尿病、当前吸烟、高胆固醇血症、心电图左心室肥厚、尿蛋白阳性及肌酐水平 150 ～ 265 μmol/L）的患者。

#### 2. 排除标准

肾动脉狭窄、妊娠、急性心肌梗死、3 个月内行经皮冠状动脉腔内血管成形或旁路移植（搭桥手术）、心脏瓣膜疾病、3 个月内发生的脑血管疾病、严重肝肾疾病、心力衰竭需要血管紧张素转化酶抑制剂（ACEI）治疗、因冠心病及高血压需要β受体阻滞剂单药治疗。

### 三、研究方案及随访

将患者随机分配进入缬沙坦 80 mg/d 或氨氯地平 5 mg/d 治疗组，1 个月后血压未控制则药物剂量倍增，2 个月后未达标则加用氢氯噻嗪 12.5 mg/d，3 个月后未达标则将氢氯噻嗪增至 25 mg/d。此后如血压仍未达标则"自由"联合其他（非研究类）降压药物。平均随访 4.2 年。

### 四、终点事件

#### 1. 主要终点

心血管疾病发病率及死亡率的联合终点，包括心源性死亡、致死性及非致死性心肌梗死、尸检证实的近期心肌梗死、急诊溶栓/纤溶治疗和（或）急诊经皮冠状动脉腔内成形术（PTCA）或冠状动脉旁路移植术（CABG）、新发或慢性充血性心力衰竭需要住院治疗及心力衰竭死亡等事件。

#### 2. 次要终点

致死性及非致死性心肌梗死、心力衰竭、脑卒中、全因死亡及新发糖尿病。

### 五、结果

来自美国、欧洲及亚太地区 31 个国家/地区 942 个医学中心的 15 313 名 50 岁以上高危高血压患者纳入研究。其中美国入选患者 3676 例，中国入选 333 例。其中 45.8% 的患者合并冠心病、19.8% 的患者合并卒中、13.9% 的患者合并周围动脉疾病，高胆固醇血症及糖尿病的比例分别占近 1/3，近 1/4 的患者有吸烟史。同基线时相比，缬沙坦与氨氯地平治疗均可有效降低血压，但后者血压下降幅度更大，这一点在试验早期阶段更加显著（试验 1 个月时氨氯地平组比缬沙坦组多降 4.0/2.1 mmHg，6 个月时氨氯地平组比缬沙坦组多降 2.1/1.6 mmHg，1 年时两组差异仍达 1.5/1.3 mmHg，组间比较 $P < 0.001$）。试验结束时，缬沙坦组共计发生 810 例主要终点事件（10.6%，25.5 例 /1000 人·年），氨氯地平组共计发生 789 例事件（10.4%，24.7 例 /1000 人·年），风险比 HR 为 1.04（95% 可信区间：0.94～1.15，

$P = 0.49$）。

## 六、结论

缬沙坦与氨氯地平对主要心血管结局的影响无差别，尽管前者降压幅度不及后者。两组血压的差异可以解释某些病因特异性结局。研究结果证实了高危高血压患者早期血压控制达标的重要性。

## 参考文献

[1] Julius S，Kjeldsen S，Weber M，Outcomes in hypertensive patients at high cardiovascular risk treated with regimens based on valsartan or amlodipine：the VALUE randomised trial. Lancet，2004，363（9426）：2022-2031.

# 第二节　VALUE 试验解读与评价

刘　靖（北京大学人民医院）

VALUE（Valsartan Antihypertensive Long-Term Use Evaluation）试验是一项双盲、随机、前瞻性、活性药物对照的临床研究。VALUE 试验的主要目的是验证在血压控制相同的情况下，血管紧张素 Ⅱ 受体阻滞剂（ARB）缬沙坦比长效钙通道阻滞剂（CCB）氨氯地平能更好地降低心源性死亡率及发病率并降低心肌梗死、卒中、心力衰竭和新发糖尿病的发生率[1-2]。

## 一、VALUE 试验概述

自 1997—2004 年，VALUE 试验入选具有冠心病高危因素的原发性高血压患者，90% 以上患者在入组前已接受降压药物治疗，其中超过半数患者服用 2 种或 2 种以上降压药物，超过 1/3 的患者服用利尿剂。患者随机分组后不经过洗脱期，直接转换成研究药物缬沙坦或氨氯地平治疗。缬沙坦和氨氯地平的初始剂量分别为 80 mg/d 和 5 mg/d；根据血压控制情况，可加量至缬沙坦 160 mg/d，或氨氯地平 10 mg/d；如有必要可加用氢氯噻嗪（HCTZ）12.5 mg 或 25 mg；之后如血压仍未达标（< 140/90 mmHg）可以加用其他抗高血压药物直至随访期结束，但缬沙坦治疗组不能加用 CCB，氨氯地平

治疗组不能加用 ARB 或血管紧张素转化酶抑制剂（ACEI）。然而，在试验结束时，两组使用 ACEI 的比例分别为 20.3% 和 19.7%。VALUE 试验发现，在 5 年随访期间氨氯地平组血压较缬沙坦组血压下降更多，这一优势在给药干预 6～8 周时达到最大（4.3 mmHg），在试验期间保持平均 2.2 mmHg 的差异。但就主要终点事件心肌梗死、卒中及心血管死亡风险两组之间未见显著性差异。次级终点中心力衰竭住院及事后分析新发糖尿病的发生率在缬沙坦组更少。

## 二、对 VALUE 试验的解读与评价

### 1. 缬沙坦与氨氯地平降低心血管终点事件，孰优孰劣？

VALUE 试验的初衷是力图证明在同等降压的前提下，ARB 在心血管事件保护方面优于 CCB，但最终的结果显示，两组心血管疾病的发病率与死亡率无显著差别。这是 VALUE 试验得出的主要结论。然而由于试验期间两组血压控制水平有差异，试验早期更明显，治疗 1 个月后氨氯地平组收缩压较缬沙坦组低 4.0/2.1 mmHg，1 年后上述差异为

1.5/1.3 mmHg（两组间差异 $P < 0.001$），5 年时收缩压差异为 2.2 mmHg。总体上，氨氯地平降压较缬沙坦更有优势，平均多降 2.2 mmHg，因而氨氯地平组与缬沙坦组相同的心血管效应中，有多少可以归因于其更好的降压作用，不得而知。

**2. 未经过导入期直接进入试验干预流程，合不合适？**

VALUE 试验缬沙坦与氨氯地平组之间血压控制水平有差异，这与试验最初的假设不一致。有学者认为这与 VALUE 试验设计中未设定导入洗脱期有关，并就此提出质疑。VALUE 的主要研究者之一，来自美国密歇根大学的 Stevo Julius 教授认为，尽管不经导入期直接进入降压药物干预的方法在当时的确不是常规方法，但在试验设计时，研究者仔细考虑了试验的安全问题。入选的患者大多数已经接受抗高血压药物治疗，对于这些已知的高危患者仅用安慰剂治疗（哪怕只是一段时间）都是很危险的。因此患者随机分组后不经过洗脱期，直接转换成研究药物，最大程度保障患者安全，符合伦理要求。这一点也得到同行的认可。

**3. 两组血压差异通过增加缬沙坦剂量来消除，是否可行？**

VALUE 试验两组血压控制水平的差异可能是试验药物剂量设定不适当的结果。主要研究者之一，来自纽约州立大学的 Michael Weber 教授指出，VALUE 试验中使用中等剂量的缬沙坦（160 mg/d），如果在高危的高血压患者中使用更大剂量的缬沙坦（如在心力衰竭 Val-HeFT 研究和心肌梗死 VALIANT 研究中使用的 320 mg/d），有可能可以更好地控制血压。并且增加剂量的缬沙坦可以更有效阻断肾素-血管紧张素系统（RAS），对改善预后可能有益。对于这一观点，需谨慎对待。缬沙坦在美国指南中用于高血压治疗的剂量范围 80～320 mg/d，较为宽泛。在我国，降压治疗通常使用 80～160 mg/d。如果血压不能达标，联合治疗更可行。单纯增加缬沙坦剂量带来的耐受性及肾功能影响等问题仍需考虑。

**4. 次级终点显示缬沙坦有一定优势，能否采信？**

尽管血压控制水平有差异，次级终点方面仍有一些发现。缬沙坦组患者脑卒中（无显著性）和心肌梗死的发生率较高（致死性心肌梗死在两组

发生率无差异），而氨氯地平组心力衰竭（无显著性）和新发糖尿病较多。氨氯地平的抗心绞痛作用或许能够部分解释缬沙坦组的总体心肌梗死事件较高，而致死性心肌梗死事件两组却无显著差别的"特殊"现象。此外，事后分析发现，缬沙坦治疗组较高的心肌梗死与卒中发生率主要见于试验早期，这一阶段组间血压控制水平差异较大。而缬沙坦组减少心力衰竭的作用是到了试验后期才逐渐显现，此时组间血压差异已经较前大幅缩小，在一定程度上可以归因于缬沙坦本身的效应。

**5. 连续中值配对的事后分析，可不可靠？**

VALUE 试验中缬沙坦与氨氯地平两组患者的血压控制水平不同，这一血压水平的差异降低了两种药物的可比性，从而影响了其比较结果。为了证实 VALUE 试验的原假设是否成立，主要研究者 Weber 教授采用了一种新颖的评估方法——连续中值配对（serial median matching）进行事后分析（post-hoc analysis）。即根据血压（差值 < 2 mmHg）、年龄、性别以及先前有或无冠心病、脑卒中和糖尿病将两组相同条件的患者进行配对，从而产生一个由 5006 对患者组成的新队列（占全部患者的 2/3）。结果发现，在血压控制相同的情况下，两组的主要终点心源性死亡率和发病率显示出有利于缬沙坦的趋势，但无显著性差异；缬沙坦能显著降低心力衰竭发生率达 19%（$P = 0.040$）。需指出的是，连续中值配对仍是一种临床试验的事后分析方法，是经统计学二次处理的做法，其结果对于研究有提示意义，但不能据此改变研究的主要结论。

**6. 早期血压控制减少心血管事件，是否可行？**

VALUE 试验发现，在试验最初几个月内，相对于氨氯地平，未能及时充分降低血压的缬沙坦组卒中、心肌梗死发生率和总死亡率明显增加；此外，进一步的分析发现，无论是缬沙坦还是氨氯地平治疗，早期血压得到控制的受试者，其主要终点事件的发生率远较血压未控制者为低。这一结果证实了高危高血压患者早期血压控制达标的重要性。VALUE 数据和安全监控委员会主席、澳大利亚悉尼大学全球健康研究所的 Stephen MacMahon 教授也认同 VALUE 试验显示的早期血压控制的重要性。英国 Leicester 大学的 Bryan Williams 教授认为，能否降低心脏病和卒中风险主要还是取

决于药物充分控制血压的能力；此外治疗高血压时，应该了解控制目标并且更积极地尽快达到目标。越快达到目标血压，保护效果越好。意大利Milano-Bicocca 大学的 Giuseppe Mancia 教授指出，VALUE 试验结果"强有力地"显示了血压控制的重要性，并再次证实了欧洲高血压指南中首先强调血压控制的正确性；药物之间的差别主要就是看对血压控制的能力，与使用哪种药物无关。

**7. CCB 心血管安全问题的争议，可否消除？**

VALUE 试验同时比较了两组药物的安全性与耐受性。结果显示缬沙坦组与氨氯地平组发生外周水肿的比例分别为 14.9% 和 32.9%，差异具有统计学显著性（$P < 0.0001$）。缬沙坦组头晕、头痛发生率较高；另外心绞痛的发生率也较氨氯地平组高（9.3% vs. 6.4%）。因不良事件中止治疗的概率在缬沙坦组为 13.4%，氨氯地平组为 14.5%（$P = 0.045$）。Williams 教授和 MacMahon 教授一致表示 VALUE 试验驱散了有关 CCB 安全性的疑云，特别是对于心肌梗死患者——至此临床医生可以对

CCB 保护冠心病患者的能力充满信心。而以前关于 ACEI 或 ARB 在减少冠心病、卒中和致死性心肌梗死方面具有优势的观念却未能得到证实。

总体而言，VALUE 试验仍是一项重要的临床研究。该试验证实，基线血压不太高且接近的高危高血压患者，选择缬沙坦或氨氯地平降压，最终的心血管结局（发病率和死亡率）相差无几。然而不论何种药物，尽快降压达标才是减少心脑血管事件的根本。即选择何种药物降压并不重要，降压的（相对）速度起重要作用。

## 参考文献

［1］ Julius S，Kjeldsen S，Weber M，Outcomes in hypertensive patients at high cardiovascular risk treated with regimens based on valsartan or amlodipine：the VALUE randomised trial. Lancet，2004，363（9426）：2022-2031.

［2］ Lindholm L. Valsartan treatment of hypertension—does VALUE add value？ Lancet，2004，363（9426）：2010-2011.

# 第三十二章　对近期高血压临床试验的再思考

## 从新近临床试验看利尿剂在高血压治疗中的作用

刘　靖（北京大学人民医院）

利尿剂是传统的降压药物，自 20 世纪 60 年代以来，在"退伍军人管理局降压协作研究"（VA）、"老年收缩期高血压项目"（SHEP）等一系列大样本临床试验中证实利尿剂可减少高血压患者的心脑血管事件，对于老年单纯收缩期高血压的优势更加显著。但噻嗪类利尿剂大剂量使用中存在糖、脂代谢及电解质紊乱的问题。随着钙通道阻滞剂（CCB）、血管紧张素转化酶抑制剂（ACEI）、血管紧张素 II 受体阻滞剂（ARB）等新型降压药物的问世，利尿剂在高血压中的应用有所减少。"降压降脂预防心肌梗死试验"（ALLHAT）表明，噻嗪类利尿剂在预防心脑血管事件方面与 ACEI、CCB 无差异，在预防脑卒中方面优于 ACEI，且有价格优势，因而在 2003 年美国高血压指南（JNC 7）被推荐作为首选的降压药物。近年来尽管新型降压药物临床试验获益证据不断积累，但在新近发布的欧洲、北美、亚洲地区高血压指南中，利尿剂仍然与 ACEI、ARB、CCB 一样，作为基本的抗高血压药物获得推荐。

实际上，近期在高血压领域，对于利尿剂这一传统降压药物的探索仍在继续，这些研究结果为临床血压管理中充分合理应用利尿剂进一步提供证据，同时解析这些临床试验也有助于开拓思路、为未来的高血压临床试验提供启迪。

### 一、"高血压综合防治研究"（CHIEF）

CHIEF 是近年来在我国开展的一项大规模、前瞻、随机高血压临床试验，是国际上第一个初始采用低剂量 CCB 联合 ARB 与 CCB 联合利尿剂比较、以心血管事件驱动的临床研究[1]。CHIEF 历时 5 年，2013 年 6 月在欧洲高血压学会（ESH）的年度会议上 CHIEF 的主要结果公布。CHIEF 纳入 50 ～ 79 岁，伴有一项或一项以上心血管危险因素的原发性高血压患者。危险因素或疾病包括吸烟、超重或肥胖、血脂异常、早发心血管疾病家族史、左心室肥厚、2 型糖尿病、稳定型心绞痛、周围血管疾病及既往脑卒中病史、心肌梗死病史等。分别采用氨氯地平＋复方阿米洛利（阿米洛利＋氢氯噻嗪）的方案或氨氯地平＋替米沙坦的方案。氨氯地平＋复方阿米洛利组初始用氨氯地平 2.5 mg 和复方阿米洛利半片（含阿米洛利 1.25 mg，氢氯噻嗪 12.5 mg），每日一次。氨氯地平＋替米沙坦组初始用氨氯地平 2.5 mg 和替米沙坦 40 mg，每日一次。主要终点：复合的主要心血管事件（包括非致命性卒中、非致命性心肌梗死、心血管死亡）。次要终点：总心血管事件；冠心病、卒中、心肌梗死、心血管死亡、夹层动脉瘤、心力衰竭；总死亡；新发生房颤、新发生糖尿病等。同时还观察了血压、眼底、简易精神状态检查（MMSE）评分、心电图等在干预前后的变化。

最终分配到氨氯地平＋复方阿米洛利联合治疗组 6776 例，氨氯地平＋替米沙坦联合治疗组 6766 例。两组患者基线临床特征相似，平均年龄均为（61.5±7.7）岁，男性均占 48%；60 岁以上老年人均占 50%，有脑血管疾病病史者占 19%，有冠心病病史者占 12%，血脂异常者占 42%，糖尿病患者占 19%，正在吸烟者占 19%。基线时两组血压分别为（157.3±10.8）/（93.1±8.0）mmHg和（157.0±10.7）/（93.2±8.0）mmHg，随机治疗后第 2、4、8、12、48 周和 96 周与随机时比较两组血压降幅接近。48 个月研究结束时，氨氯地平＋复方阿米洛利组和氨氯地平＋替米沙坦组血压分别为 131.1/78.4 mmHg 和 130.5/78.4 mmHg，较基线显著下降 26.2/14.7 mmHg 和 26.5/14.8 mmHg，血压控制率（血压＜140/90 mmHg）分别为 85.7% 和 86.8%，组间无显著性差异。二组药物相关的不良反应发生率较低，因各种原因停用研究药物者约为 5%，组间比较差异无显著性。

主要终点包括非致死性卒中、非致死性心肌梗死、心血管死亡的复合终点事件在氨氯地平＋复方阿米洛利组与氨氯地平＋替米沙坦组发生率分别为 2.4% 与 2.7%，$P=0.21$，差异无显著性。次要终点，如脑卒中、心肌梗死、心血管死亡、总死亡在两组间发生率接近，差异无显著性。

CHIEF 充分显示在小剂量 CCB 的基础上联合利尿剂与联合 ARB 相比，血压控制率及主要心脑血管事件的发生率无差别，且整体耐受性良好，不良反应发生率利尿剂组与 ARB 组无显著性差异。为 CCB 联合利尿剂这一优化联合策略再添循证医学证据。与此同时，CCB 联合利尿剂相对低廉的成本使得这一联合策略在中国高血压管理中的应用价值凸显。

## 二、"基于流程预防治疗高血压"（PATHWAY）-2

PATHWAY-2 试验关注的是难治性高血压——即在采用包含（噻嗪类）利尿剂在内的 3 种不同作用机制的降压药物充分治疗，血压仍未得到控制。近年来针对难治性高血压开发了一系列新技术，包括肾交感消融术（RDN）、压力反射激活治疗（BAT）等，在"真实世界"的治疗与研究中显示可以带来显著的血压下降，但在如 SYMPLICITY HTN-3 等随机对照研究（RCT）中证实对难治性高血压无效或不优于药物治疗。在追逐器械治疗的热潮过后，人们开始重新评价药物在难治性高血压

治疗中的作用。英国学者设计完成的 PATHWAY-2 研究正是基于这样的背景。2015 年 9 月在英国伦敦召开的欧洲心脏病学会（ESC）年度会议上，PATHWAY-2 结果揭晓[2]。

该研究纳入了 314 例经最大耐受剂量血管紧张素转化酶抑制剂（ACEI）或血管紧张素受体阻滞剂（ARB）、钙通道阻滞剂（CCB）和噻嗪类利尿剂 3 类药物联合应用血压仍未控制的高血压患者，在上述三联治疗的基础上随机顺序接受 12 周的螺内酯（25～50 mg）、比索洛尔（5～10 mg）、多沙唑嗪（4～8 mg）和安慰剂治疗，每个治疗期间无洗脱期，治疗 6 周时根据血压调整药物剂量。该研究首次采用家庭血压监测（HBPM）评价降压疗效，观察 HBPM 平均收缩压自基线的改变。结果显示螺内酯组与安慰剂相比，HBPM 平均收缩压多下降 8.70 mmHg（$P<0.001$），与多沙唑嗪组比多下降 4.03 mmHg（$P<0.001$），与比索洛尔组比多下降 4.48 mmHg（$P<0.001$），且比后两组平均多下降 4.26 mmHg（$P<0.001$）。其中 60% 的患者服用螺内酯血压得以控制（$P<0.001$），3/4 的难治性高血压患者血压控制得到较大程度改善，整体耐受性良好。

PATHWAY-2 试验结果表明，难治性高血压患者加用螺内酯血压控制比加用其他降压药物更有效。螺内酯在降低血压方面具有压倒性的优势，提示其可以作为难治性高血压患者进一步叠加降压药物时的首选。

PATHWAY-2 首次使用家庭血压监测评估降压疗效，去除了安慰剂效应和白大衣高血压的影响；为避免患者漏服或随意调整药物剂量等影响治疗依从性，及由此导致的血压控制不良，该研究还采用直视下治疗（DOT）的方式。这一行为干预模式对于未来的高血压研究具有重要的示范作用。

PATHWAY-2 研究为临床难治性高血压的药物治疗建立了新的流程，即在 ACEI（或 ARB）联合 CCB 与噻嗪类利尿剂的基础上，首先考虑加用螺内酯，如仍未控制再考虑加用 β 受体阻滞剂或 α 受体阻滞剂等。可以预见的是，PATHWAY-2 试验将影响未来有关难治性高血压的治疗指南和临床实践，甚至难治性高血压的定义也会因此而改变，即经包括螺内酯在内的多种药物充分治疗，血压仍未

控制才属于真正难治性高血压的范畴。

## 三、PATHWAY-3

PATHWAY-3 试验关注的是伴代谢紊乱的高血压患者使用利尿剂对于代谢参数的影响。噻嗪类药物有增加新发糖尿病的风险，可能与其排钾作用有关。尽管保钾利尿剂（如阿米洛利）不存在这种风险，但使用过程中需严密监测患者的血钾水平。噻嗪类利尿剂与保钾利尿剂阿米洛利合用在一定程度上减轻了对血钾波动的顾虑，但其对于血糖的影响尚不明确。同样由英国学者领导的 PATHWAY-3 试验即是对该问题的探索[3]。与 PATHWAY-2 一样，PATHWAY-3 也在 9 月伦敦 ESC 年度会议上公布。

该研究共纳入 399 例适宜利尿剂治疗的肥胖高血压患者，所有患者同时合并高脂血症等或代谢综合征其他组分，随机进入阿米洛利单用组（10 mg，$n = 132$）、氢氯噻嗪单用组（25 mg，$n = 134$）或半剂量联合治疗组（阿米洛利 / 氢氯噻嗪，5 mg/12.5 mg，$n = 133$），治疗 12 周，随后各组剂量加倍再治疗 12 周。主要终点为口服糖耐量试验（OGTT）2 h 血糖较基线的变化。次要终点为家庭血压较基线的变化。结果显示为阿米洛利组血糖下降，而氢氯噻嗪组血糖有所上升，治疗 24 周时两组血糖差异显著。半剂量联合治疗组患者的血糖较为稳定，与氢氯噻嗪组之间存在明显差异（0.42 mmol/L；$P = 0.048$）。次要终点显示为两单药治疗组血压控制情况无显著差异且均在可接受范围内，阿米洛利组降低 14.7 mmHg，氢氯噻嗪组降低 14.0 mmHg，半量联合治疗组患者血压下降最为明显，与氢氯噻嗪组相比降低 3.4 mmHg（$P = 0.007$）。此外，该研究还评价了 3 组治疗对血钾的影响，结果发现同氢氯噻嗪相比，阿米洛利或半剂量联合治疗组血钾有所升高（在安全范围内）。PATHWAY-3 试验结果表明半剂量联合应用保钾利尿剂和排钾利尿剂对肥胖高血压患者血糖和血钾无明显不良影响，降压效果更强。

PATHWAY-3 研究为临床高血压治疗时合理使用利尿剂提供了新思路，即对于噻嗪类利尿剂血糖、血钾等代谢风险的问题，可以通过小剂量噻嗪类利尿剂联合其他类型的降压药物如保钾利尿剂、ACEI 或 ARB 等合理配伍而加以规避，并在降压中产生协同效应。

"降压治疗试验协作组"（BPLTTC）的荟萃分析早已显示，噻嗪类利尿剂与 CCB、ACEI 相比较，对主要的心脑血管疾病（如卒中、冠心病）发病率和死亡率的作用无显著差异，而心力衰竭发生率更低。新近发表在《高血压杂志》（J Hypertens）上的一项纳入 50 项研究、涉及近 25 万例患者的临床试验的荟萃分析显示，在校正血压差异后，利尿剂与其他类型的降压药物相比在卒中、冠心病、血管死亡、全因死亡等血管事件方面无显著差异，但心力衰竭的发生率显著减少达 17%［风险比 0.83（0.83 ~ 0.94）］。而在与包含 ARB 在内的肾素血管紧张素系统（RAS）抑制剂的比较中，利尿剂显著减少卒中发生风险达 10%［风险比 0.90（0.81 ~ 0.99）］[4]。上述临床试验及荟萃分析表明，尽管新的降压药物不断涌现，利尿剂仍然是降压、减少事件不可或缺的治疗选择之一。

临床上，降压长期治疗中使用的噻嗪类利尿剂可以分为噻嗪型（thiazide-type）及噻嗪样（thiazide-like）两类。前者代表药物为氢氯噻嗪，后者代表药物有氯噻酮及吲哒帕胺。既往针对这两类药物降压及心血管保护进行了大量临床研究。近期的一项涉及 21 项临床研究，累计 48 万患者年的荟萃分析显示，在校正两组血压差异之后，相对于噻嗪型利尿剂，噻嗪样利尿剂进一步带来 12% 的心血管事件风险下降（$P = 0.049$），心力衰竭风险进一步降低 21%（$P = 0.023$）。不良事件两组接近。该荟萃分析建议在临床需使用噻嗪类利尿剂降压时，优先选择噻嗪样利尿剂[5]。

总体上，利尿剂降压疗效确切，心血管保护证据充分，不良反应可以通过与 RAS 抑制剂联合应用加以规避，费用低廉，具有较高的费用-效益比。当前我国高血压控制率仍偏低，相对于其他抗高血压药物，利尿剂使用严重不足，有较大的提升空间。临床实践中，对于难治性高血压的处理，PATHWAY-2 给我们提供了很好的处理思路与策略，充分合理使用螺内酯，有助于实现血压的有效控制；对于噻嗪类利尿剂的糖代谢问题，结合 PATHWAY-3 的结果，还可以通过与阿米洛利的联合降低代谢风险，并产生降压的协同作用。对于联合降压治疗，CHIEF 提供了中国高血压患者利尿剂联合 CCB 治疗获益的证据，同既往指南推荐的利尿剂联合 RAS 抑制剂一道，成为优化的联合方案之选。

在今后的血压管理中，改善血压控制、减少血管事件，利尿剂仍"大有可为"。

# 参考文献

［1］Ma L，Wang W，Zhao Y，et al. Combination of amlodipine plus angiotensin receptor blocker or diuretics in high-risk hypertensive patients：a 96-week efficacy and safety study. Am J Cardiovasc Drugs，2012，12：137-142.

［2］Williams B，MacDonald T，Morant S，et al. Spironolactone versus placebo，bisoprolol，and doxazosin to determine the optimal treatment for drug-resistant hypertension（PATHWAY-2）：a randomised，double-blind，crossover trial. Lancet，2015，386：2059-2069.

［3］Brown M，Williams B，Morant S，et al. Effect of amiloride，or amiloride plus hydrochlorothiazide，versus hydrochlorothiazide on glucose tolerance and blood pressure（PATHWAY-3）：a parallel-group，double-blind randomised phase 4 trial. Lancet Diabetes Endocrinol，2015 DOI：10.1016/S2213-8587（15）00377-0.

［4］Thomopoulos C，Parati G，Zanchetti A. Effects of blood pressure-lowering on outcome incidence in hypertension：5. Head-to-head comparisons of various classes of antihypertensive drugs-overview and meta-analyses. J Hypertens，2015，33（7）：1321-1341.

［5］Olde Engberink R，Frenkel W，van den Bogaard B，et al. Effects of thiazide-type and thiazide-like diuretics on cardiovascular events and mortality. Hypertension，2015，65：1033-1040.

附

## 美国心脏病学会（ACC）/ 美国心脏协会（AHA）指南证据分级系统

SIZE OF TREATMENT EFFECT

| | CLASS I<br><br>Benefit >>> Risk<br>Procedure/Treatment<br>SHOULD be performend/administered | CLASS IIa<br><br>Benefit >> Risk<br>Additional studies with focused objectives needed<br>IT IS REASONABLE to perform procedure/administer treatment | CLASS IIb<br><br>Benefit ≥ Risk<br>Additional studies with broad objectives needed; additional registry data would be helpful<br>Procedure/Treatment MAY BE CONSIDERED | CLASS III No Benefit or CLASS III Harm<br><br> Procedure/Test / Treatment<br>COR III: No benefit — Not Helpful / No Proven Benefit<br>COR III: Harm — Excess Cost w/o Benefit or Harmful / Harmful to Patients |
|---|---|---|---|---|
| **LEVEL A**<br>Multiple populations evaluated*<br>Data derived from multiple randomized clinical trials or meta-analyses | ■ Recommendation that procedure or treatment is useful/effective<br>■ Sufficient evidence from multiple randomized trials or meta-analyses | ■ Recommendation in favor of treatment or procedure being useful/effective<br>■ Some conflicting evidence from multiple randomized trials or meta-analyses | ■ Recommendation's usefulness/efficacy less well established<br>■ Greater conflicting evidence from multiple randomized trials or meta-analyses | ■ Recommendation that proceduer or treatment is not useful/effective and may be harmful<br>■ Sufficient evidence from multiple randomized trials or meta-analyses |
| **LEVEL B**<br>Limited populations evaluated*<br>Data derived from a single randomized trial or nonrandomized studies | ■ Recommendation that procedure or treatment is useful/effective<br>■ Evidence from single randomized trial or nonrandomized studies | ■ Recommendation in favor of treatment or procedure being useful/effective<br>■ Some conflicting evidence from multiple randomized trials or nonrandomized studies | ■ Recommendation's usefulness/efficacy less well established<br>■ Greater conflicting evidence from single randomized trials or nonrandomized studies | ■ Recommendation that proceduer or treatment is not useful/effective and may be harmful<br>■ Evidence from single randomized trial or nonrandomized studies |
| **LEVEL C**<br>Very limited populations evaluated*<br>Only consensus opinion of experts, case studies, or standard of care | ■ Recommendation that procedure or treatment is useful/effective<br>■ Only expert opinion, case studies, or standard of care | ■ Recommendation in favor of treatment or procedure being useful/effective<br>■ Only diverging expert opinion, case studies, or standard of care | ■ Recommendation's usefulness/efficacy less well established<br>■ Only diverging expert opinion, case studies, or standard of care | ■ Recommendation that proceduer or treatment is not useful/effective and may be harmful<br>■ Only expert opinion, case studies, or standard of care |

ESTIMATE OF CERTAINTY (PRECISION) OF TREATMENT EFFECT

简单概括如下：

**推荐类别：**

Ⅰ类推荐：治疗或操作获益远大于风险（优先推荐）。

Ⅱa类推荐：治疗或操作获益大于风险（合理选择）。

Ⅱb类推荐：治疗或操作大于或等于风险（可以考虑）。

Ⅲ类推荐：治疗或操作无益或有害（禁忌使用）。

**证据等级：**

A级：资料源自多个随机对照临床试验或汇总分析。

B级：资料源自单个随机对照临床试验或非随机研究。

C级：资料源自专家共识意见、病例研究或常规治疗。

另外，欧洲心脏病学会（ESC）专业指南普遍采用的证据分级系统，与ACC/AHA类似，即推荐类别分为Ⅰ、Ⅱ、Ⅲ类，分别代表强烈推荐、一般推荐及不推荐；证据等级分为A、B、C三级，分别代表证据来自多项随机对照临床试验或荟萃分析、单个随机对照临床试验及专家共识。